桑福德抗微生物治疗指南

（新译第 43 版）

THE SANFORD GUIDE TO ANTIMICROBIAL THERAPY

著者：Jay P. Sanford

主审：王爱霞

译者：范洪伟　吕　玮
吴　东　王焕玲

中国协和医科大学出版社

图书在版编目（CIP）数据

热病：桑福德抗微生物治疗指南：新译第43版/（美）桑福德（Sanford, J. P.）原著；范洪伟译. —北京：中国协和医科大学出版社，2011.12

书名原文：Sanford guide to antimicrobial therapy

ISBN 978-7-81136-956-4

Ⅰ. ①热… Ⅱ. ①桑… ②范… Ⅲ. ①抗菌素-药物疗法-指南
Ⅳ. ①R453.2-62

中国版本图书馆CIP数据核字（2013）第229869号

热病——桑福德抗微生物治疗指南（新译第43版）

作　　者：桑福德（Jay P. Sanford）著　范洪伟（等）译
责任编辑：戴申倩
策划编辑：罗　鸿
出版发行：中国协和医科大学出版社
（北京东单三条九号　邮编100730　电话65260378）
网　　址：www. pumcp. com
经　　销：新华书店总店北京发行所
印　　刷：北京佳艺恒彩印刷有限公司
开　　本：850×1168　1/32开
印　　张：16.5
字　　数：680千字
版　　次：2013年12月第一版　2014年9月第四次印刷
定　　价：49.00元
ISBN 978-7-81136-956-4

桑福德抗微生物治疗指南（第43版）

THE SANFORD GUIDE TO ANTIMICROBIAL THERAPY 2013 (43RD EDITION)

Editors

David N. Gilbert, M. D.
Chief of Infectious Diseases and Director,
Earl A. Chiles Research Institute
Providence Portland Medical Center, Oregon

Robert C. Moellering, Jr., M. D.
Shields Warren－Mallinckrodt Professor of
Medical Research, Harvard Medical School,
Boston, Massachusetts

George M. Eliopoulos, M. D.
Chief, James L. Tullis Firm,
Beth Israel Deaconess Hospital,
Professor of Medicine,
Harvard Medical School,
Boston, Massachusetts

Henry F. (Chip) Chambers, M. D.
Chief of Infectious Diseases,
San Francisco General Hospital,
Professor of Medicine,
University of California
at San Francisco

Michael S. Saag, M. D.
Director, UAB Center for AIDS Research, Professor of Medicine and Director,
Division of Infectious Diseases, University of Alabama, Birmingham

Contributing Editors

Douglas Black, Pharm. D.
Professor of Pharmacy,
University of Washington, Seattle

Brian Schwartz, M. D.
Assistant Professor
of Medicine
University of California
at San Francisco

David O. Freedman, M. D.
Director, Travelers Health Clinic,
Professor of Medicine,
University of Alabama, Birmingham

Managing Editor

Jeb C. Sanford

Emeritus

Jay P. Sanford, M. D.
1928－1996
Merle A. Sande, M. D.
1935－2007

中文版主审

王爱霞　教　授
北京协和医院，感染内科

翻　译

范洪伟　医学博士
北京协和医院，感染内科

吕　玮　医学博士
北京协和医院，感染内科

吴　东　医学博士
北京协和医院，消化内科

王焕玲　医学博士
北京协和医院，感染内科

抗微生物治疗指南出版说明

《桑福德抗微生物治疗指南》中译本引进出版已经近10年。此书由美国历届感染性疾病学会主席及著名的感染科专家独立编写，并根据病原菌的变迁和抗微生物治疗的进展每年修订一次。目前已经在全球范围12个国家发行，成为医生手边的常备书籍，其实用性、权威性和独立性得到了广泛认可。这也是中国协和医科大学出版社积极与抗微生物治疗公司合作的初衷，一起努力推进中文版每年一版的修订和翻译工作，方便广大中国医生使用。

感染性疾病依然是人类最常见的疾病之一，涉及人体各个器官，各专业的医师每天都要面对感染性疾病的患者。因此，对此类患者正确的诊断和治疗，不仅对预后至关重要，也对防止耐药菌的生成及传播有深远意义。本书的出版对于规范我国临床抗生素的合理使用有指导价值。

本指南内容全面，适于临床各科医师和相关检验科室医师参阅。在编写上有如下特点：①信息丰富：包括各系统器官感染疾病的常见病原体、传播途径、诊断要点、首选和备选治疗方案、药物不良反应、应用注意事项及预防用药等。并辅以有关文献来体现循证医学的权威性；涉及的病原体有细菌、真菌、寄生虫和病毒等；②提供了抗感染药物的药效和药理学特性，使得临床用药更加安全、有效；③针对临床中的一些特殊用药情况，也给予了针对性治疗方案，如肝、肾功能损害患者的用药、妊娠期用药和儿童用药及预防性用药；④每年都有增补和修订；⑤表格和各种检索方式的编排便于查阅和比对。今年中文版还增加了中文顺序的检索方式，方便读者查询。

本手册主要反映了国外（主要是美国）感染病学研究的最新成果，主要是根据美国的细菌耐药性数据而制定，而国内外的疾病谱和诊疗方法不可避免地存在一定差异，读者使用本手册时必须与临床实际和国内的细菌耐药性数据相结合。例如，在社区获得性肺炎的门诊治疗中，单用阿奇霉素是北美地区的首选方案，而我国肺炎链球菌和肺炎支原体对大环内酯类抗生素耐药率较高，手册中也指出，如果耐药性超过30%，大环内酯类药物就不应列为首选药物，因此一定要结合当地的细菌敏感性数据。又如，在北美地区庆大霉素是治疗革兰阴性杆菌感染的重要药物，而国人使用该药不良反应较多，尤其儿童耳神经毒性较为突出，用药须谨慎。再有，国内某些感染性疾病（例如结核病）发病率远高于西方国家。在长期的临床实践中，我国学者总结出很多行之有效的宝贵的诊治经验，而西方学者对此经验较少，因此这些在该手册中并没有得到反映。不同人群的遗传背景差异也不容忽视，由于N-乙酰化酶基因多态性的不同，国人服用异烟肼的药代动力学特点也有别于西方人群。我国仍属发展中国家，经济实力不强，医疗卫生投入欠账较多，很多国外昂贵的治疗用药虽然有效，但并不完全适合我国国情。有些药品国内还没有产品供应，新译名也以初始命名为优先，读者务须注意。

此版的翻译和审校工作均由北京协和医院从事临床工作的专科医师担任。

目录后的快速页码索引和封底的快速检索功能，可以帮助读者快速找到对应的页码内容。

中国协和医科大学出版社

2013年12月

前　言

祝贺《桑福德抗微生物治疗指南》第43版中文版的顺利出版。感谢中国协和医科大学出版社偕同译者为这版所做的翻译、审校和更新：特别感谢王爱霞教授，范洪伟医师、吴东医师、吕玮医师及王焕玲医师为此书出版所做的出色工作。

在抗生素耐药日益严重的当下，合理使用抗感染药物一直非常重要。滥用和误用抗生素也是一个全球性议题。《桑福德抗微生物治疗指南》旨在帮助医疗专业人员做出有依据的治疗选择，这些推荐都是基于最新的数据和临床建议。

出版人

Jeb C. Sanford

目　　录

Sanford 手册快速页码索引*

抗感染药物	抗菌谱	不良反应	剂量/不良反应
抗生素	71~76	93~103	108
氨基糖苷每日一次给药			109
青霉素、TMP-SMX、头孢曲松脱敏			80
妊娠药物危险度分类		81	
抗真菌治疗	127		124~126
抗分枝杆菌			138~140
抗寄生虫			152~155
抗病毒（非 HIV）			168~172
抗反转录病毒			185~188
剂量调整			
肾脏	204~212		
肝脏	213		
儿科	203		
药物信息			
药理学特点	83		
药效学	92		
药物相互作用	**217~223（抗反转录病毒药物见224）**		
通用名/商品名	225		
其他			
缩写	2		
引起嗜酸细胞增多症的寄生虫	155		
资料来源目录	216		

* 改编自 Stanford Univ Med Ctr 的 Stephanie Tory，M. D. 提供的材料

名词缩写汇总

3TC	拉米夫定
AB,%	吸收百分比
ABC	阿巴卡韦
ABCD	两性霉素 B 胶样分散体
ABLC	两性霉素 B 脂质体复合物
ACIP	免疫接种建议委员会
AD	透析后
ADF	阿德福韦
AG	氨基糖苷
AIDS	获得性免疫缺陷综合征
AM – CL	阿莫西林 – 克拉维酸
AM – CL – ER	缓释阿莫西林 – 克拉维酸
AMK	阿米卡星
Amox	阿莫西林
AMP	氨苄西林
Ampho B	两性霉素 B
AM – SB	氨苄西林 – 舒巴坦
AP	阿托伐醌氯胍
AP Pen	抗铜绿假单胞菌青霉素
APAG	抗铜绿假单胞菌氨基糖苷（妥布霉素、庆大霉素、阿米卡星）
ARDS	急性呼吸窘迫综合征
ARF	急性风湿热
ASA	阿司匹林
ATS	美国胸科学会
ATV	阿扎那维
AUC	曲线下面积
Azithro	阿奇霉素
bid	一天两次
BL/BLI	β – 内酰胺类/β – 内酰胺酶抑制剂
BSA	体表面积
BW	体重
C&S	培养和药敏
CAPD	持续非卧床腹膜透析
CARB	碳青霉烯类（多尼培南、厄他培南、亚胺培南、美罗培南）
CDC	疾病控制中心
Cefpodox	头孢泊肟酯
Ceftaz	头孢他啶
Ceph	头孢菌素
CFB	头孢比普
CFP	头孢吡肟
Chloro	氯霉素
CIP	环丙沙星；CIP – ER 缓释环丙沙星
Clarithro	克拉霉素；ER 缓释
Clav	克拉维酸
Clinda	克林霉素
CLO	氯法齐明

Clot	克霉唑
CMV	巨细胞病毒
CQ	磷酸氯喹
CrCl	肌酐清除率
CrCln	体表面积标化的肌酐清除率
CRRT	持续肾脏替代治疗
CSD	猫抓病
CSF	脑脊液
CXR	X 线胸片
d4T	司他夫定
Dapto	达托霉素
DBPCT	双盲安慰剂对照试验
dc	停止
ddC	扎西他滨
ddI	双脱氧肌苷
DIC	弥散性血管内凝血
div	分次
DLV	地拉韦定
Dori	多尼培南
DOT	直接督导治疗
DOT group	吉氏/卵圆/多形拟杆菌
Doxy	多西环素
DR	延迟释放
DRSP	耐药肺炎球菌
DS	双剂量
EBV	EB 病毒
EES	红霉素琥珀酸乙酯
EFZ	依非韦仑
ENT	恩替卡韦
ER	缓释
ERTA	厄他培南
Erythro	红霉素
ESBLs	超广谱 β-内酰胺酶
ESR	红细胞沉降率
ESRD	终末期肾病
ETB	乙胺丁醇
Flu	氟康唑
Flucyt	氟胞嘧啶
FOS－APV	福沙普利那韦
FQ	氟喹诺酮类（环丙沙星、氧氟沙星、洛美沙星、培氟沙星、左氧氟沙星、加替沙星、莫西沙星、吉米沙星）
FTC	恩曲他滨
G	种属的
GAS	A 族链球菌
Gati	加替沙星
GC	淋病
Gemi	吉米沙星
Gent	庆大霉素
g	克
GNB	革兰阴性杆菌
Griseo	灰黄霉素
HEMO	血液透析
HHV	人疱疹病毒
HIV	人免疫缺陷病毒
HLR	高度耐药性

H/O	病史
HSCT	造血干细胞移植
HSV	单纯疱疹病毒
IA	注射制剂/抗炎药物
ICAAC	跨学科抗感染药物及化疗会议
IDSA	美国感染疾病学会
IDV	茚地那韦
IFN	干扰素
IMP	亚胺培南 – 西司他丁
INH	异烟肼
Inv	研究性的
IP	腹腔内
IT	椎管内
Itra	伊曲康唑
IVDU	静脉吸毒者
IVIG	静注免疫球蛋白
Keto	酮康唑
LAB	脂质体两性霉素 B
LCM	淋巴细胞脉络膜脑膜炎病毒
LCR	连接酶链反应
Levo	左氧氟沙星
LP/R	洛匹那韦/利托那韦
M. TBc	结核分枝杆菌
Macrolides	阿奇霉素、克拉霉素、地红霉素、红霉素、罗红霉素
mcg = μg	微克
MER	美罗培南
Metro	甲硝唑
mg	毫克
Mino	米诺环素
Moxi	莫西沙星
MQ	甲氟喹
MSSA/MRSA	甲氧西林敏感/甲氧西林耐药金黄色葡萄球菌
NB	商标名
NF	呋喃妥因
NAI	尚未获得 FDA 批准的（适应证或剂量）
NFR	奈非那韦
NNRTI	非核苷酸反转录酶抑制剂
NRTI	核苷酸反转录酶抑制剂
NSAIDs	非甾体类抗炎药
NUS	美国没有该药
NVP	奈韦拉平
O Ceph 1,2,3	口服头孢菌素类 – 见表 10A
Oflox	氧氟沙星
P Ceph 1,2,3,4	胃肠外头孢菌素类 – 见表 10A
P Ceph 3 AP	具有抗铜绿假单胞菌活性的胃肠外头孢菌素类 – 见表 10A
PCR	聚合酶链反应
PEP	暴露后预防
PI	蛋白酶抑制剂
PIP	哌拉西林
PIP – TZ	哌拉西林 – 他唑巴坦
po	口服
PQ	伯氨喹啉
PRCT	前瞻性随机对照研究
PTLD	移植后淋巴细胞增殖性疾病

Pts	患者
Pyri	乙胺嘧啶
PZA	吡嗪酰胺
qid	一日四次
QS	硫酸奎宁
Quinu – dalfo = Q – D	奎奴普丁 – 达福普汀
R	耐药
RFB	利福布丁
RFP	利福喷丁
Rick	立克次体
RIF	利福平
RSV	呼吸道合胞病毒
RTI	呼吸道感染
RTV	利托那韦
rx	治疗
S	与青霉素、氨苄西林、万古霉素、替考拉宁联用时可能有协同作用
SA	金黄色葡萄球菌
SD	单次给药后血清药物浓度
Sens	敏感性
SM	链霉素
SQV	沙奎那韦
SS	稳态血清浓度
STD	性传播性疾病
subcut	皮下注射
Sulb	舒巴坦
Tazo	他唑巴坦
TBc	结核
TC – CL	替卡西林 – 克拉维酸
TDF	替诺福韦
TEE	经食管超声心动图
Teico	替考拉宁
Telithro	泰利霉素
Tetra	四环素
Ticar	替卡西林
tid	一天三次
TMP – SMX	甲氧苄氨嘧啶 – 磺胺甲异噁唑
TNF	肿瘤坏死因子
Tobra	妥布霉素
TPV	替拉那韦
TST	结核菌素皮肤试验
UTI	泌尿系感染
Vanco	万古霉素
VISA	万古霉素中度耐药的金黄色葡萄球菌
VL	病毒载量
Vori	伏立康唑
VZV	带状疱疹病毒
WHO	世界卫生组织
ZDV	齐多夫定

参考期刊缩略对照

AAC: Antimicrobial Agents & Chemotherapy
Adv PID: Advances in Pediatric Infectious Diseases
AHJ: American Heart Jounal
AIDS RES Hum Retrovir: AIDS Research & Human Retroviruses
AJG: American Journal of Gastroenterology
AJM: American Journal of Medicine
AJRCCM: American Journal of Respiratory Critical Care Medicine
AJTMH: American Journal of Tropical Medicine & Hygiene
Aliment Pharmacol Ther: Alimentary Pharmacology & Therapeutics
Am J Hlth Pharm: American Journal of Health – System Pharmacy
Amer J Transpl: American Journal of Transplantation
AnEM: Annals of Emergency Medicine
AnIM: Annals of Internal Medicine
AnPharmacother: Annals of Pharmacotherapy
AnSurg: Annals of Surgery
Antivir Ther: Antiviral Therapy
ArDerm: Archives of Dermatology
ArIM: Archives of Internal Medicine
ARRD: American Review of Respiratory Disease
BMJ: British Medical Journal
BMT: Bone Marrow Transplantation
Brit J Derm: British Journal of Dermatology
Can JID: Canadian Journal of Infectious Diseases
Canad Med J: Canadian Medical Journal
CCM: Critical Care Medicine
CCTID: Current Clinical Topics in Infectious Disease
CDBSR: Cochrane Database of Systematic Reviews
CID: Clinical Infectious Diseases
Clin Micro Inf: Clinical Microbiology and Infection
Clin Micro Rev: Clinical Microbiology Reviews
CMAJ: Canadian Medical Association Journal
CMN: Clinical Microbiology Newsletter
COID: Current Opinion in Infectious Disease
Curr Med Res Opin: Current Medical Research and Opinion
Derm Ther: Dermatologic Therapy
Dermatol Clin: Dermatologic Clinics
Dig Dis Sci: Digestive Diseases and Sciences
DMID: Diagnostic Microbiology and Infectious Disease
EID: Emerging Infectious Diseases
EJCMID: European Journal of Clin. Micro. & Infectious Diseases
Eur J Neurol: European Journal of Neurology
Exp Mol Path: Experimental & Molecular Pathology
Exp Rev Anti Infect Ther: Expert Review of Anti – Infective Therapy
Gastro: Gastroenterology

Hpt: Hepatology
ICHE: Infection Control and Hospital Epidemiology
IDC No. Amer: Infectious Disease Clinics of North America
IDCP: Infectious Diseases in Clinical Practice
IJAA: International Journal of Antimicrobial Agents
Inf Med: Infections in Medicine
J AIDS & HR: Journal of AIDS and Human Retrovirology
J All Clin Immun: Journal of Allergy and Clinical Immunology
J Am Ger Soc: Journal of the American Geriatrics Society
J Chemother: Journal of Chemotherapy
J Clin Micro: Journal of Clinical Microbiology
J Clin Virol: Journal of Clinical Virology
J Derm Treat: Journal of Dermatological Treatment
J Hpt: Journal of Hepatology
J Inf: Journal of Infection
J Med Micro: Journal of Medical Microbiology
J Micro Immunol Inf: Journal of Microbiology, Immunology, & Infection
J Ped: Journal of Pediatrics
J Viral Hep: Journal of Viral Hepatitis
JAC: Journal of Antimicrobial Chemotherapy
JACC: Journal of American College of Cardiology
JAIDS: Journal of Acquired Immune Deficiency Syndromes
JAMA: Journal of the American Medical Association
JAVMA: Journal of the Veterinary Medicine Association
JCI: Journal of Clinical Investigation
JCM: Journal of Clinical Microbiology
JIC: Journal of Infection and Chemotherapy
JID: Journal of Infectious Diseases
JNS: Journal of Neurosurgery
JTMH: Journal of Tropical Medicine and Hygiene
Ln: Lancet
LnID: Lancet Infectious Disease
Mayo Clin Proc: Mayo Clinic Proceedings
Med Lett: Medical Letter
Med Mycol: Medical Mycology
MMWR: Morbidity & Mortality Weekly Report
NEJM: New England Journal of Medicine
Neph Dial Transpl: Nephrology Dialysis Transplantation
Ped Ann: Pediatric Annals
Peds: Pediatrics
Pharmacother: Pharmacotherapy
PJDJ: Pediatric Infectious Disease Journal
QJM: Quarterly Journal of Medicine
Scand J Inf Dis: Scandinavian Journal of Infectious Diseases
Sem Resp Inf: Seminars in Respiratory Infections
SGO: Surgery Gynecology and Obstetrcs
SMJ: Southern Medical Journal
Surg Neurol: Surgical Neurology
Transpl Inf Dis: Transplant Infectious Diseases
Transpl: Transplantation
TRSM: Transactions of the Royal Society of Medicine

表 1 （1） 临床抗微生物治疗的初始选择 *

治疗方案取决于感染部位或类型；在某些情况下，应根据病原结果予以治疗和预防；

应根据分离出的病原体，药物敏感性，以及宿主的个人特点对治疗方案进行再评价（缩写见第 2 页）

解剖学部位/诊断/特定情况	病原体（通常）	推荐治疗方案 * 首选方案	推荐治疗方案 * 备选方案 §	辅助诊断或治疗方法及说明
1 腹部：见腹膜（47 页），胆囊（17 页），盆腔炎性疾病（26 页）				
2 骨：骨髓炎：病原学诊断至关重要。若血培养阴性，须作骨组织培养，窦道分泌物培养不能预测骨组织培养结果。综述：Ln 364 : 369，2004. 关于抗生素对骨组织的穿透性，请参考 Clinical Pharmacokinetics 48 : 89，2009.				
2.1 血行性骨髓炎				
2.1.1 经验性治疗——治疗前先做骨组织及血培养				
2.1.1.1 新生儿（< 4 个月）剂量见表 16	金黄色葡萄球菌，革兰阴性杆菌，B 族链球菌	**MRSA 可能：万古霉素 +（头孢他啶或头孢吡肟）**	**MRSA 不太可能：（萘夫西林或苯唑西林）+（头孢他啶或头孢吡肟）**	剂量见表 16。出现严重过敏或毒性反应：（**利奈唑胺**[NAI] 10mg/kg IV 或 po q8h + **氨曲南**）。可用**克林霉素**替代利奈唑胺
2.1.1.2 儿童（> 4 个月）—成人：四肢骨髓炎	金黄色葡萄球菌，A 族链球菌；革兰阴性杆菌罕见	**MRSA 可能：万古霉素**	**MRSA 不太可能：萘夫西林或苯唑西林**	出现严重过敏或毒性反应：**克林霉素**或 **TMP - SMX** 或**利奈唑胺**[NAI]。成人：**头孢他啶** 2g IV q8h，**头孢吡肟** 2g IV q12h。儿童剂量见表 16。药物不良反应见表 10
		若涂片见革兰阴性杆菌则加用**头孢他啶或头孢吡肟**。成人剂量见下。儿童剂量见表 16		
2.1.1.3 成人（> 21 岁）**椎骨骨髓炎 ± 硬膜外脓肿；其他部位**（NEJM 355 : 2012，2006）	金黄色葡萄球菌最常见，其他病原体也有可能；**血和骨组织培养是必须的**	**MRSA 可能：万古霉素** 15 ~ 30mg/kg IV q8 ~ 12h，谷浓度维持在 15 ~ 20μg/ml	**MRSA 不太可能：萘夫西林或苯唑西林** 2g IV q4h	**诊断：MRI 有助于早期发现硬膜外脓肿。**有关脊柱感染的详尽综述见 NEJM 362 : 11，2010

解剖学部位/诊断/特定情况	病原体（通常）	推荐治疗方案*		辅助诊断或治疗方法及说明
		首选方案	备选方案§	
2.1.2 特异性治疗——已知培养及体外药敏结果				
	MSSA	**萘夫西林或苯唑西林** 2g IV q4h 或**头孢唑啉** 2g IV q8h	**万古霉素** 15 ~ 30mg/kg IV q8 ~ 12h，谷浓度维持在 15 ~ 20μg/ml，或**达托霉素** 6mg/kg qd IV ±**利福平** 300 ~ 450mg po 或 IV bid	**出现过敏或毒性反应时的其他选择，如果体外敏感**（见 NEJM 362：11，2010）：①**TMP – SMX** 8 ~ 10mg/（kg·d）po/IV q8h + **利福平** 300 ~ 450mg bid，但治疗骨髓炎的资料不多，特别是 MRSA（AAC 53：2672，2009）；②（**环丙沙星** 750mg po bid 或**左氧氟沙星** 750mg po qd）+ **利福平** 300mg po bid；③利奈唑胺长期应用可导致视神经及周围神经病变（Neurology 64：926，2005）；④**夫西地酸**[NUS] 500mg IV q8h + **利福平** 300mg po bid（CID 42：394，2006）。头孢曲松 2g IV qd（CID 54：585，2012）
	MRSA – 见表 6，78 页。IDSA 指南，CID 52：e18 – 55，2011；CID 52：285 – 92，2011	**万古霉素** 15 ~ 30mg/kg IV q8 ~ 12h，谷浓度维持在 15 ~ 20μg/ml ± **利福平** 300 ~ 450mg bid	**利奈唑胺** 600mg IV 或 po q12h ± **利福平** 300mg po 或 IV bid，或**达托霉素** 6mg/kg qd IV ± **利福平** 300 ~ 450mg po 或 IV bid	
2.1.3 血红蛋白病 镰状细胞贫血/地中海贫血	沙门菌属；其他革兰阴性杆菌	**环丙沙星** 400mg IV q12h	**左氧氟沙星** 750mg IV qd	地中海贫血：输血和使用铁螯合剂是感染的危险因素。由于沙门菌属对氟喹诺酮的敏感性下降，而其他革兰阴性杆菌耐药性增加，可能需联合第二种药物（例如三代头孢菌素），直至获得敏感性结果
2.2 不伴有供血不足的感染性骨髓炎 **经验性治疗：务必做细菌培养！**				
2.2.1 足底钉刺穿运动鞋致骨髓炎	铜绿假单胞菌	**环丙沙星** 750mg po bid 或**左氧氟沙星** 750mg po qd	**头孢他啶** 2g IV q8h 或**头孢吡肟** 2g IV q12h	见皮肤 – 钉刺伤，56 页。须清创去除异物

*** 推荐剂量适用于成人的（除非特殊说明）重症（常危及生命）感染患者，且肾功能正常，无严重肝功能障碍**

§ 选择替代方案的考虑：过敏，药理/药代学特点，依从性，价格和当地耐药情况

表 1（2） 临床抗微生物治疗的初始选择

解剖学部位/诊断/特定情况	病原体（通常）	推荐治疗方案*		辅助诊断或治疗方法及说明
		首选方案	备选方案§	
2.2 骨/不伴有供血不足的感染性骨髓炎/经验性治疗（续）				
2.2.2 长骨骨折内固定术后	金黄色葡萄球菌，革兰阴性杆菌，铜绿假单胞菌	**万古霉素** 1g IV q12h +（**头孢他啶或头孢吡肟**）见说明	**利奈唑胺** 600mg IV 或 po bid^{NAI} +（**头孢他啶或头孢吡肟**）。见说明	骨愈合后常需取出内固定物才能清除感染灶，可能需要重建血供。**所列方案属经验治疗**，应根据培养结果调整用药。敏感的革兰阴性杆菌：**环丙沙星** 750mg po bid 或**左氧氟沙星** 750mg po qd。针对金黄色葡萄球菌的其他治疗：见上述"血行性骨髓炎的特异性治疗"，4 页
2.2.3 下颌骨坏死	可能是双膦酸盐罕见的不良反应	感染继发于骨坏死和黏膜破坏 治疗：小范围清创，盐酸氯己定冲洗，抗生素（例如哌拉西林-他唑巴坦）。（NEJM 355：2278，2006）。评估是否合并放线菌病，一旦证实需长期应用抗生素治疗（CID 49：1729，2009）		
2.2.4 人工关节	见**人工关节**，第 33 页			
2.2.5 脊柱植入物感染	金黄色葡萄球菌，凝固酶阴性葡萄球菌，革兰阴性杆菌	30d 内感染予培养，治疗需要 3 个月（CID 55：1481，2012）	30d 后感染须取出植入物，做病原培养并治疗	详见：CID 55：1481，2012
2.2.6 胸骨，术后	金黄色葡萄球菌，表皮葡萄球菌。偶尔也有革兰阴性杆菌	对于严重感染建议，**万古霉素** 30～60mg/(kg·d)，分 2～3 个剂量，使谷浓度达 15～20μg/ml	**利奈唑胺** 600mg po 或 IV^{NAI} bid	胸骨清创做细菌培养并去除坏死的骨组织。金黄色葡萄球菌的治疗：血行性骨髓炎的针对性治疗，第 4 页。如果临床或革兰染色提示革兰阴性杆菌的可能性，应根据当地的抗生素敏感性资料，联合适当的抗生素覆盖之（例如；头孢吡肟，哌拉西林-他唑巴坦）

解剖学部位/诊断/特定情况	病原体（通常）	推荐治疗方案 *		辅助诊断或治疗方法及说明
		首选方案	备选方案 §	
2.3 伴有供血不足的骨髓炎				
大多数患者均有**糖尿病**外周神经病变和皮肤溃疡感染（见糖尿病足，第16页）	混合感染［革兰阳性球菌（需氧和厌氧，包括MRSA）和革兰阴性杆菌（需氧和厌氧）］	对溃疡进行清创，送骨标本做病理检查和培养。根据培养结果选择抗生素并治疗6周。**除非病情紧急，否则应避免经验性治疗**。病情紧急者，参考第16页糖尿病足的治疗建议，如有可能应重建血供		**骨髓炎的诊断**：骨组织培养是诊断的金标准。溃疡拭子培养与骨培养结果常不相符，因此需要进行骨培养（CID 42:57，63，2006）。骨穿刺价值不如活检（CID 48:888，2009）。溃疡 $>2cm^2$，骨探针培养阳性，ESR >70 以及 X 线片异常者骨髓炎可能性增加（JAMA 299:806，2008） **治疗：①如有可能应重建血供**；②骨组织培养；③针对性的抗生素治疗。综述：BMJ 339：b4905，2006；Plast Reconstr Surg 117：（7 Suppl）2125，2006
2.4 慢性骨髓炎：针对性治疗，常有骨坏死，**需要正确的培养结果**	金黄色葡萄球菌，肠球菌，铜绿假单胞菌	**不推荐经验性治疗**。应根据培养和药敏结果行全身治疗；慢性骨髓炎急性加重时按急性血行性骨髓炎治疗。外科清创有重要价值		**重要的辅助治疗**：去除骨科植入物，外科清创，带蒂肌瓣重建血供、分离成骨技术（llizarov 术）。使用抗生素骨水泥和高压氧作为辅助治疗。**注：利福平 +（万古霉素或β-内酰胺类抗生素）**在动物模型及一项金黄色葡萄球菌慢性骨髓炎临床试验中有效（SMJ 79:947，1986）。然而含利福平方案的具体治疗价值还不清楚（AAC 53：2672，2009）

* 注：所有推荐剂量仅针对成人（除非特别注明）及肾功能正常者。（缩写见第2页）

表 1（3） 临床抗微生物治疗的初始选择

解剖学部位/诊断/特定情况	病原体（通常）	推荐治疗方案*		辅助诊断或治疗方法及说明
		首选方案	备选方案§	
3 乳腺：乳腺炎—行细菌培养以明确是否系 MRSA。乳腺炎定义参考：Ob & Gyn Clin No Amer 29：89，2002。乳腺感染的综述：BMJ 342：d396，2011				
3.1 产后乳腺炎（CID 54：71，2012）				
3.1.1 乳腺炎不伴脓肿	金黄色葡萄球菌；其次化脓性链球菌（A 族或 B 族），大肠杆菌，类杆菌属，可有棒状杆菌和某些凝固酶阴性葡萄球菌（如里昂葡萄球菌）	无 MRSA： 门诊患者：**双氯西林** 500mg po qid 或**头孢氨苄** 500mg po qid 住院患者：**萘夫西林**或**苯唑西林** 2g IV q4h	可能是 MRSA： 门诊患者：**TMP－SMX**（**双剂量**）1～2 片 po bid，或**克林霉素** 300mg po qid（如果敏感） 住院患者：**万古霉素** 1g IV q12h，如体重 > 100kg，1.5g IV q12h	若未形成脓肿，增加哺乳次数可加快好转。不同年龄的儿童由于哺乳而接触药物的问题，应与儿科医生讨论。棒状杆菌可导致慢性肉芽肿性乳腺炎（CID 35：1434，2002）
3.1.2 乳腺炎伴脓肿				有脓肿时应停止哺乳，**并切开引流**；有细针穿刺成功的报道（Am J Surg 182：117，2001）。疼痛减轻后尽早恢复患侧哺乳
3.2 非产褥期乳腺炎伴脓肿	金黄色葡萄球菌，其次类杆菌属，消化链球菌和某些凝固酶阴性葡萄球菌	见“产后乳腺炎”（6 页）		吸烟和糖尿病可能是危险因素（BMJ 342：d396，2011）。**乳晕下感染和散发气味的感染**多由厌氧菌引起，须加用**甲硝唑** 500mg IV 或 po tid。非乳晕下脓肿则多由葡萄球菌引起。治疗前应作厌氧或需氧培养。脓肿应切开引流
3.3 乳房植入物感染	急性：金黄色葡萄球菌，化脓性链球菌。有中毒休克综合征的报道。慢性：警惕快速生长分枝杆菌	急性：**万古霉素** 1g IV q12h，如体重 > 100kg，1.5g IV q12h	慢性：待培养结果后再治疗。分枝杆菌的治疗，见表 12	Lancet Infect Dis 5：94，462，2005．凝固酶阴性葡萄球菌也很常见（Aesthetic Plastic Surg 31：325，2007）

解剖学部位/诊断/特定情况	病原体（通常）	推荐治疗方案 *		辅助诊断或治疗方法及说明
		首选方案	备选方案 §	
4 中枢神经系统				
4.1 脑脓肿				
4.1.1 原发性或源于邻近部位感染的脑脓肿在51例患者中，用标准培养方法30例阳性，使用分子诊断方法，发现80个细菌种类，多为混合感染（CID 54：202，2012）.	链球菌（60%～70%），拟杆菌（20%～40%），肠杆菌（25%～33%），金黄色葡萄球菌（10%～15%），米糠链球菌。罕见：诺卡菌（见下文），李斯特菌（CID 40：907，2005）。见金黄色葡萄球菌说明	**注射用三代头孢菌素（头孢噻肟**2g IV q4h 或**头孢曲松**2g IV q12h）+ **甲硝唑** 7.5mg/kg q6h 或 15mg/kg IV q12h	**青霉素** G 300万～400万 U IV q4h + **甲硝唑** 7.5mg/kg q6h 或 15mg/kg IV q12h	若CT提示脑炎或脓肿<2.5cm，患者神经系统症状稳定，神志清楚，则开始抗生素治疗并观察；否则应手术引流。如果血培养或其他临床资料未能明确病原体，在安全的前提下建议细针穿刺小脓肿以明确诊断 经验表明，不用头孢曲松或萘夫西林/苯唑西林，而选用大剂量青霉素G加甲硝唑也有很好的疗效。我们选用头孢曲松是因为经常分离出肠杆菌。**血培养阴性者金黄色葡萄球菌可能性很小。若是金黄色葡萄球菌，在获得药敏结果之前须用万古霉素。**米糠族链球菌尤其易引起脓肿。头孢菌素和甲硝唑不能覆盖李斯特菌
		疗程不明确，应治疗至神经影像（CT/MRI）好转		
4.1.2 手术后或外伤后脑脓肿	金黄色葡萄球菌，肠杆菌	MSSA：**萘夫西林或苯唑西林** 2g IV q4h +（**头孢曲松或头孢噻肟**）	MRSA：**万古霉素** 15～30mg/kg IV q8～12h，维持谷浓度在15～20μg/ml +（**头孢曲松或头孢噻肟**）	为了诊断和治疗，常需脓肿穿刺引流。若怀疑铜绿假单胞菌，将（头孢曲松或头孢噻肟）换成（头孢吡肟或头孢他啶）
4.1.3 HIV－1感染（AIDS）	刚地弓形虫	见表13A，146页		

*注：所有推荐剂量仅针对成人（除非特别注明）及肾功能正常者。（缩写见第2页）

表 1（4） 临床抗微生物治疗的初始选择

解剖学部位/诊断/特定情况	病原体（通常）	推荐治疗方案 *		辅助诊断或治疗方法及说明
		首选方案	备选方案 §	
4.1.4 诺卡菌：血行性脓肿 参考：Can Med J 171：1063，2004	皮疽诺卡菌，星形诺卡菌和巴西诺卡菌	**TMP－SMX**：TMP 15mg/(kg·d) & SMX 75mg/(kg·d) 分 2～4 次 IV 或 po＋**亚胺培南** 500mg IV q6h。多器官受累者有人还加用**阿米卡星** 7.5mg/kg q12h IV 治疗 3～6 周后，改为 po。免疫正常的患者：**TMP－SMX**、**米诺环素**或**阿莫西林－克拉维酸**，治疗 3 个月以上。免疫抑制的患者：2 种药物联合治疗至少 1 年	**利奈唑胺** 600mg IV 或 po q12h＋美罗培南 2g q8h	测定磺胺峰浓度：目标值为用药 2h 后达 100～150μg/ml。**利奈唑胺** 600mg po bid 据报道有效（Ann Pharmacother 41:1694，2007）。体外药敏试验：Wallace（＋1）903－877－7680 或美国 CDC（＋1）404－639－3158。在体外，TMP－SMX 的耐药性在增加（Clin Infect Dis 51：1445，2010），但尚不清楚是否与疗效差有关；TMP－SMX 仍是治疗 CNS 诺卡菌感染的药物之一。若磺胺耐药或过敏，**阿米卡星**联合以下一种：**亚胺培南**、**美罗培南**、**头孢曲松**或**头孢噻肟**。皮疽诺卡菌对三代头孢菌素耐药，不能用于治疗该菌所致的感染
4.2 硬膜下积脓：在成人 60%～90% 由鼻窦炎或中耳炎播散引起，治疗与原发性脑脓肿相同；有外科急症者必须引流。综述见 LnID 7：62，2007				
4.3 脑炎/脑病 IDSA 指南：CID 47：303，2008（关于疱疹病毒见 160 页表 14A，狂犬病见 215 页表 20B）	在 253 例患者中，52% 有病原学结果：单纯疱疹病毒（42%），带状疱疹病毒（15%），结核分枝杆菌（15%），李斯特菌（10%）（CID 49：1838，2009）。其他：虫媒病毒，西尼罗河病毒，狂犬病，莱姆病、微小病毒 B19、猫抓病、支原体、腮腺炎、EB 病毒、人疱疹病毒-6和其他	在等待脑脊液单纯疱疹病毒 PCR 结果时，应开始静脉应用**阿昔洛韦**。关于阿米巴脑炎见表 13A。若临床考虑洛基山斑疹热、微粒孢子虫、埃利希体和支原体，用**多西环素**治疗		病原学综述见 LnID 10：835，2010。加州脑炎队列研究发现，抗 NMDAR（N－甲基－D－天冬氨酸受体）抗体脑炎（一种自身免疫性脑炎）的发病率超过了各类散发的病毒性脑炎（CID 54：899，2012）

解剖学部位/诊断/特定情况	病原体（通常）	推荐治疗方案*		辅助诊断或治疗方法及说明
		首选方案	备选方案§	
4.4 脑膜炎,“无菌性”：细胞数 > 100，脑脊液葡萄糖正常，细菌培养阴性（见 156 页表 14A）。参考：CID 47：783，2008	肠病毒，单纯疱疹病毒 – 2 型，淋巴细胞性脉络丛脑膜炎病毒，HIV，其他病毒；药物（非甾体类抗炎药，甲硝唑，卡马西平，TMP – SMX，静脉免疫球蛋白），钩端螺旋体罕见	除钩端螺旋体病外予输液、镇痛，并停用可能致病的相关药物。钩端螺旋体病用**多西环素** 100mg IV 或 po q12h，或**青霉素** G 500 万U IV q6h，或**氨苄西林** 0.5 ~ 1g IV q6h。若怀疑细菌性脑膜炎治疗不彻底，则重复腰穿。有时用**阿昔洛韦** 5 ~ 10mg/kg IV q8h 治疗 HSV – 2 脑膜炎（注：此时有别于 HSV 脑炎，后者强调早期诊断）		有条件应作脑脊液肠病毒 PCR 检测。单纯疱疹病毒 – 2 型多见于生殖系统疱疹者 钩端螺旋体病：流行病学史，伴有肝炎、结膜炎、皮炎、肾炎。所有药物导致脑炎的资料：Inf Med 25：331，2008

* 注：所有推荐剂量仅针对成人（除非特别注明）及肾功能正常者。（缩写见第 2 页）

表1（5） 临床抗微生物治疗的初始选择

解剖学部位/诊断/特定情况	病原体（通常）	推荐治疗方案*		辅助诊断或治疗方法及说明
		首选方案	备选方案§	
4.5 急性细菌性脑膜炎：先予经验治疗，用药后30min内腰穿，若有局部神经系统体征，先予经验治疗，再做头颅CT检查，然后腰椎穿刺（NEJM 354：44，2006；LnID：10：32，2010；IDSA Pract Guid，CID 39：1267，2004）；**注意：**对于儿童，治疗可使脑脊液中脑膜炎球菌培养2h后转阴、肺炎球菌4h后部分转阴（Peds 108：1169，2001）。各年龄组的病原构成，参见NEJM 364：2016，2011				
4.5.1 经验治疗：脑脊液涂片阴性、免疫功能正常者				
4.5.1.1 **年龄：早产儿至＜1月龄**（LnID 10：32，2010）	B族链球菌49%，大肠杆菌18%，李斯特菌7%，其他革兰阴性菌10%，其他革兰阳性菌10%	**氨苄西林**100mg/kg IV q6h＋**头孢噻肟**50mg/kg IV q6h	**氨苄西林**100mg/kg IV q6h＋**庆大霉素**2.5mg/kg IV q8h	治疗方案应对B族链球菌、多数大肠杆菌和李斯特菌有效。早产儿若长期住婴儿室，病原可能还有金黄色葡萄球菌、肠球菌、耐药大肠杆菌，**经验治疗（除李斯特菌外）：萘夫西林＋（头孢他啶或头孢噻肟）；若感染MRSA的风险较高，**用万古霉素＋头孢噻肟。待培养及药敏结果回报后调整治疗
		不推荐脑室内给药；治疗24～36h后重复脑脊液检查/培养		
4.5.1.2 **年龄：1月龄～50岁** 失聪是最常见的神经系统后遗症（LnID 10：32，2010）	肺炎球菌，脑膜炎球菌；流感嗜血杆菌现在非常少见；**李斯特菌罕见于青年人和免疫功能正常者**（如疑为李斯特菌，加用**氨苄西林**2g IV q4h）	成人剂量：（**头孢噻肟**2g IV q4～6h或**头孢曲松**2g IV q12h）＋**地塞米松＋万古霉素**[1]	**美罗培南**2g IV q8h（儿童40mg/kg IV q8h）＋IV **地塞米松＋万古霉素**[1]	已证实地塞米松对儿童流感嗜血杆菌及成人肺炎球菌脑膜炎有益（NEJM 357：2431 & 2441，2007；LnID 4：139，2004）。用药后成人炎症标记物水平下降（CID 49：1387，2009）在荷兰，与历史对照相比，成人肺炎球菌脑膜炎加用地塞米松治疗，其病死率与失聪率降低（Neurology 75：1533，2010）。一项包括各年龄组的荟萃分析显示（大部分病例来自发展中国家），除超过55岁的年龄组之外，地塞米松对细菌性脑膜炎无益处（Lancet Neurology 9：254，2010）。**β内酰胺类严重过敏**的患者见下文（经验性治疗革兰阳性菌和针对性治疗），替代药物应能覆盖可能的病原菌
		地塞米松：0.15mg/kg IV q6h×2～4d；**与首剂抗生素同时或稍提前使用，以阻断肿瘤坏死因子生成（见说明）**		
		万古霉素的成人剂量见脚注[1]，儿童剂量见脚注[2]		

解剖学部位/诊断/特定情况	病原体（通常）	推荐治疗方案 *		辅助诊断或治疗方法及说明
		首选方案	备选方案 §	
4.5.1.3 年龄：>50岁或嗜酒者或有严重基础疾病者或细胞免疫功能受损者	肺炎球菌，李斯特菌，革兰阴性杆菌 请注意没有脑膜炎球菌	（氨苄西林 2g IV q4h）+（头孢曲松 2g IV q12h 或头孢噻肟 2g IV q4～6h）+ 万古霉素 + IV 地塞米松	美罗培南2g IV q8h + 万古霉素 + IV 地塞米松 青霉素严重过敏见说明	β 内酰胺炎严重过敏的患者，见下文（经验性治疗革兰阳性菌和针对性治疗），替代药物应能覆盖可能的病原菌
		万古霉素剂量见脚注[1]；地塞米松：0.15mg/kg IV q6h × 2～4d，首剂在使用首剂抗生素之前或同时给予		
4.5.1.4 脑外科手术后/脑室切开术后/腰椎导管后；脑室腹腔（心房）分流术后或穿透性创伤伴有或不伴有颅底骨折	表皮葡萄球菌，金黄色葡萄球菌，痤疮丙酸杆菌。兼性和需氧革兰阴性杆菌，包括：铜绿假单胞菌，鲍曼不动杆菌（可能是多耐药菌株）	万古霉素 15mg/kg IV q8h（谷浓度达到15～20μg/ml）+（头孢吡肟或头孢他啶 2g IV q8h）	万古霉素 15mg/kg IV q8h（谷浓度达到15～20μg/ml）+ 美罗培南 2g IV q8h	• 如果可能，去除感染的分流装置或导管。脑室内注射的目标是脑脊液药物浓度与致病菌的 MIC 的比值达到 10～20。脑室内注射的潜在毒性反应见 CMR 23：858，2010 • 只能用不含防腐剂的药物，第一次给药后关闭导管 1 小时 • 重置脑室腹腔分流的时机（CID 39：1267，2004） • 不动杆菌脑膜炎（LnID 9：245，2009；JAD 61：908，2008） • 医院获得性细菌性脑膜炎的综述（NEJM 362，146，2010）
		• 如果青霉素或头孢菌素严重过敏，有革兰阴性杆菌感染的可能，其他替代药物：氨曲南 2g IV q6～8h，或环丙沙星 400mg IV q8～12h • 如果静脉用药疗效不够充分，可能需要脑室内注射：脑室内每日药物剂量（CID 39：1267，2004；CMR 23：858，2010）：成人：万古霉素 10～20mg；阿米卡星 30mg；妥布霉素 5～20mg；庆大霉素 4～8mg，多黏菌素 10mg（或 5mg q12h），多黏菌素 B 5mg；儿童：庆大霉素 1～2mg，多黏菌素 B 2mg		
4.5.1.5 创伤伴颅底骨折	肺炎球菌，流感嗜血杆菌，化脓链球菌	万古霉素 15mg/kg IV q8h（谷浓度达到 15～20μg/ml）+（头孢曲松 2g IV q12h 或头孢噻肟 2g IV q6h）+［地塞米松 0.15mg/kg IV q6h ×2～4d（首剂需在首剂抗生素同时或提前给予）］		

[1] **万古霉素的成人剂量**：15mg/kg IV q8h，谷浓度达到 15～20μg/ml。

[2] **≥1 月龄儿童的药物剂量**：**头孢噻肟** 50mg/(kg·d)，IV q6h；**头孢曲松** 50mg/kg，IV q12h；**万古霉素** 15mg/kg IV q6h，谷浓度达到 15～20μg/ml。

* 注：所有推荐剂量仅针对成人（除非特别注明）及肾功能正常者。（缩写见第 2 页）

表1（6） 临床抗微生物治疗的初始选择

解剖学部位/诊断/特定情况	病原体（通常）	推荐治疗方案*		辅助诊断或治疗方法及说明
		首选方案	备选方案§	
4.5 中枢神经系统/急性细菌性脑膜炎（续）				
4.5.2 经验治疗—脑脊液革兰染色发现病原体				
4.5.2.1 革兰阳性双球菌	肺炎球菌	（**头孢曲松** 2g IV q12h 或**头孢噻肟** 2g IV q4～6h）+ **万古霉素** 15mg/kg IV q8h（谷浓度达到 15～20μg/ml）+ 同时予**地塞米松** 0.15mg/kg IV q6h×2～4d		**其他方案：美罗培南** 2g IV q8h 或**莫西沙星** 400mg IV qd；**地塞米松**不影响万古霉素进入脑脊液（CID 44：250，2007）
4.5.2.2 革兰阴性双球菌	脑膜炎球菌	**头孢噻肟** 2g IV q4～6h 或**头孢曲松** 2g IV q12h		**其他方案：青霉素** G 400 万U IV q4h 或**氨苄西林** 2g q4h 或**莫西沙星** 400mg IV qd 或**氯霉素** 1g IV q6h
4.5.2.3 革兰阳性杆菌或球杆菌	单核细胞增多性李斯特菌	**氨苄西林** 2g IV q4h ± **庆大霉素**负荷量 2mg/kg，然后 1.7mg/kg q8h		**青霉素过敏者用** TMP－SMX 5mg/kg（按 TMP 计算）q6～8h 或**美罗培南** 2g IV q8h
4.5.2.4 革兰阴性杆菌	流感嗜血杆菌，大肠杆菌类，铜绿假单胞菌	（**头孢他啶**或**头孢吡肟** 2g IV q8h）+ **庆大霉素**首剂 2mg/kg，然后 1.7mg/kg q8h（见说明）		**其他方案：环丙沙星** 400mg IV q8～12h；**美罗培南** 2g IV q8h；**氨曲南** 2g IV q6～8h。如果革兰染色和临床情况怀疑铜绿假单胞菌或耐药大肠杆菌，考虑在 β 内酰胺或**环丙沙星**基础上联合静脉应用**庆大霉素**
4.5.3 特异性治疗—脑脊液培养阳性并有体外药敏结果。监测/降低颅内压：CID 38：384，2004				
4.5.3.1 流感嗜血杆菌	β－内酰胺酶阳性	**头孢曲松** 2g IV q12h（成人）；50mg/kg IV q12h（儿童）		**青霉素过敏者：氯霉素** 12.5mg/kg IV q6h（最大量：4g/d）；**环丙沙星** 400mg IV q8～12h；**氨曲南** 2g IV q6～8h
4.5.3.2 单核细胞增多性李斯特杆菌（CID 43：1233，2006）		**氨苄西林** 2g IV q4h ± **庆大霉素**负荷量 2mg/kg IV，然后 1.7mg/kg IV q8h		**青霉素过敏：TMP－SMX** 20mg/(kg·d)，分次，q6～12h。有报道氨苄西林 + TMP－SMX 优于氨苄西林 + 庆大霉素（JID 33：79，1996） **其他方案：美罗培南** 2g IV q8h。有报道用**利奈唑胺 + 利福平**治疗成功（CID 40：908，2005），在用氨苄西林治疗脑脓肿后

解剖学部位/诊断/特定情况	病原体（通常）	推荐治疗方案 *		辅助诊断或治疗方法及说明
		首选方案	备选方案 §	
4.5.3.3 脑膜炎球菌	青霉素 MIC 0.1～1.0μg/ml	**头孢曲松** 2g IV q12h×7d（见说明）；β-内酰胺类过敏，用**氯霉素** 12.5mg/kg（最大 1g）IV q6h		氯霉素耐药株罕见；已分离出氟喹诺酮耐药株 **其他方案：美罗培南** 2g IV q8h 或**莫西沙星** 400mg qd
4.5.3.4 肺炎球菌 **注意：** （1）在第 1 次给药前予地塞米松×4d （2）如 MIC≥1，24～48h 后复查脑脊液 （3）疗程 10～14d	青霉素 G MIC＜0.1μg/ml	**青霉素** G 400 万U IV q4h 或**氨苄西林** 2g IV q4h		**其他方案：头孢曲松** 2g IV q12h；**氯霉素** 1g IV q6h
	0.1～1.0μg/ml	**头孢曲松** 2g IV q12h 或**头孢噻肟** 2g IV q4～6h		**其他方案：头孢吡肟** 2g IV q8h 或**美罗培南** 2g IV q8h
	≥2.0μg/ml	**万古霉素** 15mg/kg IV q8h（谷浓度 15～20μg/ml）+（**头孢曲松或头孢噻肟**，剂量同上）		**其他方案：莫西沙星** 400mg IV qd
	头孢曲松 MIC≥1.0μg/ml	**万古霉素** 15mg/kg IV q8h（谷浓度 15～20μg/ml）+（**头孢曲松或头孢噻肟**，剂量同上）		**其他方案：莫西沙星** 400mg IV qd 若头孢曲松 MIC＞2μg/ml，则在**万古霉素** +（**头孢曲松或头孢噻肟**）基础上加用**利福平** 600mg po 或 IV qd
大肠杆菌，其他大肠菌群，或铜绿假单胞菌	**建议咨询相关专家**—需药敏试验结果	（**头孢他啶或头孢吡肟** 2g IV q8h）±**庆大霉素**		**其他方案：环丙沙星** 400mg IV q8～12h；**美罗培南** 2g IV q8h。脑室内给药的剂量见第 8 页，脑膜炎、脑外科术后
4.5.4 流感嗜血杆菌和脑膜炎球菌的预防				
4.5.4.1 流感嗜血杆菌（b 型） 家庭和（或）日间医疗机构接触：与患者共同生活或接触时间≥4h；在同一家日间医疗机构与患者在发病前有 5～7d 的接触		**儿童：利福平** 20mg/kg po（不超过 600mg）qd×4d **成人（非孕妇）：利福平** 600mg po qd×4d		**家庭接触：**若家庭中有未经免疫接种的≤4 岁儿童接触者，建议除孕妇外所有成员都用利福平预防性治疗；**托幼机构：**对象为≤2 岁未经免疫的儿童，如有 1 例发病，应预防性治疗并对易感者接种疫苗；如果接触者＞2 岁，无需预防。若 60d 内≥2 例发病且入托对象未接种疫苗，则推荐对入托对象和职员都行预防性治疗（Am Acad Ped Red Book 2006，313 页）

* 注：所有推荐剂量仅针对成人（除非特别注明）及肾功能正常者。（缩写见第 2 页）

表 1（7） 临床抗微生物治疗的初始选择

解剖学部位/诊断/特定情况	病原体（通常）	推荐治疗方案 *		辅助诊断或治疗方法及说明
		首选方案	备选方案 §	
4.5.4 中枢神经系统/急性细菌性脑膜炎/流感嗜血杆菌和脑膜炎球菌的预防（续）				
4.5.4.2 脑膜炎球菌暴露后预防（密切接触） **注意**：CDC 报告了在北达科他州和明尼苏达州发现**对环丙沙星耐药的 B 族脑膜炎球菌。避免使用环丙沙星**。预防可选用**头孢曲松、利福平**或单剂 500mg **阿奇霉素**（MMWR 57：173，2008）		**头孢曲松** 250mg IM 1 次（15 岁以下儿童 125mg IM 1 次），或［**利福平** 600mg po q12h ×4 次；（1 月龄以上儿童 10mg/kg po q12h ×4 剂，1 月龄以下者5mg/kg q12h ×4 剂）］，或若没有环丙沙星耐药，**环丙沙星** 500mg po，1 次（成人）		脑膜炎球菌经飞沫（非气溶胶）**传播**，密切接触方可感染。在发病前一周密切接触≥4h 者感染危险性增高（例如家人、日托接触、舍友），或接触患者鼻咽分泌物（如接吻、口对口人工呼吸、气管插管、经鼻气管吸痰）
4.6 慢性脑膜炎 定义：症状 + 脑脊液细胞增多≥4 周	结核杆菌 40%，隐球菌 7%，肿瘤 8%，莱姆病，梅毒，Whipple 病	根据病原学结果决定治疗方案；无需紧急经验性治疗。但若怀疑结核性脑膜炎时要尽快治疗		病因较多，包括细菌、寄生虫、真菌、病毒、肿瘤、血管炎以及其他病因。见 Neurol Clin 28：1061，2010；Curr Neurol Neurosci Rep 5：429，2005；Whipple 病：JID 188：797 & 801，2003
4.7 嗜酸细胞性脑膜炎 LnID 8：621，2008	管圆线虫病，颚口线虫病，贝尔蛔虫病	糖皮质激素	驱虫治疗效果不明确	1/3 患者无外周血嗜酸性粒细胞增多，需血清学检查确诊。激素参考：LnID 8：621，2008。脑脊液自动检测仪计数嗜酸性粒细胞可能会有误（CID 48：322，2009）
4.8 HIV－1 感染者（AIDS）脑膜炎 见《桑福德 HIV/AIDS 治疗指南》表 11	50 岁以上成人：还应考虑隐球菌、结核杆菌、梅毒、HIV 无菌性脑膜炎，单核细胞增多性李斯特菌	病原不明时：按照 50 岁以上成人给予经验治疗；同时检测脑脊液/血清隐球菌抗原（见说明）	隐球菌治疗，见表 11A，118 页	艾滋病患者中新型隐球菌最多见。流感嗜血杆菌、肺炎球菌、结核杆菌、梅毒螺旋体、病毒、组织胞浆菌和球孢子菌也应考虑。应做血培养。李斯特菌感染风险增加了 60 倍以上，其中 3/4 的患者表现为脑膜炎（CID 17：224，1993）

解剖学部位/诊断/特定情况	病原体（通常）	推荐治疗方案 *		辅助诊断或治疗方法及说明
		首选方案	备选方案 §	
5 耳				
5.1 外耳炎				
5.1.1 慢性	多继发于脂溢性皮肤病	滴耳：（**多黏菌素 B＋新霉素＋氢化可的松**）qid＋**二硫化硒洗液**		须控制皮肤脂溢：含有二硫化硒的皮屑洗液（Selsun），或酮康唑洗液＋（中效糖皮质激素溶液，0.1%曲安西龙）
5.1.2 真菌	念珠菌属	首剂**氟康唑** 200mg po，随后 100mg po 3～5d		
5.1.3 “恶性外耳炎”：危险因素：糖尿病，AIDS，化疗。参见 Oto Clinics Nor Amer 41：537，2008	铜绿假单胞菌＞90%	**亚胺培南** 0.5g IV q6h 或**美罗培南** 1g IV q8h，或**环丙沙星** 400mg IV q12h 或 750mg po q12h，或**头孢他啶** 2g IV q8h，或**头孢吡肟** 2g IV q12h，或**哌拉西林** 4g IV q 4～6h＋**妥布霉素**，或**替卡西林** 3g IV q4h＋**妥布霉素**（剂量见表 10D）		环丙沙星口服用于治疗早期病例。通常需要清创。CT 或 MRI 可用于除外骨髓炎。若侵犯骨质则疗程为 4～6 周。不加他唑巴坦的哌拉西林现已难以获得，哌拉西林－他唑巴坦 3.375g IV q8h，每次输注 4h，可提高疗效（CID 44：357，2007）
5.1.4 “游泳耳” PIDJ 22：299，2003	假单胞菌属，肠杆菌，变形杆菌属（真菌罕见）。急性感染通常由金黄色葡萄球菌造成	滴耳：**0.3%氧氟沙星溶液** bid 或［（**多黏菌素 B＋新霉素＋氢化可的松**）qid］或（**环丙沙星＋氢化可的松** bid），对革兰阴性杆菌有效 急性感染时予**双氯西林** 500mg po 4 次/日。若考虑耐甲氧西林金黄色葡萄球菌，可使用 **TMP-SMX，多西环素或克林霉素**		治疗尚包括轻柔清洁外耳道。预防或减少复发：游泳后用酒精溶液（1/3 白醋加 2/3 酒精）使外耳干燥，再滴抗生素液或 2%醋酸溶液。药膏不宜用于耳内。若鼓膜穿孔，勿用新霉素

* 注：所有推荐剂量仅针对成人（除非特别注明）及肾功能正常者。（缩写见第 2 页）

表 1（8） 临床抗微生物治疗的初始选择

解剖学部位/诊断/特定情况§	病原体（通常）	推荐治疗方案* 首选方案	推荐治疗方案* 备选方案§	辅助诊断或治疗方法及说明
5 耳（续）				
5.2 中耳炎—婴儿，儿童，成人				
5.2.1 急性 两项前瞻随机双盲对照临床试验显示，抗生素对小于36月龄患儿的确诊的急性中耳炎有效（NEJM 364：105，116 & 168，2011）				
5.2.1.1 **急性中耳炎的初始经验治疗** **注：2岁以下患儿需治疗**。2岁以上患者，若无发热、耳痛，体检阴性或可疑，可给予镇痛治疗，不用抗菌药 无发热的患者在决定使用抗生素前等待48小时，绝大多数患者预后良好（JAMA 296：1235，1290，2006）	中耳液病原体检出率： 无病原体 4% 病毒 70% 细菌 + 病毒 66% 细菌 92% 中耳细菌检出率：肺炎球菌 49%，流感嗜血杆菌 29%，卡他莫拉菌 28%。参见 CID 43：1417 & 1423，2006 6个月～3岁的儿童，若急性中耳炎2次/年，病毒阳性率为63%（CID 46：815 & 824，2008）	**如近1月内未用抗生素：** 口服大剂量[3] **阿莫西林** 剂量见脚注[4] **均为儿童剂量** **疗程：** <2岁 10d；≥2岁 5～7d；最佳疗程不清楚，但病情严重者5d可能不够（NEJM 347：1169，2002） **成人剂量见鼻窦炎**，50页和表10A	**近1个月内曾用抗生素：** 大剂量[3] **阿莫西林或增效阿莫西林－克拉维酸**[3] **或头孢地尼或头孢泊肟或头孢罗齐或头孢呋辛酯**	**对β－内酰胺类药物过敏：**若过敏史不明确或只有皮疹，可口服头孢菌素；若有 IgE 介导的过敏则避免用头孢菌素，例如严重全身过敏反应。TMP－SMX 治疗耐药肺炎球菌或流感嗜血杆菌失败率高；可用**阿奇霉素×5d** 或**克拉霉素×10d**（但二者对耐药肺炎球菌活性都下降）；**肺炎球菌对大环内酯类耐药率高达 50%**。关于单剂量阿奇霉素（30mg/kg）的资料见 PIDJ 23：S102 & S108，2004 **自愈率：**卡他莫拉菌感染自愈率 90%，流感嗜血杆菌 50%，肺炎球菌仅 10%；总体来看 80% 在2～14日内好转（Ln 363：465，2004） <2岁、近3个月用过抗生素以及日托小儿感染耐药肺炎球菌风险增加 药物选择基于①对产β内酰胺酶的卡他莫拉菌和流感嗜血杆菌有活性；②对肺炎球菌有效（包括耐药菌）。**头孢克洛、氯碳头孢和头孢布烯对耐药肺炎球菌活性差**（与所列的其他药物相比较）

解剖学部位/诊断/特定情况	病原体（通常）	推荐治疗方案*		辅助诊断或治疗方法及说明
		首选方案	备选方案§	
5.2.1.2 用药 3d 无效者的治疗	主要考虑耐药肺炎球菌	**治疗前 1 个月至 3d 内未用过抗生素者：大剂量阿莫西林－克拉维酸或头孢地尼或头孢泊肟或头孢罗齐或头孢呋辛酯；或 IM 头孢曲松×3d** 剂量见脚注[4] **均为儿童剂量** 疗程同上	**治疗前 1 个月至 3d 内用过抗生素者：**（IM **头孢曲松**）或（**克林霉素**）和（或）鼓膜穿刺术。见克林霉素说明	**克林霉素**对流感嗜血杆菌和卡他莫拉菌无效。耐大环内酯类的肺炎球菌通常也耐克林霉素 治疗无效的定义：治疗 3d 后耳痛、发热、鼓膜膨胀或耳溢无改善。鼓膜穿刺后可作培养 **新氟喹诺酮类对耐药肺炎球菌有效，但儿童使用尚未获批准**（PIDJ 23：390，2004）。**万古霉素对耐药肺炎球菌有效** 头孢曲松 IM×3d 治疗耐药肺炎球菌比 1d 效果好（PIDJ 19：1040，2000） 有报道大剂量阿莫西林－克拉维酸成功治疗耐青霉素肺炎球菌急性中耳炎（PIDJ 20：829，2001）
5.2.1.3 经鼻气管插管 48 h 后	假单胞菌属，克雷伯杆菌，肠杆菌	**头孢他啶或头孢吡肟或亚胺培南或美罗培南或哌拉西林－他唑巴坦或替卡西林－克拉维酸或环丙沙星**（剂量见恶性外耳炎，10 页）		经鼻气管插管 48h 后约 1/2 的患者出现渗出性中耳炎
5.2.2 急性中耳炎的预防 PIDJ 22：10，2003	肺炎球菌，流感嗜血杆菌，卡他莫拉菌，金黄色葡萄球菌，A 族链球菌（见说明）	**磺胺异噁唑** 50mg/kg 睡前 po，或**阿莫西林** 20mg/kg po qd	**抗生素预防中耳炎是出现耐药肺炎球菌的一个重要原因！** 肺炎球菌蛋白结合疫苗可减少与疫苗血清型吻合的急性中耳炎发病率 鼓室造孔置管时行腺体切除术可减少将来因急性中耳炎而住院的可能(NEJM 344：1188,2001)	

[3] **阿莫西林常用剂量和大剂量，以及阿莫西林－克拉维酸的大剂量见脚注[4]**。数据支持使用大剂量阿莫西林：PIDJ 22：405，2003。

[4]**治疗急性中耳炎的药物和儿童剂量（均为口服，除非提示）：阿莫西林常用剂量** =40mg/(kg·d) 分次 q12h 或 q8h，**大剂量阿莫西林** =90mg/(kg·d) 分次 q12h 或 q8h；**大剂量阿莫西林－克拉维酸** =90mg/(kg·d) 阿莫西林成分；**增效阿莫西林－克拉维酸口服混悬液**（力百汀 ES－600）（5ml 含阿莫西林 600mg 和克拉维酸 42.9mg）：90/6.4mg/(kg·d) 分二次服。**头孢呋辛酯** 30mg/(kg·d) 分次 q12h；**头孢曲松** 50mg/kg IM×3d；**克林霉素** 20～30mg/(kg·d) 分次 qid（可能对耐药肺炎球菌有效，但对流感嗜血杆菌无效）。

对敏感的（如对青霉素敏感）肺炎球菌适用的药物有：**TMP－SMX** 4mg/kg（以 TMP 计）q12h；**红霉素－磺胺异噁唑** 50mg/(kg·d)，按红霉素计算，分次 q6～8h；**克拉霉素** 15mg/(kg·d) 分次q12h；**阿奇霉素** 10mg/kg×1d，然后 5mg/kg qd 第 2～5d；其他 FDA 批准的方案为 10mg/kg qd×3d；或 30mg/kg×1d。**头孢罗齐** 15mg/kg q12h；**头孢泊肟酯** 10mg/(kg·d) 单剂；**头孢克洛** 40mg/(kg·d) 分次 q8h；**罗拉碳头孢** 15mg/kg q12h；**头孢地尼** 7mg/kg q12h 或 14mg/kg qd。

＊注：所有推荐剂量仅针对成人（除非特别注明）及肾功能正常者。（缩写见第 2 页）

表1（9） 临床抗微生物治疗的初始选择

解剖学部位/诊断/特定情况	病原体（通常）	推荐治疗方案*		辅助诊断或治疗方法及说明
		首选方案	备选方案§	
5 耳（续）				
5.3 乳突炎				
5.3.1 急性				
5.3.1.1 门诊患者	肺炎球菌22%，化脓性链球菌16%，**金黄色葡萄球菌**7%，流感嗜血杆菌4%，铜绿假单胞菌4%，其他<1%	经验治疗同急性中耳炎；若培养为金黄色葡萄球菌，需用**万古霉素**或**萘夫西林**或**苯唑西林**		本病已少见，推测是由于积极治疗急性中耳炎的结果。荷兰的发病率略高，该国对病情复杂及高危的儿童才使用抗生素（PIDJ 20：140，2001）。据报道美国的发病率也在增加（Arch Otolaryngol Head Meck Surg 135：638，2009） 急性乳突炎的少见病原体：诺卡菌（AIDS Reader 17：402，2007）、结核杆菌、放线菌（Ear Nose Throat Journal 79：884，2000）
5.3.1.2 住院患者		**头孢噻肟**1～2g IV q4～8h（根据病情轻重）或**头孢曲松**1g IV qd		
5.3.2 慢性	常是混合感染：厌氧菌，金黄色葡萄球菌，肠杆菌，铜绿假单胞菌	急性发作或围手术期需治疗；先取得外科标本送培养再用药。经验治疗方案如：**亚胺培南**0.5g IV q6h，**替卡西林－克拉维酸**3.1g IV q6h，**哌拉西林－他唑巴坦**3.375g IV q4～6h或4.5g q8h或3.375g IV q8h输注4小时，**美罗培南**1g IV q8h		慢性中耳炎可伴有或不伴有鼓膜穿孔溢液。外科治疗的同时抗菌治疗。乳突切除术指征：慢性溢液且MRI或CT证实有骨髓炎，有中枢神经系统播散（硬膜外脓肿、化脓性静脉炎、脑脓肿）的证据
6 眼				
6.1 眼睑：关于社区获得性MRSA的经验很少（Cochrane Database Syst Rev 5：CD005556，2012）				
6.1.1 睑缘炎	病因不明。致病因素包括金黄色葡萄球菌，表皮葡萄球菌，皮脂溢，红斑痤疮，干眼症	婴儿洗发液清洗睑缘和温敷qd；伴干眼症者用人工泪液（见说明）		局部药膏常无益；合并红斑痤疮（酒渣鼻）者加用多西环素100mg po bid×2周，然后改为qd

解剖学部位/诊断/特定情况	病原体（通常）	推荐治疗方案 *		辅助诊断或治疗方法及说明
		首选方案	备选方案 §	
6.1.2 睑腺炎：				
外（睑滤泡）	金黄色葡萄球菌	只需热敷，可自行引流		表浅皮脂腺感染引起
内（睑板腺）可为急性，亚急性或慢性	金黄色葡萄球菌，MSSA	口服**双氯西林** + 热敷		又称急性睑板腺炎，很少自行引流，可能需切开引流并培养。氟喹诺酮点眼液是否有效尚不清楚：MRSA 常对低浓度氟喹诺酮耐药；对高浓度加替沙星、左氧氟沙星或莫西沙星眼液可能敏感
	金黄色葡萄球菌，社区获得性 MRSA	**TMP－SMX（双剂量）**，2 片 po bid		
	金黄色葡萄球菌，医院获得性 MRSA	如多重耐药，**利奈唑胺** 600mg po bid 可能有效		
6.2 结膜：NEJM 343：345，2000				
6.2.1 新生儿结膜炎（**新生儿眼炎**）：按出生后发病的天数，均为儿童剂量				
6.2.1.1 出生后第 1d	预防用硝酸银致化学性炎症	无需治疗		现预防治疗一般用红霉素软膏；由硝酸银引起者罕见
6.2.1.2 出生后2～4 d	淋球菌	**头孢曲松** 25～50mg/kg IV ×1（见说明），不超过 125mg		治疗母亲及其性伴侣。脓性分泌物多；局部治疗是不够的；**需治疗伴发的新生儿沙眼衣原体**
6.2.1.3 出生后3～10 d	沙眼衣原体	**红霉素或琥乙红霉素糖浆** 12.5mg/kg po q6h ×14d；不需局部治疗		根据抗原检测作出诊断。替代方案：**阿奇霉素混悬液** 20mg/kg po qd ×3d；治疗母亲及其性伴侣
6.2.1.4 出生后 2～16d	单纯疱疹病毒 1、2 型	在眼科医师指导下局部抗病毒治疗		同时给予阿昔洛韦 60mg/(kg·d) IV 分 3 次（Red Book online，accessed Jan 2011）
新生儿眼炎预防：0.5% **红霉素**软膏 ×1 次或 1% **四环素**软膏^{NUS} ×1 次				
6.2.2红眼病（病毒性结膜炎）：通常为单侧	腺病毒（儿童 3、7 型，成人 8、11、19 型）	无治疗；若有症状，人工冷泪液或有帮助		高度传染性；成人出现眼痛和畏光提示并发角膜炎，但罕见

＊注：所有推荐剂量仅针对成人（除非特别注明）及肾功能正常者。（缩写见第 2 页）

表 1（10） 临床抗微生物治疗的初始选择

解剖学部位/诊断/特定情况	病原体（通常）	推荐治疗方案 *		辅助诊断或治疗方法及说明
		首选方案	备选方案 §	
6.2 眼/结膜（续）				
6.2.3 包涵体结膜炎（成人）：通常为单侧	沙眼衣原体	阿奇霉素 1g 1～2 次/周（Eye 24：985，2010 和 Am J Ophthal 135：447，2003）	**红霉素** 250mg po qid ×1～3 周	眼生殖系统疾病；根据当地和医院设备条件，经培养、抗原检测或 PCR 检测作出诊断。应对性伴侣进行治疗。阿奇霉素可能需要重复给药
6.2.4 沙眼——一种与贫困相关的慢性细菌性角膜结膜炎	沙眼衣原体	**阿奇霉素** 20mg/kg po 单剂—儿童 78% 有效；成人 1g po	**多西环素** 100mg po bid×最少 21d，或**四环素** 250mg po qid×14d	童年起病，可持续多年并可继发角膜损害。局部治疗帮助不大；幼儿避免使用多西环素或四环素。大规模人群治疗有效（NEJM 358：1777 & 1870，2008；JAMA 299：778，2008）
6.2.5 化脓性结膜炎：儿童与成人				
6.2.5.1 非淋球菌性和非衣原体性 Med Lett 50: 11, 2008	金黄色葡萄球菌，肺炎球菌，流感嗜血杆菌等	滴眼液：0.3% **加替沙星**，0.5% **左氧氟沙星**，或 0.5% **莫西沙星**。最初 2 日非睡眠时 1～2 滴 q2h，以后 q4～8h 至 7d	**多黏菌素 B + TMP** 滴眼液 1～2 滴 q3～6h×7～10d。1% **阿奇霉素**，1 滴 bid×2d，以后 1 滴/d×5d	作为经验性治疗，**氟喹诺酮类**抗菌谱最好，但价格昂贵，5ml 价值 40～50 美元。高浓度对金黄色葡萄球菌可能有效，甚至包括 MRSA TMP 抗菌谱可能涵盖 MRSA。多黏菌素 B 抗菌谱只覆盖革兰阴性杆菌，但无 TMP 单药的眼药水。多数肺炎球菌对**庆大霉素**和妥布霉素耐药。**阿奇霉素**对常见革兰阳性致病菌有效
6.2.5.2 淋球菌性（儿童/成人）	淋球菌	**头孢曲松**：儿童单次 25～50mg/kg IM 或 IV（不超过 125mg）。成人单次 1g IM 或 IV		

解剖学部位/诊断/特定情况	病原体（通常）	推荐治疗方案 *		辅助诊断或治疗方法及说明
		首选方案	备选方案 §	
6.3 角膜（角膜炎）：病情通常严重且危及视力，应立即请眼科医生会诊，以明确诊断，并制定抗感染治疗和辅助治疗。单纯疱疹病毒是发达国家最常见的病原体，发展中国家则以细菌和真菌感染更常见				
6.3.1 病毒性				
6.3.1.1 单纯疱疹病毒	单纯疱疹病毒1、2型	**曲氟尿苷滴眼液**：1滴，q1～2h，9次/d，直到角膜上皮再生，然后1滴，q4h，5次/d，总疗程不超过21d	0.15% **更昔洛韦眼液**：适用于急性疱疹病毒角膜炎。1滴，5次/d，非睡眠时，直至角膜溃疡愈合。然后1滴，3次/d ×7d **阿糖腺苷**眼膏—儿童有效，5次/d，用到21d（目前在美国已停止使用）	1年内复发率约为30%，考虑应用阿昔洛韦400mg 2次/d，12个月，来预防复发（Arch Ophthal 130：108，2012）
6.3.1.2 眼水痘－带状疱疹	水痘－带状疱疹病毒	**泛昔洛韦** 500mg po tid 或**伐昔洛韦** 1g po tid ×10d	**阿昔洛韦** 800mg po 5次/d ×10d	通常临床即可诊断：三叉神经眼支的水痘－带状疱疹病毒感染常合并角膜炎，角膜荧光染色呈树枝状
6.3.2 细菌性		**除非特别说明，下列细菌、真菌、原虫的治疗均为局部用药：**		
6.3.2.1 急性：无合并症	金黄色葡萄球菌，肺炎球菌，化脓性链球菌，嗜血杆菌属	0.5% **莫西沙星**滴眼液：最初48小时内，1滴q1h，然后根据疗效减量	0.3% **加替沙星**滴眼液：最初48小时内，1滴q1h，然后根据疗效减量	莫西沙星亲脂性强，易渗入房水，效果更好（Ophthel 50（Suppl 1）1，2005）。给药方案多种多样：有人开始治疗时每5分钟点眼一次，连续5次；有人每15～30分钟点眼，持续数小时；有人在夜间延长至每2小时点眼。在一项临床试验中，点眼q1h ×48～72h，然后q2h至第6天，然后q2h（非睡眠时），第7～9天；最后q6h直至愈合（Cornea 29：751，2010）**注**：即便是高浓度莫西沙星也可能对MRSA无效

*注：所有推荐剂量仅针对成人（除非特别注明）及肾功能正常者。（缩写见第2页）

表 1（11） 临床抗微生物治疗的初始选择

解剖学部位/诊断/特定情况	病原体（通常）	推荐治疗方案*		辅助诊断或治疗方法及说明
		首选方案	备选方案§	
6.3 眼/角膜（角膜炎）（续）				
6.3.2.2 隐形眼镜使用者	铜绿假单胞菌	**妥布霉素或庆大霉素**（14mg/ml）+**哌拉西林或替卡西林滴眼液**（6～12mg/ml）q15～60min，持续 24～72h，然后根据疗效缓慢减少用药频率	0.3%**环丙沙星**或 0.5%**左氧氟沙星滴眼液** 1 滴 q 15～60 min，持续 24～72h，然后根据疗效缓慢减少用药频率	推荐做隐形眼镜拭子培养和药敏试验
6.3.2.3 角膜干燥，糖尿病，免疫功能抑制者	金黄色葡萄球菌，表皮葡萄球菌，肺炎球菌，化脓性链球菌，肠杆菌科，李斯特菌	**头孢唑啉**（50mg/ml）+**庆大霉素或妥布霉素**（14mg/ml）q15～60min 滴眼，持续 24～72h，然后根据疗效缓慢减少用药频率	**万古霉素**（50mg/ml）+**头孢他啶**（50mg/ml）q15～60min 滴眼，持续 24～72h，然后根据疗效缓慢减少用药频率，见说明	根据拭子培养和药敏结果进行针对性治疗
6.3.3 真菌	曲霉菌，镰刀菌，念珠菌	5%**纳他霉素**眼液：1 滴，q1～2h，数日；然后，q3～4h，数日；根据疗效减少用药频率	0.15%**两性霉素 B** 1 滴，q1～2h，数日；根据疗效减少用药频率	留取标本进行真菌涂片和培养 其他多种治疗方案疗效似乎相当，包括 1%伊曲康唑局部应用 6 周；口服伊曲康唑 100mg，2 次/d 共 3 周；1%伏立康唑 1 次/h 用 2 周；1%咪康唑 5 次/d；0.5%～1%硫酸银 5 次/d（Cochrane Database Syst Rev 2：004241，2012）

解剖学部位/诊断/特定情况	病原体（通常）	推荐治疗方案*		辅助诊断或治疗方法及说明
		首选方案	备选方案§	
6.3.4 分枝杆菌：眼屈光手术后	龟分枝杆菌	**加替沙星或莫西沙星**滴眼液：1 滴 qid，可能还要联合其他有活性的抗生素		局部和（或）全身联合使用其他抗分枝杆菌药物（J Cataract Refract Surg 33：1978，2007；Ophthalmology 113：950，2006）
6.3.5 原虫 软性隐形眼镜使用者 参考 CID 35：434，2002	棘阿米巴原虫	最佳方案尚不明确。推荐用药为：[（0.02% **氯己定**或 0.02% 聚双胍乙二醇酯）+（0.1% 羟乙磺酸普罗帕脒或 0.1% 去氧苯经妥）]，1 滴，q1h×48h；然后 1 滴，q1h×72h（非睡眠时），过渡到 1 滴，q2h×3～4w（非睡眠时），然后根据疗效减量（Am J Ophthamol 148：487，2009；Curr Op Infect Dis 23：590，2010）		不常见；创伤和戴软性隐形眼镜是危险因素 获取滴眼液：可询问 leiter's Park Ave Pharmacy（800－292－6773；www.leiterrx.com）。由于清洗液污染而造成暴发感染：MMWR 56：532，2007
6.4 泪器				
6.4.1 泪小管炎	放线菌最常见。罕见：蛛网菌、梭杆菌、诺卡菌、念珠菌	清除阻塞物并用**青霉素** G 液（100,000 μg/ml）冲洗	真菌感染用**制霉菌素**液（约 5μg/ml）冲洗：1 滴 tid	指压鼻泪管开口处可见渗出物；革兰染色可确定诊断；泪点热敷 qid。曾有报道应用鼻泪管塞后招致龟分枝杆菌感染（Ophth Plast Reconstr Surg 24：241，2008）
		儿童：阿莫西林－克拉维酸或头孢罗齐或头孢噻肟（剂量见表 16）		
6.4.2 泪囊炎	肺炎球菌，金黄色葡萄球菌，流感嗜血杆菌，化脓性链球菌，铜绿假单胞菌	常继发于泪道阻塞。经验治疗取决于泪道吸出物革兰染色—见说明		需眼科会诊。可能需要手术。可为急性或慢性。 需做培养以发现 MRSA

* 注：所有推荐剂量仅针对成人（除非特别注明）及肾功能正常者。（缩写见第 2 页）

表 1（12） 临床抗微生物治疗的初始选择

解剖学部位/诊断/特定情况	病原体（通常）	推荐治疗方案* 首选方案	推荐治疗方案* 备选方案§	辅助诊断或治疗方法及说明
眼/角膜（角膜炎）续				
6.5 眼内炎：分为内源性（继发于细菌或真菌血症）和外源性（注射后、手术后）				
6.5.1 细菌性：玻璃体浑浊是诊断的关键；应在治疗前抽玻璃体液和房水作培养；玻璃体内给抗菌药很重要				
6.5.1.1 眼手术后（白内障）				
早期，急性起病（发生率 0.05%）	表皮葡萄球菌 60%，金黄色葡萄球菌、链球菌和肠球菌各占 5% ~ 10%，革兰阴性杆菌 6%	**立即请眼科会诊**。若视力仅存光感或更严重，应立即行玻璃体切割术，并于玻璃体内注射万古霉素 1mg 和头孢他啶 2.25mg。玻璃体内注射糖皮质激素疗效不明确。2 ~ 3 日后可能需要再次玻璃体内注射抗生素。通常能保留晶状体。辅助的全身用抗生素（例如，万古霉素、头孢他啶、莫西沙星和加替沙星[NUS]）未能证实有价值，但推荐用于内源性感染		
轻度，慢性	痤疮丙酸杆菌，表皮葡萄球菌，金黄色葡萄球菌(罕见)	眼内注射**万古霉素**，通常需做玻璃体切割术，摘除人工晶体		
6.5.1.2 青光眼滤过术后	链球菌属（草绿或其他），流感嗜血杆菌	眼内注射药物（如**万古霉素** 1mg + **头孢他啶** 2.25mg）和局部药物。考虑全身性应用**氨苄西林 - 舒巴坦或头孢呋辛或头孢他啶**（若怀疑 MRSA 加用**万古霉素**）		
6.5.1.3 穿通伤后	杆菌属，表皮葡萄球菌	玻璃体内给药同上 + 全身用**克林霉素或万古霉素**。手术后局部滴抗菌药液（妥布霉素和头孢唑啉）		
6.5.1.4 未做手术，可疑血行性感染	肺炎球菌，脑膜炎球菌金黄色葡萄球菌，B 族链球菌和肺炎克雷伯杆菌	（**头孢噻肟** 2g IV q4h 或**头孢曲松** 2g IV qd）+ **万古霉素** 30 ~ 60mg/(kg · d)，分 2 ~ 3 次，保持谷浓度在 15 ~ 20μg/ml，玻璃体内使用抗生素同手术后早期		
6.5.1.5 静脉使用海洛因	蜡样芽胞杆菌，念珠菌属	玻璃体内给药 + 根据病原学及药敏结果全身用药		

解剖学部位/诊断/特定情况	病原体（通常）	推荐治疗方案*		辅助诊断或治疗方法及说明
		首选方案	备选方案§	
6.5.2 真菌性：见于使用广谱抗菌药，经常使用糖皮质激素，留置静脉导管	念珠菌属，曲霉菌属	0.005～0.01mg/0.1ml **两性霉素 B** 玻璃体内给药；同时进行的全身治疗，见表 11A，116 页。见说明		全身使用抗真菌药物通常对念珠菌属视网膜炎有效（Clin Infect Dis 53：262，2011）。玻璃体炎或眼内炎患者可能需要眼内注射两性霉素和/或玻璃体切割（Br J Ophthalmol 92：466，2008；Pharmacotherapy 27：1711，2007）
6.6 视网膜炎				
6.6.1 急性视网膜坏死	带状疱疹病毒，单纯疱疹病毒	**阿昔洛韦** 10～12mg/kg IV q8h ×5～7d，然后 800mg po 5 次/d ×6w		带状疱疹病毒与非典型坏死性疱疹病毒视网膜病有很强的相关性
6.6.2 HIV 阳性（艾滋病）通常 CD4 细胞计数 <100/mm³	巨细胞病毒	见表 14A，158 页		艾滋病患者中发生率 5%～10%
6.6.3 进展性外层视网膜坏死	水痘－带状疱疹病毒，单纯疱疹病毒，巨细胞病毒（罕见）	**阿昔洛韦** 10～12mg/kg IV q8h ×1～2 周，然后（**伐昔洛韦** 1000mg po tid，或**泛昔洛韦** 500mg po tid，或**阿昔洛韦** 800mg po tid） 必须请眼科会诊：治疗方案还包括眼内注射抗病毒药物（膦甲酸钠，更昔洛韦眼内植入） 巨细胞病毒引起的病例罕见，使用**更昔洛韦/缬更昔洛韦**（见 CMV 视网膜炎，表 14A）		多数患者是严重免疫抑制患者（CD4 低下的 HIV 感染者或移植患者）。与急性视网膜坏死不同之处在于无眼内炎和动脉炎。当抗反转录病毒治疗后若 CD4 细胞恢复，可以停止口服抗病毒药物（Ocul Immunol Inflammation 15：425，2007）
6.7 眼眶蜂窝织炎（见 54 页面部丹毒）	肺炎球菌，流感嗜血杆菌，卡他莫拉菌，金黄色葡萄球菌，厌氧菌，A 族链球菌，外伤后偶有革兰阴性杆菌	**萘夫西林** 2g IV q4h，如果是 MRSA，用**万古霉素** 30～60mg/(kg·d)，分 2～3 次，谷浓度达到 15～20μg/ml + **头孢曲松** 2g IV qd + **甲硝唑** 1g IV q12h		**若对青霉素/头孢菌素过敏：万古霉素 + 左氧氟沙星** 750mg IV qd + **甲硝唑** IV。问题是常无法作出微生物学诊断。建议做眼眶 CT 或 MRI 检查。有形成海绵窦血栓的危险。如患者不能耐受万古霉素，可选用达托霉素 6mg/kg IV qd

*注：所有推荐剂量仅针对成人（除非特别注明）及肾功能正常者。（缩写见第 2 页）

表 1 (13) 临床抗微生物治疗的初始选择

解剖学部位/诊断/特定情况	病原体（通常）	推荐治疗方案 *		辅助诊断或治疗方法及说明
		首选方案	备选方案 §	
7 足				
7.1 **“糖尿病足”**—2/3 的患者有以下三联征：神经病变、足部变形和压力伤。IDSA 指南见 CID 54：e132，2012				
7.1.1 溃疡，无炎症	皮肤定植菌群	无需用抗生素		**一般处理：** 1. 控制血糖，减轻溃疡面所受压力 2. **评估有无外周血管病变** 3. 糖尿病患者使用 TMP-SMX 需警惕高钾血症，具有多种危险因素（例如，高龄、肾功能减退、合并症）（Arch Intern Med 170：1045，2010）
7.1.2 轻度感染	金黄色葡萄球菌（应假定是 MRSA），无乳链球菌（B 族）和化脓性链球菌为主	**口服治疗**：双氯西林或头孢氨苄或阿莫西林－克拉维酸（非 MRSA）；多西环素或双剂量 TMP－SMX（MRSA，可能无法覆盖链球菌）；克林霉素（覆盖 MRSA，MSSA 和链球菌） 剂量见脚注[5]		
7.1.3 中度感染 **骨髓炎**见说明	同上，可能尚有大肠菌群	**口服治疗**：同上 **静脉给药**：根据目前药敏推荐（**氨苄西林-舒巴坦或替卡西林-克拉维酸或哌拉西林-他唑巴坦或厄他培南**及其他碳青霉烯类）+［在除外 MRSA 之前尚需用**万古霉素**或其他抗 MRSA 药物（见下）］ 剂量见脚注[6,7]		**经验性抗菌治疗原则：** 1. 获取培养。在培养结果回报前根据当地病原资料在中重度感染者应覆盖 MRSA 2. 危及肢体和（或）生命的严重感染，应静脉使用对革兰阳性球菌、大肠菌群和其他需氧和厌氧的革兰阴性杆菌有效的药物 3. **注意**：所列用药方案是与上述原则一致的建议。其他备选方案可能适用于个别患者 4. 是否并发了骨髓炎？若溃疡面积 >2cm^2、探针可触及骨质、ESR >70、X 线平片异常，则骨髓炎危险性增加。MRI 阴性则骨髓炎可能性下降（JAMA 299：806，2008），MRI 是最佳影像学检查（CID 47：519 & 528，2008）

解剖学部位/诊断/特定情况	病原体（通常）	推荐治疗方案 *		辅助诊断或治疗方法及说明
		首选方案	备选方案 §	
7.1.4 严重的局部炎症并有全身毒性症状	同上，加上厌氧菌 肠球菌的意义尚不明确	**静脉给药：（万古霉素＋β-内酰胺/β-内酰胺酶抑制剂）或（万古霉素＋［多尼培南、亚胺培南、美罗培南］）** 备选方案： 1. 以**达托霉素**或**利奈唑胺**代替万古霉素 2. 以（**环丙沙星**或**左氧氟沙星**或**莫西沙星**或**氨曲南**）＋**甲硝唑**代替 β-内酰胺/β-内酰胺酶抑制剂 剂量见脚注[7] **评估动脉供血不足！**		
7.2 甲癣：见表 11，120 页，真菌感染				
7.3 **刺伤：钉，牙签**	铜绿假单胞菌	清洗伤口，注射破伤风抗毒素，观察		见第 4 页，1%～2% 进展为骨髓炎。若是牙签刺伤（PIDJ 23：80，2004）：金黄色葡萄球菌，链球菌属，混合感染

[5]TMP－SMX（双剂量）1～2 片 po bid，**米诺环素** 100mg po bid，**青霉素** VK 500mg po qid，口服第二、第三代头孢菌素（**头孢丙烯** 500mg po q12h，**头孢呋辛酯** 500mg po q12h，**头孢地尼** 300mg po q12h 或 600mg po qd，**头孢泊肟酯** 200mg po q12h），**环丙沙星** 750mg po bid，**左氧氟沙星** 750mg po qd。**双氯西林** 500mg qid，**头孢氨苄** 500mg qid，**阿莫西林－克拉维酸** 875/125 bid，**多西环素** 100mg bid，**克林霉素** 300－450mg tid。

[6]**阿莫西林－克拉维酸缓释片** 2000/125mg po bid，TMP－SMX（双剂量）1～2 片 po bid，**环丙沙星** 750mg po bid，**左氧氟沙星** 750mg po qd，**莫西沙星** 400mg po qd，**利奈唑胺** 600mg po bid。

[7]**万古霉素** 1g IV q12h，（**胃肠外 β 内酰胺/β－内酰胺酶抑制剂：氨苄西林－舒巴坦** 3g IV q6h，**哌拉西林－他唑巴坦** 3.375g IV q6h，或 4.5g IV q8h，或 3.375g IV q8h，4 小时输注；**替卡西林－克拉维酸** 3.1g IV q6h）；**碳氢酶烯：多尼培南** 500mg IV q8h，1 小时，**厄他培南** 1g IV qd，**亚胺培南** 0.5g IV q6h，**美罗培南** 1g IV q8h，**达托霉素** 6mg/kg IV qd，**利奈唑胺** 600mg IV q12h，**氨曲南** 2g IV q8h，**环丙沙星** 400mg IV q12h，**左氧氟沙星** 750mg IV qd，**莫西沙星** 400mg IV qd，**甲硝唑** 1g IV，负荷量，然后 0.5g IV q6h 或 1g IV q12h。

＊注：所有推荐剂量仅针对成人（除非特别注明）及肾功能正常者。（缩写见第 2 页）

表 1（14） 临床抗微生物治疗的初始选择

解剖学部位/诊断/特定情况	病原体（通常）	推荐治疗方案*		辅助诊断或治疗方法及说明
		首选方案	备选方案[§]	
8 胆囊				
胆囊炎，胆管炎，胆源性全身性感染，胆总管梗阻（不完全梗阻：继发于肿瘤、结石、狭窄）。胆囊炎可参考：NEJM 358：2804，2008	肠杆菌科（68%），肠球菌（14%），拟杆菌（10%），梭状芽胞杆菌属（7%），念珠菌罕见	**哌拉西林－他唑巴坦或氨苄西林－舒巴坦或替卡西林－克拉维酸或厄他培南** 如有生命危险：**亚胺培南或美罗培南或多尼培南**	**注射用三代头孢菌素＋甲硝唑或氨曲南*＋甲硝唑或环丙沙星*＋甲硝唑或莫西沙星**	对严重病例抗生素仅是胆管充分引流的补充；15%～30%的患者需要减压：手术，经皮穿刺或经 ERCP 放置支架
		剂量见脚注[7]，16 页 ＊应加用万古霉素以覆盖革兰阳性菌		
9 胃肠道				
9.1 胃肠炎—经验性治疗（未进行实验室检查或尚未得到培养、显微镜检和毒素测定结果时）（参考：NEJM 350：38，2004）				
9.1.1 早产儿：坏死性肠炎	与肠道菌群相关	根据年龄和当地的敏感性数据选用适当的抗生素，抗生素治疗应广覆盖肠道微生物。治疗和基本原理同憩室炎/腹膜炎，见 22 页，表 16，儿童剂量见 203 页		X 线检查见小肠充气可确定诊断；30%～50%有菌血症－腹膜炎；若分离出表皮葡萄球菌应加用万古霉素（IV）。综述和一般治疗参见：NEJM 364：255，2011
9.1.2 轻度腹泻（不成形便≤3 次/d，相关症状轻微）	细菌（见下文重度腹泻），病毒（诺瓦病毒），寄生虫；病毒通常引起轻至中度腹泻。旅行者腹泻见 20 页	仅采用液体疗法＋无乳糖饮食，避免用咖啡因		**水化：口服补液治疗见霍乱，见 19 页** **止泻：**（如果有发热、血便或怀疑溶血尿毒综合征时禁用）洛哌丁胺（易蒙停）4mg po，继而每次腹泻后 2mg，每日最大量可达 16mg；次水杨酸铋 2 片（262mg）po qid **溶血尿毒综合征（HUS）：**儿童感染大肠杆菌 O157：H7 后发生率 8%～10%；早期用 TMP－SMX 或氟喹诺酮类治疗可增高发生 HUS 的危险性（NEJM 342：1930 & 1990，2000）；有争议的荟萃分析：JAMA 288：996 & 3110，2002
9.1.3 中度腹泻（不成形便≥4 次/d，可伴全身症状）		止泻（见说明）＋补液		

解剖学部位/诊断/特定情况	病原体（通常）	推荐治疗方案 *		辅助诊断或治疗方法及说明
		首选方案	备选方案 §	
9.1.4 重度腹泻［不成形便 ≥ 6 次/d，和（或）体温 ≥ 101℉（38.3℃），里急后重，血便或便中有白细胞］ **注：无发热的严重血性腹泻应怀疑产志贺毒素的大肠杆菌O157:H7 感染**［MMWR 58（RR－12）：1，2009］	志贺菌，沙门菌，空肠弯曲杆菌，产志贺毒素大肠杆菌，毒素阳性的艰难梭菌，催产克雷伯菌，溶组织内阿米巴。伤寒见 61 页	**氟喹诺酮类（环丙沙星** 500mg po q12h 或**左氧氟沙星** 500mg po qd）× 3～5d	**TMP－SMX（双剂量）** po bid × 3～5d；弯曲杆菌属对 TMP－SMX 的耐药株常见于热带	**诺瓦病毒：**非细菌性腹泻中 90% 的病原体为该病毒（± 恶心/呕吐），腹泻持续 12～60h，水化，无有效抗病毒药 **其他可能的病原：**隐孢子虫：免疫力正常者无需治疗（见表 13A & JID 170：272，1994）；环孢子虫：通常见于慢性腹泻，TMP－SMX 有效（见表 12A & AIM 123：409，1995）。催产克雷伯菌已被证实是抗生素相关性出血性结肠炎的病原体（细胞毒素阳性）：NEJM 355：2418，2006
		近期使用过抗生素（可能为艰难梭菌），则加用：		
		甲硝唑 500mg po tid × 10～14 d	**万古霉素** 125mg po qid × 10～14 d	
9.2 胃肠炎—特异性治疗（根据培养、显微镜检或毒素测定结果进行）（参考：NEJM 361：1560，2009）				
如培养结果阴性，可能是**诺瓦病毒**感染和其他病毒（EID 17：1381，2011），见诺瓦病毒，165 页 **注意：在 60 例不明原因血象白细胞 ≥ 15 × 10^9/L 的住院患者中，35% 艰难梭菌毒素阳性**（AJM 115：543，2003；CID 34：1585，2002）	**气单胞菌/邻单胞菌**	**环丙沙星** 750mg po bid × 3d	**阿奇霉素** 500 mg po qd × 3d	尽管没有完全确定，但作为腹泻病原的证据越来越多（NEJM 361：1560，2009）
	阿米巴（溶组织内阿米巴，环孢子虫、隐孢子虫和蓝氏贾第鞭毛虫），见表 13A			
	空肠弯曲杆菌 53%～83% 的患者发热，在正常人群多为自限性病程	**阿奇霉素** 500mg po qd × 3d	**红霉素硬脂酸盐** 500mg po qid × 5d 或**环丙沙星** 500mg po bid（环丙沙星耐药菌株在增加）	**弯曲杆菌感染后急性感染性多发性神经炎（吉兰巴雷综合征）**发生于 15% 的病例（Ln 366：1653，2005）；与小肠淋巴增生性疾病有关，抗菌治疗可能有效（NEJM 350：239，2003）；另一可能的后遗症为**反应性关节炎**。见旅行者腹泻，第 20 页
	胚胎弯曲杆菌 腹泻不常见，在虚弱的宿主更易造成全身性疾病	**庆大霉素**（见表 10D）	**氨苄西林** 100mg/(kg · d) IV，分次，q6h 或**亚胺培南** 500mg IV q6h	抽取血培养。菌血症患者中，32% 的菌株对氟喹诺酮类耐药（CID 47：790，2008）。在体外，低浓度的美罗培南可有效抑制胚胎弯曲杆菌

* 注：所有推荐剂量仅针对成人（除非特别注明）及肾功能正常者。（缩写见第 2 页）

表1（15） 临床抗微生物治疗的初始选择

解剖学部位/诊断/特定情况	病原体（通常）	推荐治疗方案*		辅助诊断或治疗方法及说明
		首选方案	备选方案§	
9.3 毒素相关性腹泻的鉴别诊断： • 艰难梭菌 • 催产克雷伯菌 • 金黄色葡萄球菌 • 产志贺毒素大肠杆菌（STEC） • 产肠毒素脆弱拟杆菌（CID 47:797，2008）	毒素阳性**艰难梭菌**引起的抗生素相关性结肠炎，**活性菌**（乳酸杆菌，酵母菌）预防效果不肯定（参考：NEJM 359:1932，2008）			
	能口服药物；WBC < 15×10^9/L；血清肌酐正常	**甲硝唑** 500mg po tid 或 250mg qid ×10～14d	**万古霉素** 125mg po qid×10～14d **替考拉宁**[NUS] 400mg po bid×10d	**尽量停用抗生素；避免用止泻药；补液；肠道隔离。**近期研究认为，对于已接受治疗的轻症病例，可谨慎应用止泻药（CID 48:598，2009），但其他作者认为该疗法的安全性尚不肯定（CID 48:606，2009）。复发率10%～20%。 在一项Ⅲ期试验[NAI]中发现，**硝唑尼特** 500mg po bid×7～10d与**甲硝唑**口服疗效相同（CID 43:421，2006）
	能口服药物，但病情更重，WBC > 15×10^9/L，肌酐较基础水平升高50%	**万古霉素**125mg po qid×10～14d，**万古霉素**静脉制剂用来口服，见表10A，97页	**非达霉素** 200mg po bid×10d	在严重病例万古霉素疗效优于甲硝唑。10%～20%复发（并非耐药引起）（JAC 56:988，2005）。治疗非产NAP1菌株所致腹泻，非达霉素较万古霉素的复发率低（N Engl J Med 364:422，2011）
	治疗后复发	**初次复发：甲硝唑** 500mg po tid×10d	**再次复发：万古霉素** 125mg po qid×10～14d，然后立即开始减量（见说明）	**万古霉素减量**（每次口服125mg），第一周bid，第二周qd，第三周qod，然后每3d服5个剂量（NEJM 359，1932，2008）。其他：①**万古霉素**首剂后**利福昔明**[NAI] 400～800mg/d 分为2～3次 po×2w（CID 44:846，2007；有耐利福昔明艰难梭菌的报道）；②**硝唑尼特**[NAI] 500mg bid×10d（JAC 59:705，2007）。**最后办法：粪便灌肠**（CID 53:994，2011）

解剖学部位/诊断/特定情况	病原体（通常）	推荐治疗方案*		辅助诊断或治疗方法及说明
		首选方案	备选方案§	
关于艰难梭菌的更多信息： 治疗综述： CID 51：1306，2010 SHEA/IDSA 治疗指南： ICHE 31：431，2010 ESCMID 指南： Clin Microbiol Infect 15：1067，2009；AnIM 155：839，2011	术后肠麻痹；重症中毒性巨结肠（NEJM 359：1932，2008）	**甲硝唑** 500mg IV q6h + **万古霉素** 500mg q6h 经鼻胃管（或鼻小肠管）± 盲肠逆行插管；剂量见说明		万古霉素肠内注入：500mg + 1L 生理盐水，滴速 1～3ml/min，最大量 2g/24h（CID 690，2002） **注意：静点万古霉素无效；IVIG：**个别报道 400mg/kg 1～3 次有效（JAC 53：882，2004）或无效（Am J Inf Cont 35：131，2007） 结肠切除术的适应证见 ICHE 31，431，2010 有静脉注射替加环素[NAI]成功治疗标准方案无效的严重艰难梭菌感染的报道（CID 48：1732，2009）
	大肠杆菌 O157：H7 63% 有血便史。产志贺毒素大肠杆菌（STEC）	**不用抗生素或止泻药，**因可能促使毒素释放，增加溶血尿毒综合征（HUS）的危险（NEJM 342：1930 & 1990，2000），补液很重要（Ln 365：1073，2005）		5%～10% 的患者发生 HUS（约 10% HUS 患者死亡或有永久性肾功能衰竭；50% 有不同程度肾功能损害）（CID 38：1298，2004）。已出现非 O157：H7 的 STEC 菌株：实验室诊断见 MMWR 58（RR－12），2009。在美国，非 O157 产志贺毒素大肠杆菌感染与国际旅行有关（CID 53：269，2011）。在 2011 年，德国暴发大肠杆菌 O104：H4 所致的 HUS，系肠道内菌株获得噬菌体介导的志贺毒素-2（NEJM 365：709，2011；NEJM 365：718，2011）
	催产克雷伯菌—抗生素相关性	停用抗生素可好转		据称停用 NSAIDs 亦有帮助，参考 NEJM 355：2418，2006
（下页续）	**单核细胞增多性李斯特菌**	通常自限，口服抗生素（例如氯苄西林或 TMP-SMX）疗效不肯定，但是严重李斯特菌感染的高危患者应用抗生素有其合理性（CID 40：1327，2005；Wien Klin Wochenschr 121：149，2009），菌血症或脑膜炎患者需要静脉抗生素治疗：见 9 页和 60 页		是食物中毒的一种病原，表现为发热性胃肠炎。标准粪培养中未能检出病原菌（NEJM 336：100 & 130，1997）。并发菌血症或脑膜炎的百分率不详。曾有 292 例儿童因该病住院，无一例出现全身性感染（NEJM 342：1236，2000） 严重全身性感染的高危人群：新生儿、孕妇、老人、免疫抑制宿主（MMWR 57：1097，2008）

*注：所有推荐剂量仅针对成人（除非特别注明）及肾功能正常者。（缩写见第 2 页）

表 1（16） 临床抗微生物治疗的初始选择

解剖学部位/诊断/特定情况	病原体（通常）	推荐治疗方案*：首选方案	推荐治疗方案*：备选方案§	辅助诊断或治疗方法及说明
9.2 胃肠/胃肠炎—特异性治疗（续）				
（接上页）	**非伤寒沙门菌** 伤寒热（肠热），见 61 页 发热占 71%～91%，34% 有血便史	无症状或症状轻微不必抗菌治疗。如 <1 岁或 >50 岁，免疫低下，有血管移植物或人工关节，菌血症，血红蛋白病，以及因发热和严重腹泻住院者应抗菌治疗（参见伤寒，61 页）		
		（**环丙沙星** 500mg bid）或（**左氧氟沙星** 500mg qd）×7～10d（免疫抑制者 14d）	**阿奇霉素** 500mg qd×7d（免疫抑制者 14d）	TMP－SMX 和氯霉素耐药率增加。如果需要静脉治疗，头孢曲松或头孢噻肟通常有效（剂量见 25 页脚注）；在亚洲沙门菌属对头孢曲松及氟喹诺酮类耐药（AAC 53：2696，2009）。**肠炎的根本治疗为补充液体和电解质**
	志贺菌 58% 发热，血便占 51%	**环丙沙星** 750mg po bid×3d	**阿奇霉素** 500mg po qd×3d	最新的综述推荐成人的环丙沙星剂量为 750mg qd×3d（NEJM 361：1560，2009） 福氏志贺菌感染对环丙沙星耐药，据报道头孢曲松或头孢噻肟有效（MMWR 59：1619，2010）。**儿童剂量：阿奇霉素** 10mg/(kg·d) qd×3d；严重病例头孢曲松 50～75mg/(kg·d)×2～5d；环丙沙星混悬液 10mg/kg bid×5d；对儿童环丙沙星优于头孢曲松（LnID 3：537，2003）。**免疫受损患儿或成人：疗程 7～10d** 在儿童临床试验中阿奇霉素优于头孢克肟（PIDJ 22：374，2003）
		儿童治疗剂量参见说明		
	螺旋体病（多毛短螺菌）	是否应当治疗尚不明确。对**甲硝唑、头孢曲松及莫西沙星**敏感（AAC 47：2354，2003）		厌氧肠道螺旋体定植于家畜、野生动物以及人类肠道。有报道腹泻病例携带大量病原菌（JCM 39：347，2001；Am J Clin Path 120：828，2003）。多毛短螺菌已经从血培养中分离到，但罕见（Ann Clin Micro Antimicrob 7：19，2008）

解剖学部位/诊断/特定情况	病原体（通常）	推荐治疗方案 *		辅助诊断或治疗方法及说明
		首选方案	备选方案 §	
	霍乱弧菌 治疗能缩短病程，减少容量丢失，缩短排菌时间（CID 37：272，2003；Ln 363：223；2004）	**补液是最根本的治疗。根据当地流行株的敏感性选择抗生素：多西环素** 300mg po 单次，或**阿奇霉素** 1g po 单次或**四环素** 500mg po qid ×3d，或**红霉素** 500mg po qid ×3d（这些选择是基于 CDC 对 2010 年海地流行的推荐）	**孕妇：** **阿奇霉素** 1g po 单次，**或红霉素** 500mg po qid ×3d **儿童：阿奇霉素**20mg/kg po 单次，其他与年龄有关的治疗选择见 CDC 网站，http://www.cdc.gov/haiticholera/hcp_goingtohaiti.htm	抗生素治疗能缩短病程，但补液极为重要。需要静脉补液时，使用林格液。一旦能饮水就迅速用口服补液盐（ORS）口服补液。ORS 已商品化，溶于饮用水。如果没有 ORS，WHO 建议用半匙盐和 6 匙糖溶于 1 升饮用水来代替（http://www.who.int/cholera/technical/en/）。其他临床考虑见 Lancet 363：223，2004 CDC 关于处理海地暴发流行的其他措施可在网站查到 http://www.cdc.gov/haiticholera/hcp_goingtohaiti.htm。这次暴发分离到的菌株对环丙沙星的敏感性下降，对磺胺异噁唑、萘啶酮酸和呋喃唑酮耐药

*注：所有推荐剂量仅针对成人（除非特别注明）及肾功能正常者。（缩写见第 2 页）

表 1 （17） 临床抗微生物治疗的初始选择

解剖学部位/诊断/特定情况	病原体（通常）	推荐治疗方案*：首选方案	推荐治疗方案*：备选方案§	辅助诊断或治疗方法及说明
9 胃肠（续）				
	副溶血弧菌	抗菌治疗不能缩短病程。补液		多有进食贝类史。重症患者治疗：**氟喹诺酮类、多西环素、注射用三代头孢菌素**
	创伤弧菌	常见表现为皮肤损害及菌血症；危及生命；应早期治疗：**头孢他啶 + 多西环素**——见 54 页；左氧氟沙星（AAC 46:3580，2002）		
	小肠结肠炎耶尔森菌 发热占 68%，血便占 26%	除非病情严重一般不需治疗。病情严重者联合**多西环素** 100mg IV bid + **妥布霉素或庆大霉素** 5mg/(kg · d) qd。其他方案：TMP – SMX 或**氟喹诺酮类**		肠系膜淋巴结炎所致腹痛可类似急性阑尾炎；实验室诊断困难，需用“冷集菌”和（或）耶尔森菌选择性培养基；去铁胺治疗可加重病情，患者应停药；铁超负荷易致耶尔森菌感染（CID 27:1362 & 1367，1998）
9.3 胃肠炎—特殊危险人群 – 经验性治疗				
9.3.1 肛交				
直肠炎（仅远端 15cm）	疱疹病毒，淋球菌，衣原体，梅毒；见生殖道，23 页			
结肠炎	志贺菌，沙门菌，弯曲杆菌，溶组织阿米巴（见表 13A）			见特殊胃肠道病原菌，胃肠炎，上文
9.3.2 HIV – 1 感染者（艾滋病）：腹泻 > 10d，	蓝氏贾第鞭毛虫			见表 13A
抗酸染色阳性病原体：	小球隐孢子虫，卡晏环孢子虫			
其他：	贝氏等孢子虫，微孢子虫（比氏肠孢子虫，肠炎间隔微孢子虫）			

解剖学部位/诊断/特定情况	病原体（通常）	推荐治疗方案 *		辅助诊断或治疗方法及说明
		首选方案	备选方案 §	
9.3.3 中性粒细胞减少性小肠结肠炎或盲肠炎（CID 27: 695 & 700，1998）	**败血梭菌**侵入黏膜；偶见污泥梭菌或铜绿假单胞菌引起	见直肠周围脓肿；憩室炎，22 页；确切的经验性治疗方案，应包括对梭菌属有效的药物。经验性治疗方案也应对铜绿假单胞菌有效		右下腹痛是诊断线索，但在免疫缺陷宿主，可有弥漫压痛或没有压痛。需外科会诊。手术切除尚有争议，但可能需要 **注：**有梭菌属对克林霉素耐药的报道。广谱抗菌药物，如哌拉西林 - 他唑巴坦、亚胺培南、美罗培南和多尼培南能覆盖大多数病原菌
9.3.4 旅行者腹泻 可自行医治，多无发热（CID 44：338 & 347，2007）	**急性：**致腹泻性大肠杆菌占 60%，志贺菌，沙门菌，空肠弯曲杆菌，艰难梭菌，阿米巴原虫引起（见表 13A）。**慢性：**环孢子虫，隐孢子虫，蓝氏贾第鞭毛虫，等孢子虫	**环丙沙星** 500 mg po bid ×1 ~3d 或 **左氧氟沙星** 500mg po qd ×1 ~3d 或 **氧氟沙星** 300mg po bid ×3d 或 **利福昔明** 200mg po tid ×3d 或 **阿奇霉素** 1000mg po 单次或 500mg po qd ×3d		**儿童：**阿奇霉素 10mg/(kg · d) qd × 3d，或头孢曲松 50mg/(kg · d) qd ×3d。禁用氟喹诺酮 **孕妇：**使用阿奇霉素。禁用氟喹诺酮 **止泻药：**对于没有发热、血便的非妊娠成人，洛哌丁胺 4mg po 首次，然后每次稀便后 2mg po，最大量至每日 16mg **说明：**利福昔明仅批准用于 12 岁以上患者。仅用于非侵袭性大肠杆菌所致腹泻，如伴有发热或血便则禁用 **参考：**NEJM 361：1560，2009；BMJ 337：a1746，2008；http://www.cdc.gov/travel/yellowbook/2012/chapter – 2 – the – pre – travel – consultation/travelers – diarrhea.htm
旅行者腹泻的预防	并非常规。若第一次大便不成形，目前推荐用**氟喹诺酮 + 易蒙停**		可在前 3 周或有重要活动时服用**利福昔明** 200mg po bid（AnIM 142：805 & 861，2005）	

* 注：所有推荐剂量仅针对成人（除非特别说明）及肾功能正常者。（缩写见第 2 页）

表 1（18） 临床抗微生物治疗的初始选择

解剖学部位/诊断/特定情况	病原体（通常）	推荐治疗方案*		辅助诊断或治疗方法及说明
		首选方案	备选方案§	
9 胃肠（续）				
9.4 按解剖部位区分的胃肠道感染：食管至直肠				
9.4.1 食管炎	白色念珠菌，单纯疱疹病毒，巨细胞病毒	见《桑福德 HIV/AIDS 治疗指南》和表 11A		
9.4.2 十二指肠/胃溃疡 胃癌，黏膜相关淋巴组织淋巴瘤（非继发于 NSAIDs）	**幽门螺杆菌** 见说明 治疗前耐药率逐渐升高	**序贯治疗：**（**雷贝拉唑** 20mg + **阿莫西林** 1g）bid×5d，然后（**雷贝拉唑** 20mg + **克拉霉素** 500mg + **替硝唑** 500mg）bid×5d。见脚注[8]	**每日四次治疗方案（10～14d）：铋剂**（见脚注[9]），次水杨酸铋 2 片 qid + **四环素** 500mg qid + **甲硝唑** 500mg tid + **奥美拉唑** 20mg bid	**说明：**在许多地区，既往推荐的三联治疗方案（**质子泵抑制剂 + 阿莫西林 + 克拉维酸**）的失败率已高达 20%。10d 疗程的每日四次治疗方案［（**奥美拉唑** 20mg po bid）+（每日 4 次服 3 粒胶囊，每粒包括**次水杨酸铋钾** 140mg + **甲硝唑** 125mg + **四环素** 125mg）］，在符合方案人群中的清除率为 93%，在意向治疗人群中清除率为 80%，均显著优于 7d 疗程的三联疗法（质子泵抑制剂 + 阿莫西林 + 克拉霉素）（Lancet 377：905，2011）。需警惕与其他药的潜在相互作用，孕妇禁用，其他特殊人群慎用，综述见 NEJM 362：1597，2010 **诊断：粪抗原**检测—单克隆 EIA 敏感性 >90%，特异性 92%（Amer. J. Gastro，101：921，2006）。其他试验：如做内镜，快速尿素酶试验和（或）组织学检查和（或）培养；尿素呼吸试验（UBT）。但某些诊所检测质量较差（CID 48：1385，2009） **有关治愈的检测：**治疗结束 >8 周后复查粪抗原和（或）尿素呼吸试验 **治疗：**由于克拉霉素耐药问题，三联疗法治疗失败率为 20%，序贯治疗治愈率 90%

解剖学部位/诊断/特定情况	病原体（通常）	推荐治疗方案 *		辅助诊断或治疗方法及说明
		首选方案	备选方案 §	
9.4.3 小肠：Whipple 病（NEJM 356：55，2007；LnID 8：179，2008）见培养阴性的感染性心内膜炎，30 页	Whipple 菌（Tropheryma whipplei）	**初始 10～14d**		治疗方案基于经验及回顾性研究得出。随机临床试验显示，初始用美罗培南 1g q8h 与头孢曲松 2g qd 的疗效相当，疗程均为 14d，然后 TMP－SMX 治疗 12 个月，维持 Whipple 病缓解至少 3 年（Gastroenterology 138：478，2010；editorial ibid 138：422，2010）。有报道 TMP－SMX 治疗期间中枢神经系统病变复发。有耐TMP－SMX 菌株导致晚期复发的报道（J Antimicrobial Chemother 65：2005，2010）。在有肠道病变而没有神经系统表现患者的脑脊液中可培养出细菌。Whipple 病的发病机制见 Lancet Infect Dis 8：179，2008
		头孢曲松 2g IV qd 或**青霉素 G** 200 万U IV q4h	若对青霉素或头孢菌素过敏可选用 **TMP－SMX（双剂量）** 1 片 po bid＋**链霉素** 1g IM 或 IV qd	
		然后再治疗 1 年左右		
		TMP－SMX（双剂量） 1 片 po bid	若磺胺过敏：**多西环素** 100mg po bid＋羟氯喹 200mg po tid	

[8]可用其他质子泵阻滞剂代替奥美拉唑或雷贝拉唑—均用 bid：**埃索美拉唑** 20mg（FDA 批准），**兰索拉唑 30mg**（FDA 批准），**潘妥拉唑** 40mg（该适应证尚未得到 FDA 批准）。

[9]**铋剂**：①在美国，**次水杨酸铋（Pepto－Bismol）**262mg/片，治疗幽门螺杆菌成人剂量为 2 片（524mg）qid；②美国以外，次枸橼酸铋凝胶（De－Nol）120mg 咀嚼片，剂量为 1 片 qid；在美国，次枸橼酸铋仅处方于复方胶囊（Pylera：每粒胶囊含次枸橼酸铋 140 mg ＋ 甲硝唑 125 mg ＋ 四环素 125 mg），3 粒 po qid×10d，同时**联合质子泵**抑制剂，每日二次。

＊注：所有推荐剂量仅针对成人（除非特别注明）及肾功能正常者。（缩写见第 2 页）

表 1（19） 临床抗微生物治疗的初始选择

解剖学部位/诊断/特定情况	病原体（通常）	推荐治疗方案* 首选方案	推荐治疗方案* 备选方案§	辅助诊断或治疗方法及说明
9.4 胃肠/按解剖部位区分的胃肠道感染：从食管到直肠（续）				
9.4.5 憩室炎，直肠周围脓肿，腹膜炎 参见腹膜炎，47 页	肠杆菌科，偶见铜绿假单胞菌，拟杆菌属，肠球菌	**轻症憩室炎和引流后的直肠周围脓肿—门诊治疗：**		必须“覆盖”革兰阴性需氧菌和革兰阴性厌氧菌；**只对革兰阴性厌氧杆菌有效**的有克林霉素、甲硝唑。**只对革兰阴性需氧杆菌有效**的有抗假单胞氨基糖苷[10]，注射用二、三、四代头孢菌素（见表 10A，93 页）、氨曲南、抗假单胞菌青霉素、环丙沙星、左氧氟沙星。**对以上二者都有效者**有头孢西丁、头孢替坦、替卡西林－克拉维酸、哌拉西林－他唑巴坦、氨苄西林－舒巴坦、厄他培南、多尼培南、亚胺培南、美罗培南、莫西沙星和替加环素 **拟杆菌属的耐药性在增加：**（AAC 51：1649，2007） 耐药性（%）：**头孢西丁** 5～30；**头孢替坦** 17～87；**克林霉素** 19～35 **耐药性：**对甲硝唑、哌拉西林－他唑巴坦耐药罕见。肠道细菌对氟喹诺酮的耐药率增加，尤其是近期用过该药的患者 **厄他培南**对铜绿假单胞菌/不动杆菌属疗效甚差
		TMP－SMX（双剂量） bid 或（**环丙沙星** 750mg bid 或**左氧氟沙星** 750mg qd）＋**甲硝唑** 500mg q6h，均 po ×7～10d	**阿莫西林－克拉维酸缓释片** 1000/62.5mg 2 片 po bid ×7～10d 或**莫西沙星** 400mg po qd ×7～10d	
		轻中度—住院治疗—胃肠外用药：如局限性阑尾周围腹膜炎、憩室旁脓肿、子宫内膜肌炎		
		哌拉西林－他唑巴坦 3.375g IV q6h 或 4.5g IV q8h，或**氨苄西林－舒巴坦** 3g IV q6h，或**替卡西林－克拉维酸** 3.1g IV q6h，或**厄他培南** 1g IV qd，或**莫西沙星** 400mg IV qd	［（**环丙沙星** 400mg IV q12h）或（**左氧氟沙星** 750mg IV qd）］＋（**甲硝唑** 500mg IV q6h 或 1g IV q12 h），或**替加环素**首剂 100mg IV，然后 50mg IV q12h，或**莫西沙星** 400mg IV qd	

解剖学部位/诊断/特定情况	病原体（通常）	推荐治疗方案 *		辅助诊断或治疗方法及说明
		首选方案	备选方案 §	
		重度 – 危及生命 – ICU 患者：		
		亚胺培南 500mg IV q6h，或美罗培南 1g IV q8h 或多尼培南 500mg IV q8h（输注 1h）	氨苄西林 + 甲硝唑 +（环丙沙星 400mg IV q12h 或左氧氟沙星 750mg IV qd）或氨苄西林 2g IV q6h + 甲硝唑 500mg IV q6h + 氨基糖苷类[10]（见表 10D,109 页）	**同时进行外科治疗是重要的**，尤其是中 – 重度患者。**肠球菌的致病作用仍有争议**，可能引起胆道感染。心脏瓣膜病患者可能需使用对肠球菌有效的抗菌药 **严重青霉素/头孢菌素类过敏**：用（**氨曲南** 2g IV q6h ~ q8h）+ **甲硝唑**（500mg IV q6h）或（1g IV q12h）或（**环丙沙星** 400mg IV q12h）或（**左氧氟沙星** 750mg IV qd）+ **甲硝唑**

[10]**氨基糖苷类：为抗假单胞菌氨基糖苷类，如阿米卡星，庆大霉素，妥布霉素。**

* 注：所有推荐剂量仅针对成人（除非特别注明）及肾功能正常者。（缩写见第 2 页）

表 1（20） 临床抗微生物治疗的初始选择

解剖学部位/诊断/特定情况	病原体（通常）	推荐治疗方案*		辅助诊断或治疗方法及说明
		首选方案	备选方案§	
10 生殖道：经验治疗和针对性治疗相结合；按患者性别分类。性侵害（强暴）见表 15A，192 页；MMWR 59（RR－12），2010 见性传播疾病诊断指南，MMWR 59（RR－12），2010				
10.1 见于男性和女性 **10.1.1 软下疳**	杜克嗜血菌	**头孢曲松** 250mg IM 单剂或**阿奇霉素** 1g po 单剂	**环丙沙星** 500mg po bid × 3d 或**红霉素** 500mg po qid × 7d	有报道 HIV 阳性患者单剂阿奇霉素治疗失败（CID 21：409，1995）。7d 后判断疗效，溃疡应有客观好转。症状在 7d 内改善。所有患者均应检测 HIV 和梅毒。所有患者的性伴侣，如果有疾病的证据或过去 10d 内有性接触，均应检查和治疗
10.1.2 衣原体等引起的非淋球菌性或淋球菌感染后尿道炎和子宫颈炎 **注意：应考虑合并有淋球菌** 衣原体结膜炎见 12 页	衣原体（50%），人支原体。其他已知病原（10%～15%）：毛滴虫，单纯疱疹病毒，生殖道支原体 参考：JID 193：333，336，2006	**多西环素** 100mg po bid × 7d 或**阿奇霉素** 1g po 单剂，同时检查并治疗性伴侣	（**红霉素** 500mg po qid × 7d）或（**氧氟沙星** 300mg po q12h × 7d）或（**左氧氟沙星** 500mg qd × 7d）	**诊断**：对沙眼衣原体和淋球菌，尿液核酸扩增试验的诊断价值与宫颈拭子和尿道标本相同（AnIM 142：914，2005）。所有尿道炎/宫颈炎的患者检测 HIV 和梅毒。红霉素其他剂型见 MMWR（RR－11），2006 **检查及治疗性伴侣**。孕期应重复检测以保证痊愈。对于男性支原体尿道炎，阿奇霉素 1g 的疗效优于多西环素（CID 48：1649，2009），但也可能诱导耐药性，致使多剂量阿奇霉素治疗方案失败（CID 48：1655，2009）
		孕妇：阿奇霉素 1g po 单次或**阿莫西林** 500mg po tid × 7d	**孕妇：红霉素** 500mg po qid × 7d。**禁用多西环素和氟喹诺酮类**	
10.1.3 复发性/迁延性尿道炎	**隐匿毛滴虫**，耐四环素解脲脲原体	**甲硝唑** 2g po × 1 次	**替硝唑** 2g po 单次 + **阿奇霉素** 1g po 单次（如果初次发作时没有使用）	男性非淋球菌尿道炎中，20% 是毛滴虫感染（JID 188：465，2003）。参考上述男性支原体尿道炎的治疗
10.1.4 淋病［MMWR 59（RR－12），2010］**氟喹诺酮类不再被推荐用于淋病治疗**（MMWR 59（RR－12）：49，2010）。**头孢菌素耐药情况**：JAMA 309：163 & 185，2013				
10.1.4.1 结膜炎（成人）	淋球菌	**头孢曲松** 1g IM 或 IV × 1 次		生理盐水冲洗眼睛 × 1 次

解剖学部位/诊断/特定情况	病原体（通常）	推荐治疗方案 *		辅助诊断或治疗方法及说明
		首选方案	备选方案 §	
10.1.4.2 播散性淋球菌感染 （DGI，皮炎关节炎综合征）	淋球菌	**头孢曲松** 1g IV qd 见说明	**头孢噻肟** 1g IV q8h 或 **头孢唑肟** 1g IV q8h 见说明 氟喹诺酮类对敏感株可能有效	症状缓解后继续肌注或静点治疗 24h；依从性好的患者症状缓解后可以出院，完成 7d 的药物治疗：**头孢克肟**[11] 400mg po bid。应注意排除脑膜炎和心内膜炎。**治疗可能同时存在的沙眼衣原体感染**
10.1.4.3 心内膜炎	淋球菌	**头孢曲松** 1~2g IV qd×4 周		参考：JID 157:1281，1988
10.1.4.4 咽炎	淋球菌	**头孢曲松** 250mg IM×1 次 + **阿奇霉素** 1g po×1 次或**多西环素** 100mg po bid×7d	因顾及耐药，**不再使用氟喹诺酮类**	咽部淋球菌较难清除。建议 1 周后重复培养以明确是否治愈。**大观霉素、头孢克肟、头孢泊肟及头孢呋辛无效**
10.1.4.5 尿道炎，宫颈炎，直肠炎（无并发症者） 前列腺炎见 27 页 **诊断：**尿或尿道拭子核酸扩增试验（NAAT）—见 AnIM 142:914，2005；不使用氟喹诺酮类：MMWR 59（RR－12）：49，2010	淋球菌（尿道炎和宫颈炎患者中 50% 伴有沙眼衣原体感染），治疗两种病原体，**除非核酸扩增试验提示只有一种病原体**	（**头孢曲松** 250mg IM 1 次）联合（**阿奇霉素** 1g po 1 次）或（**多西环素** 100mg po qd×7d）。若青霉素或头孢菌素类过敏，可试用**阿奇霉素**—见阿奇霉素说明；在了解耐药的前提下，可小心试用氟喹诺酮，同时密切随访		应筛查有无梅毒 **淋球菌**其他治疗方案（下列所有方案结束 1 周后均推荐做培养以明确是否治愈）： • 头孢克肟 400 mg po 1 次或头孢泊肟 400mg po 1 次（注：对咽部疾病无效）；头孢菌素耐药产生较快，目前已不推荐头孢菌素作为首选治疗，MMWR 61:590，2012 • 其他单剂头孢菌素：头孢唑肟 500mg IM，头孢噻肟 500mg IM，头孢西丁 2g IM + 丙磺舒 1g po • **阿奇霉素** 1g po×1 次，对衣原体有效，但治疗淋球菌需 2g。因胃肠道不良反应及费用较高，且容易快速产生耐药性，故不推荐使用阿奇霉素治疗淋球菌

[11]头孢克肟口服制剂有口服溶液（200mg/5ml）和片剂（400mg）。（Lupine Pharmaceuticals，（+1）866－587－4617）（MMWR 57：435，2008）

*注：所有推荐剂量仅针对成人（除非特别注明）及肾功能正常者。（缩写见第 2 页）

表 1（21） 临床抗微生物治疗的初始选择

解剖学部位/诊断/特定情况	病原体（通常）	推荐治疗方案*		辅助诊断或治疗方法及说明
		首选方案	备选方案§	
10.1 生殖道/男性和女性（续）				
10.1.5 腹股沟肉芽肿（多诺万病）	肉芽肿克雷伯菌（正式名称是肉芽肿鞘杆菌）	**多西环素** 100mg po bid × 3～4 周	**TMP－SMX**（双剂量）1 片 bid × 3w，或**红霉素** 0.5g po qid × 3w 或**环丙沙星** 750mg po bid × 3w 或**阿奇霉素** 1g po 1 次/w × 3w	通常 1 周内见效；**应在所有病变痊愈后再停药**，可能需 4 周。多西环素和 TMP－SMX 曾有治疗失败的报道。有报告氟喹诺酮和氯霉素有效，参见 CID 25:24，1997。复发可能发生在显效治疗后 6～18 个月。若用药数天不见好转，有些专家加用庆大霉素 1mg/kg IV q8h
10.1.6 单纯疱疹病毒	见表 14A，160 页			
10.1.7 人类乳头瘤病毒（HPV）	见表 14A，166 页			
10.1.8 性病淋巴肉芽肿	沙眼衣原体，血清型：L1，L2，L3	**多西环素** 100mg po bid × 21d	**红霉素** 0.5g po qid × 21d，或**阿奇霉素** 1g po 1 次/w × 3w（缺乏临床数据）	根据血清学作出诊断；活检会导致窦道形成，不宜进行；核酸扩增试验应呈阳性。性病淋巴肉芽肿在男同性恋者表现为发热、直肠溃疡和肛门渗出，（参见 CID 39:996，2004；Dis Colon Rectum 52:507，2009）
10.1.9 阴虱和疥疮	阴虱和疥螨属		见表 13A，151 页	
10.1.10 梅毒（JAMA 290:1510，2003）；**梅毒和 HIV**：MMWR 59（RR－12）:26，2010；综述 JCI 121:4584，2011				

解剖学部位/诊断/特定情况	病原体（通常）	推荐治疗方案 *		辅助诊断或治疗方法及说明
		首选方案	备选方案 §	
10.1.10.1 早期：原发性、继发性或潜伏时间<1年。用密螺旋体特异性抗体或 RPR/VDRL 筛查，见 JCM 50:2 & 148，2012	梅毒螺旋体 注意：所有梅毒患者都要检测 HIV；所有 HIV 患者都要检测潜伏梅毒	**苄星青霉素** G 240 万U IM 1 次 或**阿奇霉素** 2g po 1 次有效（见说明）	（**多西环素** 100mg po bid×14d）或（**四环素** 500mg po qid×14d）或（**头孢曲松** 1g IM 或 IV qd×10～14d）。必须随访	早期或先天梅毒患者需在治疗后 0、3、6、12、24 个月**定量检测 VDRL**。Ⅰ期或Ⅱ期梅毒患者，治疗后 6 个月时 VDRL 应下降 2 管，12 个月时应下降 3 管，24 个月时应下降 4 管。先天梅毒的更新（MMWR 59:413，2010）。潜伏早期患者在 12 月时应下降 2 管。Ⅰ期患者 12 个月时有 50% 血浆快速反应素试验转阴，2～3 年时荧光密螺旋体抗体/吸收试验 24% 阴性（AnIM 114:1005，1991）。若滴度不降，检测脑脊液。如脑脊液（+），按神经梅毒治疗；如脑脊液（－），用苄星青霉素 G 240 万 U IM×3 周 早期梅毒，**阿奇霉素** 2g po×1 次与**苄星青霉素** 240 万U×1 次等效（J Infect Dis 201:1729，2010）。加利福尼亚州、爱尔兰和其他一些地区已经有**耐阿奇霉素梅毒**的报道（CID 44:S130，2007；AAC 54:583，2010） 注意：不应选用**苄星普鲁卡因青霉素**！
10.1.10.2 病程 1 年以上（潜伏时间不明确，心血管梅毒，晚期良性梅毒瘤）	青霉素脱敏方法见表 7，80 页和 MMWR 59（RR－12）:26，2010	**苄星青霉素** G 240 万U IM 1 次/周×3 周，总量 720 万U	**多西环素** 100mg po bid×28d 或**四环素** 500mg po qid×28d；**头孢曲松** 1g IV 或 IM qd×10～14d 可能是备选方案（无临床资料，建议感染科医生会诊）	尚无资料证实其他药物有效。**腰穿指征（CDC）：有神经系统症状，治疗失败，眼睛或耳受累，有其他梅毒活动证据（主动脉炎、梅毒瘤、虹膜炎）**
10.1.10.3 神经梅毒—非常难治；包括眼梅毒（球后视神经炎）**均需检测脑脊液**		**青霉素 G 1800～2400 万U/d 持续静脉点滴，或青霉素** G 300 万～400 万U IV q4h×10～14d	（**普鲁卡因青霉素** G 240 万U IM qd＋**丙磺舒** 0.5g po qid）×10～14 d（见说明）	**头孢曲松** 2g IV 或 IM qd×14d，据报道治疗失败率为 23%（AJM 93:481，1992）。青霉素过敏者：青霉素脱敏，或请感染科会诊。**血清学疗效标准：VDRL 效价 6～12 个月后下降 4 倍以上**［CID 28（Suppl.1）:S21，1999］
10.1.10.4 HIV 感染（艾滋病）（CID 44:S130，2007）		治疗与未感染 HIV 者相同，应密切随访。对早期神经梅毒的患者，无论 CD4 细胞计数多少，都需治疗 10～14d：MMWR 56:625，2007		见 MMWR 59（RR－12），2010 中有关梅毒的讨论

* 注：所有推荐剂量仅针对成人（除非特别注明）及肾功能正常者。（缩写见第 2 页）

表 1（22） 临床抗微生物治疗的初始选择

解剖学部位/诊断/特定情况	病原体（通常）	推荐治疗方案*		辅助诊断或治疗方法及说明
		首选方案	备选方案§	
10.1 生殖道/女性和男性（续）				
10.1.10.5 妊娠和梅毒		与非妊娠相同，有人建议在**苄星青霉素**首剂治疗后 1 周重复给药（240 万 U）1 次，尤其在妊娠后期或Ⅱ期梅毒患者	应做青霉素皮试；必要时脱敏处理，因为胃肠外青霉素是惟一证实有效的治疗！	每月定量检测 VDRL；若升高 4 倍应重复治疗。禁用多西环素和四环素；不推荐使用红霉素，因其对胎儿治疗失败率高
10.1.10.6 先天性梅毒（更新：MMWR 59）（RR－12）：36，2010）	梅毒螺旋体	**水剂青霉素** G 5 万U/kg IV q12h ×7 d，然后 q8h ×10d	**普鲁卡因青霉素** G 5 万U/kg IM qd ×10d	另一方案：头孢曲松：30d 内新生儿 75mg/kg IV 或 IM qd（使用时警惕新生儿黄疸）；超过 30d 者 100mg/kg IV 或 IM qd，均 ×10～14d。有症状者应行眼科检查。若治疗中断 1d 以上，则应重新开始全程治疗。**需血清学随访！**
10.1.11 **肛门生殖器疣**	见表 14，166 页			
10.2 女性：				
10.2.1 **羊膜炎，感染性流产**	拟杆菌，特别是二路普雷沃菌；A、B 族链球菌；肠道杆菌；沙眼衣原体	[（**头孢西丁或替卡西林－克拉维酸或多尼培南**[NAI]或**亚胺培南或美罗培南或氨苄西林－舒巴坦或厄他培南或哌拉西林－他唑巴坦**）+ **多西环素**]，或［**克林霉素 +（抗假单胞菌氨基糖苷或头孢曲松）**］ 剂量见脚注[12] 在美国和欧洲，有 1/3 约 B 族链球菌对克林霉素耐药		作宫颈扩张与刮宫。在**感染性流产**中产气荚膜梭菌可引起暴发性血管内溶血。**产后患者**出现不明原因发热和（或）肺栓塞，应**考虑感染性盆腔血栓性静脉炎**（见血管，感染性盆腔血栓性静脉炎，66 页）。患者出院后用多西环素或继续使用克林霉素。**注意**：克林霉素 IV 对沙眼衣原体有效，口服的疗效尚无资料
10.2.2 **黏液脓性宫颈炎**根据核酸扩增试验结果治疗	淋球菌	治疗淋病，见 23 页		诊断标准：①宫颈拭子上脓液呈黄绿色，和（或）②拭子经过后宫颈持续出血。>10 个白细胞/油镜对诊断有提示作用。发现细胞内革兰阴性双球菌特异性高但敏感性低；若有怀疑，送拭子或作尿培养，酶联免疫测定或核酸扩增试验，并同时治疗淋球菌和衣原体
	沙眼衣原体	治疗非淋球菌尿道炎，见 23 页		

解剖学部位/诊断/特定情况	病原体（通常）	推荐治疗方案 *		辅助诊断或治疗方法及说明
		首选方案	备选方案 §	
10.2.3 子宫内膜肌炎/感染性盆腔静脉炎				
10.2.3.1 产后早期（最初48h）（通常是剖宫产术后）	拟杆菌，特别是二路普雷沃菌；A，B 族链球菌；肠道杆菌；沙眼衣原体	[（**头孢西丁**或**替卡西林－克拉维酸**或**厄他培南**或**亚胺培南**或**美罗培南**或**氨苄西林－舒巴坦**或**哌拉西林－他唑巴坦**）+**多西环素**] 或 [**克林霉素**＋（**抗假单胞菌氨基糖苷**或**头孢曲松**）] 剂量见脚注[12]		参见上文羊膜炎和感染性流产的说明，见上文
10.2.3.2 产后晚期（48 h～6w）（通常是阴道分娩后）	沙眼衣原体，人支原体	**多西环素** 100mg IV 或 po q12h × 14d		哺乳期不主张用四环素；应中断哺乳。人支原体对四环素和克林霉素敏感，对红霉素不敏感
10.2.4 Fitzhugh-Curtis 综合征	沙眼衣原体，淋球菌	治疗与盆腔炎性疾病相同，见下文		肝周围炎（琴弦样粘连）
10.2.5 **盆腔放线菌病**：多造成卵巢－输卵管脓肿	以色列放线菌最常见	**氨苄西林** 50mg/(kg · d) IV 分为3～4次×4～6周，然后**青霉素** VK 2～4g/d po ×3～6个月	**多西环素**或**头孢曲松**或**克林霉素**或**红霉素**	宫腔内避孕环（IUD）的并发症，一旦发生应取环。可用**青霉素** G 1000万～2000万 U/d IV 代替**氨苄西林** ×4～6w

[12] **注射用二代头孢菌素**（**头孢西丁** 2g IV q6～8h，**头孢替坦** 2g IV q12h，**头孢呋辛** 750mg IV q8h）；**替卡西林－克拉维酸** 3.1g IV q4～6h，**氨苄西林－舒巴坦** 3g IV q6h，**哌拉西林－他唑巴坦** 3.375g IV q6h，或治疗医院获得性肺炎：4.5g IV q6h 或 3.375g q8h（输注 4h）；**多西环素** 100mg IV 或 po q12h；**克林霉素** 450～900mg IV q8h；**氨基糖苷**（**庆大霉素**，见表 10D，109 页）；**注射用三代头孢菌素**（**头孢噻肟** 2g IV q8h，**头孢曲松** 2g IV qd）；**多尼培南** 500mg IV q8h（输注 1h）；**厄他培南** 1g IV qd；**亚胺培南** 0.5g IV q6h，**美罗培南** 1g IV q8h；**阿奇霉素** 500mg IV qd；**利奈唑胺** 600mg IV 或 po q12h；**万古霉素** 1g IV q12h。

* 注：所有推荐剂量仅针对成人（除非特别注明）及肾功能正常者。（缩写见第 2 页）

表 1（23） 临床抗微生物治疗的初始选择

解剖学部位/诊断/特定情况	病原体（通常）	推荐治疗方案* 首选方案	备选方案§	辅助诊断或治疗方法及说明
10 生殖道/女性（续）				
10.2.6 盆腔炎性疾病（PID），输卵管炎，输卵管－卵巢脓肿				
门诊治疗限于体温 < 38℃、WBC < 11 × 10^9/L，腹膜炎不明显、肠鸣音活跃、能正常进食的患者 CID 44：953 & 961，2007；MMWR 59（RR-12）：63，2010 & www.cdc.gov/std/treatment	淋球菌，衣原体，拟杆菌，肠道杆菌，链球菌，特别是无乳链球菌 少见病原体：阴道加德菌、流感嗜血杆菌、巨细胞病毒（CMV）、人支原体、解脲脲原体和生殖支原体	门诊治疗：（**头孢曲松** 250mg IM 或 IV × 1 次）（± **甲硝唑** 500mg po bid × 14d）+（**多西环素** 100mg po bid × 14d），或（**头孢西丁** 2g IM & **丙磺舒** 1g po 单剂）+（**多西环素** 100mg po bid & **甲硝唑** 500mg bid，均为 14d）	**住院治疗**：[（**头孢替坦** 2g IV q12h 或**头孢西丁** 2g IV q6h）+（**多西环素** 100mg IV 或 po q12h）] （**克林霉素** 900mg IV q8h）+（**庆大霉素** 2mg/kg 负荷量，然后 1.5mg/kg q8h 或 4.5mg/kg qd），然后**多西环素** 100mg po bid × 14d	其他胃肠外治疗方案： **氨苄西林－舒巴坦** 3g IV q6h + **多西环素** 100mg IV 或 po q12h 注意：同时诊治性伴侣。因氟喹诺酮耐药日益增多，不推荐使用（MMWR 59（RR-12），2010 & www.cdc.gov/std/treatment） 输卵管－卵巢脓肿的患者初始治疗最好住院进行 住院患者应治疗至明显好转，且维持 24h 以上，再改为门诊治疗
10.2.6.1 阴道炎—MMWR 59（RR-12）：63，2010 或 CID 35（Suppl 2）：S135，2002				
10.2.6.1.1 **念珠菌病**：瘙痒和黏稠的奶酪样分泌物，pH < 4.5，见表 11A，116 页	白色念珠菌 80% ~ 90%，光滑念珠菌、热带念珠菌可能在增多—对吡咯类的敏感性下降	**口服吡咯类**： **氟康唑** 150mg po 1 次；**伊曲康唑** 200mg po bid × 1d。轻型病例，局部使用非处方药物通常有效（如，克霉丝、布康唑、咪康唑、噻康唑），霜剂或栓剂	**阴道内用吡咯类**：抗菌活性不一，疗程从单剂到 7 ~ 14d 不等。可用药物：布康唑、克霉唑、咪康唑、噻康唑、三康唑（剂量见表 11A）	制霉菌素阴道片剂 × 14d 效果较弱。对吡咯类耐药菌株：甲紫、硼酸 对复发性念珠菌病（≥4 次/年），行 6 个月的抑制治疗：氟康唑 150mg po 1 次/周或伊曲康唑 100mg po qd 或克霉唑阴道栓 500mg 1 次/周

解剖学部位/诊断/特定情况	病原体（通常）	推荐治疗方案 *		辅助诊断或治疗方法及说明
		首选方案	备选方案 §	
10.2.6.1.2 **滴虫病**：大量泡沫样分泌物，pH >4.5，治疗性伴侣—见说明	阴道滴虫	**甲硝唑** 2g 单剂或 500mg po bid ×7d； 或**替硝唑** 2g po 单剂 **妊娠**：见说明	**对治疗失败者**：重复甲硝唑 500mg po bid ×7d；若再次失败：甲硝唑 2g po qd ×3 ~5d 仍失败者，请感染科会诊或联系 CDC：770 -488 -4115 或访问 www.cdc.gov/std	**治疗男性性伴侣（甲硝唑 2g 单剂）**；近 20% 男性非淋球菌性尿道炎患者有毛滴虫感染（JID 188：465，2003） 顽固病例的其他治疗方案参见：CID 33：1341，2001 **妊娠**：没有资料表明甲硝唑有致畸或致突变作用 [MMWR 51（RR -6），2002]，滴虫病的治疗包括妊娠相关问题参见 MMWR 59（RR -12），2010；CID 44：S123，2007
10.2.6.1.3 **细菌性阴道炎**： 恶臭阴道分泌物，pH >4.5，有关复发的综述：JID 193：1475，2006	病原体不明：与阴道加德纳杆菌，动弯杆菌属，人支原体，普雷沃菌属及阴道阿托波菌等有关	**甲硝唑** 0.5g po bid ×7d 或**甲硝唑阴道凝胶**[13]（1 支置入阴道）qd ×5d 或**替硝唑**（2g po qd ×3d 或 1g po qd ×5d）；2% **克林霉素阴道霜** 5g，睡前置阴道 ×7d	**克林霉素** 0.3g bid po ×7d 或**克林霉素胶囊** 100mg 睡前置阴道 ×3d	停止性活动或使用避孕套者治疗成功率增加 50%，CID 44：213 & 220，2007。男性性伴侣无龟头炎者无需治疗 有甲硝唑缓释片 750mg po qd ×7d，但尚无研究发表 **孕妇**：口服**甲硝唑**或口服**克林霉素**，疗程 7d（参见加拿大妇产科诊疗指南 J Obster Gyn Can 30：702，2008） 阿托波菌对甲硝唑耐药，对克林霉素敏感（BMC Inf Dis 6：51，2006），但重要性尚不明确

[13] 1 个涂药器内有 5g 凝胶，含 37.5mg 甲硝唑。

* 注：所有推荐剂量仅针对成人（除非特别注明）及肾功能正常者。（缩写见第 2 页）

表 1（24） 临床抗微生物治疗的初始选择

解剖学部位/诊断/特定情况	病原体（通常）	推荐治疗方案 *		辅助诊断或治疗方法及说明
		首选方案	备选方案 §	
10.3 男性：				
10.3.1 龟头炎	念珠菌（40%），B 族链球菌，加德纳杆菌	**甲硝唑** 2g po 单次，或**氟康唑** 150mg po 单次，或**伊曲康唑** 200mg po bid × 1d		念珠菌感染妇女的男性性伴侣有 1/4 发病。要排除环形龟头炎（Reiter 综合征）。浆细胞龟头炎（非感染性）用氢化可的松霜剂有效
10.3.2 附睾 – 睾丸炎				
综述见 Brit J Urol Int 87 : 747，2001；Andrologia 40 : 76，2008				
10.3.2.1 年龄 <35 岁	淋球菌，沙眼衣原体	**头孢曲松** 250mg IM 单剂 + **多西环素** 100mg po bid × 10d		另外：卧床休息，阴囊托高，镇痛。偶有肠杆菌感染的病例 所有 35 岁以下的患者均需检测 HIV 和梅毒
10.3.2.2 年龄 >35 岁或男性同性恋（肛交伙伴）	肠杆菌科（大肠杆菌类）	（**左氧氟沙星** 500mg ~ 750mg IV 或 po qd）或（**环丙沙星** 500mg po bid 或 400mg IV bid）× 10 ~ 14d	**氨苄西林 – 舒巴坦，注射用三代头孢菌素，替卡西林 – 克拉维酸，哌拉西林 – 他唑巴坦**（剂量见 25 页脚注）	中段脓尿，阴囊疼痛和水肿 另外：卧床休息，阴囊托高，镇痛 注意：若所用抗生素疗效不肯定，建议做尿核酸扩增试验以除外耐氟喹诺酮的淋球菌以及衣原体。其他病因尚有腮腺炎病毒，布鲁杆菌，结核，接种卡介苗，类鼻疽伯克霍尔德菌，球孢子菌，贝赫切特病（见 Brit J Urol Int 87 : 747，2001）
10.3.3 **非淋球菌性尿道炎**	见衣原体等，非淋球菌性尿道炎，表 1（20），第 23 页			

解剖学部位/诊断/特定情况	病原体（通常）	推荐治疗方案*		辅助诊断或治疗方法及说明
		首选方案	备选方案§	
10.3.4 前列腺炎－综述：CID 50:1641，2010				
10.3.4.1 急性 非复杂性（有 STD 的风险：年龄＜35 岁）	淋球菌，沙眼衣原体	**头孢曲松** 250mg IM×1 次，或头孢克肟 400mg po×1 次，然后**多西环素** 100mg bid po×10d		氟喹诺酮类不再推荐用于治疗淋球菌感染。检测 HIV。艾滋病患者前列腺可能是新型隐球菌聚集处
非复杂性，低 STD 风险	肠杆菌科（大肠杆菌）	**氟喹诺酮**（剂量同 35 岁以上附睾－睾丸炎，上文）或 **TMP－SMX（双剂量）**（160mg TMP）1 片 po bid×10～14d（最低剂量）。有专家推荐治疗 4 周		按急性尿路感染治疗 14d（非单剂方案）；有人建议治疗 3～4 周。若不确定，应查尿沙眼衣原体和淋球菌。若是耐药肠杆菌科细菌，用厄他培南 1g IV qd。若是耐药铜绿假单胞菌，使用亚胺培南或美罗培南（分别为 500mg IV q6h 或 q8h）
10.3.4.2 慢性细菌性	肠杆菌科 80%，肠球菌 15%，铜绿假单胞菌	**氟喹诺酮（环丙沙星** 500mg po bid×4～6w，**左氧氟沙星** 750mg po qd×4w—见说明）	**TMP－SMX（双剂量）** 1 片 po bid×1～3 个月	治疗失败应考虑有感染性前列腺结石。FDA 批准的左氧氟沙星剂量为 500mg，本书编者倾向于更大剂量
10.3.4.3 慢性前列腺炎/慢性前列腺痛（新 NIH 分类，JAMA 282:236，1999）	最常见的前列腺炎综合征，病原不明，分子探针研究提示存在感染性病因（Clin Micro Rev 11:604，1998）	**α 肾上腺素受体阻断剂疗效有争议**（AnIM 133:367，2000）		有症状，但前列腺液培养阴性，镜检无细胞 综述：JAC 46:157，2000。一项随机双盲研究表明环丙沙星和 α－阻断剂无效（AnIM 141:581 & 639，2004）

＊注：所有推荐剂量仅针对成人（除非特别注明）及肾功能正常者。（缩写见第 2 页）

表 1（25） 临床抗微生物治疗的初始选择

解剖学部位/诊断/特定情况	病原体（通常）	推荐治疗方案* 首选方案	推荐治疗方案* 备选方案§	辅助诊断或治疗方法及说明
11 手（咬伤：见皮肤）				
11.1 **甲沟炎**				
11.1.1 咬指甲，修剪指甲	金黄色葡萄球菌（可能是 MRSA）	切开引流，做培养	获得培养结果之前，用 **TMP－SMX（双剂量）** 1～2 片 po bid	备选方案见表 6，偶尔可见白色念珠菌和革兰阴性杆菌
11.1.2 接触口腔黏膜—牙医，麻醉师，摔跤选手	单纯疱疹病毒（指头炎）	**阿昔洛韦** 400mg po tid×10d	**泛昔洛韦或伐昔洛韦**应当有效，见说明	革兰染色和常规培养阴性 与原发性生殖器疱疹相同治疗剂量的泛昔洛韦或伐昔洛韦应有效，见表 14，160 页
11.1.3 洗碗工（长时间浸泡在水中）	念珠菌属	**克霉唑**（局部用）		尽可能避免双手在水中浸泡
12 心脏				
12.1 **感染性心内膜炎－天然瓣膜－在等待培养结果时进行经验治疗－非静脉吸毒**	**注意：诊断标准**包括持续性菌血症（多次血培养阳性），因瓣膜关闭不全出现新的杂音（或原有杂音加重），确定的栓塞，超声心动图（经胸壁或经食管）提示瓣膜赘生物。参考 Circulation 111:3167，2005；Eur Heart J 30:2369，2009；抗微生物预防参见表 15C，197 页			
瓣膜病或先天性心脏病，无其他致病因素。预防见表 15C，197 页	草绿链球菌 30%～40%，其他链球菌 15%～25%，肠球菌 5%～18%，葡萄球菌 20%～35%（包括凝固酶阴性葡萄球菌，CID 46:232，2008）	[（**青霉素 G** 2000 万 U IV qd，持续或分次 q4h）或（**氨苄西林** 12g IV qd，持续或分次q4h）+（**萘夫西林或苯唑西林** 2g IV q4h）+（**庆大霉素** 1mg/kg IM 或 IV q8h）（见说明）]	**万古霉素** 30～60mg/(kg·d) 分为 2～3 次，保证谷浓度在 15～20μg/ml + **庆大霉素** 1mg/kg[14] IM 或 IV q8h 或**达托霉素** 6mg/kg IV qd	若病情并非紧急，且无心衰，建议待血培养结果后开始治疗；若 24～48h 后最初 3 次血培养阴性，再送 2～3 次血培养后开始经验治疗；**萘夫西林/苯唑西林＋庆大霉素**可能不足以覆盖肠球菌，在等待培养结果期间需加用青霉素 G；如血培养阳性，则根据药敏结果调整为特异性治疗方案 **庆大霉素**可作为协同用药，峰浓度不超过 4μg/ml **手术指征**：参见 Ann Thorac Surg 91:2012，2011

解剖学部位/诊断/特定情况	病原体（通常）	推荐治疗方案 *		辅助诊断或治疗方法及说明
		首选方案	备选方案 §	
12.2 **感染性心内膜炎－天然瓣膜－静脉吸毒±有右心心内膜炎证据—经验治疗**	金黄色葡萄球菌（包括MSSA和MRSA），其他菌少见	对于严重感染，**万古霉素** 30～60mg/(kg·d)，分为2～3次，维持谷浓度在15～20μg/ml	**达托霉素** 6mg/kg IV qd 已获批用于右心心内膜炎	
12.3 **感染性心内膜炎—天然瓣膜—培养阳性**				
12.3.1 草绿链球菌，牛链球菌（S. gallolyticus），**青霉素 G MIC ≤0.12μg/ml**	**草绿链球菌，牛链球菌（S. gallolyticus）**	[（**青霉素 G** 1200万～1800万U/d IV 分次 q4h×**2周**）+（**庆大霉素** 1mg/kg IV q8h×**2周**）] 或（**青霉素 G** 1200万～1800万U/d IV 分次 q4h×**4周**）或（**头孢曲松** 2g IV qd×**4周**）	（**头孢曲松** 2g IV qd + **庆大霉素** 1mg/kg IV q8h）均×**2周**；若青霉素 G 和头孢曲松过敏，用**万古霉素** 15mg/kg IV q12h×**4周**（最大剂量2g/d，除非有血药监测）	**庆大霉素目标血药浓度**：峰值3μg/ml，谷值<1μg/ml；对极度肥胖患者，建议专科会诊并调整剂量 输注万古霉素应≥1h，以避免"红人"综合征 **牛链球菌提示隐性肠道疾病（新名称：S. gallolyticus）**；病程3个月以上才开始治疗的患者复发率较高，这组患者青霉素和庆大霉素协同治疗理论上可能更有效

[14]耐受链球菌 = 最低杀菌浓度（MBC）是最低抑菌浓度（MIC）的32倍以上

* 注：所有推荐剂量仅针对成人（除非特别注明）及肾功能正常者。（缩写见第2页）

表 1（26） 临床抗微生物治疗的初始选择

解剖学部位/诊断/特定情况	病原体（通常）	推荐治疗方案*		辅助诊断或治疗方法及说明
		首选方案	备选方案§	
12 心脏（续）				
12.3.2 草绿链球菌，牛链球菌（S. gallolyticus） **青霉素 G MIC 0.12 ~ 0.5μg/ml**	**草绿链球菌，牛链球菌，营养变异株链球菌，耐受链球菌**[14]	**青霉素 G** 1800 万 U/d IV（分次 q4h）×4w + **庆大霉素** 1mg/kg IV q8h ×2w **注意：用低剂量庆大霉素**	**万古霉素** 15mg/kg IV q12h × 4w（最大剂量 2g/d，除非有血药浓度监测）	非 IgE 介导的青霉素过敏者（例如严重过敏反应）可用头孢唑啉代替青霉素 G，也可用万古霉素。（见上文有关庆大霉素和万古霉素的说明） **注意：如需切除感染性瓣膜，且瓣膜培养阴性，术后 2 周抗感染治疗是足够的**（CID 41：187，2005）
12.3.3 草绿链球菌或牛链球菌 **青霉素 G MIC≥ 0.5μg/ml**，肠球菌对氨苄西林/青霉素 G、万古霉素、庆大霉素敏感 **注意：**建议感染科专家会诊	**"敏感"肠球菌，草绿链球菌，牛链球菌，营养变异株链球菌**（新名为：Abiotrophia sp. & Granulicatella sp.）	[（**青霉素 G** 1800 万 ~ 3000 万 U/d IV 分次 q4h ×4 ~ 6w）+（**庆大霉素** 1 ~ 1.5mg/kg IV q8h ×4 ~ 6w）] 或（**氨苄西林** 12 g/d IV 分次 q4h + **庆大霉素**剂量同上 ×4 ~6w）	**万古霉素** 15mg/kg，IV q12h（最大剂量 2g/d，除非有血药浓度监测）+ **庆大霉素** 1 ~ 1.5mg/kg IV q8h ×4 ~6w **注意：用低剂量庆大霉素**	**症状持续 <3 个月者疗程 4 周，>3 个月者疗程 6 周；**青霉素过敏者用万古霉素，不用头孢菌素；肠球菌心内膜炎不主张庆大霉素每日 1 次给药，庆大霉素目标峰浓度 3μg/ml，谷浓度 <1μg/ml；万古霉素目标峰浓度 20 ~ 50μg/ml，谷浓度 5 ~ 12μg/ml **注意：**因耐药肠球菌日益增多（见下文），所有肠球菌心内膜炎都应做青霉素、庆大霉素和万古霉素的体外药敏试验并明确是否产 β－内酰胺酶
12.3.4 **肠球菌：** 链霉素 MIC >2000μg/ml，庆大霉素 MIC > 500 ~ 2000μg/ml；对青霉素敏感	**肠球菌，对氨基糖苷类高度耐药**	**青霉素 G 或氨苄西林** IV，剂量同上，**疗程8 ~ 12w**（约 50% 治愈）	如长疗程青霉素 G 或氨苄西林治疗失败，应考虑外科切除感染瓣膜。见说明	10% ~25% 的粪肠球菌和 45% ~50% 的屎肠球菌对高浓度庆大霉素耐药，但可能对链霉素敏感，可测 MIC。也可选用氨苄西林 + 达托霉素（Eur J Micro Infect Dis 30：807，2011） 个案报道氨苄西林 + 亚胺培南 + 万古霉素联合治疗有效（Scand J Inf Dis 29：628，1997），**静点氨苄西林 2g q4h + 头孢曲松 2g q12h ×6 周，治愈率为 67%**（**AnIM 146：574，2007**）。理论基础为序贯阻断青霉素结合蛋白 4 & 5（氨苄西林）以及 2 & 3（头孢曲松）

解剖学部位/诊断/特定情况	病原体（通常）	推荐治疗方案 *		辅助诊断或治疗方法及说明
		首选方案	备选方案 §	
12.3.5 肠球菌： 青霉素 G MIC > 16μg/ml，对庆大霉素敏感	**肠球菌，对青霉素 G/氨苄西林耐药**	**万古霉素** 15mg/kg IV q12h（>2g 时监测血药浓度）+ **庆大霉素** 1～1.5mg/kg IV q8h ×4～6w（见说明）		万古霉素理想血清浓度：谷浓度 5～12μg/ml **庆大霉素**有协同作用，峰浓度不超过 4μg/ml
12.3.6 肠球菌： 青霉素/氨苄西林耐药 + 庆大霉素/链霉素高度耐药 + 万古霉素耐药； 通常为耐万古霉素肠球菌（VRE） **建议专科会诊**	**肠球菌，对万古霉素耐药，通常为屎肠球菌**	无确切有效的治疗；可试用**奎奴普丁－达福普汀**或**利奈唑胺**；见说明和表 5A	**替考拉宁**对耐万古霉素肠球菌的一个亚群有效；替考拉宁在美国无商品供应；**达托霉素**也是一种选择	**奎奴普丁－达福普汀**仅对屎肠球菌有效，仅有抑菌作用，因此复发率较高，剂量 7.5mg/kg IV（经中心静脉）q8h **利奈唑胺**对大部分肠球菌有效，但也仅有抑菌作用，剂量 600mg IV 或 po q12h；利奈唑胺治疗粪肠球菌心内膜炎有失败的报道（CID 37：e29，2003）。**达托霉素**体外有杀菌作用，临床经验见 CID 41：1134，2005。避免剂量不足（建议 8～10mg/kg），否则可能诱导耐药产生（CID 52：228，2011，JAC 65：1126，2010）
12.3.7 金黄色葡萄球菌心内膜炎： **12.3.7.1 主动脉瓣和（或）二尖瓣感染－MSSA** 手术指征：见 28 页说明	**金黄色葡萄球菌，对甲氧西林敏感** **注意：低剂量庆大霉素只用 3～5d**	**萘夫西林（苯唑西林）** 2g IV q4h ×4～6 周	**头孢唑啉** 2g IV q8h ×4～6 周或**万古霉素** 15mg/kg，IV q12h（剂量 > 2g/d，监测血药浓度）×4～6w	对青霉素有速发型过敏反应者，10% 对头孢菌素有交叉过敏反应（AnIM 141：16，2004）。也可选择庆大霉素，但低剂量庆大霉素对改善预后的益处尚未被证实，低剂量使用数天亦有肾毒性（CID 48：713，2009），即使应用也**不应超过3～5d**。头孢唑啉与萘夫西林疗效相当，前者耐受性更好（AAC 55：5122，2011）
12.3.7.2 主动脉瓣和（或）二尖瓣感染－MRSA	**金黄色葡萄球菌，对甲氧西林耐药**	对于严重感染，万古霉素 30～60mg/(kg·d)，分 2～3 次，保持谷浓度在 15～20μg/ml	**达托霉素** 8～10 mg/kg IV qd（FDA 未批准该适应证和剂量）	在临床试验（NEJM 355：653，2006）中，小样本病例显示万古霉素及达托霉素均有很高失败率；其他选择见表 6，78 页。达托霉素参考文献：JAC 65：1126，2010；Eur J Clin Micro Infect Dis 30：807，2011。应用特拉万星（JAC 65：1315，2010；AAC 54：5376，2010；JAC（Jun 8），2011）和头孢洛啉（JAC 67：1267，2012；J Infect Chemo Online 7/14/12）治疗成功的个案报道

[14]耐受链球菌 = 最低杀菌浓度（MBC）是最低抑菌浓度（MIC）的 32 倍以上

* 注：所有推荐剂量仅针对成人（除非特别注明）及肾功能正常者。（缩写见第 2 页）

表 1（27） 临床抗微生物治疗的初始选择

解剖学部位/诊断/特定情况	病原体（通常）	推荐治疗方案 *		辅助诊断或治疗方法及说明
		首选方案	备选方案 §	
12.3 心脏/感染性心内膜炎—天然瓣膜—培养阳性（续）				
12.3.7.3 三尖瓣感染（常见于静脉毒瘾者）：甲氧西林敏感的金黄色葡萄球菌（MSSA）	金黄色葡萄球菌，对甲氧西林敏感	萘夫西林（苯唑西林）2g IV q4h + 庆大霉素 1mg/kg IV q8h ×2 周 注意：用低剂量庆大霉素	若青霉素过敏：万古霉素 15mg/kg IV q12h + 低剂量庆大霉素 1mg/kg IV q8h × 2w 或达托霉素 6mg/kg IV qd（避免用于合并左心心内膜炎）。8 ~ 12mg/kg IV qd 的方案对某些病例有效，但未获 FDA 批准	迁徙性感染（如骨髓炎）或左心心内膜炎 2 周方案疗程不够。若用达托霉素治疗，疗程至少 4 周。达托霉素耐药性可天然产生，可见于万古霉素治疗中或治疗后，也可见于达托霉素本身治疗中或治疗后。耐达托霉素的 MRSA 可被以下方案杀灭：达托霉素联合 TMP – SMX 或萘夫西林（AAC 54 : 5187，2010；AAC 56 : 6192，2012；CID 53 : 158，2011，有 7 例患者起效）
12.3.7.4 三尖瓣感染 – 耐甲氧西林金黄色葡萄球菌（MRSA）	金黄色葡萄球菌，对甲氧西林耐药	对于严重感染，万古霉素 30 ~ 60mg/(kg · d)，分 2 ~ 3 次，保持谷浓度在 15 ~ 20μg/ml，疗程 4 ~ 6 周	达托霉素 6mg/kg IV qd × 4 ~ 6 周治疗右心心内膜炎与万古霉素疗效相当；对左心心内膜炎二者疗效均差（NEJM 355 : 653，2006）（见说明及表 6，78 页）	利奈唑胺：仅对治疗选择不多的患者有比较有限的经验（JAC 58 : 273，2006）；治愈率 64%，失败率 21%，血小板减少发生率 31% 达托霉素 8 ~ 12mg/kg 的方案对某些病例有效，但未获 FDA 批准
12.3.8 缓慢生长，苛养的革兰阴性杆菌，所有瓣膜	HABCEK 组（见说明）	头孢曲松 2g IV qd ×4 周（巴尔通体耐药—见下文）	氨苄西林 12g qd（持续或分次 q4h）×4w + 庆大霉素 1.0mg/kg IV 或 IM q8h ×4w	HABCEK 菌组（副流感嗜血杆菌、嗜泡沫嗜血杆菌、放线杆菌、巴尔通体、心杆菌、艾肯杆菌、金氏杆菌的首字母组合词）。嗜泡沫杆菌对万古霉素、克林霉素和甲氧西林耐药；产青霉素酶的本组细菌应对氨苄西林 – 舒巴坦 + 庆大霉素敏感

解剖学部位/诊断/特定情况	病原体（通常）	推荐治疗方案 *		辅助诊断或治疗方法及说明
		首选方案	备选方案 §	
12.3.9 **巴尔通体属—所有瓣膜**	亨氏巴尔通体，五日热巴尔通体	（**头孢曲松** 2g IV qd × 6w + **庆大霉素** 1mg/kg q8h × 14d）+ **多西环素** 100mg IV 或 po bid × 6w。如果因毒性反应不能用庆大霉素，用**利福平** 300mg IV 或 po bid		**诊断**：免疫荧光抗体效价 ≥1 : 800；血培养仅偶尔阳性，或手术取组织用 PCR 法检测 **手术**：超过半数患者需瓣膜手术，但能否治愈不详 五日热巴尔通体可在流浪者之间通过体虱传播
12.4 **感染性心内膜炎—培养阴性**				
发热，瓣膜病，超声发现赘生物 ± 栓塞，培养阴性		348 例经血清学、培养、组织病理和分子生物学检测，病原如下：伯氏考克斯体 48%，巴尔通体属 28% 及少见菌［精致贫养菌（Abiotrophia elegans），人型支原体、嗜肺军团菌、Whipple 病病原体（Tropheryma whipplei）等共占 1%］，其余病原体不明（多数已用抗生素）。诊断流程参考：CID 51 : 131，2010		
12.5 **感染性心内膜炎—人造瓣膜—经验性治疗（培养结果未出前）** 金黄色葡萄球菌目前是最常见的病原体（JAMA 297 : 1354，2007）				
早期（术后 <2 个月）	表皮葡萄球菌，金黄色葡萄球菌，罕见：肠杆菌科，类白喉杆菌，真菌	**万古霉素** 15mg/kg IV q12h + **庆大霉素** 1mg/kg IV q8h + **利福平** 600mg po qd		建议尽早请外科会诊，尤其是以下情况：金黄色葡萄球菌感染，有心衰表现，合并糖尿病和（或）肾衰，疑有瓣周脓肿（JAMA 297: 1354，2007；CID 44 : 364，2007）
后期（术后 >2 个月）	表皮葡萄球菌,草绿链球菌,肠球菌,金黄色葡萄球菌			

* 注：所有推荐剂量仅针对成人（除非特别注明）及肾功能正常者。（缩写见第 2 页）

表 1（28） 临床抗微生物治疗的初始选择

解剖学部位/诊断/特定情况	病原体（通常）	推荐治疗方案* 首选方案	推荐治疗方案* 备选方案§	辅助诊断或治疗方法及说明
12 心脏（续）				
12.6 感染性心内膜炎—人造瓣膜—血培养阳性 即使病原体为草绿链球菌，也应治疗 6 周 外科会诊建议： **手术指征**：严重心衰，金黄色葡萄球菌感染，人造瓣膜瓣周漏，病原耐药，巨大赘生物导致栓塞（JACC 48：el，2006）。参见 Eur J Clin Micro Infect Dis 38：528，2010	表皮葡萄球菌	（**万古霉素** 15mg/kg IV q12h + **利福平** 300mg po q8h）×6w + **庆大霉素** 1mg IV q8h ×14d		如表皮葡萄球菌体外对萘夫西林/苯唑西林敏感（不常见），可用萘夫西林/苯唑西林代替万古霉素
	金黄色葡萄球菌	甲氧西林敏感：（**萘夫西林** 2g IV q4h + **利福平** 300mg po q8h）×6w + **庆大霉素** 1mg/kg IV q8h ×14d 甲氧西林耐药：（**万古霉素** 1g IV q12h + **利福平** 300mg po q8h）×6w + **庆大霉素** 1mg/kg IV q8h ×14d		
	草绿链球菌，肠球菌	见感染性心内膜炎，天然瓣膜，培养阳性，见 28 页。应治疗 6 周		
	肠杆菌科或铜绿假单胞菌	**氨基糖苷**（铜绿假单胞菌用**妥布霉素**）+（**抗铜绿假单胞菌青霉素**或**抗铜绿假单胞菌三代或四代头孢菌素针剂**）		理论上可用环丙沙星替代抗铜绿假单胞菌氨基糖苷类，但无临床资料
	念珠菌属，曲菌属	见表 11，113 页		病死率高。应更换瓣膜并予规范抗真菌治疗；也有单用抗真菌药物治愈者
12.7 感染性心内膜炎—Q 热 LnID 10：527，2010 NEJM 356：715，2007	伯氏考克斯体	**多西环素** 100mg po bid + **羟氯喹** 600mg/d × 至少 18 个月（Mayo Clin Proc 83：574，2008） 孕妇：需长期应用 TMP－SMX（见 CID 45：548，2007）		**诊断**：Ⅰ相 IgG 抗体效价 >800 加上心内膜炎的临床表现 疗程：天然瓣膜 18 个月，人造瓣膜 24 个月。监测血清抗体 5 年
12.8 起搏器/除颤器感染	金黄色葡萄球菌（40%），表皮葡萄球菌（40%），革兰阴性杆菌（5%），真菌（5%）	**去除装置 + 万古霉素** 1g IV q12h + **利福平** 300mg po bid	**去除装置 + 达托霉素** 6mg/kg IV qd[NAI] ± **利福平**（没有资料）300mg po bid	**去除装置后疗程**：埋藏部位或皮下感染疗程 10～14d，导线相关性心内膜炎疗程 4～6 周，依细菌种类而定。去除装置且无瓣膜赘生物者 1 年存活率显著升高（JAMA 307：1727，2012）

解剖学部位/诊断/特定情况	病原体（通常）	推荐治疗方案*		辅助诊断或治疗方法及说明
		首选方案	备选方案§	
12.9 **化脓性心包炎—经验性治疗** 参考：Medicine 88：52，2009	金黄色葡萄球菌，肺炎球菌，A族链球菌，肠杆菌科	**万古霉素 + 环丙沙星**（剂量见脚注15）	**万古霉素 + 头孢吡肟**（见脚注15）	如出现心脏压塞应引流。由于耐甲氧西林金黄色葡萄球菌高度流行，必须用万古霉素作为经验性治疗
12.10 **风湿热伴心脏炎** 参考：Ln 366：155，2005	A族链球菌感染的后遗症（常为咽炎）	阿司匹林，常用泼尼松2mg/kg po qd作为发热、关节炎、关节痛的对症治疗；对心脏炎可能无作用		临床特点：心脏炎，多关节炎，舞蹈病，皮下结节，多形红斑；预防见61页
12.11 **心室辅助装置相关性感染** 参考：LnID 6：426，2006	金黄色葡萄球菌，表皮葡萄球菌，需氧革兰阴性杆菌，念珠菌属	血、伤口、导线、埋藏部位及泵尽可能作培养，然后选用：**万古霉素** 15～20mg/kg IV q8～12h +（**环丙沙星** 400mg IV q12h 或**左氧氟沙星** 750mg IV qd）+ **氟康唑** 800mg IV qd		可用**达托霉素** 10mg/(kg·d) 代替**万古霉素**，**头孢吡肟** 2g IV q12h 代替氟喹诺酮类，**伏立康唑**、**卡泊芬净**、**米卡芬净**或**阿尼芬净**代替**氟康唑**。根据培养与药敏结果调整治疗。由于潜在的耐药性，达托霉素的剂量高于FDA批准的剂量

13 **关节**—参见莱姆病，58页

13.1 **反应性关节炎**

13.1.1 **Reiter 综合征**（定义见说明）	沙眼衣原体、空肠弯曲杆菌、小肠结肠耶尔森菌、志贺菌或沙门菌属感染后数周内发病	惟一治疗：非甾体抗炎药物		定义：尿道炎，结膜炎，关节炎，部分尚有葡萄膜炎及皮疹 关节炎：非对称性寡关节炎，包括踝、膝、足及骶髂关节炎 皮疹：手掌及足底－脓溢性皮肤角化病；阴茎头环状龟头炎 HLA－B27阳性者易患该病

15 **氨基糖苷**（见表10D，109页），**亚胺培南** 0.5g IV q6h，**美罗培南** 1g IV q8h，**萘夫西林**或**苯唑西林** 2g IV q4h，**替卡西林－克拉维酸** 3.1g IV q6h，**哌拉西林－他唑巴坦** 3.375g IV q6h 或 4.5g q8h，**氨苄西林－舒巴坦** 3g IV q6h，**注射用一代头孢菌素**（**头孢噻吩** 2g IV q4h 或**头孢唑啉** 2g IV q8h），**环丙沙星** 750mg po bid 或 400mg IV bid，**万古霉素** 1g IV q12h，**利福平** 600mg po qd，**氨曲南** 2g IV q8h，**头孢吡肟** 2g IV q12h。

*注：所有推荐剂量仅针对成人（除非特别注明）及肾功能正常者。（缩写见第2页）

表 1（29） 临床抗微生物治疗的初始选择

解剖学部位/诊断/特定情况	病原体（通常）	推荐治疗方案*		辅助诊断或治疗方法及说明
		首选方案	备选方案§	
13 关节（续）				
13.1.2 **链球菌感染后的反应性关节炎**（见风湿热，上文）	链球菌咽炎后免疫反应：①关节炎发生在 10d 内；②持续数月；③阿司匹林治疗无效	治疗链球菌咽炎，然后用非甾体抗炎药物（某些患者需用泼尼松）		B 族溶血链球菌感染后反应性关节炎，但不足以诊断急性风湿热（Jones 标准） 参考：Mayo Clin Proc 75：144，2000
13.2 **感染性关节炎**：应兼顾充分引流脓性关节腔液和恰当的抗菌治疗：**不需腔内注射抗菌药**；血液和关节腔液送培养后开始经验治疗；复查关节液革兰染色寻找细菌				
13.2.1 **婴儿** < 3 个月（新生儿）	金黄色葡萄球菌，肠杆菌科，B 族链球菌	**不怀疑 MRSA 者：（萘夫西林或苯唑西林）+ 注射用三代头孢菌素** （剂量见表 16，203 页）	**怀疑 MRSA 者：万古霉素 + 注射用三代头孢菌素**	血培养常阳性；2/3 患者邻近骨质有受累；社区感染的病原中以 B 族链球菌和淋球菌最常见
13.2.2 **儿童**（3 个月 ~ 14 岁）	金黄色葡萄球菌27%，化脓链球菌和肺炎球菌14%，流感嗜血杆菌3%，革兰阴性杆菌6%，其他（淋球菌，脑膜炎球菌）14%，未明36%	**万古霉素 +（头孢噻肟，头孢唑肟或头孢曲松）** 直至获得培养结果 剂量见表 16 是否用糖皮质激素—见说明		联合疫苗使用后流感嗜血杆菌感染已明显减少 **注意**：沙门菌感染性关节炎与镰状细胞病无关，这点与沙门菌骨髓炎不同。若临床反应较好，且 CRP 迅速降至正常，则 10d 疗程与 30d 疗程效果相当（CID 48：1201，2009）
13.2.3 **成人**（参考革兰染色结果）：莱姆病，见 58 页，淋球菌关节炎，见 58 页				
13.2.3.1 **急性单关节炎** **有性传播疾病危险者**	**淋球菌**（见 23 页），金黄色葡萄球菌，链球菌；革兰阴性需氧杆菌罕见	**革兰染色阴性：头孢曲松** 1g IV qd 或**头孢噻肟** 1g IV q8h 或**头孢唑肟** 1g IV q8h	革兰染色显示阳性球菌成堆：**万古霉素** 1g IV q12h；如体重 > 100kg，1.5g IV q12h	有关治疗的说明参见播散性淋球菌感染，23 页

解剖学部位/诊断/特定情况	病原体（通常）	推荐治疗方案 *		辅助诊断或治疗方法及说明
		首选方案	备选方案 §	
无性传播疾病危险者	金黄色葡萄球菌，链球菌，革兰阴性杆菌	**根据革兰染色结果选择经验用药** **万古霉素 + 注射用三代头孢菌素**	**万古霉素 +（环丙沙星或左氧氟沙星）**	鉴别诊断包括痛风和软骨钙质沉着（假性痛风）；**注意在关节液内寻找结晶体** **注意：**MRSA 治疗参见表 6
		疗程见表 3，70 页；剂量见 34 页脚注		
13.2.3.2 **慢性单关节炎**	布鲁菌，诺卡菌，分枝杆菌，真菌	见表 2，表 12		
13.2.3.3 **多关节炎，通常为急性**	**淋球菌**，伯氏疏螺旋体，急性风湿热；病毒如乙肝病毒，风疹疫苗，细小病毒 B19	革兰染色找淋球菌常阴性；性活动频繁的患者应送尿道、宫颈、肛管、喉拭子及血、关节液等标本作培养，然后用**头孢曲松** 1g IV qd		若是淋球菌感染，常出现皮肤淤点和（或）脓疱和腱鞘炎。若暴露地域已知有感染性蜱分布，应考虑莱姆病，见 58 页 进一步鉴别诊断包括痛风、假性痛风、反应性关节炎（HLA－B27 阳性）
13.3 **感染性关节炎，关节内注射后**	甲氧西林敏感表皮葡萄球菌(MSSE)或甲氧西林耐药表皮葡萄球菌(MRSE)占 40%，甲氧西林敏感金黄色葡萄球菌(MSSA)或甲氧西林耐药金黄色葡萄球菌(MRSA)占 20%，铜绿假单胞菌，丙酸菌属，分枝杆菌	**不做经验性治疗**。经关节镜做微生物培养及药敏试验，寻找结晶体，冲洗		根据培养结果用药 ×14d（前提是无异物存在）

* 注：所有推荐剂量仅针对成人（除非特别注明）及肾功能正常者。（缩写见第 2 页）

表 1（30） 临床抗微生物治疗的初始选择

解剖学部位/诊断/特定情况	病原体（通常）	推荐治疗方案*		辅助诊断或治疗方法及说明
		首选方案	备选方案§	
13 关节（续）				
13.4 人工关节感染（PJI） • 以下情况应怀疑 PJI：出现窦道或伤口溢液；人工关节急性或慢性疼痛；人工关节疼痛伴 ESR/CRP 升高 • **不推荐经验性治疗**。应根据培养及药敏结果制定抗感染治疗方案 • 外科治疗有 3 种选择 ①清创并保留假体（前提是假体植入＜30d 且症状＜3 周） ②一期手术：直接更换假体 ③二期手术：清创，取出假体，择期重新植入假体 • **IDSA 指南**：CID 56：e1，2013	甲氧西林敏感的金黄色葡萄球菌（MSSA）/甲氧西林敏感的表皮葡萄球菌（MSSE）	**清创/保留假体**：[（萘夫西林 2g IV q4h 或甲氧西林 2g IV q4h）＋利福平 300mg po bid］或（头孢唑啉 2g IV q8h＋利福平 300mg po bid）×2～6w，随后［（环丙沙星 750mg po bid 或左氧氟沙星 750mg po qd）＋利福平 300mg po bid］×3～6 个月（全髋置换者疗程可缩短） **一期更换假体**：IV/po 上述方案 3 个月 **二期更换假体**：上述方案 4～6w	（达托霉素 6～8mg/kg IV qd 或利奈唑胺 600mg po/IV bid）± 利福平 300mg po bid	• **确定病原体对氟喹诺酮类及利福平是否敏感**：氟喹诺酮耐药者应选择生物利用度高的其他抗生素，例如 TMP－SMX、多西环素、米诺环素、氨苄西林－克拉维酸、克林霉素或利奈唑胺 • 肠球菌感染：可考虑加用氨基糖苷类 • 铜绿假单胞菌感染：敏感菌株可考虑加用氨基糖苷类（但不清楚能否改善预后） • 保留人工关节是治疗失败最重要的危险因素（Clin Microbio Infect 16：1789，2010）若无法取出假体，（利奈唑胺 600mg po/IV bid＋利福平 300mg po bid）作为补救治疗可能有效（Antimicrob Agents Chemother 55：4308，2011） • 若保留假体，应考虑长期抑菌治疗，尤其是金黄色葡萄球菌感染，根据药敏结果可选用 TMP－SMX、多西环素、米诺环素、阿莫西林、环丙沙星及头孢氨苄 • 超声或有助于提高人工关节病原培养阳性率（N Engl J Med 357：654，2007） • 其他治疗方案：对于可合成生物膜的病原体利福平有杀菌活性，但可快速诱导耐药，因此从不单用该药．也可选择利福平 300mg po/IV bid＋夫西地酸 500mg po/IV tid（Clin Micro Inf 12（S3）：93，2006） • 利奈唑胺应用 2 周以上者应警惕药物副作用
	甲氧西林耐药的金黄色葡萄球菌（MRSA）/甲氧西林耐药的表皮葡萄球菌（MRSE）	**清创/保留假体**：（万古霉素 15～20mg/kg IV q8～12h＋利福平 300mg po bid）×2～6 周，随后［（环丙沙星 750mg po bid 或左氧氟沙星 750mg po qd）＋利福平 300mg po bid］×3～6 个月（全髋置换者疗程可缩短） **一期更换假体**：IV/po 上述方案 3 个月 **二期更换假体**：上述方案 4～6w	（达托霉素 6～8mg/kg IV qd 或利奈唑胺 600mg po/IV bid）± 利福平 300mg po bid	
	链球菌（A 族，B 族，C 族，D 族，草绿及其他）	**清创/保留假体**：青霉素 G 2000 万单位 IV 持续输注 qd 或分为 6 次输注；或头孢曲松 2g IV qd×4～6w **一期或二期手术**：上述方案 4～6w	万古霉素 15mg/kg IV q12h	

解剖学部位/诊断/特定情况	病原体（通常）	推荐治疗方案*		辅助诊断或治疗方法及说明
		首选方案	备选方案§	
	肠球菌	**清创/保留假体：青霉素敏感者**选用氨苄西林 12g IV 或青霉素 G 2000 万单位 IV 持续输注 qd 或分为 6 次输注 ×4～6w **青霉素耐药者**选用万古霉素 15mg/kg IV q12h **一期或二期更换假体：**上述方案 4～6w	达托霉素 6～8mg/kg IV qd 或利奈唑胺 600mg po/IV bid	
	痤疮杆菌	**清创/保留假体：**青霉素 G 2000 万单位 IV 持续输注 qd 或分为 6 次输注；或头孢曲松 2g IV qd ×4～6w **一期或二期更换假体：**上述方案 4～6w	万古霉素 15mg/kg IV q12h 或克林霉素 300～450mg po qid	
	革兰阴性肠杆菌	**清创/保留假体：**厄他培南 1g IV qd；或根据药敏选用其他 β 内酰胺类（例如头孢曲松 2g IV qd 或头孢吡肟 2g IV q12h）×4～6w **一期或二期更换假体：**上述方案 4～6w	环丙沙星 750mg po bid	
	铜绿假单胞菌	**清创/保留假体：**头孢吡肟 2g IV q12h 或美罗培南 1g IV q8h + 妥布霉素 5.1mg/kg IV qd **一期或二期更换假体：**上述方案 4～6w	环丙沙星 750mg po bid 或 400mg IV q8h	
13.5 类风湿关节炎	**肿瘤坏死因子抑制剂**（阿达木单抗、赛妥珠、益赛普、戈利木单抗、英夫利昔单抗）增加结核、真菌感染及恶性肿瘤的危险（LnID 8 : 601, 2008; Med Lett 51 : 55, 2009），用药前先治疗隐性结核感染。托珠单抗（白细胞介素-6 受体抑制剂）和托法替尼（JAK 抑制剂）也能增加感染的风险（Cell Microbiol 12 : 301, 2010; Expert Rev Clin Immunol 7 : 329, 2011）			
13.6 感染性滑囊炎：鹰嘴滑囊炎；髌前滑囊炎	金黄色葡萄球菌 > 80%，结核和海水分枝杆菌（罕见）	若是 MSSA：（**萘夫西林或苯唑西林** 2g IV q4h 或**双氯西林** 500mg po qid）	若是 MRSA，**万古霉素** 1g IV q12h 或**利奈唑胺** 600mg po bid	免疫缺陷和疗程不足是复发的危险因素，对于行一期滑囊切除术的免疫正常患者，7d 的疗程是充分的（JAC 65 : 1008, 2010）
		其他剂量见 34 页脚注		

* 注：所有推荐剂量仅针对成人（除非特别注明）及肾功能正常者。（缩写见第 2 页）

表 1（31） 临床抗微生物治疗的初始选择

解剖学部位/诊断/特定情况	病原体（通常）	推荐治疗方案*		辅助诊断或治疗方法及说明
		首选方案	备选方案§	
14 肾脏，膀胱和前列腺				
14.1 急性非复杂性女性尿路感染（膀胱炎－尿道炎）				
14.1.1 注意：大肠杆菌对 TMP－SMX 耐药率约 15%～20%，导致临床及微生物治疗失败。近期也有**大肠杆菌耐氟喹诺酮类的报道**。可选择**呋喃妥因**5d 的方案，IDSA 治疗指南：CID 52：e103，2011	肠杆菌科（大肠杆菌），腐生葡萄球菌，肠球菌	**若当地大肠杆菌对 TMP－SMX 耐药率<20%，且不过敏，用 TMP－SMX（双剂量）**1 片 bid po×3d；若对磺胺过敏，则用**呋喃妥因** 100mg po bid×5d，或**磷霉素** 3g po 单次。均联用**非那吡啶**	**若当地大肠杆菌对 TMP－SMX 耐药率≥20%**，或患者对磺胺过敏，则用下列药物：**环丙沙星** 250mg bid×3d，**环丙沙星缓释片** 500mg qd，**左氧氟沙星** 250mg qd 或**莫西沙星** 400mg qd 或**呋喃妥因** 100mg bid，或**磷霉素** 3g po 单次，均联用**非那吡啶**	推荐**孕妇** 7d 疗程［临产前 2 周停用或不用磺胺类（如 TMP－SMX），可能加重新生儿核黄疸］。如 3d 治疗方案失败，应查尿培养，然后治疗 2 周 **磷霉素** 3g po 单剂对大肠杆菌疗效不如 TMP－SMX 或氟喹诺酮多次给药。磷霉素对粪肠球菌有效，但对肠道杆菌疗效不好 **莫西沙星**尚未获准用于尿路感染，在未公开的临床试验中（来自 Bayer 公司）莫西沙星疗效与对照药物相当 产 **ESBL 的大肠杆菌和克雷伯菌**治疗较棘手，可对多药耐药，体外对以下药物敏感：磷霉素，厄他培南，阿莫西林－克拉维酸联合头孢地尼（AAC 53：1278，2009）。也可选用阿莫西林－克拉维酸或口服头孢菌素，但效果整体较弱 **非那吡啶**（非处方药）可缓解排尿困难：200mg po tid×2d；G6PD 缺乏者可出现溶血
14.1.2 性传播疾病危险因素：尿白细胞酯酶或血红蛋白检测阳性，涂片革兰染色阴性	沙眼衣原体	**阿奇霉素** 1g po 1 次	**多西环素** 100mg po bid×7d	妇科检查确定是否有阴道炎和单纯疱疹病毒感染，尿 LCR/PCR 检测淋球菌及沙眼衣原体
14.1.3 年轻女性**复发**（每年 3 次以上）	以上细菌中任何一种	根除感染，然后长期口服单剂量**TMP－SMX** 1 片 qd		比长期药物预防更为经济有效方法是症状出现时一次性服用双剂量 TMP－SMX（320mg/1600mg）2 片；或性生活后服用 1 片

解剖学部位/诊断/特定情况	病原体（通常）	推荐治疗方案*		辅助诊断或治疗方法及说明
		首选方案	备选方案[§]	
14.1.4 儿童≤5 岁和有 3~4 级尿液反流者	肠道杆菌	**TMP－SMX**（TMP 2mg/kg，SMX 10mg/kg）po qd 或**呋喃妥因** 2mg/kg po qd，**环丙沙星**已被批准作为 1~17 岁患者的替代用药		
14.1.5 绝经后妇女复发性尿道感染	大肠杆菌及其他肠道杆菌，肠球菌，腐生葡萄球菌	治疗同非复杂性尿路感染。注意有无可以纠正的泌尿系因素（见说明） 在减少复发方面，**呋喃妥因**较阴道霜剂更有效，但本书编者担心长期服用呋喃妥因引起肺纤维化		定义：1 年内出现 3 次以上尿培养阳性＋尿路感染症状，或 6 个月内发生 2 次尿路感染。泌尿系因素：①膀胱膨出；②尿失禁；③残余尿增多（≥50ml）
14.2 急性非复杂性肾盂肾炎（18~40 岁女性多见，体温≥38.9℃，脊肋角明确压痛）。[注意：应于治疗前送尿和血培养]。**男性要注意有无尿路阻塞或其他复杂尿路病变**				
14.2.1 病情中度（门诊患者） **注意**：由于恶心，可能需静脉用药一次 在急诊患者的研究中大肠杆菌对 TMP－SMX 的耐药率为 13%～45%（CID 47：1150，2008）	肠道杆菌（大肠杆菌最多见），肠球菌（**非离心**尿革兰染色可鉴别阴性杆菌和阳性球菌）	**氟喹诺酮**口服 5~7d：**环丙沙星** 0.5g bid 或**环丙沙星缓释片** 1g qd，**左氧氟沙星** 0.75g qd，**氧氟沙星** 0.4g bid，**莫西沙星**[NAI] 400mg qd 可能有效—见说明	**阿莫西林－克拉维酸**，**口服头孢菌素**，或 **TMP－SMX（双剂量）** po，疗程 14d。剂量见脚注[16]。β－内酰胺类疗效不如氟喹诺酮类（JAMA 293：949，2005）	女性应用环丙沙星 500mg bid 7d 的疗效与 14d 相当（Lancet 380：484，2012） 由于**环丙沙星** 7d 疗法有效，估计其他氟喹诺酮类 7d 疗程也有效。**左氧氟沙星** 750mg 的 5d 方案已获 FDA 批准

[16]**阿莫西林－克拉维酸** 875/125mg po q12h，或 500/125mg po tid，或 2000/125mg po bid；抗铜绿假单胞菌青霉素：**阿莫西林－舒巴坦** 3g IV q6h；**哌拉西林** 3g IV q4~6h；**哌拉西林－他唑巴坦** 3.375g IV q4~6h（4.5g IV q6h 治疗铜绿假单胞菌肺炎）；**替卡西林－克拉维酸** 3.1g IV q6h；抗铜绿假单胞菌头孢菌素：**头孢他啶** 2g IV q8h；**头孢吡肟** 2g IV q12h；**氨曲南** 2g IV q8h；碳氢酶烯类：**多尼培南** 500mg IV q8h（1 小时输注）；**厄他培南** 1g IV qd；**亚胺培南** 500mg IV q12h（最大剂量 4g/d）；**美罗培南** 1g IV q8h；胃肠外头孢菌素：**头孢噻肟** 1g IV q12h（严重感染 2g IV q4h）；**头孢西丁** 2g IV q8h；**头孢曲松** 1~2g IV qd；口服头孢菌素，见表 10A，96 页；**双氯西林** 500mg po q6h；氟喹诺酮类：**环丙沙星** 400mg IV q12h；**加替沙星**[NUS] 400mg IV qd；**左氧氟沙星** 750mg IV qd；**庆大霉素**，见表 10D，109 页；**利奈唑胺** 600mg IV 或 po q12h；**甲硝唑** 500mg po q6h 或 15mg/kg IV q12h（最大剂量 4g/d）；**萘夫西林/苯唑西林** 2g IV q4h；**TMP－SMX** 2mg/kg（按 TMP 计算）IV q6h；**万古霉素** 1g IV q12h（若体重超过 100kg，1.5g IV q12h）。

*注：所有推荐剂量仅针对成人（除非特别注明）及肾功能正常者。（缩写见第 2 页）

表 1（32） 临床抗微生物治疗的初始选择

解剖学部位/诊断/特定情况	病原体（通常）	推荐治疗方案 *		辅助诊断或治疗方法及说明
		首选方案	备选方案 §	
14 肾脏，膀胱和前列腺（续）				
14.2.2 急性肾盂肾炎一住院患者	大肠杆菌最常见，其次是肠球菌	氟喹诺酮 IV 或（氨苄西林 + 庆大霉素）或头孢曲松或哌拉西林 - 他唑巴坦。疗程 14d	替卡西林 - 克拉维酸或氨苄西林 - 舒巴坦或哌拉西林 - 他唑巴坦或厄他培南或多尼培南 500mg q8h。疗程 14d	退热后 24 ~ 48h 抗生素改为口服，完成 2 周疗程（同上）。**多尼培南** 10d 疗程已获批准
		剂量见 34 页脚注[16] 怀疑或证实肠球菌感染时不宜用头孢菌素		**如伴低血压，急查超声或 CT 排除梗阻性肾病** **注意：头孢菌素和厄他培南对肠球菌无效**
14.3 复杂性尿路感染/留置导尿管 梗阻，反流，氮质血症，器官移植，Foley **导管相关性。应排除梗阻，多耐药革兰阴性杆菌。** IDSA 指南：CID 50：625，2010	肠杆菌科，铜绿假单胞菌，肠球菌；金黄色葡萄球菌罕见（CID 42：46，2006）	（氨苄西林 + 庆大霉素）或哌拉西林 - 他唑巴坦或替卡西林 - 克拉维酸或多尼培南或亚胺培南或美罗培南 ×2 ~ 3w	氟喹诺酮 IV（环丙沙星，加替沙星，左氧氟沙星）或头孢他啶或头孢吡肟 ×2 ~ 3w	并非所有列出的药物都对肠球菌和铜绿假单胞菌有效。**环丙沙星**已获准用作儿童（1 ~ 17 岁）的替代方案，但不作为首选，因其增加关节不良反应的概率。小儿剂量：6 ~ 10mg/kg（最大 400mg）IV q8h 或 10 ~ 20mg/kg（最大 750mg）po q12h 导尿管相关性感染若症状很快消失则治疗 7d，否则治疗 10 ~ 14d；65 岁以下的女性可考虑仅治疗 3d（CID 50：625，2010）
		病情允许时改为口服**氟喹诺酮**或 TMP - SMX 剂量见脚注[19]		
14.4 无症状菌尿症	美国感染性疾病学会指南：CID 40：643，2005；U. S. Preventive Services Task Force AnIm 149：43，2008			
14.4.1 学龄前儿童		根据培养和药敏试验结果制定方案；不作经验治疗		诊断标准：相隔 3 ~ 7d 的两次尿标本中同一种细菌 ≥10^5 CFU/ml
14.4.2 孕妇	需氧革兰阴性杆菌和溶血葡萄球菌	妊娠头 3 个月筛查；如阳性，用**阿莫西林、呋喃妥因、口服头孢菌素、TMP - SMX** 或单用**甲氧苄啶**（TMP）治疗 3 ~ 7d		每月复查，观察有无复发；有人主张连续治疗直至分娩（临产前 2 周停用 TMP - SMX）。大肠杆菌对 TMP - SMX 的耐药性在增加

解剖学部位/诊断/特定情况	病原体（通常）	推荐治疗方案 *		辅助诊断或治疗方法及说明
		首选方案	备选方案 §	
14.4.3 尿道侵入性操作前后（如 Foley 导管置入）	需氧革兰阴性杆菌	送尿培养后，**TMP－SMX（双剂量）** bid×3 d 预防尿路感染：考虑 72 h 后拔除导尿管（CID 46：243 & 251，2008）		抗生素包裹的 Foley 导管的临床益处尚不肯定（AnIM 144:116，2006）
14.4.4 神经源性膀胱—见下述“脊髓损伤”		无症状患者不需要治疗；可能的情况下予间断导尿		参考：AJM 113（1A）：67S，2002—脊髓损伤患者的菌尿症
14.4.5 无症状，老年，男性或女性 参考：CID 40：643，2005		一般无需治疗；外科矫正梗阻手术时可辅以抗菌治疗；女性患者测量残余尿；男性患者检查前列腺和 PSA。不推荐对男性和非妊娠女性进行筛查（AnIM 149：43，2008）		
14.5 肾脏软化斑	大肠杆菌	**氯贝胆碱＋（环丙沙星或 TMP－SMX）**		伴有异常炎症反应的慢性肾盂肾炎
14.6 肾周脓肿				
14.6.1 伴有葡萄球菌菌血症	金黄色葡萄球菌	**MSSA：萘夫西林/苯唑西林或头孢唑啉**（剂量见 34 页脚注）	**MRSA：万古霉素** 1g IV q12h 或**达托霉素** 6mg/kg IV qd	引流，手术或影像引导下穿刺
14.6.2 伴有肾盂肾炎	肠杆菌科	见肾盂肾炎，复杂性尿路感染（上文）		引流，手术或影像引导下穿刺
14.6.3 肾移植术后梗阻性肾病（CID 46：825，2008）	解脲棒状杆菌	**万古霉素或替考拉宁**[NUS]		病原体可合成磷酸铵结石，病原体需培养 48～72h
14.7 前列腺炎		见前列腺炎，27 页		
14.8 脊髓损伤患者的尿路感染	大肠杆菌，克雷伯菌属，肠球菌	**环丙沙星** 250mg po bid×14d		如发热，须怀疑并发肾盂肾炎。研究显示环丙沙星 14d 疗程比 3d 疗程的细菌学治愈率高（CID 39：658 & 665，2004），无症状菌尿症见 AJM 113（1A）：675，2002

注：所有推荐剂量为肾功能正常时成人剂量（除非另外提示）。（缩写见第 2 页）

表 1 （33） 临床抗微生物治疗初始选择

解剖学部位/诊断/特定情况	病原体（通常）	推荐治疗方案*		辅助诊断或治疗方法及说明
		首选方案	备选方案§	
15 肝（自发性细菌性腹膜炎，见 47 页）				
15.1 胆管炎		见胆囊，17 页		
15.2 肝硬化及静脉曲张出血	食管菌丛	**诺氟沙星** 400mg po bid 或**环丙沙星** 400mg IV q12h，最多用 7d	**头孢曲松** 1g IV qd 最多用 7d	肝硬化合并消化道出血，无论有无腹水，短期内应用抗生素有助于减少感染并提高生存率（Hepatology 46：922，2007）
15.3 肝脓肿 克雷伯菌肝脓肿 参考：CID 47：642，2008	肠杆菌科（特别是克雷伯菌属），拟杆菌，肠球菌，溶组织肠阿米巴，肠炎耶尔森菌（罕见），坏死梭杆菌。棘球绦虫，见 150 页，表 13；猫抓病见 45 页和 57 页	**甲硝唑**＋（**头孢曲松**或**头孢西丁**或**替卡西林－克拉维酸**或**哌拉西林－他唑巴坦**或**氨苄西林－舒巴坦**或**环丙沙星**或**左氧氟沙星**），剂量见 34 页脚注[16]	**甲硝唑**（对阿米巴）＋**亚胺培南**，**美罗培南**或**多尼培南** （剂量见 34 页脚注[16]）	**所有患者都应作阿米巴血清学试验**，阴性者可手术引流或经皮穿刺抽液；在化脓性肝脓肿中，1/2 的患者可发现胃肠道原发感染灶或基础胆道疾病；阿米巴血清试验阳性者无需手术，单用**甲硝唑**治疗；**甲硝唑**对溶组织肠阿米巴和拟杆菌都有效 **血色病**与耶尔森菌肝脓肿有关，上述方案对耶尔森菌有效 肺炎克雷伯菌 K1 基因型与眼部及中枢神经系统感染有关（CID 45：284，2007）
15.4 肝性脑病	产尿素酶的肠道细菌	**利福昔明** 550mg po bid（与乳果糖同服）		参考：NEJM 362：1071，2010；Med Lett 52：87，2010
15.5 钩端螺旋体病	钩端螺旋体病，见 60 页			
15.6 紫癜性肝炎（艾滋病患者）	汉塞巴尔通体和五日热巴尔通体	见 57 页		

解剖学部位/诊断/特定情况	病原体（通常）	推荐治疗方案 *		辅助诊断或治疗方法及说明
		首选方案	备选方案 §	
15.7 移植后感染性胆汁瘤	肠球菌（包括耐万古毒素的肠球菌），念珠菌，革兰阴性杆菌（铜绿假单胞菌 8%），厌氧菌 5%	**利奈唑胺** 600mg IV bid + **环丙沙星** 400mg IV q12h + **氟康唑** 400mg IV qd	**达托霉素** 6mg/(kg · d) + **左氧氟沙星** 750mg IV qd + **氟康唑** 400mg IV qd	移植后发热及腹痛者应疑及本病。须除外肝动脉血栓形成。念珠菌和（或）耐万古霉素肠球菌（VRE）感染是不良预后的征兆
15.8 病毒性肝炎	肝炎病毒甲、乙、丙、丁、戊、庚	见表 14F 和表 14G		
16 肺/支气管				
16.1 细支气管炎/喘息性支气管炎（呼气相哮鸣音）				
婴儿/儿童(≤5岁) 见呼吸道合胞病毒，表 14A，167 页；参考：Ln 368:312，2006	**呼吸道合胞病毒**（RSV）50%，副流感病毒 25%，人偏肺病毒	抗生素无效，主要治疗为氧疗，重症患者可用利巴韦林 6g/小瓶（20mg/ml）与无菌水混合雾化，每日 18 ~ 20 h，共 3 ~ 5d		呼吸道合胞病毒最重要；抗原检测可快速诊断；人源小鼠单克隆抗体**帕利珠单抗**可用于预防，见表 14，167 页，RSV 免疫球蛋白不再应用。参见：Red Book of Peds 2006，27th版
16.2 支气管炎				
16.2.1 婴儿/儿童（≤5 岁）	<2 岁：腺病毒；2 ~ 5 岁：呼吸道合胞病毒，副流感病毒 3 型，人偏肺病毒		抗菌治疗仅用于合并以下情况：鼻窦炎，咽拭子培养见肺炎球菌、A 族链球菌及流感嗜血杆菌大量生长，以及治疗 1 周无改善者；否则仅对症治疗	
16.2.2 青少年和成人急性气管支气管炎（急性支气管炎） 参考：NEJM 355：2125，2006	通常为病毒，肺炎支原体 5%，肺炎衣原体 5%。见下文“持续性咳嗽”	**无抗生素使用指征** 止咳药 ± 吸入支气管扩张药		仅有脓痰不是抗菌治疗的指征；预计咳嗽将持续 2 周；如有发热/寒战需作 X 线胸片检查。若证实支原体感染，多西环素的疗效优于大环内酯

* 注：所有推荐剂量仅针对成人（除非特别注明）及肾功能正常者。（缩写见第 2 页）

表 1（34） 临床抗微生物治疗的初始选择

解剖学部位/诊断/特定情况	病原体（通常）	推荐治疗方案*		辅助诊断或治疗方法及说明
		首选方案	备选方案§	
16.2 肺/支气管/支气管炎（续）				
16.2.3 社区暴发流行期间出现持续性咳嗽（>14d），不发热：百日咳（哮吼性咳嗽） 10%～20%持续咳嗽>14d 的成人有百日咳［MMWR 54（RR-14），2005］参阅：Chest 130：547，2006	百日咳鲍特菌及副百日咳鲍特菌；还需考虑哮喘，胃食管反流及鼻后滴流综合征	**儿童：阿奇霉素/克拉霉素或依托红霉素**[17]**或红霉素**[17]**或 TMP-SMX**（剂量见脚注[17]）	**成人：阿奇霉素 500mg** po 第 1d，250mg qd 第 2～5d，或**依托红霉素** 500mg po qid × 14d 或 **TMP-SMX（双剂量）** 1 片 po bid × 14d 或（**克拉霉素** 500mg po bid 或**缓释克拉霉素** 1.0g qd × 7d）	**病程分 3 阶段**：卡他期（1～2 周），发作性咳嗽期（2～4 周），恢复期（1～2 周）；在卡他期治疗可中止或消除百日咳；但不能缩短发作性咳嗽期。**诊断**：鼻咽部分泌物 PCR 或百日咳毒素抗体 **治疗目的是清除鼻咽部携带的病原体**。在非暴发流行时，如果存在咳嗽后呕吐或吸气性喘鸣，百日咳的可能性增加（JAMA 304：890，2010）
百日咳：家庭接触预防	药物和剂量如上述			家庭或密切接触者的推荐预防措施见美国儿科研究院 Red Book 2006，社区范围的预防措施尚无推荐
16.2.4 慢性支气管炎急性细菌性加重（ABECB），成人（几乎均为吸烟的 COPD 患者） 参考：NEJM 359：2355，2008	病毒 20%～50%，肺炎衣原体 5%，肺炎支原体 <1%；肺炎球菌，流感杆菌，卡他摩拉菌有争议；与吸烟和空气污染有关。非致病性溶血性嗜血杆菌可被误认为流感嗜血杆菌（JID 195：81，2007）	**重症 ABECB**=呼吸困难加重，痰液黏度增加/脓性，痰量增加。此时需①胸部 X 线片，尤其有发热和（或）氧饱和度降低时；②吸入抗胆碱能支气管扩张药；③口服糖皮质激素，2 周内逐步减量（Cochrane Library 3，2006）；④戒烟；⑤无创正压通气 **即使对重症病例抗生素的作用也有争议。轻度到中度病情不用抗生素**或选阿莫西林、多西环素、TMP-SMX，或口服头孢菌素；**病情严重者**可选阿莫西林-克拉维酸，阿奇霉素/克拉霉素，口服头孢菌素，或对耐药肺炎球菌有效的氟喹诺酮类（吉米沙星、左氧氟沙星或莫西沙星） **药物和剂量见脚注。疗程**依药物而定：3～10d。吉米沙星限用 5d，以减低皮疹的风险。轻症患者每日服用阿奇霉素，1 年，一定程度上能减少急性加重的次数（NEJM 365：689，2011）		

解剖学部位/诊断/特定情况	病原体（通常）	推荐治疗方案*		辅助诊断或治疗方法及说明
		首选方案	备选方案§	
16.3 **流感季节发热、咳嗽、肌痛**（关于 H1N1 流感的情况参见 NEJM 360：2605，2009）	流感病毒 A 和 B	见流感，表 14A，164 页		**并发症：流感病毒肺炎，继发细菌性肺炎。**社区获得性 MRSA 和 MSSA、肺炎球菌和流感嗜血杆菌
16.4 **支气管扩张** 参考：Chest 134：815，2008 急性加重	流感嗜血杆菌，铜绿假单胞菌；肺炎球菌罕见	**吉米沙星**、**左氧氟沙星**或**莫西沙星** ×7～10d（剂量见脚注[17]）		多种潜在病因：气道阻塞、免疫球蛋白减低、囊性纤维化、纤毛不动、吸烟、既往重症或复发性坏死性支气管炎（如百日咳）
16.4.1 预防加重	不详	一种选择：**红霉素** 500mg po bid 或**阿奇霉素** 250mg qd ×8w		
16.4.2 特殊病原体	曲霉菌（见表 11），胞内分枝杆菌（表 12）及铜绿假单胞菌（表 5A）			

[17]**成人剂量：阿莫西林-克拉维酸** 875/125mg po bid 或 500/125mg po q8h 或 2000/125mg po bid；**阿奇霉素** 500mg po ×1 次，然后 250mg qd ×4d 或 500mg po qd ×3d；口服头孢菌素：**头孢克洛** 500mg po q8h 或 500mg 缓释片 q12h；**头孢地尼** 300mg po q12h 或 600mg po qd；**头孢托仑**每片 200mg、2 片 po bid；**头孢克肟** 400mg po qd；**头孢泊肟酯** 200mg po q12h；**头孢罗齐** 500mg po q12h；**头孢布坦** 400mg po qd；**头孢呋辛酯** 250mg 或 500mg q12h；**罗拉碳头孢** 400mg po q12h；**克拉霉素**缓释片 1000mg po qd；**多西环素** 100mg po bid；**红霉素** 40mg/(kg · d) 分次 po q6h；**依托（无味）红霉素** 40mg/(kg · d) 分次 po qid；**氟喹诺酮类：环丙沙星** 750mg po q12h；**吉米沙星** 320mg po qd；**左氧氟沙星** 500mg po qd；**莫西沙星** 400mg po qd；**TMP-SMX**（双剂量）1 片 po bid；

儿童剂量：阿奇霉素首日 10mg/(kg · d)，然后 5mg/kg po qd ×4d；**克拉霉素** 7.5mg/kg po q12h；**红霉素** 40mg/(kg · d) 分次 q6h；**依托（无味）红霉素** 40mg/(kg · d) 分次 q8～12h；**TMP-SMX**（年龄 >6 个月）8mg/(kg · d)（按 TMP 计算）分次 bid。

*注：所有推荐剂量仅针对成人（除非特别注明）及肾功能正常者。（缩写见第 2 页）

表 1（35） 临床抗微生物治疗的初始选择

解剖学部位/诊断/特定情况	病原体（通常）	推荐治疗方案 *		辅助诊断或治疗方法及说明
		首选方案	备选方案 §	
16 肺/支气管/（续）				
16.5 肺炎：所有患者都需考虑结核；可疑结核患者要隔离				
16.5.1 新生儿：月龄<1 个月	**病毒**：巨细胞病毒，风疹病毒，单纯疱疹病毒；**细菌**：B 族链球菌，李斯特菌，肠杆菌，金黄色葡萄球菌，铜绿假单胞菌；**其他**：沙眼衣原体，梅毒螺旋体	**氨苄西林＋庆大霉素±头孢噻肟**；如考虑为耐甲氧西林金黄色葡萄球菌则加用**万古霉素**；衣原体：**红霉素** 12.5mg/kg po 或 IV qid×14d		需做血培养；不发热，间断咳嗽，IgM 抗体>1∶8 的新生儿应考虑沙眼衣原体感染，用红霉素或磺胺异噁唑治疗如证实为 MRSA，选用**万古霉素**、**TMP－SMX** 和**利奈唑胺**。**利奈唑胺剂量**：从出生至 11 岁均为 10mg/kg q8h
16.5.2 月龄 1～3 个月				
肺炎综合征，通常不发热	沙眼衣原体，呼吸道合胞病毒（RSV），副流感病毒 3，人偏肺病毒，百日咳博德特菌属，肺炎球菌，金黄色葡萄球菌（罕见）	**门诊患者**：**红霉素** 12.5mg/kg po q6h×14d 或**阿奇霉素** 10mg/kg po×1d，以后5mg/kg×4d	**住院患者**：**若不发热**，**红霉素** 10mg/kg IV q6h 或**阿奇霉素** 2.5mg/kg IV q12h（见说明）；**若发热**，加**头孢噻肟** 200mg/（kg·d）分次 q8h	肺炎综合征：咳嗽，呼吸急促，呼吸困难，弥漫性肺浸润影，不发热；常需住院治疗；有报道 6 周龄以下患儿使用红霉素后出现肥厚性幽门狭窄；阿奇霉素的不良反应不明确，阿奇霉素 bid 的剂量理论上可减少肥厚性幽门狭窄的风险；若是大叶肺炎，用氨苄西林 200～300mg/（kg·d）以覆盖肺炎球菌 因金黄色葡萄球菌为罕见病原体，经验性治疗无需覆盖该菌
		呼吸道合胞病毒（RSV）见细支气管炎，36 页		

解剖学部位/诊断/特定情况	病原体（通常）	推荐治疗方案 *		辅助诊断或治疗方法及说明
		首选方案	备选方案 §	
16.5.3 婴儿和儿童，>3 月龄~18 岁（IDSA 指南：CID 53:617，2011）				
门诊患儿	呼吸道合胞病毒、人偏肺病毒、鼻病毒、流感病毒、腺病毒、副流感病毒、支原体、流感嗜血杆菌、肺炎球菌、金黄色葡萄球菌（罕见）	**阿莫西林** 90mg/kg，分 2 次 ×5d	**阿奇霉素** 10mg/kg，×1 次（最大 500mg），然后 5mg/kg（最大 250mg）×4d，或**阿莫西林－克拉维酸** 90mg/kg（阿莫西林）分 2 次 ×5d	学龄前儿童的社区获得性肺炎无需常规抗生素治疗，因为大多数系病毒感染所致
住院患儿	呼吸道合胞病毒、人偏肺病毒、鼻病毒、流感病毒、腺病毒、副流感病毒、支原体、流感嗜血杆菌、肺炎球菌、金黄色葡萄球菌（罕见）	全程免疫接种：**氨苄西林** 50mg/kg IV q6h 非全程免疫接种：**头孢噻肟** 150mg/kg IV 分次 q8h	全程免疫接种：**头孢噻肟** 150mg/kg IV 分次 q8h	如疑似不典型感染，加用**阿奇霉素** 10mg/kg ×1 次（最大 500mg），然后 5mg/kg（最大 250mg）×4d 如疑似社区获得性耐甲氧西林金黄色葡萄球菌，加用**万古霉素** 40~60mg/(kg·d)，分次，q6~8h；或**克林霉素** 40mg/(kg·d)，分次，q6~8h 疗程：10~14d 根据临床疗效，部分患者 2~3d 后可序贯为口服治疗

* 注：所有推荐剂量仅针对成人（除非特别注明）及肾功能正常者。（缩写见第 2 页）

表 1（36） 临床抗微生物治疗的初始选择

解剖学部位/诊断/特定情况	病原体（通常）	推荐治疗方案*：首选方案	推荐治疗方案*：备选方案§	辅助诊断或治疗方法及说明
16.5.4 肺/支气管/肺炎（续）				
16.5.5 成人（大于 18 岁）—详见美国 IDSA/ATS 成人社区获得性肺炎指南：CID 44（Suppl 2）：S27－S72，2007				
16.5.5.1 社区获得性肺炎，门诊患者 **预后估计：CURB－65**（AnIM 118：384，2005）： C：意识模糊 = 1 分 U：尿素氮 > 19mg/dl = 1 分 R：呼吸 > 30 次/min = 1 分 B：血压 < 90/60mmHg = 1 分 年龄≥65 = 1 分 **如总分 = 1 分，可门诊治疗，如总分 > 1 分，应住院治疗。**总分越高，病死率越高 侵袭性肺炎球菌病的实验室诊断见：CID 46：926，2008	随临床情况而有差别 **无伴发病：** 非典型病原体—肺炎支原体等[18]，肺炎球菌，病毒 **有伴发病：** 酗酒：肺炎球菌，厌氧菌，肠杆菌 支气管扩张：见囊性纤维化，43 页 COPD：流感嗜血杆菌，卡他莫拉菌，肺炎球菌 静脉吸毒：血行性金黄色葡萄球菌 脑血管意外后误吸：口腔菌群，包括肺炎球菌 支气管阻塞后：肺炎球菌，厌氧菌 流感后：肺炎球菌，金黄色葡萄球菌	**无伴发病：阿奇霉素** 0.5g po 首剂，然后 0.25g/d，或**阿奇霉素缓释剂** 2g×1 剂，或**克拉霉素** 500mg po bid 或**缓释克拉霉素** 1g po qd 或**多西环素** 100mg po bid，或如果 3 个月内用过抗生素：（**阿奇霉素或克拉霉素**）+（**阿莫西林** 1g po tid 或**大剂量阿莫西林－克拉维酸或呼吸氟喹诺酮类**）	**有伴发病：呼吸氟喹诺酮类**（见脚注[19]）或（**阿奇霉素或克拉霉素**）+（**大剂量阿莫西林，大剂量阿莫西林－克拉维酸，头孢地尼，头孢泊肟，或头孢丙烯**） —剂量见脚注[20]	**阿奇霉素/克拉霉素：** 优点：抗菌谱适宜；虽有体外耐药，但临床治疗失败不多见。每日一次用药，较红霉素易于耐受 缺点：总体上肺炎球菌体外耐药率为 20%～30%，可能还在增长。耐青霉素肺炎球菌中，对阿奇霉素/克拉霉素耐药率达 50% 以上。既往用药史增加大环内酯耐药的风险 **阿莫西林：** 优点：用量 3～4g/d 时对 90%～95% 的肺炎球菌有效 缺点：对非典型病原体或产 β－内酰胺酶的细菌无效 **阿莫西林－克拉维酸：** 优点：抗菌谱包括产 β－内酰胺酶的病原体 缺点：对非典型病原体无效 **头孢菌素**—口服：头孢托仑、头孢泊肟、头孢丙烯、头孢呋辛及其他—见脚注[20] 优点：对 75%～85% 的肺炎球菌及流感嗜血杆菌有效。且当肺炎球菌耐药时，头孢呋辛的活性低，病死率高 缺点：对非典型病原体无效 **多西环素：** 优点：对肺炎球菌有效，但耐药性可能逐渐增高。对流感嗜血杆菌、非典型病原体及生物恐怖病原菌（炭疽、鼠疫、兔热病）有效 缺点：肺炎球菌耐药率 18%～20%。临床资料很少 **氟喹诺酮类—呼吸氟喹诺酮类：**莫西沙星、左氧氟沙星和吉米沙星
		疗程： 肺炎球菌—非菌血症：退热 3d 后停药 —菌血症：宜用 10～14d 肺炎衣原体—不确定。有报道推荐治疗21d。部分支气管炎患者需用克拉霉素5～6周（J Med Micro 52：265，2003） 军团菌—10～21d 由肠杆菌、金黄色葡萄球菌，厌氧菌引起的坏死性肺炎：≥2 周 **注意：** **1. 若本地肺炎球菌对大环内酯类耐药率 > 25%，应另选经验治疗方案** **2. 在流感季节应警惕金黄色葡萄球菌**		

解剖学部位/诊断/特定情况	病原体（通常）	推荐治疗方案 *		辅助诊断或治疗方法及说明
		首选方案	备选方案 §	
16.5.5.2 社区获得性，住院患者—非 ICU 经验治疗：至少 5d，或退热后 48～72 小时，能经口进食，血压稳定，呼吸空气时动脉血氧饱和度大于 90%（COID 20：177，2007）	上述有伴发病及危险因素者病原体相同。应留取痰及血培养。有报道尿抗原检测有助于肺炎球菌的诊断（CID 40:1608，2005）；应做军团菌尿抗原检测。总体而言，病情越重，培养结果越有价值。警惕金黄色葡萄球菌	**头孢曲松** 1g IV qd + **阿奇霉素** 500mg IV qd；或**厄他培南** 1g qd + **阿奇霉素** 500mg IV qd	**左氧氟沙星** 750mg IV qd 或**莫西沙星** 400mg IV qd **加替沙星** 400mg IV qd（由于低血糖和高血糖反应，加替沙星已撤出美国市场）	优点：对青霉素敏感和耐药的肺炎球菌本品在体外和临床均有效。**注意：左氧氟沙星剂量为 750mg qd**。吉米沙星仅有口服制剂 缺点：局部地区出现耐药菌可致临床治疗失败。要重视药物间相互作用（见表 22A，217 页）。在青年女性，使用吉米沙星超过 7 日会出现可逆性皮疹 **头孢曲松/头孢噻肟：** 优点：可覆盖青霉素敏感的肺炎球菌、流感嗜血杆菌、卡他莫拉菌和甲氧西林敏感金黄色葡萄球菌（MSSA） 缺点：对非典型病原体或由生物恐怖病原体引起的肺炎无效。对非典型病原体应加用大环内酯类，后者可能还有抗炎作用 **头孢洛林**（Ceftaroline）：（FDA 批准用于治疗住院的社区获得性肺炎患者，剂量：600 mg IV q12h×5～7d） 优点：就治疗第 4 天的疗效与治疗后 8～15d 的临床治愈率而言，头孢洛林与头孢曲松相似（见头孢洛林说明书） 缺点：价格较高，尚无 MRSA 的资料
		关于抗生素首剂时间窗无严格要求：急诊患者首剂抗生素在急诊完成；若肺炎不肯定，也可以"可疑肺炎"的诊断收入院再行治疗（Chest 130：16，2006）		

[18]非典型病原体：肺炎衣原体，鹦鹉热衣原体，军团菌属，肺炎支原体，贝氏考克斯体（Q 热）（参考：LnID 3：709，2003）。

[19]呼吸氟喹诺酮类对高水平耐青霉素的肺炎球菌活性较强：**加替沙星**[NUS]400mg IV 或 po qd（由于低血糖和高血糖反应，已撤出美国市场），**吉米沙星** 320mg po qd，**左氧氟沙星** 750mg IV 或 po qd，**莫西沙星** 400mg IV 或 po qd。酮内酯类：**泰利霉素** 800mg po qd（医生应警惕少见的肝毒性）。

[20]**口服头孢菌素**剂量：**头孢地尼** 300mg po q12h，**头孢托仑酯** 200mg，2 片 po bid，**头孢泊肟酯** 200mg po q12h，**头孢丙烯** 500mg po q12h，**大剂量阿莫西林** 1g po tid；**大剂量阿莫西林－克拉维酸**—用**阿莫西林－克拉维酸缓释片** 1000/62.5mg，2 片 po bid。

* 注：所有推荐剂量仅针对成人（除非特别注明）及肾功能正常者。（缩写见第 2 页）

表 1（37） 临床抗微生物治疗的初始选择

解剖学部位/诊断/特定情况	病原体（通常）	推荐治疗方案*：首选方案	推荐治疗方案*：备选方案§	辅助诊断或治疗方法及说明
16.5.5 肺/支气管/肺炎/成人（18 岁以上）（续）				
16.5.5.3 **社区获得性，住院患者——入 ICU 经验性治疗** **注意**：并非所有收入 ICU 的 CAP 都符合 IDSA/ATS 关于重症 CAP 的标准，也并非所有收入 ICU 的 CAP 患者都需要两种抗生素联用，并覆盖革兰阴性杆菌。因此主要强调以下四种情况：**严重 COPD，流感后肺炎，疑有革兰阴性杆菌感染，有耐青霉素肺炎球菌感染的风险**	并发肺炎的**重症 COPD** 患者：肺炎球菌，流感嗜血杆菌，卡他莫拉菌属，军团菌属，金黄色葡萄球菌罕见 进行痰、血及胸腔积液培养。警惕呼吸道病毒。肺炎球菌和军团菌的尿抗原测定。痰 PCR 检测军团菌	**左氧氟沙星** 750mg IV qd 或**莫西沙星** 400mg IV qd。**加替沙星**由于低血糖和高血糖反应，在美国已不再使用 多项研究表明大环内酯加 β - 内酰胺的经验性治疗可降低肺炎球菌菌血症的病死率（CID 36 : 389，2003）。使用氟喹诺酮类或四环素以针对非典型病原体并无益处（Chest 131 : 466，2007）。发生休克的患者可从联合治疗中获益（CCM 35 : 1493 & 1617，2007）	［**头孢曲松** 1g IV qd + **阿奇霉素** 500mg IV qd］或**厄他培南** 1g IV qd + **阿奇霉素** 500mg IV qd（见说明）	**多项研究**表明，阿奇霉素联用一种 β - 内酰胺类可改善 CAP 的预后（CID 36 : 389 & 1239，2003；ArIM 164 : 1837，2001 & 159 : 2562，1999）。重症肺炎球菌血症的前瞻性研究也获得类似结果（AJRCCM 170 : 440，2004） **厄他培南**可替代头孢曲松。需用阿奇霉素针对非典型病原菌。疑为铜绿假单胞菌时不用厄他培南 **军团菌**：并非所有军团菌属均可经尿抗原检测检出；如疑为军团菌，应做呼吸道分泌物培养或 PCR。军团菌的诊断见 CID 46 : 1356 & 1365，2008 正常窦性心率而且没有用 β - 阻滞剂的患者，相对缓脉提示军团菌、鹦鹉热、Q 热或伤寒（Clin Micro Infect 6 : 633，2000）
社区获得性肺炎：住院患者——入 ICU 经验性治疗	**流感并发或流感后肺炎**，可能是金黄色葡萄球菌或肺炎球菌	**万古霉素** 1g IV q12h +（**左氧氟沙星** 750mg IV qd 或**莫西沙星** 400mg IV qd）	**利奈唑胺** 600mg IV bid +（**左氧氟沙星或莫西沙星**）	痰革兰染色可能有助于诊断流感后金黄色葡萄球菌肺炎，参考：EID 12 : 894，2006；经验性治疗覆盖 MRSA 可降低病死率（CCM 34 : 2069，2006）

解剖学部位/诊断/特定情况	病原体（通常）	推荐治疗方案*		辅助诊断或治疗方法及说明
		首选方案	备选方案§	
社区获得性肺炎：住院患者——入 ICU 经验性治疗	**疑有需氧革兰阴性杆菌**：例如铜绿假单胞菌和（或）危及生命的感染（见说明）；低氧血症和低血压的患者应“覆盖”肺炎球菌和军团菌	抗假单胞菌 β－内酰胺类[21]＋呼吸**氟喹诺酮类**或**氨基糖苷**，若不用氟喹诺酮，加用**阿奇霉素** 药物剂量见脚注[21]	β－内酰胺严重过敏者：**氨曲南＋氟喹诺酮，或氨曲南＋氨基糖苷类＋阿奇霉素**	以下情况需考虑革兰阴性杆菌肺炎：酗酒合并坏死性肺炎，慢性支气管扩张（囊性纤维化），长期气管切开和（或）机械通气，中性粒细胞缺乏发热合并肺部浸润影，感染性休克，恶性肿瘤，器官衰竭
	耐青霉素的肺炎球菌：既往3个月内用过抗生素	大剂量**氨苄西林** IV（或**青霉素 G**）＋**阿奇霉素**＋**呼吸氟喹诺酮类**	β－内酰胺严重过敏者：**万古霉素＋呼吸氟喹诺酮类**	**若青霉素 MIC ＞4mg/ml，应用万古霉素，但此种情况极罕见**
健康护理相关性肺炎（HCAP） 参考：CID 46（Suppl 4）：S296，2008	HCAP 主要指患有多种基础疾病，长期居住于养老院或其他医疗机构，需要家庭静脉输液以及透析治疗的患者。HCAP 的病情特点往往接近于医院获得性肺炎（见下文）			

[21]抗假单胞菌 β－内酰胺类：**氨曲南** 2g IV q6h，**哌拉西林** 3g IV q4h，**哌拉西林/他唑巴坦** 3.375g IV q4h 或 4.5g IV q6h 或 3.375g q8h（输注 4h）（大剂量以抗铜绿假单胞菌）；**头孢吡肟** 2 g IV q12h，**头孢他啶** 2g IV q8h，**多尼培南**（不用于治疗肺炎），**亚胺培南/西司他丁** 500mg IV q6h，**美罗培南** 1g IV q8h，**庆大霉素或妥布霉素**（见表 10 D，109 页）。抗假单胞菌的氟喹诺酮类：**环丙沙星** 400mg IV q8h 或**左氧氟沙星** 750mg IV qd。**呼吸氟喹诺酮类**：**左氧氟沙星** 750mg IV qd 或**莫西沙星** 400mg IV qd；**大剂量氨苄西林** 2g IV q6d；**阿奇霉素** 500mg IV qd；**万古霉素** 1g IV q12h。

*注：所有推荐剂量仅针对成人（除非特别注明）及肾功能正常者。（缩写见第 2 页）

表 1（38） 临床抗微生物治疗的初始选择

解剖学部位/诊断/特定情况	病原体（通常）	推荐治疗方案* 首选方案	推荐治疗方案* 备选方案§	辅助诊断或治疗方法及说明
16.5.5 肺/支气管/肺炎/成人（18 岁以上）（续）				
16.5.5.4 医院获得性—通常与机械通气相关（VAP）（经验治疗） 参考： 美国指南：AJRCCM 171: 388，2005；美国综述：JAMA 297：1583，2007；加拿大指南：Can J Inf Dis Med Micro 19：19，2008；英国指南：JAC 62：5，2008	复杂多样，依临床情况而定；肺炎球菌，金黄色葡萄球菌，军团菌，肠道杆菌，铜绿假单胞菌，窄食单胞菌，不动杆菌[22]及厌氧菌均有可能	**亚胺培南** 0.5g IV q6h 或**美罗培南** 1g IV q8h[22]，如疑有军团菌或生物恐怖事件，则加用**呼吸氟喹诺酮类（左氧氟沙星或莫西沙星）** 注：以上方案对 MRSA 无效——见下述特异治疗 有关**诊断**见说明 **剂量**：见 40 页脚注[21] **疗程**：见脚注[24]	如疑有铜绿假单胞菌，经验性使用 2 种抗假单胞菌抗生素，以保证其中至少 1 种能覆盖该菌：如（**亚胺培南或头孢吡肟或哌拉西林－他唑巴坦**[23]）+（**环丙沙星或妥布霉素**）。参考：CCM 35：1888，2007	**呼吸机相关性肺炎的诊断**：发热合并肺浸润影大多不是肺炎。定量培养有助诊断：支气管肺泡灌洗液（$>10^4$/ml 为阳性）或保护性毛刷采样（$>10^3$/ml 为阳性）。参考：AJRCCM 165：867，2002；AnIM 132：621，2000 **微生物病原学**：尚无经验方案能覆盖所有可能的病原菌。所列方案对**肺炎球菌、军团菌**和**大多数肠杆菌有活性**，对 **MRSA 和窄食单胞菌等无效**。参见下述：培养结果明确后的特异性治疗 **呼吸机相关性肺炎的预防**：保持床头抬高≥30°；尽早去除鼻胃管、气管插管：如有可能，持续声门下吸引；氯己定清洁口腔。参考：Chest 130：251，2006；AJRCCM 173：1297，1348，2006。**克拉霉素**可能有助于促进 VAP 的吸收（CID 46：1157，2008），银包裹的气管插管可能有助于预防 VAP（JAMA 300：805 & 842，2008）
16.5.5.5 医院获得性或社区获得性肺炎，中性粒细胞缺乏的患者（中性粒细胞 $<0.5\times10^9$/L）	任何可引起社区获得性和医院获得性肺炎的病原菌 + 真菌（曲霉菌）。见表 11	参见上栏医院获得性肺炎。万古霉素不包括在初始治疗中，除非高度怀疑静脉通路感染或有耐药性肺炎球菌。一般不用两性霉素 B，除非治疗 3d 后仍发热或临床高度怀疑真菌感染。参见说明		中性粒细胞缺乏合并发热的治疗共识见：CID 34：730，2002
16.5.6 成人—培养结果（痰、血、胸腔积液等）的特异性治疗。见表 2，67 页				
16.5.6.1 鲍曼不动杆菌（见表 5A） 参考：NEJM 358：1271，2008	VAP 患者	敏感细菌可用**亚胺培南**或**美罗培南**	**若亚胺培南耐药，可用多黏菌素 E（colistin）**+（亚胺培南或美罗培南）。多黏菌素 E 剂量：表 10A，101 页	氨苄西林－舒巴坦中的舒巴坦部分常有抗菌活性，可用 3g IV q6h。二线药物参见 Pharmacother 30：1279，2010；J Inten Care Med 25：343，2010

解剖学部位/诊断/特定情况	病原体（通常）	推荐治疗方案 *		辅助诊断或治疗方法及说明
		首选方案	备选方案 §	
16.5.6.2 **类鼻疽（假单胞）博克霍尔德菌**（类鼻疽病原） 可导致原发或继发皮肤感染（Curr Opin Infect Dis 23:554，2010）	革兰阴性菌	**初始治疗：头孢他啶** 30～50mg/kg IV q8h 或 **亚胺培南** 20mg/kg IV q8h。治疗至少 10d。如病情好转，改口服治疗。见备选方案	**静脉药物后的口服治疗：成人**（见儿童用药说明）：**TMP－SMX** 5mg/kg（按 TMP 计算）bid＋多西环素：2mg/kg bid×3 个月	**≤8 岁的儿童和孕妇**：口服药物使用**阿莫西林－克拉维酸缓释片** 1000/62.5mg，2 片 po bid×20 周 即使依从性很好，复发率仍为 10% 头孢他啶每日最大剂量：6.0 g 替加环素：体外敏感，但无临床资料（AAC 50:1555，2006）
16.5.6.3 **流感嗜血杆菌**	β-内酰胺酶阴性	**氨苄西林** IV，**阿莫西林** po，**TMP－SMX**，**阿奇霉素/克拉霉素**，**多西环素**		25%～35%菌株 β-内酰胺酶阳性。对 TMP－SMX 及多西环素的耐药性增高。剂量参见表 10A，111 页。溶血嗜血杆菌易被误认为流感嗜血杆菌，见 JID 195:81，2007
	β-内酰胺酶阳性	**阿莫西林－克拉维酸，口服二、三代头孢菌素，注射用三代头孢菌素，氟喹诺酮类** 剂量：见表 10A		
16.5.6.4 **克雷伯菌属—ESBL 阳性及其他肠杆菌**[25]	β-内酰胺酶阳性	**亚胺培南或美罗培南**；如耐药，用**多黏菌素 E**（colistin）＋（**亚胺培南或美罗培南**），通常治疗数周		ESBL[25]可灭活所有头孢菌素；β-内酰胺酶类/β-内酰胺酶抑制剂的活性难以预测；对所有氟喹诺酮类及大部分氨基糖苷类也耐药

[22]如为不动杆菌属，对**亚胺培南及美罗培南的敏感性**可能不一致（CID 41:758，2005）。

[23]**哌拉西林－他唑巴坦**用于铜绿假单胞菌肺炎剂量：3.375 g IV（4h 输注）q8h（CID 44:357，2007），并与**妥布霉素**联用。

[24]由于变数较多，疗程没有统一规定：例如诊断的可靠程度，病原体种类，感染严重程度以及基础疾病情况，关于降阶梯和缩短抗生素疗程已有共识。应至少治疗 7～8d。停药前应有证据表明病情好转：体温下降，氧合改善，WBC 下降，参考：AJRCCM 171:388.2005；CID 43:S75，2006；COID 19:185，2006。

[25]ESBL＝超广谱 β－内酰胺酶。

＊注：所有推荐剂量仅针对成人（除非特别注明）及肾功能正常者。（缩写见第 2 页）

表 1（39） 临床抗微生物治疗的初始选择

解剖学部位/诊断/特定情况	病原体（通常）	推荐治疗方案*		辅助诊断或治疗方法及说明
		首选方案	备选方案§	
16.5.6 肺/肺炎/成人—培养结果（痰、血、胸腔积液等）回报后的选择性特异治疗（续）				
16.5.6.2 **军团菌** 常有相对缓脉	**住院患者/免疫缺陷者**	**阿奇霉素** 500mg IV 或**左氧氟沙星** 750mg IV 或**莫西沙星** 400mg IV，剂量见表 10A，98 及 100 页；治疗7～14d（CID 39：1734，2004）		军团菌网站：www.legionella.org。两项国际性临床研究提示**左氧氟沙星**优于大环内酯类（CID 40：794 & 800，2005），尽管未获 FDA 批准
16.5.6.3 **卡他莫拉菌**	β－内酰胺酶阳性率93%	**阿莫西林－克拉维酸，口服第二、第三代头孢菌素，注射用第二、第三代头孢菌素，大环内酯类**[26]**，氟喹诺酮类，TMP－SMX。多西环素**为另一选择。剂量见表 10A，93 页		
16.5.6.4 **铜绿假单胞菌**	多与机械通气相关	**哌拉西林－他唑巴坦** 3.375g IV q4h 或 3.375g IV q8h（4h 输注）+ **妥布霉素** 5mg/kg IV qd（见表 10D，109 页），可用抗假单胞菌**头孢菌素**或**碳青霉烯类**（**亚胺培南，美罗培南**）代替**哌拉西林－他唑巴坦**，前提是菌株对上述药物敏感		**注：哌拉西林－他唑巴坦**针对铜绿假单胞菌（CID 44：37，2007）；或用：**头孢吡肟** 2.0g IV q12h；**环丙沙星** 400mg IV q8h + **哌拉西林－他唑巴坦**；**亚胺培南** 500mg IV q6h + **环丙沙星** 400mg IV q12h；如多重耐药，**多黏菌素** IV +（**亚胺培南或美罗培南**）+ **多黏菌素**吸入 80mg bid（CID 41：754，2005）
16.5.6.5 **金黄色葡萄球菌** 如仅为肺炎，疗程 2～3 周；如同时有心内膜炎和（或）骨髓炎，疗程 4～6 周 IDSA 指南，CID 52（Feb 1）：1，2011	奈夫西林/苯唑西林敏感金黄色葡萄球菌	**奈夫西林/苯唑西林** 2g IV q4h	**万古霉素** 30～60 mg/(kg·d) IV，分为 2～3 次或**利奈唑胺** 600mg IV q12h	应提高万古霉素剂量，目标血药浓度 15～20μg/ml，一些作者推荐负荷剂量为 25～30mg/kg（危重患者按实际体重计算）（CID 49：325，2009）。一项比较利奈唑胺与万古霉素治疗 MRSA 肺炎的前瞻性研究发现，利奈唑胺组治愈率 57.6%（95/165），病死率 15.7%；万古霉素治愈率 46.6%（81/174），病死率 17%；前者治愈率更高（$P=0.042$），但病死率两者无差异（CID 54：621，2012）
	MRSA	**万古霉素** 30～60 mg/(kg·d) IV，分为 2～3 次 或**利奈唑胺** 600mg q12h	使用**达托霉素**过程中仍然发生肺炎，因此该药可能不是一个好选择（CID 49：1286，2009）	

解剖学部位/诊断/特定情况	病原体（通常）	推荐治疗方案 *		辅助诊断或治疗方法及说明
		首选方案	备选方案 §	
16.5.6.6 嗜麦芽窄食单胞菌		TMP－SMX，最大至 20mg/(kg · d) 分次 q8h	替卡西林－克拉维酸 3.1 g IV q4h	TMP－SMX 和替卡西林－克拉维酸可能有协同作用（JAC 62：889，2008）
16.5.6.7 肺炎球菌	青霉素敏感	**氨苄西林** 2g IV q6h，**阿莫西林** 1g po tid，**大环内酯类**[26]，**青霉素 G IV**[27]，**多西环素，口服第二代头孢菌素，注射用第二、第三代头孢菌素**；药物剂量参见表 10A，111 页。治疗至退热后 3～5d（全部疗程至少 5d）		
	青霉素高度耐药	**氟喹诺酮类**的活性提高：**吉米沙星，左氧氟沙星，莫西沙星；注射用第三代头孢菌素**（耐药罕见）；大剂量 IV **氨苄西林；万古霉素 IV**——更多资料参见表 5A，77 页。若以上所有药物都不能用（例如药物过敏），有效方案还包括利奈唑胺 600mg IV 或 po q12h；剂量见表 10A；治疗至退热后 3～5d（全部疗程至少 5d）。在 CAP 的试验中，头孢洛林 600mg IV q12h 的疗效优于头孢曲松（CID 51：641，2010）		
16.5.6.8 鼠疫耶尔森菌（鼠疫）CID 49：736，2009	该菌存在于气溶胶	**庆大霉素** 5mg/kg IV qd	**多西环素** 200mg IV 首剂，然后 100mg IV bid	TMP-SMX 可预防肺鼠疫（CID 40：1166，2005）。氯霉素有效但毒性较大，头孢菌素和氟喹诺酮类在动物模型中有效
16.6 肺—其他特殊感染				
16.6.1 放线菌病	以色列放线菌，其他种属罕见	**氨苄西林** 50mg/(kg · d) IV 分 3～4 次，疗程 4～6 周，然后**青霉素 VK** 2～4g/d po，疗程 3～6 周	**多西环素或头孢曲松或克林霉素或红霉素**	可用**青霉素 G** 代替氨苄西林：1000 万～2000 万U/d IV，疗程 4～6 周

[26]**大环内酯类** = 阿奇霉素、克拉霉素和红霉素。

[27]**注射用青霉素 G 剂量**：无脑膜炎，200 万 U IV q4h。若合并脑膜炎，则 400 万 U IV q4h。

* 注：所有推荐剂量仅针对成人（除非特别注明）及肾功能正常者。（缩写见第 2 页）

表 1（40） 临床抗微生物治疗的初始选择

解剖学部位/诊断/特定情况	病原体（通常）	推荐治疗方案*		辅助诊断或治疗方法及说明
		首选方案	备选方案§	
16.6 肺—其他特殊感染（续）				
16.6.2 肺炭疽 **吸入性**（包括口咽部及胃肠型炭疽）：**治疗**（皮肤炭疽：见 51 页）参考：www.bt.cdc.gov	炭疽杆菌 **报告可能发生生物恐怖事件：770－488－7100** 鼠疫、土拉菌病：见 45 页 胸部 X 线：纵隔增宽及胸腔积液	**成人（包括孕妇）：（环丙沙星** 400mg IV q12h）或（**左氧氟沙星** 500mg IV qd）或（**多西环素** 100mg IV q12h）+（**克林霉素** 900mg IV q8h 和（或）**利福平** 300mg IV q12h） 病情好转后改口服并减少剂量：环丙沙星 500mg po bid；克林霉素 450mg po q8h，及利福平 300mg po bid。疗程 60d	**儿童：（环丙沙星** 10mg/kg IV q12h 或 15mg/kg po q12h）或（**多西环素**：>8 岁且 > 45kg：100mg IV q12h；> 8 岁但 ≤ 45kg：2.2mg/kg IV q12h；≤ 8 岁：2.2mg/kg IV q12h）**+克林霉素** 7.5mg/kg IV q6h **和（或）利福平** 20mg/kg（最大 600mg）IV qd 疗程 60d。口服剂量见表 16，203 页	1. 克林霉素可阻止毒素生成 2. 利福平可穿透脑脊液和细胞膜 3. 若菌株对青霉素敏感 a. **成人：青霉素** G 400 万U IV q4h b. **儿童** <12 岁：**青霉素** G 5 万U/kg IV q6h；>12 岁：**青霉素** G 400 万U IV q4h c. 菌株产结构型和诱生型 β－内酰胺酶：不单用青霉素或氨苄西林 4. 不用头孢菌素或 TMP－SMX 5. 红霉素和阿奇霉素的活性微弱，克拉霉素有效 6. 不发生人与人之间的传播 7. 炭疽毒素单克隆抗体 raxibacumab 已批准用于临床：单剂 IV 输注 2h 8. 莫西沙星应当有效，但无临床资料 9. 有用炭疽免疫球蛋白后患者存活的报道（CID 44：968，2007；CID 54：1848，2012）
炭疽，预防	访问：www.bt.cdc.gov	**成人（包括孕妇）以及体重 > 50 kg 的儿童：（环丙沙星** 500mg po bid 或**左氧氟沙星** 500mg po qd）× 60d。**体重 <50kg 的儿童：环丙沙星** 20～30mg/（kg · d），分次，q12h × 60d 或**左氧氟沙星** 8mg/kg q12h × 60d	**成人（包括孕妇）：多西环素** 100mg po bid × 60d。**儿童**（见说明）：**多西环素** > 8 岁且 > 45kg：100mg po bid；> 8 岁但 ≤45kg：2.2mg/kg po bid；≤8 岁：2.2mg/kg po bid，疗程均为 60d	1. 若病原菌对青霉素敏感，换用阿莫西林 80mg/（kg · d），分次，q8h（最大剂量 500mg q8h）；孕妇用阿莫西林 500mg po tid 2. 不用头孢菌素或 TMP－SMX 3. 其他氟喹诺酮类（加替沙星，莫西沙星）和克拉霉素应当有效，但无临床资料

解剖学部位/诊断/特定情况	病原体（通常）	推荐治疗方案 *		辅助诊断或治疗方法及说明
		首选方案	备选方案 §	
16.6.3 吸入性肺炎/厌氧菌肺部感染/肺脓肿	90 例患者经胸壁穿刺培养：厌氧菌 34%，革兰阳性球菌 26%，米氏链球菌 16%，肺炎克雷伯杆菌 25%，诺卡菌 3%	**克林霉素** 300～450 mg po tid 或**氨苄西林－舒巴坦** 3 g IV q6h 或**碳青霉稀类单药**（如厄他培南 1 g IV qd）	**头孢曲松** 1g IV qd＋**甲硝唑** 500mg IV q6h 或 1g IV q12h	典型的厌氧菌肺部感染包括吸入性肺炎，坏死性肺炎，肺脓肿和脓胸（见 Anaerobe 18：235，2012） 其他治疗方案包括哌拉西林－他唑巴坦 3.325 g IV q6h（用于耐药革兰阴性需氧菌参与的混和感染）或莫西沙星 400mg IV 或 po qd（CID 41：764，2005）
16.6.4 慢性肺炎伴发热，盗汗和消瘦	结核杆菌、球孢子菌、组织胞浆菌	见表 11，表 12；应用肿瘤坏死因子（TNF）抑制剂的风险，见 CID 41（Suppl. 3）：S187，2005		HIV 阳性，国外出生，酗酒，结核接触史，发展中国家旅行史
16.6.5 囊性肺纤维化肺部症状急性加重 参考：AJRCCM 180：802，2009 （下页继续）	病程早期金黄色葡萄球菌或流感嗜血杆菌；后期铜绿假单胞菌	**对铜绿假单胞菌：（儿童剂量）妥布霉素** 3.3mg/kg IV q8h 或 12mg/kg IV qd。联用妥布霉素与（**哌拉西林或替卡西林** 100mg/kg q6h）或**头孢他啶** 50mg/kg IV q8h（最大量 6.0g/d）。对上述均耐药，则考虑**环丙沙星/左氧氟沙星**。见脚注[28]及说明	**对金黄色葡萄球菌：①甲氧西林敏感金黄色葡萄球菌—苯唑西林/奈夫西林** 2g IV q4h（儿童剂量见表 16） **②耐甲氧西林金黄色葡萄球菌—万古霉素** 1g IV q12h 并检查血药浓度 见说明	囊性纤维化指南： 1. 铜绿假单胞菌感染应联合治疗 2. 氨基糖苷类每日给药一次 3. 持续输注 β-内酰胺类抗生素尚需进一步研究 4. 不推荐常规应用糖皮质激素 为长期抑制铜绿假单胞菌，可**吸入无苯酚妥布霉素** 300mg bid×28d，后停药 28d，再重复治疗一疗程（AJRCCM 167：841，2003）。氨曲南（Cayston）75 mg 吸入 tid；之前吸入支气管扩张剂（Chest 135：1223，2009）

[28]其他选择：（妥布霉素＋氨曲南 50mg/kg IV q8h）；（亚胺培南 15～25mg/kg IV q6h＋妥布霉素）；**环丙沙星常用于儿童**，如环丙沙星 IV 或 po＋头孢他啶 IV（LnID 3：537，2003）。

＊注：所有推荐剂量仅针对成人（除非特别注明）及肾功能正常者。（缩写见第 2 页）

表 1（41） 临床抗微生物治疗的初始选择

解剖学部位/诊断/特定情况	病原体（通常）	推荐治疗方案 *		辅助诊断或治疗方法及说明
		首选方案	备选方案 §	
16.6 肺 – 其他特殊感染（续）				
16.6.5（续前页）	洋葱（假单胞）博克霍尔德菌	TMP – SMX 5mg/kg（TMP 成分）IV q6h	氯霉素 15 ~ 20mg/kg IV 或 po q6 h	洋葱博克霍尔德菌已成为重要的病原体。可导致进行性呼吸衰竭，1 年病死率可达 62%。**氨基糖苷类**、哌拉西林和头孢他啶**无效**。洋葱博克霍尔德菌感染者应与其他囊性肺纤维化患者隔离
		其他选择方案，见表 2		
16.6.6 脓胸 参考：胸腔积液 CID 45 : 1480，2007；IDSA 儿童治疗指南，CID 53 : 617，2011				
16.6.6.1 新生儿	金黄色葡萄球菌	见新生儿肺炎，见第 38 页		引流
16.6.6.2 婴儿/儿童（1 月龄 ~5 岁）	金黄色葡萄球菌，肺炎球菌，流感嗜血杆菌	见肺炎（1 月龄 ~5 岁），见第 38 页		引流
16.6.6.3 儿童（ >5 岁）到成人—诊断性胸腔穿刺；脓胸置管引流				
急性，常继发于肺炎。剂量见表 10B 或 25 页脚注	肺炎球菌，A 族链球菌	**头孢噻肟**或**头孢曲松**（剂量见 25 页，脚注[12]）	**万古霉素**	组织纤溶酶原激活物（10mg）+ DNA 酶（DNase）（5mg）bid × 3d，经胸管给药，可改善预后（NEJM 365 : 518，2011）
微生物学诊断：CID 42 : 1135，2006	金黄色葡萄球菌，检查是否 MRSA	如为 MSSA，**萘夫西林**或**苯唑西林**	如为 MRSA，**万古霉素**或**利奈唑胺**	通常系金黄色葡萄球菌肺炎和（或）菌血症的并发症
	流感嗜血杆菌	**头孢曲松**	**TMP – SMX** 或**氨苄西林 – 舒巴坦**	多型革兰阴性杆菌；对 TMP – SMX 耐药株增加
亚急性/慢性	厌氧链球菌，米氏链球菌，拟杆菌属，肠杆菌科，结核杆菌	**克林霉素** 450 ~ 900mg IV q8h + **头孢曲松**	**头孢西丁**或**亚胺培南**或**替卡西林 – 克拉维酸**或**哌拉西林 – 他唑巴坦**或**氨苄西林 – 舒巴坦**（剂量见 25 页，脚注[12]）	如未找到致病菌，按亚急性治疗。引流；应排除结核和肿瘤；如怀疑结核应行胸膜活检，行分枝杆菌培养和组织学检查

解剖学部位/诊断/特定情况	病原体（通常）	推荐治疗方案*		辅助诊断或治疗方法及说明
		首选方案	备选方案§	
16.6.7 人免疫缺陷病毒感染（HIV 阳性）：见《桑福德 HIV/AIDS 治疗指南》				
16.6.7.1 CD4 T 淋巴细胞 $<200/mm^3$ 或临床艾滋病 干咳，进行性呼吸困难，弥漫性肺浸润病变 **若怀疑肺孢子菌感染先用泼尼松（见说明）**	卡氏肺孢子菌最常见；也可能是结核杆菌，真菌，Kaposi肉瘤和淋巴瘤 注：艾滋病患者也可由耐药肺炎球菌或其他病原体引起肺炎—见下文	以下方案针对**重症感染者**；**轻症**口服治疗方案见表 13A，145 页 **先用泼尼松（见说明），后用：** **TMP-SMX**[IV：15mg/(kg·d) 分次 q8h（TMP 成分）或 po：双剂量片剂 2 片 q8h]，共 21d	（**克林霉素** 600mg IV q8h + **伯氨喹啉** 30mg po qd）或[**羟乙磺酸喷他脒** 4mg/(kg·d) IV]，共 21d。见说明	**诊断（诱导痰和支气管灌洗）**：组织学或单克隆抗体染色或 PCR。正在评估血清 β 葡聚糖（Fungitell）的诊断价值（CID 46：1928 & 1930，2008）。**开始应给予泼尼松 40mg po bid ×5d，然后 40mg qd 再服 5d，然后 20mg qd 连服 11d（PaO_2 <70mmHg）。治疗开始时即应给予糖皮质激素，而不要等到病情恶化。**如肺孢子菌检查阴性，考虑细菌性肺炎、结核、球孢子菌、组织胞浆菌、隐球菌、Kaposi 肉瘤或淋巴瘤。**喷他脒对细菌感染无效** **注：TMP－SMX 耐药的肺孢子菌虽然少见，但确实存在**
16.6.7.2 CD4 T 淋巴细胞计数正常 急性起病，脓痰和肺部浸润 ± 胸痛，**应隔离患者直至排除结核：成人**	肺炎球菌，流感嗜血杆菌，需氧革兰阴性杆菌（包括铜绿假单胞菌），军团菌罕见，结核杆菌	头孢曲松 1g IV qd（>65 岁也用 1g IV qd）+ **阿奇霉素**。也可选用**左氧氟沙星或莫西沙星** IV（见说明）		痰涂片革兰染色示革兰阴性杆菌，可选**注射用三代抗假单胞菌头孢菌素、替卡西林－克拉维酸、哌拉西林－他唑巴坦、亚胺培南或美罗培南** **氟喹诺酮类：左氧氟沙星** 750mg po 或 IV qd，**莫西沙星** 400mg po 或 IV qd。由于低血糖和高血糖反应，美国市场已不售加替沙星
同上：儿童	同成人 HIV 阳性患者一样，淋巴细胞间质肺炎（LIP）	同 HIV 阳性成人的肺炎；若诊断 LIP，用糖皮质激素治疗		艾滋病患儿中 1/3 肺部并发症是淋巴细胞间质性肺炎（LIP），常 >1 岁，而患卡氏肺孢子菌肺炎者常 <1 岁。患者多有杵状指，肝脾肿大，唾液腺肿大（摄取镓），血淋巴细胞增多

＊注：所有推荐剂量仅针对成人（除非特别注明）及肾功能正常者。（缩写见第 2 页）

表 1（42） 临床抗微生物治疗的初始选择

解剖学部位/诊断/特定情况	病原体（通常）	推荐治疗方案*		辅助诊断或治疗方法及说明
		首选方案	备选方案§	
16.4 肺－/其他特殊感染（续）				
16.6.8 诺卡菌肺炎 专家帮助：Wallace Lab（+1）903－877－7680；CDC（+1）404－639－3158 参考：Medicine 88：250，2009	星形诺卡菌，巴西诺卡菌	**TMP－SMX** 15mg/(kg·d) IV 或 po，分为 2～4 次＋**亚胺培南** 500 mg IV q6h×3～4w，然后 **TMP－SMX** 减量至 10mg/(kg·d) 分 2～4 次给药 ×3～6 个月	**亚胺培南** 500mg IV q6h＋**阿米卡星** 7.5mg/kg IV q12h×3～4w，然后改为 **TMP－SMX** po	**疗程**：免疫功能正常者 3 个月，免疫抑制者 6 个月 **测血清磺胺峰浓度**：目标浓度为服药 2 小时后 100～150μg/ml **利奈唑胺**体外敏感（Ann Pharmacother 41：1694，2007）。TMP－SMX 体外的耐药性可能增加（Clin Infect Dis 51：1445，2010），但尚不清楚是否与预后不良有关
16.6.9 土拉菌病 **吸入性土拉菌病** 参考：JAMA 285：2763，2001 和 www.bt.cdc.gov	弗朗西斯土拉菌 **治疗**	**链霉素** 15mg/kg IV bid 或**庆大霉素** 5mg/kg IV qd×10d	**多西环素** 100mg IV 或 po bid×14～21d，或**环丙沙星** 400mg IV（或 750mg po）bid×14～21d	儿童剂量见表 16，203 页 孕妇同非妊娠妇女一样 **妥布霉素**应该有效
	暴露后预防	**多西环素** 100mg po bid×14d	**环丙沙星** 500mg po bid×14d	儿童剂量见表 16，203 页 孕妇同非妊娠妇女一样
16.6.10 疑似病毒性（间质性）肺炎（见流感，表 14A，164 页）。 参考：Chest 133：1221，2008	考虑：**流感病毒**，腺病毒，冠状病毒（SARS），汉坦病毒，偏肺病毒，副流感病毒，呼吸道合胞病毒（RSV）	**奥司他韦** 75mg po bid×5d 或**扎那米韦** 10mg（每喷 5mg）吸入 bid×5d		尚无针对腺病毒、冠状病毒（SARS）、汉坦病毒、偏肺病毒、副流感病毒或呼吸道合胞病毒的有效药物。诊断需有旅行史（SARS），接触史（汉坦病毒）。老年人呼吸道合胞病毒和人偏肺病毒病情与流感一样严重（NEJM 352：1749 & 1810，2005；CID 44：1152 & 1159，2007）
17 淋巴结（以下方法适用于无明确原发病灶的淋巴结炎） **急性淋巴结炎**				
17.1 全身性	病原体：EB 病毒，早期 HIV 感染，梅毒，弓形虫，土拉菌病，莱姆病，结节病，淋巴瘤，系统性红斑狼疮及**组织细胞坏死性淋巴结炎（Kikuchi－Fujimoto 病）**；详细询问病史，体检，进行血清学检测；根据病原给予针对性治疗			

解剖学部位/诊断/特定情况	病原体（通常）	推荐治疗方案 *		辅助诊断或治疗方法及说明
		首选方案	备选方案 §	
17.2 区域性				
17.2.1 颈部：见猫抓病（CSD），下文	猫抓病（汉赛巴尔通体），A 族链球菌，金黄色葡萄球菌，厌氧菌，结核分枝杆菌（淋巴结结核），鸟分枝杆菌、瘰疬分枝杆菌、玛尔摩分枝杆菌，弓形虫，土拉菌		根据病史和体检诊断。如淋巴结触诊有波动感，穿刺检查并行革兰染色和抗酸染色指导用药。**组织细胞坏死性淋巴结炎**（Kikuchi – Fujimoto 病）引起发热和良性自限性淋巴结肿大，病因不明（CID 39：138，2004）	
17.2.2 腹股沟				
性传播性	单纯疱疹病毒，软下疳，梅毒，性病性淋巴肉芽肿			
非性传播性	A 族链球菌，金黄色葡萄球菌，土拉菌，猫抓病，鼠疫杆菌		考虑鼠疫和土拉菌病	
17.2.3 腋下	A 族链球菌，金黄色葡萄球菌，猫抓病，土拉菌，鼠疫杆菌，孢子丝菌病		考虑鼠疫和土拉菌病	
17.2.4 四肢（同时伴有结节性淋巴管炎）	孢子丝菌病，利什曼原虫，巴西诺卡菌，海水分枝杆菌，龟分枝杆菌，土拉菌		根据病原进行针对性治疗	淋巴管炎的特征是皮下肿胀，沿发炎的淋巴管分布；常可发现原发皮肤损害灶；局部淋巴结肿大程度不一
诺卡菌淋巴结炎/皮肤脓肿	星形诺卡菌，巴西诺卡菌	TMP – SMX 5 ~ 10mg/(kg · d)（TMP 成分）IV 或 po 分为 2 ~4 次	**磺胺异噁唑** 2g po qid 或 **米诺环素** 100 ~ 200mg po bid	**疗程**：免疫功能正常者 3 个月，免疫抑制者 6 个月 **利奈唑胺** 600mg po bid，据报道有效（An Pharmacother 41：1694，2007）
17.2.5 **猫抓病（免疫功能正常患者）** 淋巴结：腋下/滑车上 46%，颈部 26%，腹股沟 17%。参考：Amer Fam Physician 83：152，2011	汉赛巴尔通体	**阿奇霉素**：成人（>45.5kg）500mg po ×1 次，然后 250mg/d × 4d；儿童（<45.5kg）阿奇霉素口服液 10mg/kg ×1 次，然后 5mg/(kg · d) ×4d 治疗方案有争议	无需治疗；2 ~6 个月自愈；若淋巴结化脓，穿刺抽液可缓解疼痛。避免手术切开引流	**临床表现**：约 10% 淋巴结化脓；<5% 的患者临床表现不典型，如肺结节、肝/脾病变、Parinaud's 眼 – 腺综合征；有中枢神经系统表现者占 2%（脑炎，周围神经病变，视网膜炎）；不明原因发热 **诊断**：猫接触史，血清间接荧光抗体阳性；需活检者极少

* 注：所有推荐剂量仅针对成人（除非特别注明）及肾功能正常者。（缩写见第 2 页）

表 1（43） 临床抗微生物治疗的初始选择

解剖学部位/诊断/特定情况	病原体（通常）	推荐治疗方案* 首选方案	备选方案§	辅助诊断或治疗方法及说明
18 口				
18.1 阿弗他溃疡，复发性	病因不明	局部使用激素（口腔用曲安奈德）可减轻疼痛和水肿；若为艾滋病患者，见《桑福德 HIV/AIDS 治疗指南》		
18.2 **面颊蜂窝织炎** 儿童 <5 岁	流感嗜血杆菌	**头孢呋辛或头孢曲松**	**阿莫西林－克拉维酸**或 TMP－SMP	由于免疫接种，流感嗜血杆菌侵袭性感染已下降了 95%，现主要发生于免疫接种前的婴儿
		剂量见表 16，203 页		
18.3 念珠菌口腔炎（“鹅口疮”）	白色念珠菌	**氟康唑**	棘白菌素	见表 11，113 页
18.4 疱疹性口炎	单纯疱疹病毒 1 和 2 型	见表 14		
18.5 下颌下间隙感染，双侧（Ludwig's 咽峡炎）	口腔菌丛：兼性寄生的链球菌，金黄色葡萄球菌（罕见）	（**哌拉西林－他唑巴坦**或**替卡西林－克拉维酸**）或（**青霉素 G** IV＋**甲硝唑** IV）	**克林霉素** 600mg IV q6～8h（青霉素过敏的患者）	**确保呼吸道通畅**，早期外科清创。若革兰染色见革兰阳性球菌，加用静脉万古霉素
18.6 溃疡性齿龈炎（Vincent's 咽峡炎或战壕口腔牙龈炎）	口腔菌丛＋维生素缺乏	**青霉素 G** po 或 IV＋**甲硝唑** po 或 IV	**克林霉素**	补充维生素（A－D）。可类似坏血病。重症表现为走马疳（口颊坏疽）（Ln 368：147，2006）
19 肌肉				
19.1 **“气性坏疽”**可见于污染创口，也可无创伤自发性感染	产气荚膜梭菌，其他组织毒性梭菌属	（**克林霉素** 900mg IV q8h）＋（**青霉素 G** 2400 万U/d IV 分次q4～6h）	**头孢曲松** 2g IV q12h 或**红霉素** 1g IV q6h 滴入（勿推注）	外科清创是基本治疗；**高压氧**可作为辅助治疗，但其疗效有争议，不能清创或清创不彻底时可考虑；克林霉素可减少毒素产生

解剖学部位/诊断/特定情况	病原体（通常）	推荐治疗方案 *		辅助诊断或治疗方法及说明
		首选方案	备选方案 §	
19.2 **化脓性肌炎**	金黄色葡萄球菌，A 族链球菌，（罕见革兰阴性杆菌），各种厌氧菌	如为 MSSA，（**萘夫西林**或**苯唑西林** 2g IV q4h）或注射用**一代头孢菌素**（**头孢唑啉** 2g IV q8h）	如为 MRSA，**万古霉素** 1g IV q12h	热带地区常见，温带罕见但有发生；多发生于运动或肌肉损伤之后，参见：坏死性筋膜炎；可见于 HIV/AIDS 患者。怀疑或证实厌氧菌时加用**甲硝唑**
20 胰腺 综述：NEJM 354∶2142，2006				
20.1 **急性酒精性**（非坏死性）（特发性）**胰腺炎**	非细菌性	CT 未见坏死者不用抗生素	1%～9%并发感染，但前瞻性研究发现抗菌药物预防无效。密切观察，如出现胰腺脓肿或坏死，应抗感染治疗	
20.2 **坏死后胰腺炎，胰腺脓肿，假性囊肿感染**	肠杆菌科，肠球菌，金黄色葡萄球菌，表皮葡萄球菌，厌氧菌，念珠菌	需作脓液或感染囊液培养以指导用药。**哌拉西林－他唑巴坦**是经验性治疗的合理选择		细针穿刺常能获取标本。可选择的药物包括**莫西沙星**、**美罗培南**、**亚胺培南**及**厄他培南**（AAC 56∶6434，2012）
20.3 **坏死性胰腺炎的抗微生物预防**	同上	如果 CT 增强扫描显示胰腺坏死超过 30%，立即抗生素治疗：**亚胺培南** 0.5～1g IV q6h 或**美罗培南** 1g IV q8h。无需经验性使用氟康唑。如果患者病情恶化，CT 引导下穿刺，做细菌培养和药敏。争议内容见：Cochrane Database Sys Rev 2003∶CD 002941；Gastroenterol 126∶977，2004；Ann Surg 245∶674，2007		
21 腮腺				
"热" 触痛，肿大	金黄色葡萄球菌，化脓性链球菌，口腔菌群，需氧革兰阴性杆菌（罕见），流行性腮腺炎，罕见肠病毒/流感病毒：**萘夫西林**或**苯唑西林** 2g IV q4h 治疗 MSSA，MRSA 则用**万古霉素**			易感因素：Stensen 腺管结石，脱水 根据特异性病原进行治疗
"冷" 无触痛，肿大	肉芽肿性疾病（如分枝杆菌、真菌、结节病、干燥综合征），药物（碘化物等），糖尿病，肝硬化，肿瘤			病史/实验室检查可缩小鉴别范围；诊断可能需要活检

* 注：所有推荐剂量仅针对成人（除非特别注明）及肾功能正常者。（缩写见第 2 页）

表 1（44） 临床抗微生物治疗的初始选择

解剖学部位/诊断/特定情况	病原体（通常）	推荐治疗方案*		辅助诊断或治疗方法及说明
		首选方案	备选方案§	
22 腹膜/腹膜炎 参考：CID 50：133，2010				
22.1 **原发性（自发性细菌性腹膜炎，SBP）** Hepatology 49：2087，2009 诊断：培养阳性或腹水中的中性粒细胞 > 250/mm³	肠杆菌科 63%，肺炎球菌 9%，肠球菌 6% ~ 10%，厌氧菌 <1% 超广谱 β－内酰胺酶阳性（ESBL）的克雷伯菌属	［头孢噻肟 2g IV q8h（危重患者 q4h）］或［**替卡西林－克拉维酸或哌拉西林－他唑巴坦**］或［**头孢曲松** 2g IV qd］或［**厄他培南** 1g IV qd］ **若耐药大肠杆菌/克雷伯菌属（超广谱酶阳性）：（多尼培南、厄他培南、亚胺培南或美罗培南）或（氟喹诺酮：环丙沙星，左氧氟沙星，莫西沙星）**（剂量见脚注[29]），需做体外药敏		肝硬化和腹水患者 **SBP 年发生率**高达 29%（Gastro 104：1133，1993）。SBP 的诊断：30% ~ 40% 患者血和腹水培养阴性；如血培养瓶中加入 10ml 腹水可提高阳性率（JAMA 299：1166，2008） **疗程不详**。至少治疗 5d，菌血症患者可能要延长治疗（Pharm & Therapeutics 34：204，2009） **IV 白蛋白**（诊断当天 1.5g/kg 及第三天 1g/kg）可降低肾损害发生率（$P = 0.002$）及住院病死率（$P = 0.01$）（NEJM 341：403，1999）
SBP 预防（Amer J Gastro 104：993，2009）				
肝硬化伴腹水 预防消化道出血后继发 SBP，见肝，36 页		**TMP－SMX（双剂量）** 1 片 po 5d/周，或**环丙沙星** 750mg po 每周 1 次	TMP－SMX 可将腹膜炎和自发性菌血症发生率从 27% 减少到 3%（AnIM 122：595，1995）。环丙沙星参考：Hepatology 22：1171，1995	
22.2 **继发性**（肠穿孔，阑尾穿孔，憩室穿孔）参考：CID 50：133，2010（IDSA 指南） 是否需要抗真菌治疗？脏器穿孔一期手术成功且无并发症的患者不需要。治疗念珠菌感染的指征：穿孔反复发生、吻合口漏、	肠杆菌科、拟杆菌属、肠球菌、铜绿假单胞菌（3% ~ 15%）和白色念珠菌（可见于反复穿孔/多次手术的患者），若发现耐万古霉素的肠球菌，达托霉素可能有效（Int J Antimicrob Agents 32：369，2008）	**轻中度—住院患者—胃肠外用药**：（例如局限性阑尾周围腹膜炎，憩室周围脓肿）。 **通常需要外科来控制感染的源头** **哌拉西林－他唑巴坦** 3.375g IV q6h 或 4.5g IV q8h，或 3.375g q8h（4h 输注）或**替卡西林－克拉维酸** 3.1g IV q6h 或**厄他培南** 1g IV qd 或**莫西沙星** 400mg IV qd	［（**环丙沙星** 400mg IV q12h 或**左氧氟沙星** 750mg IV qd）+ **甲硝唑** 1g IV q12h］或（**头孢吡肟** 2g IV q12h + **甲硝唑**）或**替加环素** 100mg IV × 1 次，然后 50mg q12h	选用药物必须同时"覆盖"革兰阴性需氧和厌氧菌。不需要经验性覆盖 MRSA、肠球菌和念珠菌，除培养证实存在感染。如果合并心脏瓣膜病，需覆盖肠球菌 **仅对革兰阴性厌氧杆菌有效者**：甲硝唑 **仅对革兰阴性需氧杆菌有效者**：氨基糖苷，注射用二、三、四代头孢菌素，氨曲南，抗假单胞菌青霉素，环丙沙星，左氧氟沙星 **对以上二者均有效者**：头孢西丁，替卡西林－克拉维酸，哌拉西林－他唑巴坦，多尼培南，亚胺培南，美罗培南，莫西沙星

解剖学部位/诊断/特定情况	病原体（通常）	推荐治疗方案*		辅助诊断或治疗方法及说明
		首选方案	备选方案§	
坏死性胰腺炎、肝/胰腺移植、单纯性腹膜炎、念珠菌血症（Ln 2：1437，1989；Am Surg 76：197，2010）		**病情严重危及生命—ICU 患者：外科控制感染源头＋** **亚胺培南** 0.5g IV q6h 或**美罗培南** 1g IV q8h 或**多尼培南** 0.5g IV q8h（1 小时输完）。见说明	［**氨苄西林＋甲硝唑＋**（**环丙沙星** 400mg IV q8h 或**左氧氟沙星** 750mg IV qd）］或［**氨苄西林** 2.0g IV q6h＋**甲硝唑** 500mg IV q6h＋**氨基糖苷**（见表 10D，109 页）］ **同时进行外科处理很重要**	拟杆菌属的耐药性在增长（AAC 51：1649，2007；AAC 56：1247，2012） 耐药率（%）：头孢西丁 5～30；头孢替坦 17～87；克林霉素 19～35 基本无耐药：**甲硝唑和哌拉西林－他唑巴坦**。甲硝唑耐药病例报告：CID 40：e 67，2005；JCM 42：4127，2004。**厄他培南**对铜绿假单胞菌/不动杆菌属没有活性 如果没有粪便污染，腹腔渗出物或脓液进行**需氧/厌氧培养**有助于指导针对性治疗 氨基糖苷类较少用；如**青霉素严重过敏，环丙沙星**或**氨曲南**可"覆盖"革兰阴性需氧菌。记住**多尼培南、亚胺培南**或**美罗培南也属β－内酰胺类**。若患者病情危重，为针对铜绿假单胞菌可将亚胺培南剂量增加到 1g q6h。达托霉素可用于耐万古霉素的肠球菌（VRE）感染（Int J Antimicrobial Agents 32：369，2008）
腹部放线菌病	以色列放线菌，其他种属罕见	**氨苄西林** 50mg/（kg·d）IV 分为3～4次×4～6w，然后**青霉素 VK** 2～4g/d，po×3～6个月	**多西环素**或**头孢曲松**或**克林霉素**	表现为腹部手术（例如阑尾穿孔）后包块和（或）窦道形成，可用青霉素 G 代替氨苄西林，剂量 1000 万～2000 万U/d IV×4～6 周

[29] **静脉给药**治疗腹膜炎：**替卡西林－克拉维酸** 3.1g q6h，**哌拉西林－他唑巴坦** 3.375g q6h 或 4.5g q8h 或 3.375g q8h（4h 输注）（见表 10），**多尼培南** 0.5g IV q8h（1 小时输完）**亚胺培南** 0.5～1g q6h，**美罗培南** 1g q8h，**氟喹诺酮**（**环丙沙星** 0.4g q12h，**氧氟沙星** 0.4g q12h，**左氧氟沙星** 750mg qd，**莫西沙星** 400mg qd），**氨苄西林** 1g q6h，**氨基糖苷**（见表 10D，107 页），**头孢替坦** 2g q12h，**头孢西丁** 2g q8h，**注射用三代头孢菌素**（**头孢噻肟** 2g q4～8 h，**头孢曲松** 1～2g qd，**头孢唑肟** 2g q4～8 h），**注射用四代头孢菌素**（**头孢吡肟** 2g q12h，**头孢匹罗**[NUS] 2g q12h），**克林霉素** 0.6～0.9g q8h，**甲硝唑** 1g（15mg/kg）负荷量，然后 1g q12h（一些研究推荐每日一次给药，见表 10A，102 页），**抗假单胞菌青霉素**（**替卡西林** 4g q6h，**哌拉西林** 4g q6h，**氨曲南** 2g q8h）。

＊注：所有推荐剂量仅针对成人（除非特别注明）及肾功能正常者。（缩写见第 2 页）

表 1（45） 临床抗微生物治疗的初始选择

解剖学部位/诊断/特定情况	病原体（通常）	推荐治疗方案 *		辅助诊断或治疗方法及说明
		首选方案	备选方案 §	
22.3 长期非卧床腹膜透析相关性（腹痛，腹透液混浊，腹透液中 WBC > 100/μl。中性粒细胞 > 50%；正常 = < 8/μl。参考：Perit Dia Int 30:393, 2010）	革兰阳性菌 45%，革兰阴性菌 15%，复数菌 1%，真菌 2%，结核分枝杆菌 0.1%（Perit Dial Int 24：424, 2004）	**经验性治疗**：需针对 MRSA（**万古霉素**）和需氧革兰阴性杆菌（**头孢他啶、头孢吡肟、碳氢酶稀、环丙沙星、氨曲南和庆大霉素**）。如果革兰染色发现酵母菌、加用**氟康唑**。使用腹腔内途径给药，除非菌血症（罕见）。菌血症采用静脉给药。剂量详见表 19、213 页		诊断：取数百毫升透析液离心，沉淀物作革兰染色，并接种到血培养瓶中作需氧/厌氧培养；阳性染色结果可指导初始治疗；如培养出表皮葡萄球菌且无金黄色葡萄球菌，有很大的机会可以保留透析导管；**如培养出多种革兰阴性杆菌，应考虑导管造成肠穿孔，需拔除导管**。见 Perit Dialysis Int 25:107, 2005 & 29:5, 2009。其他拔除导管的指征：复发性/难治性腹膜炎，真菌性腹膜炎和导管隧道感染
23 咽				
23.1 咽炎/扁桃体炎				
23.1.1 渗出或弥漫性红肿 伴有咳嗽，流涕，声嘶和（或）口腔溃疡提示病毒感染。IDSA 指南（关于 A 族链球菌）见 CID 55:1279, 2012	A、C、G 族链球菌，梭菌属（研究中），传染性单核细胞增多症，急性期 HIV 感染，淋球菌，呼吸道病毒	**链球菌咽炎的治疗**（**青霉素 V** po × 10d，或**苄星青霉素** 120 万U IM × 1 次），或**头孢地尼**或**头孢泊肟** × 5d，**剂量见脚注**[30]（成人和儿童）（经 FDA 批准的疗程）	青霉素过敏：**克林霉素** 300 ~ 450mg po q6 ~ 8h × 5d，**阿奇霉素**、**克拉霉素**是备选药物。有化脓链球菌耐药的报道（CID 41：599, 2005；JAC 63:42, 2009）。磺胺类和四环素疗效不肯定	诊断：快速链球菌检测。治疗后无需再检测或培养以证实治愈。链球菌咽炎的并发症： 1. 急性风湿性 - 继发于 A 族化脓性链球菌感染，C 或 G 族感染后罕见，见脚注[31]。预防应在出现症状 9d 内开始治疗 2. <7 岁的儿童是链球菌感染后肾小球肾炎的高危人群 3. 儿童的自身免疫性神经精神障碍与 A 族链球菌感染有关 4. 扁桃体周围脓肿和化脓性静脉炎是潜在的并发症

解剖学部位/诊断/特定情况	病原体（通常）	推荐治疗方案*		辅助诊断或治疗方法及说明
		首选方案	备选方案§	
	淋球菌咽炎	**头孢曲松** 250mg IM ×1次＋（**阿奇霉素** 1g po ×1次）	因耐药，不推荐用氟喹诺酮类	下列药物对咽炎无效：大观霉素、头孢克肟、头孢泊肟和头孢呋辛。参见 MMWR 61：590，2012
	证实化脓性链球菌复发	**头孢地尼或头孢泊肟**	**阿莫西林－克拉维酸或克林霉素**	
	A 族链球菌感染：1 年内 6 次，连续 2 年内 4 次	不推荐行扁桃体切除以减少链球菌感染		难以鉴别究竟是反复感染 A 族链球菌，还是 A 族链球菌慢性携带者反复发生病毒感染
23.1.2 扁桃体周围脓肿—渗出性咽炎的严重并发症	**坏死梭杆菌**（44%），A 族链球菌（33%），C 或 G 族链球菌（9%）（CID 49：1467，2009）	外科引流＋		**不用大环内酯类：梭杆菌属耐药**。有报道口腔厌氧菌产 β－内酰胺酶（Anaerobe 9：105，2003） 见颈静脉化脓性静脉炎
		哌拉西林－他唑巴坦或替卡西林－克拉维酸	青霉素过敏：**克林霉素** IV	
23.1.3 其他并发症	见咽旁间隙感染和颈静脉化脓性静脉炎（下文）			

30 **治疗 A、C 和 G 族链球菌：疗程均来自经批准的说明书。随后的研究表明短程治疗有效。除非另外提示，一般口服用药。小儿剂量：苄星青霉素** 25000U/kg IM（最大 120 万 U）；**青霉素 V** 25～50mg/(kg·d) 分次服，q6h×10d；**阿莫西林**：1000mg po qd×10d；**阿莫西林－克拉维酸** 45mg/(kg·d) 分次服，q12h×10d；**头孢氨苄** 20mg/kg bid（最大剂量 500mg/次）×10d；**头孢呋辛酯** 20mg/(kg·d) 分次服，bid×4～10 d（PIDJ 14：295，1995）；**头孢泊肟酯** 10mg/kg 分次服，bid×10d；**头孢地尼** 7mg/kg q12h×5～10d 或 14mg/kg qd×10d；**头孢丙烯** 15mg/(kg·d) 分次服，bid×10d；**头孢羟氨苄** 30mg/kg qd（最大剂量 1g/d）×10d；**克拉霉素** 15mg/(kg·d) 分 4 次服，或 250mg qid×10d；**阿奇霉素** 12mg/(kg·d) qd×5 d；**克林霉素** 20～30mg/(kg·d) 分次 q8h×10d。

成人剂量：苄星青霉素 120 万 U IM 1 次；**青霉素 V** 500mg bid 或 250mg qid×10d；**头孢托仑** 200mg bid×10d；**头孢呋辛酯** 250mg bid×4d；**头孢泊肟酯** 100mg bid×4d；**头孢地尼** 300mg q12h×5～10d 或 600mg qd×10d；**头孢托仑** 200 mg bid；**头孢丙烯** 500mg qd×10d；**注**：所有口服**二代头孢菌素**治疗链球菌咽炎疗程均为 10d，但越来越多的研究表明治疗 4～6d 也有效；**克拉霉素** 250mg bid×10d，**阿奇霉素** 500mg×1 次，然后 250mg qd×4d 或 500mg qd×3d。

31 治疗基本原则是清除 A 族链球菌（GAS）和预防急性风湿热（ARF）；临床试验显示苄星青霉素 G 可降低急性风湿热的发生率，从 2.8% 降至 0.2%；这和咽部清除链球菌有关（CID 19：1110，1994）；随后研究一直是基于细菌培养，而不是急性风湿热的实际预防；治疗能缩短症状持续时间。

表 1（46） 临床抗微生物治疗的初始选择

解剖学部位/诊断/特定情况	病原体（通常）	推荐治疗方案*		辅助诊断或治疗方法及说明
		首选方案	备选方案§	
23 咽/咽炎/扁桃体炎/渗出或弥漫红肿（续）				
23.2 **膜性咽炎**：白喉呼吸道隔离，鼻咽分泌物培养，设法获得抗毒素	白喉杆菌（人传人），溃疡棒状杆菌和假结核棒状杆菌（动物传人，但罕见）	治疗：抗生素 + 抗毒素 **抗生素治疗**：红霉素 500mg IV qid 或青霉素 G 5 万U/kg（最大 120 万 U）IV q12h。稳定后可序贯口服青霉素 VK 250mg qid，治疗 14d	**白喉抗毒素**：马血清，从 CDC 获取，电话：+1－404－639－2889。静脉治疗前做划痕试验。剂量根据疾病的分期而定：<48 小时，20,000～40,000 单位；若咽喉膜形成，40,000～60,000 单位；>3d 或牛颈征，80,000～120,000 单位	确保气道通畅。监测心电图和心肌酶。治疗后重复培养以确保治愈。然后行白喉类毒素免疫接种。接触者留培养；治疗接触者，<6 岁，**青霉素** G 60 万U IM，单次；≥6 岁，120 万U IM，单次。如果青霉素过敏，红霉素 500mg po qid × 7～10d
23.3 **水疱，溃疡咽炎**（病毒性）	柯萨奇病毒 A9，B1～5，埃可病毒（多型），肠道病毒 71，单纯疱疹病毒 1、2 型	无指征用抗菌药物。对于单纯疱疹病 1、2 型，**阿昔洛韦** 400mg po tid × 10d		咽后壁出现小囊泡提示肠道病毒。病毒是急性咽炎的最常见病原体。如果同时出现结膜炎、鼻炎、咳嗽、皮疹和声音嘶哑要怀疑病毒
23.4 **会厌炎**				
23.4.1 儿童	流感嗜血杆菌（罕见），化脓性链球菌，肺炎球菌，金黄色葡萄球菌（包括 MRSA）	**儿童剂量**：**头孢噻肟** 50mg/kg IV q8h 或**头孢曲松** 50mg/kg IV qd + **万古霉素**	**儿童剂量**：**左氧氟沙星** 10 mg/kg IV qd + **克林霉素** 7.5 mg/kg IV q6h	床旁备气管切开包。左氧氟沙星用于严重 β-内酰胺类过敏儿童的经验性治疗（参考 Ped Clin No Amer 53：215，2006）
23.4.2 成人	A 族链球菌，流感嗜血杆菌（罕见），其他多种	与儿童相同的治疗方案，**成人剂量**：见脚注[32]		

解剖学部位/诊断/特定情况	病原体（通常）	推荐治疗方案 *		辅助诊断或治疗方法及说明
		首选方案	备选方案 §	
23.5 咽旁间隙感染，扁桃体脓肿［其区域包括：舌下，颚下，颌下（Ludwig 咽峡炎），咽旁，咽后，气管前］				
牙齿卫生不良，拔牙，异物（如牙签，鱼刺）参考 CID 49:1467，2009	多种细菌混合感染：链球菌属，厌氧菌，侵蚀艾肯杆菌。厌氧菌与需氧菌之比为 10:1	（**克林霉素** 600 ~ 900mg IV q8h）或（**青霉素 G** 2400 万 U 持续静滴或分次，q4 ~ 6h）+（**甲硝唑** 1g 负荷量后 0.5g IV q6h）	**头孢西丁** 2g IV q8h 或**克林霉素** 600 ~ 900mg IV q8h 或**替卡西林 – 克拉维酸**或**哌拉西林 – 他唑巴坦**（剂量见脚注[32]）	密切观察气道情况，1/3 的患者需气管插管；MRI 或 CT 可检出脓肿，一旦确定则**切开引流**；可予**甲硝唑** 1.0g IV q12h。并发症：颈动脉感染（可能破裂）和颈静脉炎
23.6 **颈静脉感染性静脉炎**（Lemierre 综合征）LnID 12：808，2012	大多数为坏死梭杆菌	哌拉西林 – 他唑巴坦 4.5g IV q8h，或亚胺培南 0.5g IV q6h，或（**甲硝唑** 500 mg po/IV q8h + **头孢曲松** 2 g IV qd）	**克林霉素** 600 ~ 900mg IV q8h **禁用大环内酯类：梭杆菌耐药**	常合并肺和体循环血栓形成；病变可侵蚀颈动脉。Lemierre 在 1936 年报道坏死梭杆菌导致该病；其他厌氧菌和革兰阳性球菌少见
23.7 **喉炎**（声嘶）	病毒（90%）	无适应证		

[32]咽旁间隙感染：**头孢曲松** 2g IV qd；**头孢噻肟** 2g IV q4 ~ 8h；**哌拉西林 – 他唑巴坦** 3.375g IV q6h 或 3.375g q8h（4h 输注）；**替卡西林 – 克拉维酸** 3.1g IV q4 ~ 6h；**TMP – SMX** 8 ~ 10mg/(kg·d)（按 TMP 计算），分次给药，q6h、q8h 或 q12h；**克林霉素** 600 ~ 900mg IV q6 ~ 8h；**左氧氟沙星** 750mg IV q24h。

* 注：所有推荐剂量仅针对成人（除非特别注明）及肾功能正常者。（缩写见第 2 页）

表 1（47） 临床抗微生物治疗的初始选择

解剖学部位/诊断/特定情况	病原体（通常）	推荐治疗方案*		辅助诊断或治疗方法及说明
		首选方案	备选方案§	
24 鼻窦				
24.1 **急性鼻窦炎；目前术语：**Acute rhinosinusitis				
24.1.1 **鼻窦开口梗阻，病毒感染，过敏** 参考：Otolaryn - Head & Neck Surgery 130：S1，2004；JAMA 301：1798，2009；JAMA 307：655，2012 鼻病毒感染（普通感冒），见表 14A，167 页	肺炎球菌 33%，流感嗜血杆菌 32%，卡他莫拉菌 9%，A 族链球菌 2%，厌氧菌 6%，病毒 15%，金黄色葡萄球菌 10%（CID 45：e121，2007） **CT 检查提示 87% 病毒性上呼吸道感染者出现鼻窦黏膜炎症，但仅 2% 发展为细菌性鼻窦炎**	仅对以下患者给予抗生素治疗：已用解除充血剂/止痛药 10d，且有①颌面部疼痛；②流脓涕；严重病例（疼痛，发热）需尽早给予抗生素——通常需住院。病毒感染应在 10d 内好转 对轻/中度病情：询问近 1 月内是否应用过抗生素		**治疗目标：**①清除感染；②预防细菌性并发症，如脑膜炎、脑脓肿、硬膜下积脓、硬膜外脓肿、海绵窦血栓（LnID 7：62，2007）；③避免慢性鼻窦疾病；④避免不必要的抗生素治疗；自发缓解率 40%～60% **对青霉素和头孢菌素过敏者，尤其是 IgE 介导的过敏反应，例如荨麻疹过敏反应，治疗方案：克拉霉素，阿奇霉素，TMP-SMX，多西环素或氟喹诺酮类，18 岁以下不用氟喹诺酮类药物。克林霉素对流感嗜血杆菌和卡他莫拉菌没有活性，不要使用；剂量见 50 页脚注[33,34]**，如果过敏症状仅是皮疹，则可以口服头孢菌素
一项纳入了 9 项双盲试验的荟萃分析发现，根据症状无法决定是否应使用抗生素，即使症状已有 7～10d（Ln 371：908，2008）	肺炎球菌 33%，流感嗜血杆菌 32%，卡他莫拉菌 9%，A 族链球菌 2%，厌氧菌 6%，病毒 15%，金黄色葡萄球菌 10%（CID 45：e121，2007）	**近期未用过抗生素：大剂量阿莫西林或缓释阿莫西林-克拉维酸或头孢地尼或头孢泊肟或头孢丙烯** 一般疗程 10d，见说明。成人及儿童剂量见脚注[33,34]和第 11 页脚注[4]（耳炎）。替代治疗见说明	**近期用过抗生素：缓释阿莫西林-克拉维酸（成人）或呼吸氟喹诺酮（成人）**，青霉素过敏者见上一页说明。儿童用阿莫西林/克拉维酸悬液	**通常治疗 10d**；但 3～7d 与 6～10d 的疗效一样（LnID 8：543，2008）（荟萃分析）。 **金黄色葡萄球菌不是急性非复杂性鼻窦炎的病原体**，患者与健康人培养出金黄色葡萄球菌的概率一样，因而经验治疗无需覆盖该菌 **注：左氧氟沙星** 750mg qd × 5d 与**左氧氟沙星** 500mg qd × 10d 的微生物学与临床疗效一样（Otolaryngol Head Neck Surg 134：10，2006）

解剖学部位/诊断/特定情况	病原体（通常）	推荐治疗方案 *		辅助诊断或治疗方法及说明
		首选方案	备选方案 §	
24.1.2 治疗 3d 后失败	同上；考虑诊断性穿刺/抽吸	轻/中度病情：缓释阿莫西林－克拉维酸或（头孢泊肟，头孢丙烯，或头孢地尼） 治疗 5～10d，成人剂量见脚注[34]和说明	重度病情：加替沙星[NUS]，吉米沙星，左氧氟沙星，莫西沙星	并发症：急性病毒性鼻窦炎——过性嗅觉减退，急性细菌性鼻窦炎—眶内感染，脑膜炎，硬膜外脓肿、脑脓肿，海绵窦血栓形成 海绵窦血栓形成的辅助治疗：局部抗充血药（羟甲唑啉）<3d，糖皮质激素喷鼻腔可能有益处，抗组胺药（作用弱），盐水冲洗可能有帮助
24.1.3 糖尿病酮症酸中毒，中性粒细胞减少，去铁胺治疗：毛霉菌病	根霉菌属，（毛霉菌属），曲霉属	见表 11，111 页和 122 页		
24.2 住院患者＋经鼻气管插管或鼻胃管	革兰阴性杆菌 47%（假单胞菌，不动杆菌，大肠杆菌常见）；革兰阳性菌（金黄色葡萄球菌）35%，酵母菌 18%；混合感染占 80%	拔除鼻气管插管，如仍发热，推荐经验治疗前鼻窦穿刺引流培养 亚胺培南 0.5g IV q6h 或美罗培南 1g IV q8h 如果革兰染色提示 MRSA，加用万古霉素	（头孢他啶 2g IV q8h＋万古霉素）或（头孢吡肟 2g IV q12h＋万古霉素）	气管或胃管插管后 7d，X 线检查 95% 的患者有"鼻窦炎"（鼻窦积液），但穿刺培养阳性率仅 38%（AJRCCM 150:776，1994）；对于经鼻气管插管使用呼吸机超过 1 周的患者，细菌性鼻窦炎发生率<10%（CID 27:851，1998） 如穿刺涂片提示酵母菌可用氟康唑

33 **鼻窦炎儿童剂量（均口服）**：大剂量**阿莫西林** 90mg/(kg·d)，分次，q8h 或 q12h，**阿莫西林－克拉维酸 ES** 儿童悬液：含**阿莫西林** 90mg/(kg·d) 分次，q12h，**阿奇霉素** 10mg/kg×1 次，然后 5mg/(kg·d)×3d，**克拉霉素** 15mg/(kg·d) 分次 q12h，**头孢泊肟** 10mg/(kg·d)（最大 400mg）分次 q12～24h，**头孢呋辛酯** 30mg/(kg·d) 分次 q12h，**头孢地尼** 14mg/(kg·d) qd 或分次 bid，**头孢丙烯** 15mg/(kg·d)，分次 bid（最大 1g/d）**TMP－SMX** 8～12mg TMP/40～60mg SMX/(kg·d) 分次 q12h。

34 **鼻窦炎成人剂量（均口服）**：**阿莫西林－克拉维酸缓释剂** 2000/125mg bid，**大剂量阿莫西林** 1g tid，**克拉霉素** 500mg bid 或**克拉霉素缓释剂** 1g qd，**多西环素** 100mg bid，**呼吸氟喹诺酮类**［**加替沙星** 400mg qd，由于低/高糖血症已从美国市场退出，**吉米沙星** 320mg qd（非 FDA 适应证但应该有效），**左氧氟沙星** 750mg qd×5d，**莫西沙星** 400mg qd］；**口服头孢菌素**（**头孢地尼** 300mg q12h 或 600mg qd，**头孢泊肟** 200mg bid，**头孢丙烯** 250～500mg bid，**头孢呋辛** 250mg bid），**TMP－SMX**（双剂量）1 片（TMP 160mg）bid（3 和 10d 治疗结果类似）。

* 注：所有推荐剂量仅针对成人（除非特别注明）及肾功能正常者。（缩写见第 2 页）

表 1（48） 临床抗微生物治疗的初始选择

解剖学部位/诊断/特定情况	病原体（通常）	推荐治疗方案*		辅助诊断或治疗方法及说明
		首选方案	备选方案§	
24 鼻/鼻窦（续）				
24.3 成人慢性鼻窦炎	常见厌氧菌：普雷澳菌，厌氧链球菌和梭杆菌属；需氧菌：链球菌属，嗜血菌，铜绿假单胞菌，金黄色葡萄球菌，莫拉菌(CID 35:428,2002)	抗生素通常无效	耳鼻喉科会诊；急性发作按急性鼻窦炎治疗	发病机制不明，可能和多种因素有关；急性细菌感染导致的中耳病变，过敏 ± 息肉，潜在免疫缺陷，和（或）口腔疾病（上颌牙周炎）
25 皮肤				
25.1 普通痤疮（Med Lett Treatment Guidelines 11（Issue 125）：1，2013）				
25.1.1 粉刺痤疮，最早形式为"黑头""白头"，非炎症性	皮脂分泌过多和腺体阻塞；无丙酸痤疮杆菌	每日一次： 局部使用**维 A 酸**（霜剂 0.025% 或 0.05%）或（凝胶 0.01% 或 0.025%）	每日一次： 局部用 0.1% **阿达帕林**凝胶或 20% **壬二酸**霜剂或 0.1% **他佐罗汀**霜剂	预防为主；使皮肤环境不利于痤疮丙酸杆菌生长，减少新粉刺数量；阿达帕林比维 A 酸刺激小，壬二酸作用弱但刺激较维 A 酸小。 **他佐罗汀：孕妇禁用**
25.1.2 轻度炎性痤疮：小丘疹或脓疱	丙酸痤疮杆菌增殖 + 滤泡细胞异常脱屑	局部使用 3% **红霉素** + 5% **过氧化苯甲酰**，bid	可用 1% **克林霉素**凝胶代替红霉素	随机对照试验中，局部过氧化苯甲酰 + 红霉素与口服米诺环素和四环素等效，且不受丙酸杆菌抗生素耐药性的影响（Ln 364：2188，2004）
25.1.3 炎性痤疮：粉刺，丘疹和脓疱，深部小结节（囊）不常见	由以上病变进展而来。也可是药物诱导所致，例如：糖皮质激素、苯妥英、锂剂、异烟肼和其他	（局部使用 3% **红霉素** + 5% **过氧化苯甲酰** bid）± 口服抗生素（见轻度痤疮说明）	口服药：（**多西环素** 100mg bid）或（**米诺环素** 50mg bid） 其他：**四环素**，**红霉素**，**TMP－SMX**，**克林霉素** 昂贵的缓释**米诺环素**（Solodyn）1mg/(kg·d)（Med Lett 48：95，2006）	口服抗生素治疗严重全身播散的结节性或囊性病变若无效，可全身给药：**异维 A 酸** 0.1～1mg/(kg·d) 4～5 个月，但有报道出现攻击/暴力行为 **四环素**使生长期牙齿着色。**多西环素**可致光过敏。**米诺环素**不良反应：荨麻疹，眩晕，皮肤或口腔黏膜色素沉着。偶见引起儿童自身免疫病：发热，多关节痛，抗中性粒细胞胞质抗体（ANCA）阳性（J Peds 153：314，2008）

解剖学部位/诊断/特定情况	病原体（通常）	推荐治疗方案 *		辅助诊断或治疗方法及说明
		首选方案	备选方案 §	
25.2 **红斑痤疮** 参考 NEJM 352: 793, 2005	皮肤螨：毛囊蠕螨	壬二酸凝胶局部使用 bid，甲硝唑霜局部使用 qd	多西环素 50mg po qd	避免使颜面潮红的活动，例如：酒精，辛辣食物、日晒（Med Lett 49 : 5，2007）
25.3 **炭疽** 皮肤，吸入 **报告生物恐怖事件** **770 − 488 − 7100** **如要得到更多信息：** **www.bt.cdc.gov** 参考：JAMA 281 : 1735，1999 & MMWR 50 : 909，2001。如果有全身症状，按吸入性炭疽治疗	炭肺疽杆菌 通过接触动物或动物产品，孢子进入皮肤 见肺，43 页	**成人（包括孕妇）和体重大于 50kg 的儿童：**（**环丙沙星** 500mg po bid 或**左氧氟沙星** 500mg IV 或 po qd）× 60d **体重小于 50kg 的儿童：环丙沙星** 30mg/(kg · d) po 分次 q12h（最大剂量 1g/d）或**左氧氟沙星** 8mg/kg po q12h × 60d	**成人（包括孕妇）：** **多西环素** 100mg po bid × 60d **儿童：多西环素** > 8 岁且 > 45kg：100mg po bid；> 8 岁且 ≤ 45kg；2.2mg/kg po bid；≤ 8 岁；2.2mg/kg po bid，疗程均为 60d	1. 若病原体对青霉素敏感，则**成人：阿莫西林** 500mg po q8h × 60d；**儿童：阿莫西林** 80mg/(kg · d) 分次 q8h（最大剂量 500mg q8h） 2. **常规治疗皮肤炭疽的疗程为 7 ~ 10d，60d 治疗主要针对生物恐怖袭击并估计接触了气溶胶者** 3. 基于体外药敏资料，其他**氟喹诺酮类**（左氧氟沙星，莫西沙星）也应有效 4. 也可能发生肠炭疽（NEJM 363 : 766，2010） 5. 暴露后预防，建议在暴露后第 0、2、4 周接种炭疽疫苗
25.4 **杆菌性血管瘤**：其他巴尔通体感染，见猫抓病淋巴结炎，45 页，巴尔通体全身感染，57 页				
免疫抑制（HIV − 1，骨髓移植）患者 参见：《桑福德 HIV/AIDS 治疗指南》	汉赛巴尔通体和五日热巴尔通体	**克拉霉素** 500mg po bid 或缓释片 1g po qd，或**阿奇霉素** 250mg po qd（见说明）	**红霉素** 500mg po qid 或**多西环素** 100mg po bid，或（**多西环素** 100mg po bid + **利福平** 300mg po bid）	艾滋病患者应持续抑制治疗，直至 HIV 得到恰当治疗，CD4 > 200/μl 在 6 个月以上

* 注：所有推荐剂量仅针对成人（除非特别注明）及肾功能正常者。（缩写见第 2 页）

表 1（49） 临床抗微生物治疗的初始选择

解剖学部位/诊断/特定情况	病原体（通常）	推荐治疗方案*		辅助诊断或治疗方法及说明
		首选方案	备选方案§	
25 皮肤（续）				
25.5 咬伤：勿忘预防破伤风—狂犬病预防见表 20B，215 页。动物咬伤所致感染的微生物学综述 CMR 24：231，2011				
25.5.1 蝙蝠，浣熊，臭鼬	来自皮肤的链球菌和葡萄球菌；狂犬病	阿莫西林－克拉维酸 875/125mg po bid 或 500/125mg po tid	多西环素 100mg po bid	在美洲须预防狂犬病：狂犬病免疫球蛋白＋疫苗（见表 20B，215 页）
25.5.2 骆驼	金黄色葡萄球菌，铜绿假单胞菌和其他革兰阴性杆菌	双氯西林 250～500mg po q6h＋环丙沙星 750mg po bid	头孢氨苄 500 mg po qid＋环丙沙星 750mg bid	见 EJCMID 18：918，1999
25.5.3 猫 感染率 80%，要做培养并予经验治疗 猫抓病：见 45 页	多杀巴斯德菌，链球菌金黄色葡萄球菌，奈瑟菌属，莫拉菌属	阿莫西林－克拉维酸 875/125mg po bid 或 500/125mg po tid	头孢呋辛酯 0.5g po q12h 或多西环素 100mg po bid 不用头孢氨苄。对氟喹诺酮类体外敏感	多杀巴斯德菌对双氯西林、头孢氨苄和克林霉素耐药；许多菌株对红霉素耐药（大多对阿奇霉素敏感，但无临床资料）。感染在 24h 内发生。警惕骨髓炎。若只培养出多杀巴斯德菌，可用青霉素 G IV 或青霉素 VK po。见狗咬伤
25.5.4 鲶鱼刺伤	毒素	见说明		立即出现疼痛、红斑和水肿，类似链球菌蜂窝织炎。可能继发感染；可用阿莫西林－克拉维酸预防
25.5.5 狗 只有 5% 发生感染。严重咬伤或有基础疾病（如糖尿病）时才需要治疗	犬巴斯德菌，金黄色葡萄球菌，链球菌类杆菌属，梭杆菌属，碳酸噬胞菌	阿莫西林－克拉维酸 875/125mg po bid 或 500/125mg po tid	克林霉素 300mg po qid＋氟喹诺酮（成人）或克林霉素＋TMP－SMX（儿童）	应抗狂犬病治疗：狂犬病免疫球蛋白＋疫苗（见表 20B）。脾切除患者感染碳酸噬胞菌可引起局部焦痂、全身性感染合并 DIC。犬巴斯德菌对双氯西林、头孢氨苄、克林霉素和红霉素耐药；对头孢曲松、头孢噻肟、头孢泊肟和氟喹诺酮类敏感
25.5.6 人 细菌学资料见 CID 37：1481，2003	草绿链球菌 100%，表皮葡萄球菌 53%，棒状杆菌属 41%，金黄色葡萄球菌 29%，艾肯杆菌 15%，拟杆菌 82%，消化链球菌 26%	早期（尚未感染）：阿莫西林－克拉维酸 875/125mg po bid × 5d；后期：有感染表现（通常在 3～24h 后）：（氨苄西林－舒巴坦 1.5g IV q6h 或头孢西丁 2g IV q8h）或（替卡西林－克拉维酸 3.1g IV q6h）或（哌拉西林－他唑巴坦 3.375g IV q6h 或 4.5g IV q8h 或 3.375g q8h 4h 输注）；青霉素过敏者：克林霉素＋（环丙沙星或 TMP－SMX）		最重要是伤口清洁，冲洗，清创。若受伤时拳头捏紧，应行 X 线检查以除外骨折。被住院患者咬伤应考虑革兰阴性需氧杆菌。艾肯杆菌对克林霉素、萘夫西林、苯唑西林、甲硝唑、注射用一代头孢菌素和红霉素耐药，对氟喹诺酮类和 TMP－SMX 敏感

解剖学部位/诊断/特定情况	病原体（通常）	推荐治疗方案 *		辅助诊断或治疗方法及说明
		首选方案	备选方案 §	
25.5.7 水蛭（药用）	亲水气单胞菌	**环丙沙星** 400mg IV 或 750mg po，bid	**TMP－SMX（双剂量）** 1 片 po bid	水蛭的胃肠道中有气单胞菌。当水蛭被药用时，有人预防性使用抗生素，但并非普遍接受或需要（IDCP 10：211，2001）不用氨苄西林或一代头孢菌素（CID 35：e1，2002）
25.5.8 **猪**	多种细菌：革兰阳性球菌，革兰阴性杆菌，厌氧菌，巴斯德菌属	**阿莫西林－克拉维酸** 875/125mg po bid	**注射用三代头孢菌素或替卡西林－克拉维酸或氨苄西林－舒巴坦或亚胺培南**	资料有限，但感染常见，且病情严重（Ln 348：888，1996）
25.5.9 **草原犬鼠**	猴痘	见表 14A，165 页。无治疗方案供推荐		
25.5.10 **灵长类，非人类**	微生物未知。猿疱疹病毒	**阿昔洛韦**：见表 14B，168 页		CID 20：421，1995
25.5.11 **鼠**	小螺旋菌，念珠状链杆菌	**阿莫西林－克拉维酸** 875/125mg po bid	**多西环素**	无需抗狂犬病治疗。可引起鼠咬热（念珠状链杆菌）：青霉素 G 或多西环素，也可使用红霉素或克林霉素
25.5.12 **海豹**	海洋支原体	四环素 ×4 周		可在咬伤后数周才发病（Ln 364：448，2004）
25.5.13 **蛇：响尾蛇**（参考：NEJM 347：347，2002）	假单胞菌属，肠道杆菌，表皮葡萄球菌，梭菌属		**主要治疗是抗蛇毒血清**。青霉素常用，但对分离出的菌多无效；头孢曲松应更有效；预防破伤风。参考 CID 43：1309，2006	
25.5.14 **蜘蛛**：所谓蜘蛛造成的皮肤坏死溃疡大多是其他原因引起，例如皮肤炭疽（Ln 364：549，2004）或 **MRSA 感染**（蜘蛛咬伤引起疼痛，炭疽无疼痛）				
黑寡妇（毒蛛）	非感染性	无	易误诊为“急腹症”：地西泮或葡萄糖酸钙有助于控制疼痛和肌肉痉挛；预防破伤风	
25.5.15 褐色隐士（斜蛛属）NEJM 352：700，2005	非感染性。常被过度诊断！该蜘蛛局限分布于美国中部和西南部荒漠地区	咬伤通常自限、自愈。没有明确有效的治疗	临床通常用**氨苯砜** 50mg po qd，但支持证据很少	氨苯砜可引起溶血（需除外 G6PD 缺乏），还可造成肝炎，要检查基础肝功并每周复查

* 注：所有推荐剂量仅针对成人（除非特别注明）及肾功能正常者。（缩写见第 2 页）

表1（50） 临床抗微生物治疗的初始选择

解剖学部位/诊断/特定情况	病原体（通常）	推荐治疗方案*		辅助诊断或治疗方法及说明
		首选方案	备选方案§	
25.6 皮肤/疖—疖病——吸毒者皮下脓肿（续）				
25.6 疖—疖病—吸毒者皮下脓肿；痈-融合的多发疖肿；急诊医学的观点（IDC No Amer 22：89，2008）				
25.6.1 **急性病变** **见表6，78页** 社区获得性 MRSA 日益常见。治疗关键是切开引流。参考：CID 46：1032，2008 儿童使用 TMP-SMX 和安慰剂疗效无差异（脓肿大多＜5cm）：An Emer Med（ePub，Apr 29），2009	金黄色葡萄球菌，包括 MSSA 和 MRSA——要关注社区获得性 MRSA （见说明） IDSA 指南：CID 52（Feb 1）：1，2011	**如不发热，脓肿直径＜5cm：切开引流**，培养，热敷。无需用药。**如脓肿直径≥5cm：TMP-SMZ（双剂量）**1～2片 po bid×5～10d。其他方案（成人剂量）：**克林霉素**300～600mg po q6h～q8h或（**多西环素**或**米诺环素**）100mg po q12h	**对发热、脓肿较大和（或）多发脓肿患者，门诊治疗：切开引流**，脓液培养，有时须作血培养，热敷。（**TMP-SMZ**（**双剂量**）1片 po bid ± **利福平** 300mg bid）×10d 若2～3d后无好转，应考虑并发症并静脉给药	前瞻性病例对照研究显示，**TMP-SMX**（**双剂量**）1片 bid 与2片 bid 等效（AAC 55：5430，2011） **TMP-SMX** 对链球菌的活性尚不确定。临床上通常容易分辨链球菌"蜂窝织炎"（丹毒）和金黄色葡萄球菌脓肿，如鉴别不清或者判定是链球菌，用**克林霉素**或 **TMP-SMX+β-内酰胺类** 可以先单用数天 TMP-SMP 其他方案：①**利奈唑胺** 600mg po bid×10d；②**夫西地酸**[NUS]250～500mg po q8～12h ± **利福平**（CID 42：394，2006）；③**氟喹诺酮类**（仅当体外敏感时）
		切开引流至为关键！		
25.6.2 **减少复发** 手术预防，参见表15B，193页	甲氧西林敏感金黄色葡萄球菌（MSSA）和甲氧西林耐药金黄色葡萄球菌（MRSA） IDSA 指南 CID 52（Feb 1）：1，2011；AAC 56：1084，2012.	2% **氯己定**每日洗患处 qd；2% **莫匹罗星**抹鼻孔 bid；+**利福平** 300mg po bid + **多西环素** 100mg bid，疗程均为7d	**莫匹罗星软膏**涂抹鼻孔 bid×7d+2% **氯己定**洗患处 qd×7d+（TMP-SMX（双剂量）1片 po bid + 利福平 300mg po bid）×7d	最佳治疗方案和疗程尚不明确。在局部+全身治疗的随机临床试验中，治疗组3个月 MRSA 培养阴性率为74%，不治疗组为32%（CID 44：178，2007） 有很多关于莫匹罗星的研究：CID 48：922，2009；JAC 64：9-15，2009。家庭接触者除菌治疗无益（CID 54：743，2012）。可替代氯己定冲洗（Inf Control Hosp Epidemiol 32：872，2011）。杆菌肽不如莫匹罗星（ICHE 20：351，1999）

解剖学部位/诊断/特定情况	病原体（通常）	推荐治疗方案 *		辅助诊断或治疗方法及说明
		首选方案	备选方案 §	
25.6.3 **汗腺炎，化脓性**非感染性疾病，但常发生细菌性二重感染	继发感染：金黄色葡萄球菌，肠杆菌科，假单胞菌属，厌氧菌	局部用1%克林霉素霜	四环素 500mg po bid×3个月	腋下、腹股沟、肛周、会阴和乳房下的汗腺角化堵塞引起。其他治疗：止汗药、宽松衣服和抗雄激素治疗（Dermatol Clin 28:779，2010）
		阿达木单抗 40 mg 1 次/w 有效（AnIM 157:846，2012）		
25.7 **烧伤**　全面处理：见 NEJM 350:810，2004——循序渐进介绍病例，并有解释				
25.7.1 早期烧伤创面护理（CID 37:543，2003 & BMJ 332:649，2006） 局部治疗见：NEJM 359:1037，2008	**未感染** 预防措施	早期切除，闭合创面；有多种皮肤移植物或替代物，见 JAMA 283:717，2000；Adv Skin Wound Care 18:323，2005； 淋浴水疗。局部抗菌药物作用不明确	1% **磺胺嘧啶银**霜外用 1~2 次/d，或 0.5% **硝酸银**溶液或**醋酸磺胺米隆**霜外用 bid	用磺胺嘧啶 1 周内可出现骨髓抑制，中性粒细胞减少，继续使用可缓解。硝酸银可从创面沥出电解质并染黑衣物。磺胺米隆抑制碳酸酐酶，可引起代谢性酸中毒
25.7.2 **烧伤创面感染**	化脓性链球菌，肠杆菌属，金黄色葡萄球菌，表皮葡萄球菌，粪肠球菌，大肠杆菌，铜绿假单胞菌。真菌和疱疹病毒罕见	（**万古霉素** 1g IV q12h）+（**阿米卡星** 10mg/kg 负荷量，然后 7.5mg/kg IV q12h）+［**哌拉西林** 4g IV q4h（另将**哌拉西林** 1/2 日用量行焦痂下注射并于 12h 内切痂）］。如果没有**哌拉西林，**可用**哌拉西林－他唑巴坦**		**监测万古霉素和阿米卡星的血药浓度，大多数抗生素的半衰期会缩短**。金黄色葡萄球菌多局限于烧伤创面。如有中毒症状应考虑中毒休克综合征。念珠菌易定植但很少侵入。肺炎是主要感染并发症，常由金黄色葡萄球菌引起。其他并发症包括静脉注射部位的感染性血栓性静脉炎。可用达托霉素（6~8mg/kg IV qd）替代万古霉素

* 注：所有推荐剂量仅针对成人（除非特别注明）及肾功能正常者。（缩写见第 2 页）

表1（51） 临床抗微生物治疗的初始选择

解剖学部位/诊断/特定情况	病原体（通常）	推荐治疗方案*		辅助诊断或治疗方法及说明
		首选方案	备选方案[§]	
25 皮肤（续）				
25.8 **蜂窝织炎，丹毒**：须警惕大环内酯（红霉素）耐药的化脓性链球菌，见综述 NEJM 350:904，2004。**注意**：要考虑酷似蜂窝织炎的其他病变（AnIM 142:47，2005）				
25.8.1 **四肢，非糖尿病性** 糖尿病性见下文 实践指南：CID 41:1373，2005	A、B、C、G 族链球菌；金黄色葡萄球菌包括 MRSA（罕见）	住院患者：抬高患肢。**青霉素G** 100万~200万U IV q6h 或**头孢唑啉** 1g IV q8h。若青霉素过敏，万古霉素 15mg/kg IV q12h。退热后，青霉素 VK 500 mg po qid。总疗程 10d	门诊患者：抬高患肢。青霉素 VK 500mg po qid × 10d。若青霉素过敏，阿奇霉素 500mg po × 1 次，然后 250mg po qd × 4d（总计 5d）。很少需用利奈唑胺 600mg po bid（昂贵）	足癣是细菌侵袭入口，如有足癣需要治疗。如有波动感或革兰染色阳性而怀疑金黄色葡萄球菌：MSSA：双氯西林 500mg po qid 或萘夫西林/苯唑西林 2g IV q4h；MRSA：多西环素 100mg po bid 或 TMP－SMX（双剂量）1 片 po bid 或万古霉素 1g IV q12h（住院患者）。如果证实是金黄色葡萄球菌，通常需要切开引流。**抬高患肢有帮助。注意**：TMP－SMX 可用于治疗 MRSA，但不能用于治疗化脓性链球菌。后者即使对 TMP－SMX 体外敏感，治疗也可能失败（Eur J Clin Micro 3:424，1984）
25.8.2 **面部，成人（丹毒）**	A、B、C、G 族链球菌，金黄色葡萄球菌（包括 MRSA），肺炎球菌	**万古霉素** 1g IV q12h；如体重 > 100kg，1.5g IV q12h	**达托霉素** 4mg/kg IV qd 或**利奈唑胺** 600mg IV q12h	**经验性治疗必须覆盖金黄色葡萄球菌**。面部金黄色葡萄球菌丹毒酷似肢体化脓性链球菌丹毒。在获得药敏结果之前，须针对 MRSA 进行经验治疗
25.8.3 **糖尿病和丹毒**（见糖尿病足，16 页）	A、B、C、G 族链球菌，金黄色葡萄球菌，肠杆菌科；梭菌	**早期轻症：TMP－SMX（双剂量）** 1~2 片 po bid +（**青霉素** VK 500mg po qid 或**头孢氨苄** 500mg po qid）。 **重症：亚胺培南或美罗培南或厄他培南** IV +（**利奈唑胺** 600mg IV 或 po bid 或**万古霉素** IV 或**达托霉素** 4mg/kg IV qd） 剂量见 16 页，糖尿病足		尽早外科清创以除外坏死性筋膜炎，并送培养。有全身感染症状者应行患肢 X 线检查明确有无气体。**预后取决于血供：需检查动脉**。见糖尿病足，16 页。对于重症患者，治疗方案应针对需氧革兰阴性杆菌和 MRSA

解剖学部位/诊断/特定情况	病原体（通常）	推荐治疗方案 *		辅助诊断或治疗方法及说明
		首选方案	备选方案 §	
25.8.4 丹毒，继发于淋巴水肿（先天性 = Milroy 病）；清除淋巴结的乳腺手术	链球菌属 A、C、G 族	**苄星青霉素** G 120 万U IM 每 4 周一次		仅当蜂窝织炎反复发作时才用药。青霉素 V 250mg po bid 应有效，但无临床试验。青霉素过敏者：红霉素 500mg po qd，阿奇霉素 250mg po qd 或克拉霉素 500mg po qd
25.9 头皮屑（脂溢性皮炎）	马拉色霉菌属	2% **酮康唑洗发液**或 2.5% **二硫化硒溶液**（见 10 页，慢性外耳炎）		
25.10 多形红斑	Ⅰ型单纯疱疹病毒，支原体，化脓性链球菌，药物（磺胺类、苯妥英、青霉素类）			**治疗**：单纯疱疹病毒引起者用**阿昔洛韦**（Dermatology 207:349, 2003）
25.11 结节红斑	结节病，炎性肠病，结核分枝杆菌，球孢子菌，耶尔森菌，磺胺类，Whipple 病			**治疗**：**非甾体类解热镇痛药**；难治者用**糖皮质激素**。如果可能，鉴别并治疗基础疾病
25.12 红癣	微小棒状杆菌	局部感染：**局部用克林霉素** 2～3 次/d×7～14d	播散性感染：**克拉霉素** 500mg po bid 或**红霉素** 250mg po bid×14d	诊断：Wood 灯（珊瑚红荧光）照射。如果感染复发，用抗菌肥皂洗澡或苄基过氧化物清洗以预防
25.13 毛囊炎	金黄色葡萄球菌，念珠菌，铜绿假单胞菌常见	通常自限、无需治疗。葡萄球菌可局部使用莫匹罗星，念珠菌局部使用抗真菌药物		
25.14 疖病	金黄色葡萄球菌	见 53 页，疖		
25.15 出血性大疱病				
肝硬化患者有污染海水擦伤史或生食海产品史	**海鱼弧菌**（CID 52:788, 2011）	**头孢他啶** 2g IV q8h + **多西环素** 100mg IV 或 po bid	**头孢噻肟** 2g IV q8h 或（**环丙沙星** 750mg po bid 或 400mg IV bid）	健康宿主引起伤口感染，菌血症主要见于肝硬化患者。发病机制：开放伤口暴露于污染海水。可造成坏死性筋膜炎（JAC 67:488, 2012）
25.16 带状疱疹：见表 14				

* 注：所有推荐剂量仅针对成人（除非特别注明）及肾功能正常者。（缩写见第 2 页）

表1（52） 临床抗微生物治疗的初始选择

解剖学部位/诊断/特定情况	病原体（通常）	推荐治疗方案* 首选方案	推荐治疗方案* 备选方案§	辅助诊断或治疗方法及说明
25 皮肤（续）				
25.17 脓疱病—儿童和军事人员				
25.17.1“蜜痂”皮损（非大疱性） 与深脓疱密切相关。造成“破损性”皮肤病变	**A 族脓疱链球菌**（B、C、G 族链球菌罕见）；出现痂则可能为金黄色葡萄球菌 + 链球菌。金黄色葡萄球菌可继发定植	2% 莫匹罗星软膏（局部）tid 或 2% 夫西地酸霜[NUS] × 7 ~ 12d 或 1% 瑞他莫林软膏 bid × 5d	无需口服抗生素	荟萃分析显示，对链球菌和金黄色葡萄球菌联合引起的脓疱病，莫匹罗星的治愈率高于安慰剂。莫匹罗星也优于口服红霉素。青霉素疗效比红霉素差 有安慰剂对照的试验很少。参考：Cochrane Database Systemic Reviews，2004（2），CD003261
		剂量：成人见表 10A，儿童见表 16，203 页		
25.17.2 大疱性（如破裂，形成菲薄清漆样痂皮）	**金黄色葡萄球菌，MSSA 和 MRSA，产生剥脱毒素 A**	**对 MSSA：口服双氯西林或苯唑西林或头孢氨苄或阿莫西林 - 克拉维酸或阿奇霉素或克拉霉素；或外用莫匹罗星软膏或瑞他莫林软膏**	**对 MRSA：外用莫匹罗星软膏，或口服 TMP - SMX（双剂量），米诺环素，多西环素，克林霉素**	46% 美国分离的社区获得性 MRSA（USA - 300 克隆株）携带对莫匹罗星耐药的基因编码（Ln 367：731，2006） **注**：对莫匹罗星耐药性在增加，但非处方药三联抗生素软膏（新霉素，多黏菌素 B，杆菌肽）仍然有效（DMID 54：63，2006） **深脓疱**的感染较一般脓疱病更深，可能需用静脉青霉素，曾有军营暴发感染：CID 48：1213 & 1220，2009
		剂量见表 10A		
25.18 **伤口感染，四肢—外伤后**（咬伤见 52 页；术后见下文）—**革兰染色未见细菌**				
25.18.1 轻中度；无并发症 如果需要，清创	混合感染：金黄色葡萄球菌（MSSA 和 MRSA），需氧和厌氧链球菌，肠杆菌科，产气荚膜梭菌，破伤风梭菌；若浸水，假单胞菌属，气单胞菌属 在驻伊拉克士兵中有不动杆菌感染（CID 47：444，2008）	**TMP - SMX（双剂量）** 1 ~ 2 片 po bid 或**克林霉素** 300 ~ 450mg po tid（见说明）	**米诺环素** 100mg po bid 或**利奈唑胺** 600mg po bid（见说明）	**做革兰染色、培养和药敏试验。必要时应用破伤风类毒素** **轻症感染**：覆盖金黄色葡萄球菌和链球菌属。若怀疑革兰阴性杆菌，加用**阿莫西林 - 克拉维酸**缓释片（1000/62.5mg）2 片 po bid。若 MRSA 对红霉素耐药，可诱导产生对克林霉素耐药
25.18.2 发热，伴全身性感染 - 住院患者 如果需要，清创		**替卡西林 - 克拉维酸或哌拉西林 - 他唑巴坦或多尼培南[NAI]或亚胺培南或美罗培南或厄他培南**（剂量见 25 页）+ **万古霉素** 1g IV q12h（体重 > 100kg，1.5g）	（**万古霉素** 1g IV q12h 或**达托霉素** 6mg/kg IV qd 或**头孢洛林** 600mg IV q12h，或**特拉万星** 10mg/kg IV qd）+（**环丙沙星或左氧氟沙星** IV——剂量见说明）	**发热 - 全身性感染**：万古霉素的替代药物是**利奈唑胺** 600mg IV 或 po q12h。发现革兰阴性杆菌或对青霉素严重过敏，用**环丙沙星** 400mg IV q12h（铜绿假单胞菌用 q8h）或**左氧氟沙星** 750mg IV qd 为何要用 1 ~ 2 片 **TMP - SMX（双剂量）**？（见表 6 脚注 1 关于 MRSA 的讨论） **TMP - SMX** 对链球菌属不一定有活性

解剖学部位/诊断/特定情况	病原体（通常）	推荐治疗方案 *		辅助诊断或治疗方法及说明
		首选方案	备选方案 §	
25.19 伤口感染，手术后—革兰染色未发现细菌。革兰染色发现阳性球菌－见下文				
25.19.1 不涉及消化道或女性生殖道的外科手术				
不伴全身性感染（轻度，无发热）	金黄色葡萄球菌，A、B、C 或 G 族链球菌	**TMP－SMX（双剂量）** 1～2 片 po bid	**克林霉素** 300～450mg po tid	行渗出物革兰染色：若发现革兰阴性杆菌，加 β－内酰胺/β－内酰胺酶抑制剂：**阿莫西林－克拉维酸缓释片** po 或（**厄他培南或哌拉西林－他唑巴坦或替卡西林－克拉维酸**）IV。剂量见 25 页 为何要用 1～2 片 TMP－SMX（**双剂量**）？见表 6 脚注 1 关于 MRSA 的讨论 TMP－SMX 对链球菌属不一定有效
伴全身性感染（重度，发热）		**万古霉素** 1.0g IV q12h，若体重 >100kg 予 1.5g q12h	**达托霉素** 6mg/kg IV qd 或 **特拉万星** 10mg/kg IV qd	
25.19.2 **涉及消化道**（包括口、咽和食管）或女性生殖道的**手术**——发热，中性粒细胞增多	MSSA，MRSA，肠杆菌，拟杆菌和其他厌氧菌	重症：［**哌拉西林－他唑巴坦**或（**注射用三代头孢菌素＋甲硝唑**）或**多尼培南**或**厄他培南**或**亚胺培南**或**美罗培南**］＋（**万古霉素** 1g IV q12h 或**达托霉素** 6mg/kg IV qd） **轻症：阿莫西林－克拉维酸缓释**片 1000/62.5mg，2 片 po bid。革兰染色见阳性球菌加用 TMP－SMX（**双剂量**）1～2 片 po bid 剂量见表 10A 和 62 页，脚注 36		所有治疗方案见腹膜炎，47 页 最重要的是伤口引流和细菌培养 可用**利奈唑胺**代替万古霉素；可用**环丙沙星或左氧氟沙星**代替 β－内酰胺类 为何要用 2 片 TMP－SMX（**双剂量**）？见表 6 脚注 1 关于 MRSA 的讨论
25.19.3 **Meleney 协同性坏疽**	见 56 页坏死性筋膜炎			

* 注：所有推荐剂量仅针对成人（除非特别注明）及肾功能正常者。（缩写见第 2 页）

表 1（53） 临床抗微生物治疗的初始选择

解剖学部位/诊断/特定情况	病原体（通常）	推荐治疗方案*		辅助诊断或治疗方法及说明
		首选方案	备选方案§	
25 皮肤/伤口感染，手术后—革兰染色阴性（续）				
25.19.4 伤口感染，发热患者—涂片发现成堆的革兰阳性球菌	金黄色葡萄球菌，可能是 MRSA	**培养及药敏试验；开放和引流伤口** **口服：TMP－SMX（双剂量）**1 片 po bid 或**克林霉素** 300～450mg po tid（见说明）	**IV：万古霉素** 1g IV q12h 或**达托霉素** 4～6mg/kg IV qd，或**头孢洛林** 600mg IV q12h 或**特拉万星** 10mg/kg IV qd	需做培养和药敏以明确 MRSA。针对社区获得性 MRSA 可选用的口服药还有米诺环素 100mg po q12h 或**多西环素** 100mg po bid（便宜）和利奈唑胺 600mg po q12h（昂贵）。若 MRSA 对克林霉素敏感但对红霉素耐药，应警惕诱导性克林霉素耐药
25.20 坏死性筋膜炎（"食肉菌"）				
手术后，外伤，链球菌皮肤感染 气性坏疽见 46 页，中毒性休克见 64 页 参考：CID 44：705，2007；NEJM 360：281，2009	**5 种类型**：①A、C、G 族链球菌；②梭菌属；③混合感染：需氧菌＋厌氧菌（金黄色葡萄球菌＋厌氧链球菌即是 Meleney 协同坏疽）；④社区获得性 MRSA；⑤肺炎克雷伯菌（CID 55：930 & 946，2012）	梭菌治疗见肌肉，气性坏疽，46 页。**混合伤口感染的命名不准确**：Meleney 协同坏疽、Fournier 坏疽、坏死性筋膜炎具有共同的病理生理机制。**都需紧急外科清创和抗菌治疗**。诊断坏死性筋膜炎须切开探查，若探针探查皮下（筋膜平面）无阻力，可确诊为坏死性筋膜炎 **须作革兰染色/培养**以确定病原是链球菌、梭菌、金黄色葡萄球菌还是混合感染 **治疗**：若为链球菌或梭菌，用**青霉素 G**，混合感染用**多尼培南**[NAI]**或亚胺培南或美罗培南**，怀疑 MRSA 加用**万古霉素或达托霉素** **注意**：若是链球菌坏死性筋膜炎，使用青霉素和克林霉素是合理的。若梭菌感染（伴或不伴气性坏疽），宜在青霉素基础上加用克林霉素（见 46 页）。MRSA 参考：NEJM 352：1445，2005。**见中毒休克综合征，链球菌，64 页**		
25.21 钉刺伤	穿透运动鞋的钉刺伤：铜绿假单胞菌	局部清创，去除异物，预防破伤风，无需抗生素治疗		足底刺伤只有 1%～2% 引起骨髓炎。如果是不透 X 线的异物，拍 X 线片
25.22 葡萄球菌性烫伤样皮肤综合征 参考：PIDJ 19：819，2000	产毒素金黄色葡萄球菌	MSSA：**萘夫西林或苯唑西林** 2g IV q4h〔儿童：150mg/(kg·d) 分次 q6h〕×5～7d MRSA：**万古霉素** 1g IV q12h〔儿童：40～60mg/(kg·d) 分次 q6h〕		毒素致**表皮内层分离**、尼科尔斯基征阳性；药物致表皮/真皮分离，称**中毒性表皮坏死松解症**—更严重；活检可资鉴别

解剖学部位/诊断/特定情况	病原体（通常）	推荐治疗方案*		辅助诊断或治疗方法及说明
		首选方案	备选方案§	
25.23 **皮肤溃疡病变鉴别诊断**	考虑：炭疽、土拉菌病、铜绿假单胞菌（坏疽性深脓疮）、鼠疫、芽生菌、蜘蛛（罕见）、毛霉菌、分枝杆菌、利什曼原虫、雅司、动脉供血不足、静脉淤滞及其他			
25.24 **皮肤溃疡：静脉淤滞或动脉供血不足，压疮继发感染**	混合感染：链球菌属（A、C、G族），肠球菌、厌氧链球菌，肠杆菌科、假单胞菌属、拟杆菌、金黄色葡萄球菌	局部感染严重或可能并发菌血症：**亚胺培南或美罗培南或多尼培南或替卡西林-克拉维酸或哌拉西林-他唑巴坦或厄他培南** 如果革兰染色是革兰阳性球菌，加**万古霉素**	**（环丙沙星或左氧氟沙星）+甲硝唑，或（头孢吡肟或头孢他啶）+甲硝唑** 如果革兰染色是革兰阳性球菌，加**万古霉素**	若溃疡有炎症表现，则予静脉用药，无需局部治疗。若无炎症表现，则考虑清创，去除异物，减轻承重肢体压力，下肢抬高（非动脉供血不足者）。局部治疗减少细菌数量；1%磺胺嘧啶银或合用抗生素软膏。**氯己定和聚乙烯吡酮碘会损伤"肉芽组织"，禁用**
		剂量见脚注5,6,7,12,15,36		
25.25 **漩涡（浴缸）毛囊炎**	铜绿假单胞菌	常为自限性，无需治疗		清洁浴缸、下水管，用氯消毒；与沐浴用具（丝瓜络海绵）也有关
25.26 漩涡：美甲店，软组织感染	偶发分枝杆菌或龟分枝杆菌	米诺环素，多西环素或环丙沙星		参考：CID 38:38，2004
26 **脾　脾切除术后预防**，见表15B，193页；脾切除术后感染性休克，见表1，63页				
26.1 **脾脓肿**				
心内膜炎，菌血症	金黄色葡萄球菌，链球菌	MSSA：**萘夫西林或苯唑西林** 2g IV q4h	MRSA：**万古霉素** 1g IV q12h	在东南亚，类鼻疽伯克霍尔德（假单胞菌属）菌是脾脓肿的常见病因
来源于腹腔邻近部位	混合感染	治疗同腹膜炎，继发性，47页		
免疫抑制患者	念珠菌属	**两性霉素B**（剂量见表11，113页）	**氟康唑、卡泊芬净**	

*注：所有推荐剂量仅针对成人（除非特别注明）及肾功能正常者。（缩写见第2页）

表 1（54） 临床抗微生物治疗的初始选择

解剖学部位/诊断/特定情况	病原体（通常）	推荐治疗方案*		辅助诊断或治疗方法及说明
		首选方案	备选方案§	
27 全身发热综合征（发热/不发热）				
经蜱、蚤或虱传播：流行病学史是关键；**巴贝虫病、莱姆病、粒细胞埃里希体病**有相同的疫区和媒介				
27.1 **巴贝虫病**：见 NEJM 366:2397, 2012 无症状、青年、有脾及免疫正常者不需治疗。淋巴瘤患者感染可致命	微小巴贝虫等。传播媒介通常是硬蜱，宿主是白足鼠等	[（**阿托伐醌** 750mg po q12h）+（**阿奇霉素** 600mg po 1 次，然后 500~1000 mg/d）×7~10d]。严重感染：**克林霉素** 1.2g IV bid 或 600mg po tid ×7 d + **奎宁** 650mg po tid ×7d。**小儿剂量：克林霉素** 20~40mg/(kg·d) 和**奎宁** 25mg/(kg·d)。**换血疗法**——见说明		**周围血涂片可发现的 7 种病原体**：非洲/美洲锥虫病，巴贝虫，巴尔通体，丝虫，疟疾，回归热 **诊断**：血涂片姬姆萨染色，抗体检测；PCR 方法正在研究中 **治疗：重症患者早期换血疗法是有效的辅助治疗**。免疫缺陷宿主需治疗 6 周以上。警惕莱姆病和（或）微粒孢子虫重叠感染
27.2 巴尔通体感染：综述：EID 12:389，2006				
27.2.1 无症状菌血症	五日热巴尔通体，汉赛巴尔通体	**多西环素** 100mg po 或 IV ×15d		可导致心内膜炎和（或）战壕热，见于流浪者和酗酒者，尤其带虱和小腿痛者。因无症状而常漏诊
27.2.2 **猫抓病**	汉赛巴尔通体	**阿奇霉素** 500mg po ×1，然后 250mg/d ×4d 或只作对症治疗，见淋巴结炎，45 页：常表现为淋巴结炎，肝炎，脾炎，不明原因发热，视神经视网膜炎，横贯性脊髓炎和眼淋巴结综合征		
27.2.3 **杆菌性血管瘤病，紫癜性肝炎—艾滋病患者** MMWR 58（RR-4）：39，2009；AAC 48：1921，2004	汉赛巴尔通体，五日热巴尔通体	**红霉素** 500mg qid 或**多西环素** 100mg po bid ×3 个月以上。若累及中枢神经系统：**多西环素** 100 mg IV 或 po bid + **利福平** 300 mg po bid	**阿奇霉素** 250 mg po qd ×3 个月以上	**不要使用**：TMP-SMX，环丙沙星、青霉素和头孢菌素 **巴尔通体感染表现** **HIV/艾滋病患者**：杆菌性血管瘤病；杆菌性紫癜；菌血症/心内膜炎/不明原因发热 **免疫正常患者**：菌血症/心内膜炎/不明原因发热/脑炎；猫抓病；脊椎骨髓炎；战壕热；Parinaud 眼淋巴结综合征
		无论 CD4 细胞计数，3~4 个月后停止治疗，观察。如果没有复发，无需抑制治疗。如果复发，应用**多西环素、阿奇霉素或红霉素**治疗 3 个月，当 CD4 细胞计数超过 200/μl 6 个月以上才停止治疗		

解剖学部位/诊断/特定情况	病原体（通常）	推荐治疗方案 *		辅助诊断或治疗方法及说明
		首选方案	备选方案 §	
27.2.4 心内膜炎（见 28 页）（Circ 111：3167，2005；AAC 48：1921，2004）	汉赛巴尔通体，五日热巴尔通体	外科切除感染的瓣膜		**庆大霉素的毒性反应**：如果出现庆大霉素毒性反应，用利福平 300 mg IV 或 po bid×14d 替代，瓣膜切除能否根治该病还不清楚。表现为亚急性细菌性心内膜炎。诊断：超声，血清学，切除瓣膜 PCR 检测
		疑似心内膜炎：**头孢曲松** 2g IV qd×6 周 + **庆大霉素** 1mg/kg IV q8h×14d + **多西环素** 100mg IV 或 po bid×6 周	确诊心内膜炎：**多西环素** 100mg IV 或 po bid×6 周 + **庆大霉素** 1mg/kg IV q8h×11d	
27.2.5 奥罗亚热（急性）和秘鲁疣（慢性）（AAC 48：1921，2004）	杆菌样巴尔通体	**奥罗亚热**：（**环丙沙星** 500 mg po bid 或**多西环素** 100 mg po bid）×14 d。替代方案：（**氯霉素** 500 mg IV 或 po q6h + β-内酰胺类或**多西环素** 100mg po bid）×14d	秘鲁疣：**利福平** 10mg/kg po qd×14d 或**链霉素** 15～20mg/kg IM 或 IV qd×10d 或**阿奇霉素** 500 mg po qd×7d	在安第斯山脉，奥罗亚热通过白蛉叮咬传播。相关巴尔通体（B. rochalimae）导致菌血症、发热和脾大（NEJM 356：2346 & 2381，2007）。因可预防继发的沙门菌感染，首选环丙沙星和氯霉素
27.2.6 战壕热（不明原因发热）	五日热巴尔通体	无心内膜炎：**多西环素** 100mg po bid×4 周；并发心内膜炎：**多西环素** + **庆大霉素** 3mg/kg qd，最初的 2 周（AAC 48：1921，2004）		体虱是带菌者。不要使用 TMP－SMX、氟喹诺酮、头孢唑啉或青霉素

* 注：所有推荐剂量仅针对成人（除非特别注明）及肾功能正常者。（缩写见第 2 页）

表 1（55） 临床抗微生物治疗的初始选择

解剖学部位/诊断/特定情况	病原体（通常）	推荐治疗方案 *		辅助诊断或治疗方法及说明
		首选方案	备选方案 §	
27.3 全身发热综合征（发热/无发热）/经蜱、蚤或虱传播/埃里希体病（续）				
27.3 **埃里希体病**[35]。CDC 诊断标准，具备下列一条：（1）IFA 抗体升高 4 倍；（2）PCR 检测出血液或脑脊液中的埃里希体 DNA；（3）可见白细胞内桑椹体和 IFA≥1∶64。在威斯康星州和明尼苏达州发现新的属种（NEJM 365∶422，2011）				
27.3.1 **人单核细胞埃里希体病（HME）** MMWR 55（RR－4），2006；CID 43∶1089，2006	查菲埃里希体（美洲花蜱为媒介）	**多西环素** 100mg po 或 IV bid×7～14d	**四环素** 500mg po qid×7～14d；尚无针对儿童和孕妇的推荐治疗方案	美国 30 个州有该病流行，多在东南部；沿新泽西州－伊利诺伊州－密苏里州－俄克拉荷马州－德克萨斯州分布。有户外活动和蜱接触史，流行季节 4～9 月，有发热、皮疹（36%）、白细胞和血小板减少；血涂片无助于诊断，PCR 可用于早期诊断
27.3.2 **人边虫病**（过去称人中性粒细胞埃里希体病）	微粒孢虫属（埃里希体），无形体（硬蜱属为媒体）。犬变种是 ewingii 埃里希体（NEJM 341∶148 & 195，1999）	**多西环素** 100mg po 或 IV bid×7～14d	**四环素** 500mg po qid×7～14d；尚无儿童和孕妇推荐治疗。见说明	见于美国中西部、东北部、西海岸和欧洲，有蜱接触史，流行季节 4～9 月；户外活动后出现发热等流感样表现；无皮疹。常有白细胞和血小板减少。**诊断**：血涂片阳性者达 80%，抗体检测可确诊。**治疗**：利福平对孕妇有效（CID 27∶213，1998），但担心出现耐药性。根据体外研究，没有明确有效的替代治疗；左氧氟沙星疗效较弱（AAC 47∶413，2003）
27.4 **莱姆病** 注意：需考虑合并蜱传疾病—如巴贝虫病、埃里希体病。**指南** CID 43∶1089，2006；CID 51∶1，2010；Med Lett 52∶53，2010				

解剖学部位/诊断/特定情况	病原体（通常）	推荐治疗方案 *		辅助诊断或治疗方法及说明
		首选方案	备选方案 §	
27.4.1 在地方流行区可经硬蜱叮咬传播 暴露后预防	伯氏疏螺旋体 IDSA 指南： CID 43：1089，2006； CID 51：1，2010 Western blot 诊断标准： IgM 抗体—以下 3 个条带至少 2 条阳性（单位 KD）：23，39，41 IgG 抗体—以下 10 个条带至少 5 条阳性（单位 KD）：18，21，28，30，39，41，45，58，66，93 关于慢性莱姆病的讨论见：CID 51：1，2010	地方流行区特别是吸饱血的鹿蜱幼虫，多西环素 200mg po ×1 次，餐中服用	非地方流行区未吸饱血，非鹿蜱，不需治疗	地方流行区预防研究：游走性红斑发生率，对照组 3%、多西环素组 0.4%（NEJM 345：79 & 133，2001）
27.4.2 早期（游走性红斑） 见说明		多西环素 100mg po bid 或阿莫西林 500mg po tid 或头孢呋辛酯 500mg po bid 或红霉素 250mg po qid；疗程均为 14～21d；（10d 与 20d 疗效相同：AnIM 138：697，2003） 儿童剂量见说明		阿奇霉素和红霉素临床治疗失败率高（Drugs 57：157，1999） 儿童（所有均口服，疗程 14～21d）：阿莫西林 50mg/(kg·d) 分 3 次或头孢呋辛酯 30mg/(kg·d) 分 2 次或红霉素 30mg/(kg·d) 分 3 次 病损相同—非靶样皮损（AnIM 136：423，2002）
27.4.3 心脏炎 见说明		（头孢曲松 2g IV qd）或（头孢噻肟 2g IV q4h）或（青霉素 G 300 万U IV q4h）×14～21d	多西环素（见说明）100mg po bid ×14～21d 或阿莫西林 500mg po tid ×14～21d	Ⅰ度房室传导阻滞：口服治疗，通常自限 高度房室传导阻滞（PR＞0.3s）：静脉给药—不需要永久心脏起搏器
27.4.4 面神经麻痹（早期可以是惟一表现）		（多西环素 100mg po bid 或阿莫西林 500mg po tid）×14～21d	头孢曲松 2g IV qd ×14～21d	建议腰穿排除中枢神经系统疾病；脑脊液检查无异常，口服方案即可，如异常或未查则建议静脉给头孢曲松
27.4.5 脑膜炎、脑炎（脑病）见说明		头孢曲松 2g IV qd ×14～28d	（青霉素 G 2000 万U IV qd 分次）或（头孢噻肟 2g IV q8h）×14～28d	脑病：记忆困难，抑郁，嗜睡或头痛，CSF 异常率 89%；18/18 患者头孢曲松 2g/d ×30d 病情改善（JID 180：377，1999）。对于莱姆病后综合征，延长疗程无明确益处（Neurology 69：91，2007）
27.4.6 关节炎		多西环素 100mg po bid 或阿莫西林 500mg po tid，均 ×30～60d	（头孢曲松 2g IV qd）或（青霉素 G 2000～2400 万U/d IV）×14～28d	初始治疗 1 个月，如果只是部分缓解，再治疗 1 个月
27.4.7 孕妇		不应选用多西环素；阿莫西林 500mg po tid ×21d	如青霉素过敏：（阿奇霉素 500mg po qd ×7～10d）或（红霉素 500mg po qid ×14～21d）	
27.4.8 莱姆病后综合征		无治疗指征		治疗无益（CID 51：1，2010；NEJM 345：85，2001）

[35]在地方性流行区（纽约），蜱成虫和蛹共同感染人粒细胞埃立希体和伯氏疏螺旋体的比例很高（NEJM 337：49，1997）

＊注：所有推荐剂量仅针对成人（除非特别注明）及肾功能正常者。（缩写见第 2 页）

表 1 （56） 临床抗微生物治疗的初始选择

解剖学部位/诊断/特定情况	病原体（通常）	推荐治疗方案 *		辅助诊断或治疗方法及说明
		首选方案	备选方案 §	
27 全身发热综合征（发热/不发热）/经蜱、蚤或虱传播/埃里希体病（续）				
27.5 回归热				
虱传（LBRF）	回归热包柔螺旋体 储存库：人 媒介：体虱	**四环素** 500mg IV 或 po × 1 次	**红霉素** 500mg IV 或 po × 1 次	大多数患者可出现赫氏反应（发热、心动过速、呼吸加快、血压下降）（2h 以内发生）。糖皮质激素不能预防。**诊断：发热时外周血涂片可见到螺旋体。**回归热复发可达 10 次之多 暴露后**多西环素**预防很有效（NEJM 355：148，2006）。 B. miyamoto 参见 EIN 17：816，2011
蜱传（TBRF）	北美：赫姆斯包柔螺旋体，墨西哥流螺旋体；非洲：西班牙包柔螺旋体，麝鼠勺包柔螺旋体，达顿包柔螺体；俄罗斯：B. miyamoto	**多西环素** 100mg po bid × 7 ~ 10d	**红霉素** 500 mg po qid × 7 ~ 10d	
27.6 立克次体病 综述——旅行者疾病（CID 39：1493，2004）				
27.6.1 斑疹热（注意：不包括立克次体痘）				
27.6.1.1 洛基山斑疹热（RMSF） （LnID 8：143，2008；& MMWR 55（RR - 4），2007）	立氏立克次体（革蜱传播）	**多西环素** 100mg po 或 IV bid × 7 d 或体温正常后再用 2d 孕妇禁用。有人建议单次 200mg 负荷量	**氯霉素** 50mg/（kg · d）分 4 次 孕妇可以使用	发热，皮疹（95%），淤点 40% ~ 50%；**皮疹可由四肢播散到躯干**；不到 50% 的患者皮疹在最初 72h 内出现。诊断：依赖皮肤活检免疫组化；检出抗体可确诊；美国东南和中南诸州最高发，也见于俄克拉荷马州、南达科他州和蒙大拿州。美国 42 个州有病例报告 **注：仅 3% ~ 18% 的患者有发热、皮疹和蜱接触史，早期死亡主要见于儿童，因此用多西环素经验性治疗是合理的**（MMWR 49：885，2000）
注意：临床表现可类似埃里希体病，皮疹特点很重要——见说明				

解剖学部位/诊断/特定情况	病原体（通常）	推荐治疗方案 *		辅助诊断或治疗方法及说明
		首选方案	备选方案 §	
27.6.1.2 其他斑疹热 如立克次体痘 非洲蜱咬热	六大洲至少有 8 种立克次体［CID 45（Suppl 1）S39，2007］	**多西环素** 100mg po bid × 7d	**氯霉素** 500mg，po 或 IV qid ×7d <8 岁儿童：口服**阿奇霉素或克拉霉素**（轻症）	出现下列情况要考虑该病：①发热、剧烈肌痛、头痛；②螨或蜱暴露史；③局部焦痂或皮疹。诊断：血液 PCR、皮肤活检或连续抗体测定
27.6.2 **斑疹伤寒**—有外出旅游史及发热者应考虑				
27.6.2.1 虱媒流行性伤寒。参考：LnID 8:417，2008	普氏立克次体（体虱或头虱是媒介）	**多西环素** 100mg IV 或 po bid × 7d。200mg 单次，有效率 95%	**氯霉素** 500mg，IV 或 po qid ×5d	**Brill－Zinsser 病**（Ln 357:1198，2001）系过去（例如：第二次世界大战）感染后复发；躯干皮疹（64%）离心分布，与洛基山斑疹热相反；冬天发病。诊断靠血清学。在美国东南部鼯鼠体内发现普氏立克次体，清除患者衣服上的虱子
27.6.2.2 鼠型斑疹伤寒（与猫蚤伤寒相似）EID 14:1019，2008	地方性斑疹伤寒立克次体（鼠是宿主，蚤是媒介）。CID 46:913，2008	**多西环素** 100mg IV 或 po bid ×7d	**氯霉素** 500mg，IV 或 po qid ×5d	皮疹 20%～54%，不具有诊断性。大部分患者不治疗会在 2 周内恢复。治疗会加快恢复。诊断基于临床怀疑，靠血清学确诊
27.6.2.3 恙虫病	恙虫病立克次体（啮齿动物是宿主，幼虫期恙螨是媒介）	**多西环素** 100mg po 或 IV bid ×7d。孕妇：**阿奇霉素** 500mg po ×1 次	**氯霉素** 500mg po 或 IV qid ×7d	见于亚洲的太平洋沿岸。在流行区要怀疑，确诊靠血清学。如果怀疑多西环素耐药，建议**多西环素＋利福平** 900 或 600mg qd（Ln 356:1057，2000）或**阿奇霉素**
27.7 **兔热病（伤寒型）** 参考**生物恐怖**：见 JAMA 285:2763，2001；ID Clin No Amer 22:489，2008；MMWR 58:744，2009	弗朗西斯土拉菌（传播媒介依地理位置不同有蜱、蝇、蚊）	中度/重度：**庆大霉素**或**妥布霉素** 5 mg/(kg·d) IV 分次 q8h，或链霉素 10mg/kg IV 或 1M q12h ×10d	轻度：**环丙沙星** 400mg IV（或 750mg po）bid，或**多西环素** 100mg IV 或 po bid ×14～21d	诊断：用 cysteine－enriched 培养基培养和血清学检查。实验室有病原扩散的危险，血源性脑膜炎是并发症。治疗：**链霉素＋氯霉素** 50～100mg/(kg·d) IV 分 4 次（Arch Neurol 66:523，2009）

＊注：所有推荐剂量仅针对成人（除非特别注明）及肾功能正常者。（缩写见第 2 页）

表 1（57） 临床抗微生物治疗的初始选择

解剖学部位/诊断/特定情况	病原体（通常）	推荐治疗方案* 首选方案	推荐治疗方案* 备选方案§	辅助诊断或治疗方法及说明
27 全身发热综合征（发热/不发热）（续）				
27.8 其他动物源性全身细菌性发热疾病：应仔细采集流行病学史				
27.8.1 布鲁菌病				
参考文献：NEJM 352：2325，2005；CID 46：426，2008；MMWR 57: 603，2008；BMJ 336：701，2008；PLoS One 7：e32090，2012.	牛布鲁菌—牛 猪布鲁菌—猪 羊布鲁菌—山羊 大布鲁菌—犬	**无局部病损**： **多西环素** 100mg po bid × 6 周 + **庆大霉素** 5mg/kg qd，第 1 周	（**多西环素** 100mg po bid + **利福平** 600 ~ 900mg po qd）×6w	环丙沙星体外有活性，但临床疗效不满意，头孢曲松的疗效个体差异较大 累及骨骼，特别是骶髂关节（20% ~30%） **神经布鲁菌病**：通常表现为脑膜炎。所有布鲁菌病患者中占 1%。糖皮质激素的作用不明确，不推荐使用 **心内膜炎**：罕见，但却是导致死亡的首要原因。需外科手术 + 抗感染治疗 **妊娠**：妊娠最后一周内使用 TMP – SMX 可能导致核黄疸
		脊柱炎，骶髂关节炎 ［**多西环素** + **庆大霉素**（同上）+ **利福平**］，至少 3 个月	（**环丙沙星** 750mg po bid + **利福平** 600 ~ 900mg po qd），至少 3 个月	
		神经布鲁菌病： ［**多西环素** + **利福平**（同上）+ **TMP – SMX** 5mg/kg（按 TMP 计算）po bid］，直至脑脊液恢复正常		
		心内膜炎： 手术 +［（**利福平** + **多西环素** + **TMP – SMX**）×6 周 ~6 个月 + **庆大霉素** ×2 ~4w］		
		妊娠： 资料不多。**利福平** 900mg qd ×6w	**利福平** 900mg po qd + **TMP – SMX** 5mg/kg（TMP 计算）po bid ×4w	

解剖学部位/诊断/特定情况	病原体（通常）	推荐治疗方案 *		辅助诊断或治疗方法及说明
		首选方案	备选方案 §	
27.8.2 **钩端螺旋体病**（CID 36：1507 & 1514，2003；LnID 3：757，2003）	钩端螺旋体—经家畜、犬和小型啮齿类动物尿排出	重症：**青霉素** G 150 万U IV q6h 或**头孢曲松** 1g qd×7d	轻症：**多西环素** 100mg IV 或 po q12h 或**氨苄西林** 0.5～1g IV q6h×7d	**病情轻重变化很大**：分为两期，早期无黄疸，后期黄疸明显（Weil 病）并伴肾衰和心肌炎；**治疗**：阿奇霉素首剂 1g，然后 500mg qd×2d。该方案与标准剂量多西环素疗效相当，而副作用更少（AAC 51：3259，2007）。青霉素治疗可引发赫氏反应
27.8.3 **沙门菌血症** 非伤寒沙门菌	肠炎沙门菌－多种血清型	如果不是在亚洲感染：**环丙沙星** 400mg IV q12h，或**左氧氟沙星** 750mg po qd×14d（见说明）	如果在亚洲感染：**头孢曲松** 2g IV qd 或**阿奇霉素** 1g po ×1 次，然后 500mg po qd×5～7d。不要使用氟喹诺酮，除非有药敏结果（见说明）	在体外，耐萘啶酸表示可能耐氟喹诺酮。菌血症可波及任何器官或组织：镰状细胞贫血患者要警惕粥样硬化的动脉感染、骨髓炎。疗程从 14d（免疫功能正常者）到≥6 周（感染性动脉瘤或心内膜炎）。替代方案：如果敏感，TMP－SMX 8～10mg/(kg·d)（按 TMP 成分计算）分次 q8h

* 注：所有推荐剂量仅针对成人（除非特别注明）及肾功能正常者。（缩写见第 2 页）

表1（58） 临床抗微生物治疗的初始选择

解剖学部位/诊断/特定情况	病原体（通常）	推荐治疗方案*		辅助诊断或治疗方法及说明
		首选方案	备选方案§	
27.9 其他全身发热综合征				
旅行者返回后发热（NEJM 354∶119，2006；COID 20∶449，2007）	登革热	黄病毒	支持治疗；见表14A，156页	潜伏期平均为4d，依靠血清学诊断
	疟疾	疟原虫	诊断：外周血涂片	见表13A，自143页
	伤寒热	沙门菌	见表1，60页	潜伏期平均7～14d，腹泻发生率45%
27.9.1 **川崎病** 6周～12岁，1岁为发病高峰，85%<5岁 参考：Pediatrics 124：1，2009	急性自限性血管炎伴有发热、皮疹、结膜炎、口腔炎、颈淋巴结炎、手/足红肿和冠状动脉瘤（如不治疗，发生率25%）	**静脉丙种球蛋白**2g/kg输注8～12h＋**阿司匹林**20～25mg/kg qid，然后**阿司匹林**3～5mg/(kg·d) po qd×6～8w	若静脉丙种球蛋白1剂后仍发热，可给予第2剂	起病10d内使用静脉丙种球蛋白（2g/kg IV 10h以上）可减少冠状动脉病变的发生率（Ln 347∶1128，1996） 静脉丙种球蛋白不良反应见表14A（11） 糖皮质激素冲击治疗无效：NEJM 356∶659和663，2007
27.9.2 **急性风湿热** 参考：LN 366∶155，2005	A族链球菌咽炎后（非B、C、G族）	①缓解症状：**阿司匹林**80～100mg/(kg·d)（儿童）；4～8g/d（成人）；②清除A族链球菌：**青霉素**×10 d（见咽炎，48页）；③预防性治疗：见下文		
预防				
一级预防：治疗化脓性链球菌咽炎	**苄星青霉素**G 120万U IM（见咽炎，48页）		**青霉素**治疗10d，即使起病后7～9d开始用药也能预防风湿热（见48页） **其他方案：青霉素**V 250mg po bid或**磺胺嘧啶**（**磺胺异噁唑**）1g/d po qd或**红霉素**250mg po bid	
二级预防（此前确诊风湿热）	**苄星青霉素**G 120万U IM q3～4周		**疗程**（？）：无心脏炎：5年或至21岁，以时间长者计算；无后遗症的心脏炎：10年；有瓣膜病变的心脏炎：最后一次发病后10年或至40岁，以时间长者计算（PEDS 96：758，1995）	

解剖学部位/诊断/特定情况	病原体（通常）	推荐治疗方案 * 首选方案	推荐治疗方案 * 备选方案 §	辅助诊断或治疗方法及说明
27.9.3 **伤寒综合征**（伤寒热，肠热症）（Ln 366：749，2005；LnID 5：623，2005）全球敏感性结果：CID 50：241，2010	伤寒沙门菌，副伤寒沙门菌 A，B，C 和猪霍乱沙门菌 注意：体外试验对萘定酸耐药的细菌，通常提示环丙沙星无效（氟喹诺酮类）。亚洲获得的感染不要经验性使用氟喹诺酮，需要敏感性结果（AAC 54：5201，2010；BMC ID 5：37，2005）	如果不是亚洲获得（**环丙沙星** 400mg IV qd 或**左氧氟沙星** 750mg po 或 IV qd）×7～10d。（见说明） 对于儿童，环丙沙星优于头孢曲松（LnID 3：537，2003）	亚洲获得：（**头孢曲松** 2g IV qd ×7～14d）或（**阿奇霉素** 1g po ×1 次，然后 500mg po qd ×5～7d）或（**氯霉素** 500mg po 或 IV q6h ×14d）（见说明）	**地塞米松**：在对照试验中，氯霉素 + 地塞米松治疗组的病死率较单用氯霉素低（NEJM 310：82，1984）。没有地塞米松联合氟喹诺酮类或头孢曲松的资料。重症患者使用地塞米松第一剂要在应用抗生素前，3mg/kg IV，然后 1mg/kg q6h ×8 个剂量 **并发症**：末端回肠和（或）盲肠穿孔、骨髓炎、化脓性关节炎、**感染性动脉瘤**（50 岁以上者发生率约 10%，AJM 110：62，2001）、脑膜炎
27.10 **全身性感染**：以下建议为假定菌血症时**经验性治疗**，临床表现与病毒、真菌、立克次体感染和胰腺炎类似（Intensive Care Medicine 34：17，2008；IDC No Amer 22：1，2008）				
27.10.1 **新生儿**（早期发病，<1 周龄）	B 族链球菌，大肠杆菌，克雷伯杆菌，肠杆菌属，金黄色葡萄球菌（不常见），李斯特菌（美国罕见）	**氨苄西林** 25mg/kg IV q8h + **头孢噻肟** 50mg/kg q12h	（**氨苄西林 + 庆大霉素** 2.5mg/kg IV 或 IM q12h）或（**氨苄西林 + 头孢曲松** 50mg/kg IV 或 IM qd）	血培养是关键，但阳性率仅 5%～10%；如培养和病程不支持诊断，应在 72h 后停止抗菌治疗；在西班牙李斯特菌较常见；南美洲则是沙门菌。若 B 族链球菌感染而患者对 β－内酰胺类药物严重过敏，备选方案包括红霉素和克林霉素。红霉素耐药率为 51%，而克林霉素为 38%（AAC 56：739，2012）
27.10.2 **新生儿**（晚期发病，1～4 周龄）	同上 + 流感嗜血杆菌和表皮葡萄球菌	（**氨苄西林** 25mg/kg IV q6h + **头孢噻肟** 50mg/kg q8h）或（**氨苄西林 + 头孢曲松** 75mg/kg IV qd）	**氨苄西林 + 庆大霉素** 2.5mg/kg q8h IV 或 IM	如疑有 MSSA/MRSA，加用万古霉素

* 注：所有推荐剂量仅针对成人（除非特别注明）及肾功能正常者。（缩写见第 2 页）

表 1（59） 临床抗微生物治疗的初始选择

解剖学部位/诊断/特定情况	病原体（通常）	推荐治疗方案*		辅助诊断或治疗方法及说明
		首选方案	备选方案§	
27 全身发热综合征（发热/不发热）（续）				
27.10.3 儿童：非中性粒细胞减少症	肺炎球菌，脑膜炎球菌，金黄色葡萄球菌（MSSA 和 MRSA）。现在流感嗜血杆菌较罕见	（**头孢噻肟** 50mg/kg IV q8h 或**头孢曲松** 100mg/kg IV qd）+ **万古霉素** 15mg/kg IV q6h	**氨曲南** 7.5mg/kg IV q6h + **利奈唑胺**（剂量见表 16，203 页）	主要考虑肺炎球菌和社区获得性 MRSA。须覆盖革兰阴性杆菌，但流感嗜血杆菌现在罕见 脑膜炎球菌菌血症病死率仍高（Ln 356 : 961，2000）
27.10.4 成人：非中性粒细胞减少，无低血压但危及生命！感染性休克，见 63 页				全身炎症反应综合征（SIRS）：以下 2 条或 2 条以上： 1. 体温 > 38℃ 或 < 36℃ 2. 心率 > 90 次/分钟 3. 呼吸频率 > 20 次/分钟 4. 白细胞计数（WBC）> 12×10^9/L 或杆状核 > 10% **全身性感染**：SIRS + 某一确定的感染（+ 细菌培养阳性） **严重全身性感染**：全身性感染 + 器官功能受损：低血压或器官灌注不足（乳酸酸中毒、尿少、神志改变） **感染性休克**：全身性感染引起低血压（收缩压 < 90mmHg），静脉输液 500ml 仍无反应 + 外周低灌注
感染灶不明——考虑原发菌血症、腹腔或皮肤来源。可危及生命。尽早开始有效的经验性抗生素治疗能提高生存率（CCM 38: 1045 & 1211，2010）	需氧革兰阴性杆菌，金黄色葡萄球菌，链球菌等	（**厄他培南**或**亚胺培南**或**美罗培南**）+ **万古霉素**	（**达托霉素** 6mg/kg IV qd）+（**头孢吡肟**或**哌拉西林-他唑巴坦**或**替卡西林-克拉维酸**）	
		利奈唑胺可替代万古霉素或达托霉素；但利奈唑胺对金黄色葡萄球菌只有抑菌作用 剂量见脚注[36]		
如疑为胆源性（见 12 页）	肠球菌 + 需氧革兰阴性杆菌	**哌拉西林-他唑巴坦**或**替卡西林-克拉维酸**	**头孢曲松 + 甲硝唑**；（**环丙沙星**或**左氧氟沙星**）+ **甲硝唑**。剂量见脚注[36]	
如为社区获得性肺炎（见 39 页及以下数页）	**肺炎球菌，MRSA，军团菌，革兰阴性杆菌**	（**左氧氟沙星**或**莫西沙星**）+（**哌拉西林-他唑巴坦**）+ **万古霉素**	**氨曲南** +（**左氧氟沙星**或**莫西沙星**）+ **利奈唑胺**	CAP 有很多分类，见 39 页及后面的资料。此处建议只针对最严重的 CAP，例如流感后 MRSA 肺炎或酗酒者发生肺炎克雷伯菌肺炎

解剖学部位/诊断/特定情况	病原体（通常）	推荐治疗方案 *		辅助诊断或治疗方法及说明
		首选方案	备选方案 §	
如为静脉吸毒者	金黄色葡萄球菌	**如在 MRSA 高流行区，使用万古霉素。在药敏结果不明确时，不要经验性使用万古霉素 + 苯唑西林治疗。**萘夫西林在体外可增加社区获得性 MRSA 毒素的产生（JID 195：202，2007）。**剂量见 62 页脚注**[36]		
如疑为腹腔来源	混合性需氧和厌氧革兰阴性杆菌	见继发性腹膜炎，47 页		
如有皮肤淤点	脑膜炎球菌血症	**头孢曲松** 2g IV q12h（直至排除脑膜炎）；考虑洛基山斑疹热，见 59 页		
如疑为泌尿系来源 例如肾盂肾炎	革兰阴性需氧杆菌和肠球菌	见肾盂肾炎，34 页		

27.10.5 中性粒细胞缺乏：儿童或成人（中性粒细胞计数 <0.5 ×10^9/L）癌症或移植患者。指南：CID 52：427，2011

27.10.5.1 **预防**（LnID 9：97，2009）

化疗后——粒细胞预计将减少	革兰阴性需氧杆菌，肺孢子菌（PCP），草绿色链球菌	荟萃分析表明**环丙沙星** 500mg po bid 预防可降低病死率（AnIM 142：979，2005）。**左氧氟沙星** 500mg po qd 预防也有类似结果（CID 40：1087 & 1094，2005）。另见 NEJM 353：977，988 & 1052，2005	
AIDS 患者化疗后	肺孢子菌风险增加，需氧革兰阴性杆菌	**TMP – SMX（双剂量）** 1 片 po qd（成人）；10mg/(kg · d) po 分次 bid（儿童）	TMP – SMX（双剂量）能有效预防肺孢子菌肺炎和大肠杆菌
骨髓清除后，骨髓移植	需氧革兰阴性杆菌，肺孢子菌、疱疹病毒、念珠菌风险增加	**TMP – SMX** 同上 +（**阿昔洛韦或更昔洛韦**）+ **氟康唑**	因粒细胞减少和免疫抑制，故需要联合治疗

[36]**注射用第三代头孢菌素**（**头孢噻肟** 2g IV q8h，危重患者 q4h；**头孢唑肟** 2g IV q4h；**头孢曲松** 2g IV q12h），**抗假单胞菌青霉素**（**哌拉西林** 3g IV q4h，**替卡西林** 3g IV q4h），**替卡西林 – 克拉维酸** 3.1g IV q4h，**哌拉西林 – 他唑巴坦** 3.375g IV q4h 或 3.375g q8h（4h 输注），**氨基糖苷类**（见表 10D，109 页），**氨苄西林** 200mg/(kg · d) 分次 q6h，**克林霉素** 900mg IV q8h，**亚胺培南** 0.5g IV q6h，**厄他培南** 1g IV qd，**美罗培南** 1g IV q8h，**多尼培南** 0.5g IV q8h（输注 1h），**萘夫西林或苯唑西林** 2g IV q4h，**氨曲南** 2g IV q8h，**甲硝唑** 1g 负荷量后改为 0.5g q6h 或 1g IV q12h，**万古霉素** 1g IV q12h，**头孢他啶** 2g IV q8h，**头孢吡肟** 2g IV q12h（若粒细胞减少，则 q8h），**头孢匹罗**[NUS] 2g IV q12h，**环丙沙星** 400mg IV q12h，**左氧氟沙星** 750mg IV qd，**利奈唑胺** 600mg IV q12h。

* 注：所有推荐剂量仅针对成人（除非特别注明）及肾功能正常者。（缩写见第 2 页）

表 1（60） 临床抗微生物治疗的初始选择

解剖学部位/诊断/特定情况	病原体（通常）	推荐治疗方案*：首选方案	推荐治疗方案*：备选方案§	辅助诊断或治疗方法及说明
27.10 全身发热综合征（发热/不发热）/全身性感染（续）				
27.10.5.2 经验性治疗—中性粒细胞缺乏发热（体温≥38.3℃，>1h，或体温持续>38℃，且中性粒细胞绝对计数<0.5×10^9/L）（临床实践指南：CID 52:427，2011）				
低危患者 预计粒细胞缺乏<7d，无合并症，可以口服药物	需氧革兰阴性杆菌，草绿色链球菌	**环丙沙星** 750mg po bid + **阿莫西林-克拉维酸** 875/125mg po bid，治疗到中性粒细胞计数>1.0×10^9/L 为止		**无局灶症状或体征，无低血压，无 COPD，无真菌感染，无脱水，年龄 16~60 岁且积极配合和遵守医嘱的患者，可在门诊治疗，但须保证必要时随时能够入院治疗**
高危成人和儿童 预计粒细胞缺乏超过 7d，有合并症	**需氧革兰阴性杆菌，包括铜绿假单胞菌，耐头孢菌素草绿色链球菌，耐甲氧西林金黄色葡萄球菌（MRSA）**	**单药：** **头孢他啶或亚胺培南**（见说明）**或美罗培南或多尼培南或头孢吡肟或哌拉西林-他唑巴坦** 剂量：见脚注[36]和表 10B **以下情形经验治疗加用万古霉素：**疑有静脉导管感染；MRSA 或耐药肺炎球菌定植；血培养革兰阳性球菌；低血压	**联合用药：** **（庆大霉素或妥布霉素）+（替卡西林-克拉维酸或哌拉西林-他唑巴坦）**	草绿色链球菌对青霉素、头孢菌素和氟喹诺酮类耐药增加（CID 34:1469 & 1524，2002） **若有 IgE 介导的 β-内酰胺类严重过敏如何处理？**尚无正式研究，但［氨基糖苷（或环丙沙星）+ 氨曲南］± 万古霉素应有效 **亚胺培南** 0.5g q6h 给药 MIC90 的覆盖率仅为 53%，如果 GFR 正常，可增加剂量至 500mg q4h 或 750mg q6h（2h 输完），疗效可能更好（AAC 53:785，2009）。如果培养阴性，患者无发热，则治疗至中性粒细胞绝对计数≥0.5×10^9/L

解剖学部位/诊断/特定情况	病原体（通常）	推荐治疗方案 *		辅助诊断或治疗方法及说明
		首选方案	备选方案 §	
经验性治疗 5d 后仍持续发热和中性粒细胞缺乏—见 CID 52:427，2011				
	念珠菌属，曲霉菌属，耐万古霉素肠球菌，耐药革兰阴性杆菌	加用（**卡泊芬净** 70mg IV，第 1 天，然后 50mg IV qd；或**米卡芬净** 100mg IV qd 或**阿尼芬净** 200mg IV × 1 次，然后 100mg IV qd）或伏立康唑 6mg/kg IV q12h ×2 次，然后 3mg/kg IV q12h		普通的**两性霉素** B 比两性霉素 B 脂质制剂更易引起发热和神经毒性，且疗效较差；而**卡泊芬净**和**伏立康唑**的耐受性更好，疗效可能也优于两性霉素 B 脂质制剂（NEJM 346:225，2002 & 351:1391 & 1445，2005）
27.11 休克综合征				
27.11.1 感染性休克：发热 + 低血压 **菌血症休克，内毒素休克** 抗感染治疗：CCM 32 (Suppl)：S495，2004。"战胜全身性感染运动"：CCM 36：296 2008 & Intensive Care Med 34:17，2008 JAMA 305:1469，2011	需氧革兰阴性杆菌或革兰阳性球菌菌血症	**证实有效的治疗：** • 静脉输入生理盐水恢复血容量，目标是住院 6 小时内，中心静脉压 >8cm H_2O • 清除造成菌血症的感染源 • 血培养，然后开始适当的抗生素治疗，第一剂抗生素使用的时间是关键（Chest 136:1237，2009；CCM 38:1045 & 1211，2010） • 如果持续低血压且血乳酸升高，用去甲肾上腺素或多巴胺（NEJM 362:779 & 841，2010）		• 小剂量糖皮质激素：数据有争议。目前认为，患者在液体复苏 2d 以上，接受抗生素治疗且成功控制感染源时，如果患者仍有低血压且依赖血管活性药物则考虑使用（JAMA 301:2362，2009；CID 49:93，2009）。很难解释 ACTH 刺激试验的结果，参见 Am J Resp Crit Care Med 185:133，2012 • 胰岛素治疗：目前的血糖控制目标是 140 ~ 180mg/dl。严格的血糖控制（80 ~ 110mg/dl）造成过多的低血糖（NEJM 363:2540，2011） • 多黏菌素 B 纤维柱能降低某些革兰阴性菌腹腔感染患者的 28d 病死率（美国尚未上市）（Ln ID 11:65，2011）
27.11.2 感染性休克：脾切除术后或功能性无脾	肺炎球菌，脑膜炎球菌，流感嗜血杆菌，嗜碳杆菌（DF－2）	**头孢曲松** 2g IV qd（若是脑膜炎，用 2g q12h）	（**左氧氟沙星** 750mg 或**莫西沙星** 400mg）IV qd	外周血涂片上发现 Howell－Jolly 体可证实功能性无脾 重度 DIC 时常引起**指（趾）对称性外周坏疽**。预防见表 15A，192 页
		其他治疗见以上"感染性休克"部分		

＊注：所有推荐剂量仅针对成人（除非特别注明）及肾功能正常者。（缩写见第 2 页）

表 1（61） 临床抗微生物治疗的初始选择

解剖学部位/诊断/特定情况	病原体（通常）	推荐治疗方案*：首选方案	推荐治疗方案*：备选方案§	辅助诊断或治疗方法及说明
27 全身发热综合征（续）				
27.11.3 **污泥梭状芽胞杆菌中毒性休克综合征**				
临床表现：休克，毛细血管漏，血液浓缩，类白血病反应，无发热 参见 CID 43：1436 和 1447，2006	污泥梭菌——出血性和致死性毒素	输液，**青霉素** G 1800～2000 万 U/d 分次 q4～6h＋**克林霉素** 900mg IV q8h，**外科清创是关键**	发生在多种厌氧的组织，例如静脉吸毒，产后。曾报道数起米非司酮和米索前列醇堕胎后死亡。（NEJM 363：2540，2010） 2001～2006 年间口服米非司酮再予经阴道米索前列醇是标准的流产方法；2006 年后改用米索前列醇含服，使用多西环素预防，TSS 发病率已有显著下降（NEJM 361：145，2009）。如果 WBC $>50\times10^9$/L，病死率接近 100%	
27.11.4 **葡萄球菌中毒休克综合征**。综述：LnID 9：281，2009				
产毒素金黄色葡萄球菌定植：阴道（月经栓相关），手术/创伤伤口，子宫内膜，烧伤	金黄色葡萄球菌（中毒休克毒素介导）	（**萘夫西林或苯唑西林** 2g IV q4h）或（若为 MRSA，**万古霉素** 1g IV q12h）＋**克林霉素** 600～900mg IV q8h＋**静脉丙种球蛋白**（剂量见说明）	（**头孢唑啉** 1～2g IV q8h）或（若为 MRSA，**万古霉素** 1g IV q12h 或**达托霉素** 6mg/kg IV qd）＋**克林霉素** 600～900mg IV q8h＋**静脉丙种球蛋白**（剂量见说明）	**有静脉丙种球蛋白的指征**（见链球菌中毒休克综合征）—首日剂量 1g/kg，第 2、3 日用 0.5g/kg，其中有抗毒素抗体。如怀疑本病，用克林霉素"阻断"毒素产生；也有用**利奈唑胺**治疗成功的报告（JID 195：202，2007） MRSA 暴露于萘夫西林后产毒素增加（JID 195：202，2007）
27.11.5 **链球菌中毒休克综合征**。注意：不伴有中毒休克的坏死性筋膜炎，见 56 页。参考：LnID 9：281，2009				
伴有侵袭性疾病，如丹毒、坏死性筋膜炎、水痘继发链球菌感染继发性中毒休克综合征病例报道见： NEJM 335：547 & 590，1996；CID 27：150，1998	A、B、C、G 族化脓性链球菌，B 族链球菌参见：EID 15：223，2009	（**青霉素** G 2400 万U/d IV 分次）＋（**克林霉素** 900mg IV q8h） **静脉丙种球蛋白**能减少感染相关的器官衰竭（CID 37：333 & 341，2003）。剂量：首日 1g/kg，第 2、3 日 0.5g/kg。静脉丙种球蛋白含有多种中和抗体（CID 43：743，2006）。但多中心回顾性分析显示，静脉丙种球蛋白无效，因而有争议（CID 1369 & 1377，2009）	（**头孢曲松** 2g IV qd＋**克林霉素** 900mg IV q8h）	**定义**：分离出 A 族链球菌，有低血压并符合以下≥2 项条件者：肾损害，凝血障碍，肝脏受累，急性呼吸窘迫综合征，全身皮疹，软组织坏死。与侵袭性疾病有关。**通常需手术治疗**。筋膜炎病死率 30%～50%，肌炎即使早期治疗，病死率也达 80%（CID 14：2，1992）。克林霉素可减少毒素产生。使用非甾体类抗炎药可能诱发本病；青霉素 G 治疗暴发性化脓性链球菌感染失败的可能原因见 JID 167：1401，1993

解剖学部位/诊断/特定情况	病原体（通常）	推荐治疗方案 *		辅助诊断或治疗方法及说明
		首选方案	备选方案 §	
27.12 毒素介导的综合征——不发热，除非有并发症				
27.12.1 肉毒中毒（CID 41:1167，2005。可用作**生物武器**：JAMA 285:1059，2001；www.bt.cdc.gov）				
食物型 呼吸困难提示病情危重（CID 43:1247，2006）	肉毒杆菌	各型都要动态观察肺活量；给予支持治疗 若无肠麻痹予清洁消化道	七价马血清抗毒素 – CDC（见说明）	**马血清抗毒素**：七价抗毒素目前仅用于非婴儿肉毒中毒。CDC 提供（工作时间致电 +1 404 – 639 – 2206，夜间/周末致电 +1 404 – 639 – 2888）；婴儿只能用 Baby BIG（人肉毒杆菌免疫球蛋白）：加利福尼亚婴儿肉毒中毒治疗和预防计划 **抗生素**：可能使婴儿肉毒中毒加重；伤口型疗效尚未验证；若用抗生素，青霉素 G 剂量通常是 1000 万 ~ 2000 万 U/d。若有并发症（肺炎、泌尿系感染），避免使用有神经肌肉阻滞作用的抗生素，如氨基糖苷类、四环素、多黏菌素 **鉴别诊断**：包括吉兰巴雷综合征，重症肌无力，蜱咬麻痹，有机磷中毒，西尼罗病毒
婴儿型 成人肠道肉毒杆菌中毒很少有变异：EIN 18:1，2012		人肉毒杆菌免疫球蛋白（BIG）IV 单次 致电 510 – 540 – 2646（美国） 不能用马血清抗毒素	**不用抗生素**；可在肠道溶解肉毒杆菌，使毒素负荷增加	
伤口型		清创，厌氧菌培养；局部应用抗毒素的疗效未证实；抗生素的作用不肯定	三价马血清抗毒素（见说明）	海洛因焦油被芽胞污染可引起本病，参考：CID 31:1018，2000。1/3 的患者用鼠源性试剂盒不能检测到毒素（CID 48:1669，2009）

* 注：所有推荐剂量仅针对成人（除非特别注明）及肾功能正常者。（缩见第 2 页）

表 1 （62） 临床抗微生物治疗的初始选择

解剖学部位/诊断/特定情况	病原体（通常）	推荐治疗方案 *		辅助诊断或治疗方法及说明
		首选方案	备选方案 §	
27 全身发热综合征（续）				
27.12.2 **破伤风**：牙关紧闭，全身肌肉僵直，肌肉痉挛 参见 AnIM 154：329，2011	破伤风梭菌—产生 tetanosporium 毒素	**6 步治疗**： 1. 紧急气管插管，保证气道通畅。咽部痉挛常见，早期气管切开 2. 用地西泮 20mg/（kg·d）IV 或咪达唑仑消除反射性痉挛。有报道地西泮联合硫酸镁的益处（Ln 368：1436，2006）。严重病例需用维库溴铵阻断神经肌接头 3. 中和毒素：肌注人高效免疫球蛋白；开始破伤风免疫接种—临床患破伤风不会产生免疫力 4. 外科清除感染组织。抗感染治疗：**青霉素** G 300 万U IV q4h 或**多西环素** 100 mg IV q12h 或**甲硝唑** 1g IV q12h，疗程 7~10d 5. 避免灯光，可刺激肌肉痉挛 6. 使用 β 阻滞剂（例如短效的艾司洛尔）控制交感神经过度活动		
28 血管				
28.1 **静脉导管感染**（见 IDSA 指南：CID 49：1，2009）				
28.1.1 肝素封闭，中心导管，非隧道型中心静脉导管（锁骨下静脉，颈内静脉），经外周中心静脉导管（PICC） 尽可能避免股静脉插管：感染和（或）血栓形成的风险高（JAMA 286：700，2001），特别是 BMI > 28.4 的患者（JAMA 299：2413，2008），但近期的荟萃分析未发现风险增加（CCM 40：2479 和 2528，2012）	表皮葡萄球菌，金黄色葡萄球菌（MSSA/MRSA） **诊断**：发热，导管血或周围血培养阳性**或**导管尖端培养 > 15 个菌落**或**导管血比周围血提前 2 小时阳性	**万古霉素** 1g IV q12h。**其他选择——见说明** 其他治疗和疗程： ①**若为金黄色葡萄球菌**，拔除导管，根据经食管超声结果决定疗程是 2 周还是 4 周（JAC 57：1172，2006） ②**若为表皮葡萄球菌**，可试行“保留”导管，7~10d 治疗后 80% 痊愈。只给全身抗生素治疗，复发率高（CID 49：1187，2009） 如果是**明串珠菌**或**乳酸杆菌**，对**万古霉素**耐药，需要使用**青霉素** G、**氨苄西林**或**克林霉素**		若**万古霉素**无效或不能耐受，改用**达托霉素** 6mg/kg IV qd。也可选用**奎奴普丁－达福普汀**：7.5mg/kg q8h 经中心静脉导管给药 拔除的导管送培养，用平皿滚动法，检出 > 15 个菌落提示感染（NEJM 312：1142，1985）。未发生感染时，导管不需“常规”更换；一旦感染则不应通过导丝插入新导管。抗生素浸泡的导管有可能降低感染的发生率，但争议较多（CID 37：65，2003 & 38：1287，2004 & 39：1829，2004）

解剖学部位/诊断/特定情况	病原体（通常）	推荐治疗方案 *		辅助诊断或治疗方法及说明
		首选方案	备选方案 §	
28.1.2 **隧道型静脉导管和输液港**（Broviac，Hickman，Groshong，Quinton），双腔血透导管（Permacath）。预防见下文	表皮葡萄球菌，金黄色葡萄球菌（念珠菌属）。罕见：明串珠菌或乳酸杆菌—二者均对万古霉素耐药（见表2，67页，诊断见上文）			如果皮下隧道感染，治愈率极低，需拔除导管。需警惕血栓堵塞透析导管引发的隐匿感染，核素铟显像有助于诊断（Am J Kid Dis 40:832，2002）
28.1.3 免疫受损宿主（烧伤，中性粒细胞减少）	上述病原菌 + 假单胞菌属，肠杆菌科，棒状杆菌，曲霉菌，根霉菌	（**万古霉素** + **头孢吡肟**或**头孢他啶**）或（**万古霉素** + **哌拉西林−他唑巴坦**）或**亚胺培南**或（**头孢吡肟**或**头孢他啶** + **氨基糖苷**）（剂量见脚注[29,36]，47页和62页）		通常合并感染性血栓性静脉炎；做静脉活检以排除真菌感染；如有真菌感染应手术切除，并加用两性霉素B治疗。通常需手术引流、结扎或切除静脉
28.1.4 胃肠外营养	与隧道型静脉导管感染病原体相同，此外念珠菌也较常见（见表11，耐药念珠菌属）	如念珠菌感染，如果临床稳定，选用**伏立康唑**，或**棘白菌素类**（**阿尼芬净**、**米卡芬净**、**卡泊芬净**），剂量见表11B，124页		拔除导管，尽可能停用抗细菌药物。建议眼科会诊。**所有血培养阳性者均需治疗**。见表11A，念珠菌病，113页
28.1.5 静脉输注脂肪乳	表皮葡萄球菌	**万古霉素** 1g IV q12h		停用脂肪乳
	秕糠马拉色霉菌	**氟康唑** 400mg IV qd		

*注：所有推荐剂量仅针对成人（除非特别注明）及肾功能正常者。（缩见第2页）

表 1（63） 临床抗微生物治疗的初始选择

解剖学部位/诊断/特定情况	病原体（通常）	推荐治疗方案*		辅助诊断或治疗方法及说明
		首选方案	备选方案§	
28.2 血管/静脉导管感染（续）				
28.2 长期使用静脉导管感染的预防（CID 52：1087，2011）	为降低感染的风险：**洗手并且：** 1. 插入导管时严格遵循无菌技术 2. 用2%氯已定（洗必泰）清洁皮肤，用酒精消毒 3. 若采取上述两项措施后感染率仍高，可使用氯己定（洗必泰）/磺胺嘧啶银或米诺环素/利福平浸泡过的导管，或封闭溶液（见说明） 4. 插管部位尽量选择锁骨下静脉，避免股静脉。BMI＞28.4 的患者颈静脉插管感染率相对较低（JAMA 299：2413，2008）			**静脉导管的封闭溶液正在研发中。尚无 FDA 批准的产品。**有报道联合使用 TMP、EDTA 和乙醇（AAC 55：4430，2011）。欧洲已开始临床试验。另一报道是使用柠檬酸钠，亚甲蓝和对羟聚苯甲酸甲酯（CCM 39：613，2011）。最新的会议摘要支持使用70%酒精
28.3 感染性动脉瘤	金黄色葡萄球菌（28%～71%），表皮葡萄球菌，沙门菌属（15%～24%），结核分枝杆菌，肺炎球菌，以及其他多种病原体	**万古霉素**（剂量应足够，维持谷浓度 15～20μg/ml）+（**头孢曲松或哌拉西林－舒巴坦或环丙沙星**） **治疗原则是抗生素＋外科切除动脉瘤并重建血管**	**达托霉素**可替代万古霉素 革兰阴性杆菌用**头孢吡肟**或**碳青霉烯类** 多重耐药革兰阴性杆菌则用**多黏菌素**在内的联合方案	关于头孢洛林和特拉万星尚无资料。CT 血管造影是最佳影像诊断技术。血培养阳性率为 50%～85%。**获得特异性培养结果后可降阶梯治疗。**疗程差异较大，但外科手术后通常还需治疗 6 周
28.4 感染性盆腔血栓性静脉炎（伴或不伴感染性肺栓塞），产后、流产后或盆腔手术后	链球菌，拟杆菌，肠杆菌科	（**甲硝唑＋头孢吡肟或哌拉西林－他唑巴坦**） 剂量见表 10A，93 页	亚胺培南或美罗培南或厄他培南或［**克林霉素＋（氨曲南或庆大霉素）**］	抗菌治疗同时使用肝素。疗程不详，一项研究显示抗凝治疗的好处（Am J Obstet Gyn 181：143，1999）。头孢西丁和头孢替坦对拟杆菌的活性在下降

解剖学部位/诊断/特定情况	病原体（通常）	推荐治疗方案 *		辅助诊断或治疗方法及说明
		首选方案	备选方案 §	
28.5 海绵窦血栓形成	金黄色葡萄球菌，链球菌属，流感嗜血杆菌，曲霉菌/毛霉菌/根霉菌	**万古霉素** 1g IV q12h + **头孢曲松** 2g IV q12h	（**达托霉素** 6mg/kg IV qd[NAI]或**利奈唑胺** 600mg IV q12h）+ **头孢曲松** 2g IV q12h	CT 或 MRI 有助于诊断。通常要用**肝素**。如果是真菌，见特殊病原体，表 11
28.6 其他化脓性静脉炎： 股静脉，头臂静脉，颈内静脉，锁骨下静脉	金黄色葡萄球菌，化脓性链球菌（B 族链球菌），坏死梭杆菌（Lemierre's 综合征）	**万古霉素** 15mg/kg IV q12h（正常体重）+ **头孢曲松** 1g IV qd	**达托霉素** 6mg/kg IV q12h + **头孢曲松** 1g IV qd	回顾性研究：2～3 周 IV 治疗 +2 周 po 治疗有效（CID 49:741，2008）。如果受累静脉可以手术，外科清创或切除可能会有帮助，特别是菌血症患者

* 注：所有推荐剂量仅针对成人（除非特别注明）及肾功能正常者。（缩见第 2 页）

表 2（1） 细菌抗感染治疗推荐

菌 种	抗微生物药物（缩写见第 2 页）		
	首 选	次 选	其他有效药物[1]（说明）
木糖无色菌 Achromobacter xylosoxidans 无色菌素（以往称为产碱菌）	亚胺培南、美罗培南、多尼培南（多尼培南不用于肺炎）	TMP－SMX，某些菌株对头孢他啶敏感	对氨基糖苷类、大多数头孢菌素、氟喹诺酮类耐药
乙酸钙不动杆菌－鲍氏不动杆菌复合群 Acinetobacter calcoaceticus－baumannii complex	如果敏感：亚胺培南或美罗培南或多尼培南。针对多重耐药菌株：多黏菌素＋（亚胺培南或美罗培南）（多尼培南不推荐用于肺炎）	氨苄西林－舒巴坦的舒巴坦活性（CID 51：79，2010）。可能米诺环素有效	对氨基糖苷类、氟喹诺酮类耐药。米诺环素对多数菌株有效（CID 51：79，2010）（见表 5A，77 页）
衣氏放线菌 Actinomyces israelii	氨苄西林或青霉素 G	多西环素、头孢曲松	克林霉素和红霉素
嗜水气单胞菌和其他菌属 Aeromonas hydrophila & other sp.	环丙沙星或左氧氟沙星	TMP－SMX 或三、四代头孢菌素	见 AAC 56：1110，2012
溶血隐密杆菌 Arcanobacterium（C.）haemolyticum	红霉素、阿奇霉素	苄星青霉素 G、克林霉素	对多数药物敏感，对 TMP－SMX 耐药（AAC 38：142，1994）
炭疽芽胞杆菌（炭疽）吸入 **Bacillus anthracis**	见表 1，43 页		
蜡样芽胞杆菌，枯草芽胞杆菌 Bacillus cereus，B. subtilis	万古霉素、克林霉素	氟喹诺酮类、亚胺培南	

菌 种	抗微生物药物（缩写见第 2 页）		
	首 选	次 选	其他有效药物[1]（说明）
脆弱拟杆菌（脆弱亚种） Bacteroides fragilis（ssp. fragilis）	甲硝唑或哌拉西林－他唑巴坦	多尼培南、厄他培南、亚胺培南、美罗培南、氨苄西林－克拉维酸	对克林霉素和头孢西丁、头孢替坦耐药
亨氏，五日热巴尔通体 **Bartonella（Rochalimaea）henselae，quintana** 见表 1，30、45、51、57 页	根据疾病类别及机体的免疫状态不同来选择用药。有活性：阿奇霉素、克拉霉素、红霉素、多西环素和联合应用：利福平、庆大霉素、头孢曲松。无活性：环丙沙星、TMP－SMX、青霉素、大多数头孢菌素、氨曲南		
百日咳鲍特菌 Bodetella pertussis	红霉素或克拉霉素	TMP－SMX	见 PIDJ 31：78，2012
伯氏、阿氏、加林疏螺旋体 **Borrelia burgdorferi，B. afzelii，B. garinii** （莱姆病和回归热）	见特殊疾病类		
布鲁菌 Brucella sp	药物及疗程随定植或非定植存在不同。见特殊疾病分类 PLoS One 7：e32090，2012		
洋葱伯克霍尔德（假单胞）菌 Burkholdria（Pseudomonas）cepacia	TMP－SMX、美罗培南或环丙沙星	米诺环素或氯霉素	（通常对氨基糖苷类、多黏菌素耐药）（AAC 37：123，1993 & 43:213，1999；Inf Med 18：49，2001）某些菌株对碳青霉烯类耐药。可能需要联合治疗（*AJRCCM* 161：1206，2000）
类鼻疽伯克（假单胞）菌 Burkholderia（Pseudomonas）pseudomallei Curr Opin Infect Dis 23：554，2010；CID 41：1105，2005	起始 IV 头孢他啶或亚胺培南或美罗培南，然后 po TMP－SMX＋多西环素 ×3 个月 ± 氯霉素（AAC 49:4010，2005）		（在泰国，12% ~80% 菌株对 TMP－SMX 耐药）。氟喹诺酮类在体外有效。美罗培南也有效（AAC 48：1763，2004）

表2（1） 细菌抗感染治疗推荐

菌 种	抗微生物药物（缩写见第2页）		
	首 选	次 选	其他有效药物[1]（说明）
空肠弯曲菌 Campylobacter jejuni	阿奇霉素	红霉素或环丙沙星	TMP－SMX、青霉素及头孢类抗生素无效
胎儿弯曲菌 Campylobacte fetus	庆大霉素	亚胺培南或头孢曲松	氨苄西林、氯霉素
黄褐嗜二氧化碳噬纤维菌 Capnocytophage ochracea（DF－1）	犬咬用克林霉素或氨苄西林－克拉维酸	休克、脾切除术后：哌拉西林－他唑巴坦、克林霉素、亚胺培南、多尼培南、美罗培南	氟喹诺酮类疗效不定，氨基糖苷类、TMP－SMX及多黏菌素疗效有限（LN ID 9：439，2009）
犬咬嗜二氧化碳噬纤维菌 canimorsus（DF－2）	犬咬用氨苄西林－克拉维酸		
肺炎衣原体 Chlamydophitia pneumoniae	多西环素	红霉素、氟喹诺酮类	阿奇霉素、克拉霉素
沙眼衣原体 Chlamydia trachomatis	多西环素或阿奇霉素	红霉素	
异形柠檬酸杆菌 Citrobacter diversus（koseri） 弗劳地柠檬酸杆菌 C. freundii	危及生命疾病：亚胺培南、美罗培南、多尼培南	非危及生命疾病：环丙沙星或庆大霉素	有出现耐药的报道（AAC 52：995，2007）
艰难梭菌 Clostridium difficile	轻症用甲硝唑（po）	中至重症：万古霉素（po）或 Fidaxomicin（CID 51：1306，2010）	杆菌肽（po）、硝唑尼特（CID 43：421，2006；JAC 59：705，2007）、利福霉素（CID 44：846，2007），疾病严重程度参考表1，18页
产气荚膜梭菌 Clostridium perfringens	青霉素 G ± 克林霉素	多西环素	红霉素、氯霉素、头孢唑啉、头孢西丁、抗假单胞菌青霉素和碳青霉烯类
破伤风梭菌 Clostridium tetani	甲硝唑或青霉素 G	多西环素	抗生素疗效不肯定

菌　种	抗微生物药物（缩写见第2页）		
	首　选	次　选	其他有效药物[1]（说明）
白喉棒状杆菌 C. diphtheriae	红霉素＋抗毒素	青霉素＋抗毒素	据报道利福平有效（CID 27:845, 1998）
杰克棒状杆菌 Corynebacterium jeikeium	万古霉素＋氨基糖苷类	青霉素 G＋氨基糖苷类	很多菌株对青霉素耐药（EJCMID 25:349, 2006）
微细棒状杆菌 Corynebacterium minutissimum	克林霉素1%乳液	克拉霉素或红霉素	导致红癣
贝氏考克斯体（Q热）Coxiella burnetii 急性感染（CID 52:1431, 2011）	多西环素或氟喹诺酮类（见表1，31页）	红霉素，阿奇霉素，克拉霉素	心内膜炎：多西环素＋羟氯喹（JID 188:1322, 2003；LnID 3:709, 2003；LnID 10:527, 2010）
慢性感染，如心内膜炎	多西环素＋羟氯喹	TMP－SMX，氯霉素	

表 2（2） 细菌抗感染治疗推荐

菌　种	抗微生物药物（缩写见第 2 页）		
	首　选	次　选	其他有效药物[1]（说明）
查氏、尤因、嗜胞埃利希体 Ehrlichia chaffeensis，Ehrlichia ewubguum，Anaplasma（Ehrlichia）phagocytophilium	多西环素	利福平（CID 27：213，1998）左氧氟沙星（AAC 47：413，2003）	体外试验显示环丙沙星、氧氟沙星、氯霉素也有效。对克林霉素、TMP－SMX、亚胺培南、氨苄西林、红霉素及阿奇霉素耐药（AAC 41：76，1997）
啮蚀艾肯菌 Eikenella corrodens	氨苄西林－克拉维酸，静点青霉素 G	TMP－SMX、氟喹诺酮类	对克林霉素、头孢氨苄、红霉素和甲硝唑以及二氯苯甲异噁唑青霉素耐药
脑膜炎脓毒黄杆菌 Elizabethkingae meningosepticum（早期称为 Chryseobacterium）	左氧氟沙星或 TMP－SMX	环丙沙星、米诺环素	对青霉素、头孢菌素、碳青霉素烯、氨基糖苷类、万古霉素耐药（JCM 44：1181，2006）
肠杆菌 Enterobacter species	临床单位以及耐药程度和机制不同，推荐的抗菌药物不同，见表 5A，77 页		
粪肠球菌 Enterococcus faecalis	高度耐药：见表 5A，77 页		
屎肠球菌 Enterococcus faecium	高度耐药：见表 5A，77 页		
大肠埃希菌 Escherichia coli	高度耐药，临床单位及耐药程度和机制不同，推荐的抗菌药物不同，见表 5B		
土拉热弗朗西斯菌（兔热病） Francisella tularensis 见表 1，45 页	庆大霉素、妥布霉素或链霉素	轻度感染：多西环素或环丙沙星	氯霉素、利福平 多西环素/氯霉素为抑菌剂，可复发（CID 53：e133，2011）
阴道加德纳菌（细菌性阴道病）Gardnerella vaginalis	甲硝唑或替硝唑	克林霉素	剂量见表 1，26 页

菌种	抗微生物药物（缩写见第2页）		
	首选	次选	其他有效药物[1]（说明）
幽门螺杆菌 Helicobacter pylori	见表1，21页		体外有效的药物常常在体内无效
嗜沫嗜血杆菌 Hemophilus aphrophilus （Aggregatibacter aphrophilus）	[（青霉素或氨苄西林）+庆大霉素] 或 [氨苄西林-舒巴坦±庆大霉素]	（头孢曲松+庆大霉素）或环丙沙星或左氧氟沙星	对万古霉素、克林霉素、甲氧西林耐药
杜克嗜血杆菌（软下疳） Hemophilus ducreyi	阿奇霉素或头孢曲松	红霉素、环丙沙星	多数菌株对四环素、阿莫西林、TMP-SMX 耐药
流感嗜血杆菌 Hemophilus influenzae 脑膜炎、会厌炎和其他危及生命的疾病	头孢噻肟、头孢曲松	如敏感且 β-内酰胺酶阴性可选氨苄西林、氟喹诺酮类	由于血液系统毒性，氯霉素降为次选
非危及生命疾病	氨苄西林-克拉维酸、口服二、三代头孢菌素		阿奇霉素、克拉霉素、泰利霉素
臭鼻/鼻硬结克雷伯菌 Klebsiella ozaena/rhinoscleromatis	环丙沙星	左氧氟沙星	Acta Otolaryngol 131:440, 2010
克雷伯菌 Klebsiella species	临床单位及耐药程度和机制不同，推荐的抗菌药物不同，见表5B		
乳酸杆菌 Lactobacillus species	青霉素 G 或氨苄西林	克林霉素	**可能对万古霉素耐药**
军团菌 Legionella sp.	左氧氟沙星或莫西沙星	阿奇霉素	泰利霉素体外有活性
问号钩端螺旋体 Leptospira interrogans	轻症：多西环素或阿莫西林	重症：青霉素 G 或头孢曲松	
明串株菌属 Leuconostoc	青霉素 G 或氨苄西林	克林霉素	**注意：对万古霉素耐药**

表2（2） 细菌抗感染治疗推荐

菌种	抗微生物药物（缩写见第2页）		
	首选	次选	其他有效药物[1]（说明）
单核细胞增生李斯特菌 Listeria monocytogenes	氨苄西林＋庆大霉素有协同作用	TMP－SMX	红霉素、青霉素G（大剂量）、抗假单胞菌氨基糖苷类与β－内酰胺类可能有协同作用 美罗培南体外有效 对头孢菌素耐药
卡他莫拉菌 Moraxella（Branhamella） catarrhalis	氨苄西林－克拉维酸或口服二、三代头孢菌素，TMP－SMX	阿奇霉素、克拉霉素、地红霉素、泰利霉素	红霉素、多西环素、氟喹诺酮类
肺炎支原体 Mycoplasma pneumoniae	多西环素	阿奇霉素	克林霉素和β－内酰胺类无效 亚洲大环内酯类耐药率增加（日本报道＞30%）（AAC 52：348，2008）
淋病奈瑟菌（淋球菌） Neisseria gonorrhoeae	头孢曲松	阿奇霉素（高剂量）	氟喹诺酮类和口服头孢菌素不再推荐用于治疗该病，原因是耐药率很高
脑膜炎球菌 Neisseria meningitidis	头孢曲松	氯霉素、美罗培南	在东南亚发现耐氯霉素菌株（NEJM 339：868，1998）（预防：第10页）
星状诺卡菌 Nocardia asteroides 或巴西诺卡菌 Nocardia brasiliensis	TMP－SMX＋亚胺培南	利奈唑胺	阿米卡星＋（亚胺培南或头孢曲松或头孢噻肟）
多杀巴斯德菌 Pasteurella multocida	青霉素G、氨苄西林、阿莫西林、头孢呋辛、头孢泊肟	多西环素、左氧氟沙星、莫西沙星、TMP－SMX	对头孢氨苄、苯唑西林、克林霉素、红霉素、万古霉素耐药
类志贺邻单胞菌 Plesiomonas shigelloides	环丙沙星	TMP－SMX	氨苄西林－克拉维酸、头孢曲松和氯霉素有效 对氨苄西林、四环素、氨基糖苷类耐药

菌种	抗微生物药物（缩写见第2页）		
	首选	次选	其他有效药物[1]（说明）
痤疮丙酸杆菌 Propionib acterium acnes	青霉素、头孢曲松	万古霉素、达托霉素、利奈唑胺	可能对甲硝唑耐药
奇异变形杆菌（Proteus mirabilis），**普罗非登斯菌**（Providencia sp），摩根菌（Morganella sp.）（需体外敏感）	环丙沙星、哌拉西林－他唑巴坦，避免应用头孢菌素类	重症患者可应用碳青霉烯类	奇异变形杆菌和普罗非登斯菌对多黏菌素天然耐药
铜绿假单胞菌 Pseudomonas aeruginosa （ID Clin No Amer 23：277，2009）联合治疗？见（Clin Micro Rev 25：450，2012）	体外无耐药：抗假单胞菌青霉素、抗假单胞菌三代头孢菌素、多尼培南、亚胺培南、美罗培南、妥布霉素、环丙沙星、氨曲南。严重感染用抗假单胞菌β－内酰胺类＋（妥布霉素或环丙沙星）	对泌尿道感染，如体外无耐药通常单一药物有效：抗假单胞菌青霉素、抗假单胞菌三代头孢菌素、头孢吡肟、亚胺培南、美罗培南、氨基糖苷类、环丙沙星、氨曲南	若对所有β－内酰胺类、氟喹诺酮类、氨基糖苷类耐药：多黏菌素＋美罗培南或亚胺培南，不建议将多尼培南用于肺部感染

表 2（3）　细菌抗感染治疗推荐

菌　种	抗微生物药物（缩写见第 2 页）		
	首　选	次　选	其他有效药物[1]（说明）
红球菌属（马红球菌） Rhodococcus（C. equi）	2 种药物：阿奇霉素、左氧氟沙星或利福平	万古霉素或亚胺培南 +（阿奇霉素、左氧氟沙星或利福平）	万古霉素在体外有活性，但红球菌位于细胞内可能影响其药效（CID 34：1379，2002）。避免应用青霉素、头孢菌素、克林霉素、四环素、TMP－SMX
立克次体 Rickettsiae species	多西环素	氯霉素（妊娠），阿奇霉素（<8 岁儿童）	见特殊感染（表 1）
伤寒沙门菌 Salmonella typhi（CID 50：241，2010；AAC 54：5201，2010；BMC ID 51：37，2005）	如果氟喹诺酮类和奈啶酸敏感：环丙沙星	头孢曲松、头孢克肟、阿奇霉素、氯霉素	严重病例可予激素。警惕复发（1%～6%）及回肠穿孔。喹诺酮类耐药导致治疗失败也已有报道（AAC 52：1278，2008）
黏质沙雷菌 Serratia marcescens	如体外无耐药：哌拉西林－他巴坦，环丙沙星，左氧氟沙星，庆大霉素	如体外耐药：碳青霉烯类	如可能避免超广谱头孢类抗生素
志贺菌 Shigella sp.	氟喹诺酮类或阿奇霉素	头孢曲松为次选，TMP－SMX 依赖药敏试验	
金黄色葡萄球菌 Staph. aureus 甲氧西林敏感	苯唑西林/萘夫西林	注射用一代头孢菌素、万古霉素、替考拉宁[NUS]、克林霉素、头孢洛林	厄他培南、亚胺培南、美罗培南、β－内酰胺类/β－内酰胺酶抑制剂、氟喹诺酮类、红霉素、克拉霉素、阿奇霉素、泰利霉素、奎奴普丁－达福普汀、利奈唑胺、达托霉素、特拉万星

菌　种	抗微生物药物（缩写见第 2 页）		
	首　选	次　选	其他有效药物[1]（说明）
金黄色葡萄球菌 Staph. aureus **甲氧西林耐药（与卫生保健有关）** IDSA 指南：CID 52（Feb 1）:1，2011	万古霉素	替考拉宁NUS、TMP－SMX（有些菌株耐药）、奎奴普丁－达福普汀、利奈唑胺、达托霉素、特拉万星，头孢洛林	夫西地酸NUS。在美国，60%以上菌株对环丙沙星耐药。（磷霉素＋利福平）。已分离出万古霉素部分耐药菌株（GISA、VISA）和高度耐药菌株——见表 6，78 页
金黄色葡萄球菌，甲氧西林耐药；［社区获得性（CA－MRSA）］			CA－MRSA 一般不是多重耐药，通常对红霉素耐药，对氟喹诺酮的耐药性不等。万古霉素、替考拉宁NUS、特拉万星或达托霉素可用于住院患者的治疗（见表 6，78 页）。也可应用头孢洛林
轻－中度感染	（TMP－SMX 或多西环素或米诺环素）	克林霉素（如果 D－试验阴性—见表 5A 和表 6）	
重度感染	万古霉素或替考拉宁NUS	利奈唑胺或达托霉素	
表皮葡萄球菌 Staph. epidermidis	万古霉素 ± 利福平	利福平＋（TMP－SMX 或氟喹诺酮类），达托霉素（AAC 51:3420，2007）	如对萘夫西林/苯唑西林敏感，可选用头孢噻吩或萘夫西林/苯唑西林，但 75% 菌株耐药。氟喹诺酮类（见表 5A）
溶血葡萄球菌 Staph. haemolyticus	TMP－SMX、氟喹诺酮类、呋喃妥因	口服头孢菌素	建议仅用于泌尿系感染
路邓葡萄球菌 staph. lugdunensis	苯唑西林/萘夫西林或青霉素 G（β－内酰胺酶阴性）	注射用一代头孢菌素或万古霉素或替考拉宁NUS	约 75% 对青霉素敏感
腐生葡萄球菌 Staph. saprophyticus（UTI）	口服头孢菌素或阿莫西林－克拉维酸	氟喹诺酮类	对多数用于治疗泌尿系感染的抗菌药物敏感，偶有磺胺药、呋喃妥因类药物治疗失败的报道（JID 155：170，1987），对磷霉素耐药

表 2（3） 细菌抗感染治疗推荐

菌 种	抗微生物药物（缩写见第 2 页）		
	首 选	次 选	其他有效药物[1]（说明）
嗜麦芽窄食单胞菌 Stenotrophomonas（Xanthomonas，Pseudomonas）maltophilia	TMP－SMX	替卡西林－克拉维酸	米诺环素、替加环素、环丙沙星、头孢曲松、莫西沙星、头孢他啶（LnID 9：312，2009；JAC 62：889，2008）。（替卡西林－克拉维酸＋TMP－SMX）和（替卡西林－克拉维酸＋环丙沙星）在体外有协同抗菌作用（JAC 62：889，2008）
念珠状链杆菌 Streptobacillus moniliformis	青霉素 G	多西环素	红霉素、克林霉素、头孢曲松
链球菌属，厌氧的（消化链球菌属）Streptococcus，anaerobic（Peptostreptococcus）	青霉素 G	克林霉素	多西环素、万古霉素、利奈唑胺、厄他培南（AAC 51：2205，2007）
猪链球菌 Streptococcus anginosus group	青霉素	万古霉素或头孢曲松	避免氟喹诺酮类、大环内酯类耐药率上升
肺炎球菌 Streptococcus pneumoniae 青霉素敏感	青霉素 G、阿莫西林	多种药物有效，头孢菌素二、三代，克林霉素	脑膜炎需用大剂量，见表 1，第 9 页
青霉素耐药（MIC≥2.0）	万古霉素、左氧氟沙星、头孢曲松、阿莫西林（大剂量）、利奈唑胺		
化脓链球菌，A、B、C、G 族 Streptococcus pyogenes，Groups A、B、C、G	青霉素 G＋克林霉素	青霉素（单用）或克林霉素（单用）	JCM 49：439，2011，大环内酯类耐药手册
霍乱弧菌 Vibrio cholerae	多西环素、氟喹诺酮类	阿奇霉素、红霉素	可选环丙沙星或左氧氟沙星，部分耐药

菌　种	抗微生物药物（缩写见第2页）		
	首　选	次　选	其他有效药物[1]（说明）
副溶血弧菌 Vibrio parahemolyticus	多西环素	阿奇霉素、环丙沙星	若有菌血症，治疗同创伤弧菌
创伤弧菌、溶藻弧菌、海鱼弧菌 Vibrio vulnificus，alginolyticus，damsela	多西环素 + 头孢曲松	左氧氟沙星	CID 52：788，2011
小肠结肠炎耶氏菌 Yersinia enterococolitica	环丙沙星或头孢曲松	TMP－SMX、环丙沙星（若有菌血症）	环丙沙星耐药（JAC 53：1068，2004），对青霉素、氨苄西林、红霉素耐药
鼠疫杆菌（鼠疫）Yersinia pestis	链霉素或庆大霉素	多西环素	可选 TMP－SMX（针对淋巴腺鼠疫，非最佳选择）

[1] 这些药物的药效在“首选”或“次选”治疗药物中有较大区别。“次选”和“其他有效药物”所包含的药物是根据体外敏感性试验、药代动力学、宿主因素（听力、肾功能、肝功能等）以及费用确定的。

表3（1） 免疫力正常患者抗生素的推荐疗程[1,2]

感染部位	临床诊断	疗程（天）
菌血症	病灶可去除的菌血症（无心内膜炎）	10～14（CID 14:75，1992）（见表1）
骨	骨髓炎，成人；急性	42
	成人，慢性	至血沉正常（通常在3个月以上）
	儿童，急性；葡萄球菌和肠杆菌科细菌[3]	21
	儿童，急性；链球菌，脑膜炎球菌，嗜血杆菌[3]	14
耳	渗出性中耳炎	<2岁：10（或1个剂量的头孢曲松）；≥2岁：5～7
	最近的荟萃分析提示3d阿奇霉素（JAC 52:469，2003）或“快作用”抗生素5d疗程对无并发症的中耳炎有效（JAMA 279:1736，1998），但对严重感染则疗效不够（NEJM 347:1169，2002）	
心内膜	感染性心内膜炎，自体瓣膜	
	草绿色链球菌	14或28（见表1A，28页）
	肠球菌	28或42（见表1A，29页）
	金黄色葡萄球菌	14（仅右心内膜炎）或28（见表1A，29页）
胃肠道（见表1）	细菌性痢疾（志贺菌病）/旅行者腹泻	3
	伤寒（伤寒沙门菌）：阿奇霉素	5（儿童/青少年）
	头孢曲松	14［疗程短效果较差（AAC 44:450，2000）］
	氟喹诺酮类	5～7
	氯霉素	14
	幽门螺杆菌	10～14，三联药物7d疗程也可能足够（AIM 147:553，2007）
	假膜性小肠结肠炎（艰难梭菌）	10

临床表现		疗程（天）
感染部位	临床诊断	
生殖器	非淋菌性尿道炎或黏液脓性子宫颈炎	多西环素 7d，或单剂量的阿奇霉素
	盆腔炎症疾病	14
心脏	心包炎（化脓性）	28
关节	脓毒性关节炎（非淋球菌）　成人	14～28（Ln 351：197，1998）
	婴儿/儿童	治疗同上述骨髓炎。新近研究推荐 10～14d 疗程足够（CID 48：1201，2009）但也有分歧（CID 48：1211，2009）
	淋球菌性关节炎/播散性淋球菌感染	7（见表 1，23 页）
肾脏	膀胱炎（膀胱菌尿症）	3（单次口服缓释环丙沙星也有效）（AAC 49：4137，2005）
	肾盂肾炎	14（若应用环丙沙星，疗程为 7d；应用左氧氟沙星 750mg，疗程为 5d）
	复发（14d 治疗后失败）	42
肺	肺炎，肺炎球菌	至热退后 3～5d（至少 5d）
	社区获得性肺炎	至少 5d 或热退后 2～3d（CID 44：S55，2007；AJM 120：783，2007）
	肺炎，肠杆菌属或假单胞菌属	21，通常延至 42d
	肺炎，葡萄球菌	21～28
	卡氏肺孢菌，艾滋病患者	21
	其他免疫缺陷患者	14
	军团菌、支原体、衣原体	7～14
	肺脓肿	通常 28～42[4]

表3（2） 免疫力正常患者抗生素的推荐疗程[1,2]

临床表现		疗程（天）
感染部位	临床诊断	
脑膜[5] （CID 39：1267，2004）	脑膜炎球菌 流感嗜血杆菌 肺炎球菌 李斯特菌脑膜脑炎，B 族链球菌，大肠杆菌	7 7 10～14 21（免疫缺陷者所需疗程更长）
多系统	布鲁菌病（见表1，60 页） 兔热病（见表 1，45、59 页）	42（最初 7～14d 加用链霉素或庆大霉素）（JAC 65：1028，2010） 7～14
肌肉	气性坏疽（梭菌属）	10
咽部 （见表 1A，46 页咽炎）	A 族链球菌咽炎 见咽炎，表 1，48 页	口服第二、第三代头孢菌素 10d，阿奇霉素 5d 有效（JAC 45，Topic TI 23，2000；JIC 14：213，2008） 3d 疗效差（Inf Med 18：515，2001）。单剂缓释阿奇霉素（2g）与短效阿奇霉素 3d 等效（CMI 15：1103，2009）。见 2009 Cochrare Review（www. thecochranelibrary. com）
	白喉（膜性） 带菌者	7～14 7
前列腺	慢性前列腺炎（TMP－SMX） （氟喹诺酮类）	30～90 28～42
窦道	急性鼻窦炎	5～14[6]
皮肤	蜂窝织炎	至急性炎症消退后 3d

临床表现		疗程（天）
感染部位	临床诊断	
全身	莱姆病	见表1A，58页
	洛基山斑疹热（见表1A，59页）	至热退后2d

[1] 已经显示许多感染，如：腹腔感染，早期（约72h）将静脉给药转换为口服给药是经济有效的（AJM 91：462，1991）。有证据表明检测血浆**降钙素原**水平（一种检测细菌或真菌感染的方法）有助于指导早期停药或经验性治疗（JCM 48：2325，2010）。

[2]本表所推荐的疗程为最短或平均时间，不应理解为绝对的时间。

[3]选择这些疗程的条件是症状和体征在7d内缓解且血沉恢复正常（J. D. Nelson，APID 6：59，1991）。

[4]患者热退后4～5d改为口服治疗。

[5]儿童至治疗结束后3d或更长时间内很少复发。儿童脑膜炎见表1，第8页。

[6]治疗时间的长短取决于所使用的抗菌药物和感染的严重程度。β－内酰胺类药物和严重感染患者的疗程应较长（10～14d）。轻－中度重的鼻窦炎短程治疗（5～7d）与呼吸道氟喹诺酮类（包括吉米沙星、左氧氟沙星750mg）、阿奇霉素同样有效。有报道短至3d疗程的TMP－SMX和阿奇霉素有效。还有一项研究发现单次口服阿奇霉素缓释制剂有效。作者认为这样的“超短”期疗程应仅限用于轻－中度疾病的患者。（JAMA 273：1015，1995；AAC 47：2770，2003；Otolaryngol－Head Neak Surg 133：194，2005；Otolaryngol－Head Neak Surg 127：1，2002；Otolaryngol－Head Neck Surg 134：10，2006）。

表4（1） 抗菌谱比较

编者按：抗菌药物的选择需考虑地区/医院间微生物的敏感性和耐药性差异。抗菌谱会随地域不同存在差异并可能存在暂时的改变。下述数据旨在提供普通的敏感性/耐药性判定谱，以协助选取初始经验性或特异性治疗。下述数据反映的是体外敏感性，引自已发表的文献报告。体外敏感试验无法预测体内的疗效。

微生物	青霉素类		抗葡萄球菌青霉素类			氨基青霉素类			抗铜绿假单胞菌青霉素类				碳青霉烯类					氟喹诺酮类						
	青霉素G	青霉素V	甲氧西林	萘夫西林/苯唑西林	氯唑西林/双氯西林	氨苄西林/阿莫西林	阿莫西林/克拉维酸	氨苄西林/舒巴坦	替卡西林	替卡西林/克拉维酸	哌拉西林/他唑巴坦	哌拉西林	多尼培南[1]	厄他培南	亚胺培南	美罗培南	氨曲南	环丙沙星	氧氟沙星	培氟沙星	左氧氟沙星	莫西沙星	吉米沙星	加替沙星
革兰阳性菌：																								
链球菌A、B、C、G族 Strep，Group A，B，C，G	+	+	+	+	+	+	+	+	+	+	+	+	+	+	+	+	0	±	±	0	+	+	+	+
肺炎球菌 Strep. pnemoniae	+	+	+	+	+	+	+	+	+	+	+	+	+	+	+	+	0	±	±	0	+	+	+	+
草绿色链球菌 Viridans strep	±	±	±	±	±	±	±	±	±	±	±	±	+	+	+	+	0	0	0		+	+	+	+
米氏链球菌 Strep. milleri	+	+	+	+	+	+	+	+	+	+	+	+	+	+	+	+	0	0	0		+	+	+	+
粪肠球菌 Entereococcus faecalis	+	+	0	0	0	+	+	+	±	±	+	+	±	0	+	±	0	**	**	0	+	+	+	+
屎肠球菌 Entereococcus faecium	±	±	0	0	0	±	+	+	±	±	±	±	0	0	±	0	0	0	0	0	0	±	±	±
金黄色葡萄球菌 Staph. aureus（MSSA）	**0**	**0**	**+**	**+**	**+**	**0**	**+**	**+**	**0**	**+**	**+**	**0**	**+**	**+**	**+**	**+**	**0**	**+**	**+**	**+**	**+**	**+**	**+**	**+**
金黄色葡萄球菌 Staph. aureus（MRSA）	**0**	**0**	**0**	**0**	**0**	**0**	**0**	**0**	**0**	**0**	**0**	**0**	**0**	**0**	**0**	**0**	**0**	**0**	**0**	**0**	**0**	**±**	**±**	**±**
金黄色葡萄球菌 Staph. aureus（CA－MRSA）	**0**	**0**	**0**	**0**	**0**	**0**	**0**	**0**	**0**	**0**	**0**	**0**	**0**	**0**	**0**	**0**	**0**	**±**			**±**	**±**	**±**	**±**
表皮葡萄球菌 Staph. epidermidis	0	0	+	+	+	0	0	0	±	±	+	0	+	+	+	+	0	+	+	+	+	+	+	+
杰克棒状杆菌 C. jeikeium	0	0	0	0	0	0	0	0	0	0		0		0	0		0	0	0					

微生物	青霉素类		抗葡萄球菌青霉素类			氨基青霉素类			抗铜绿假单胞菌青霉素类				碳青霉烯类					氟喹诺酮类						
	青霉素G	青霉素V	甲氧西林	萘夫西林/苯唑西林	氯唑西林/双氯西林	氨苄西林/阿莫西林	阿莫西林/克拉维酸	氨苄西林/舒巴坦	替卡西林	替卡西林/克拉维酸	哌拉西林/他唑巴坦	哌拉西林	多尼培南	厄他培南	亚胺培南	美罗培南	氨曲南	环丙沙星	氧氟沙星	培氟沙星	左氧氟沙星	莫西沙星	吉米沙星	加替沙星
单核细胞增生李斯特菌 L. monocytogenes	**+**	**0**	**0**	**0**	**0**	**+**		**+**	**+**			**+**	**+**	**±**	**+**	**+**	**0**	**+**	**0**	**0**	**+**	**+**	**+**	**+**
革兰阴性菌：																								
淋病奈瑟菌 N. gonorrhoeae	0	0	0	0	0	0	+	+	+	+	+	+	+	+	+	+	+	+[1]	+[1]	+[1]	+[1]	+[1]		+[1]
脑膜炎球菌 N. meningitidis	**+**	**0**	**0**	**0**	**0**	**+**	**+**	**+**	**+**	**+**	**+**	**+**	**+**	**+**	**+**	**+**	**+**	**+**	**+**	**+**	**+**	**+**		**+**
卡他莫拉菌 M. catarrhalis	0	0	0	0	0	0	+	+	0	+	+	±	+	+	+	+	+	+	+	+	+	+	+	+
流感嗜血杆菌 H. influenzae	0	0	0	0	0	±	+	+	±	+	+	±	+	+	+	+	+	+	+	+	+	+	+	+
大肠埃希菌 E. coli	**0**	**0**	**0**	**0**	**0**	**±**	**+**	**+**	**±**	**+**	**+**	**+**	**+**	**+**	**+**	**+**	**+**	**+**	**+**	**+**	**+**	**+**	**+**	**+**
克雷伯菌 klebsiella sp	0	0	0	0	0	0	+	+	0	+	+	+	+	+	+	+	+	+	+	+	+	+	+	+
大肠杆菌/克雷伯菌 E. coli/Klebs sp ESBL +	0	0	0	0	0	0	0	0	0	±	±	0	+	+	+	+	0	+	+	+	+	+	+	+
大肠杆菌/克雷伯菌 E. Coli/klebs sp KPC +	0	0	0	0	0	0	0	0	0	0	0	0	0	0	0	0	0							
肠杆菌 Enterobacter sp	0	0	0	0	0	0	0	0	+	+	+	+	+	+	+	+	+	+	+	+	+	+		+

[1]耐氟喹诺酮的淋球菌发生率为：欧洲 <1% ~30.9%，中国台湾 >90%。美国 2006 年的整体耐药率为 6.7%，因此 CDC 不再推荐该药用于治疗淋球菌感染。（MMWR 56：332，2007；JAC 58：587，2006；CID 40：188，2005；AnIM 147：81，2007）

+ =通常敏感；± =敏感性/耐药性不确定；0 =通常耐药；空白 =尚无资料。

＊＊ 多数菌株为 ±，可用于治疗泌尿系统感染，不用于全身感染。

表4（2） 抗菌谱比较

微生物	青霉素类		抗葡萄球菌青霉素类			氨基青霉素类			抗铜绿假单胞菌青霉素类				碳青霉烯类					氟喹诺酮类						
	青霉素G	青霉素V	甲氧西林	萘夫西林/苯唑西林	氯唑西林/双氯西林	氨苄西林/阿莫西林	阿莫西林/克拉维酸	氨苄西林/舒巴坦	替卡西林	替卡西林/克拉维酸	哌拉西林/他唑巴坦	哌拉西林	多尼培南	厄他培南	亚胺培南	美罗培南	氨曲南	环丙沙星	氧氟沙星	培氟沙星	左氧氟沙星	莫西沙星	吉米沙星	加替沙星
沙雷菌 Serratia sp.	0	0	0	0	0	0	0	0	+	+	+	0	+	+	+	+	+	+	+	+	+	+		+
沙门菌 Salmonella sp.	0	0	0	0	0	±	+	+	+	+	+	+	+	+	+	+		+	+	+	+	+		+
志贺菌 Shigella sp.	0	0	0	0	0	±	+	+	+	+	+	+	+	+	+	+	+	+	+	+	+	+		+
奇异变形杆菌 Proteus mirabilis	0	0	0	0	0	+	+	+	+	+	+	+	+	+	+	+	+	+	+	+	+	+		+
普通变形杆菌 Proteus vulgaris	0	0	0	0	0	0	+	+	+	+	+	+	+	+	+	+	+	+	+	+	+	+	+	+
普罗非登斯菌 Providencia sp.	0	0	0	0	0	0	+	+	+	+	+	+	+	+	+	+	+	+	+	+	+	+		+
摩根菌 Morganella sp.	0	0	0	0	0	0	±	+	+	+	+	+	+	+	+	+	+	+	+	+	+	+		+
柠檬酸杆菌 Citrobacter sp.	0	0	0	0	0	0	0	0	+	+	+	+	+	+	+	+	+	+	+	+	+	+		+
气单胞菌 Aeromonas sp.	0	0	0	0	0	0	+	+	+	+	+	+	+	+	+	+	+	+	+		+	+		+
不动杆菌 Acinetobacter sp.	0	0	0	0	0	0	0	+	0	±	±	0	±	0	±	±	0	±	±		±	±	±	±
铜绿假单胞菌 Ps. aeruginosa	**0**	**0**	**0**	**0**	**0**	**0**	**0**	**0**	**+**	**+**	**+**	**+**	**+**	**0**	**+**	**+**	**+**	**+**	**±**		**±**	**±**		**±**
洋葱伯克霍尔德菌 B.（Ps.）cepacia	0	0	0	0	0	0	0	0	0				±	0	0	+	0	0	0			0		0
嗜麦芽窄食单胞菌 S.（X.）maltophilia	0	0	0	0	0	0	0	0		±	±	±	0	0	0	0	0	0	0	0	±	+		
小肠结肠炎耶尔森菌 Y. enterocolitica	0	0	0	0	0	0	±	±	±	+		+	+		+		+	+	+	+	+	+		+

微生物	青霉素类		抗葡萄球菌青霉素类			氨基青霉素类			抗铜绿假单胞菌青霉素类				碳青霉烯类					氟喹诺酮类						
	青霉素G	青霉素V	甲氧西林	萘夫西林/苯唑西林	氯唑西林/双氯西林	氨苄西林/阿莫西林	阿莫西林/克拉维酸	氨苄西林/舒巴坦	替卡西林	替卡西林/克拉维酸	哌拉西林/他唑巴坦	哌拉西林	多尼培南	厄他培南	亚胺培南	美罗培南	氨曲南	环丙沙星	氧氟沙星	培氟沙星	左氧氟沙星	莫西沙星	吉米沙星	加替沙星
军团菌 **Legionella sp.**	**0**	**0**	**0**	**0**	**0**	**0**	**0**	**0**	**0**	**0**	**0**	**0**	**0**	**0**	**0**	**0**	**0**	**+**	**+**	**+**	**+**	**+**	**+**	**+**
多杀巴斯德菌 P. multocida	+	+	0	0	0	+	+	+	+	+		+	+	+	+		+	+	+	+	+	+		+
杜克嗜血菌 H. ducreyi	+					0	+	+																
MISC：																								
衣原体 Chlamydophila sp.	0	0	0	0	0	0	0	0	0	0	0	0	0	0	0	0	0	+	+	+	+	+	+	+
肺炎支原体 **M. pneumoniae**	**0**	**0**	**0**	**0**	**0**	**0**	**0**	**0**	**0**	**0**	**0**	**0**	**0**	**0**	**0**	**0**	**0**	**+**	**+**	**+**	**+**	**+**	**+**	**+**
厌氧菌：																								
放线菌 Actinomyces	+	±	0	0	0	+	+	+				+		+	+		0	0	±			+		+
脆弱拟杆菌 **Bacteroides fragilis**	**0**	**±**	**0**	**0**	**0**	**0**	**+**	**+**	**0**	**+**	**+**	**0**	**+**	**+**	**+**	**+**	**0**	**0**	**0**	**0**	**0**	**±**		**±**
产黑素普雷澳菌 P. melaninogenica	+	0	0	0	0	+	+	+	+	+	+	+	+	+	+	+	0	0	±		+	+		+
艰难梭菌 **Clostridium difficile**	**+**[2]							**+**[2]				**+**[2]	**+**	**+**	**+**	**+**	**0**	**0**			**0**	**0**		**0**
梭菌属（非艰难梭菌） **Clostridium（not difficile）**	**+**	**+**				**+**	**+**	**+**	**+**	**+**	**+**	**+**	**+**	**+**	**+**	**+**	**0**	**±**	**±**		**+**	**±**		**+**
坏死梭杆菌 Fusobacterium necrophorum	±	±				+	+	+		+	+		+	+	+	+						±		
消化链球菌 Peptostreptococcus sp.	+	+	+	+	+	+	+	+	+	+	+	+	+	+	+	+	0	±	±		+	+		+

[2] 尚无临床证据表明青霉素类或氟喹诺酮类对艰难梭菌所致的小肠结肠炎有效（但这二类药可能对腹腔或盆腔的混合感染中的艰难梭菌有效）。

+ ＝通常敏感；± ＝敏感性/耐药性不确定；0＝通常耐药；空白＝尚无资料。

* A 1-Carbacephem 最好归类于头孢菌素类

表 4（3） 抗菌谱比较

微生物	头孢菌素类																	
	第一代	第二代			第三/四代（包括抗 MRSA 药物）						口服制剂							
											第一代		第二代			第三代		
	头孢唑啉	头孢替坦	头孢西丁	头孢呋辛	头孢噻肟	头孢唑肟	头孢曲松	头孢洛林	头孢他啶	头孢吡肟	头孢羟氨苄	头孢氨苄	头孢克洛/氯碳头孢*	头孢丙烯	头孢呋辛酯	头孢克肟	头孢布烯	头孢泊肟酯/头孢地尼/头孢托仑
革兰阳性菌：																		
链球菌 A、B、C、G 族 Strep. Group A，B，C，G	+	+	+	+	+	+	+	+	+	+	+	+	+	+	+	+	+	+
肺炎球菌[3] Strep. pneumoniae	+	+	+	+	+	+	+	+	+[3]	+	+	+	+	+	+	+	±	+
草绿色链球菌 Viridans strep	+	+	+	+	+	+	+	+	±[3]	+	+	+	+	0	+	+	0	+
粪肠球菌 Enterococcus faecalis	0	0	0	0	0	0	0	+	0	0	0	0	0	0	0	0	0	0
金黄色葡萄球菌 Staph. aureus（MSSA）	**+**	**+**	**+**	**+**	**+**	**+**	**+**	**+**	**+**	**+**	**+**	**+**	**+**	**+**	**+**	**0**	**0**	**+**
金黄色葡萄球菌 Staph. aureus（MRSA）	**0**	**0**	**0**	**0**	**0**	**0**	**0**	**+**	**0**	**0**	**0**	**0**	**0**	**0**	**0**	**0**	**0**	**0**

微生物	头孢菌素类																	
											口服制剂							
	第一代	第二代			第三/四代（包括抗 MRSA 药物）						第一代		第二代			第三代		
	头孢唑啉	头孢替坦	头孢西丁	头孢呋辛	头孢噻肟	头孢唑肟	头孢曲松	头孢洛林	头孢他啶	头孢吡肟	头孢羟氨苄	头孢氨苄	头孢克洛/氯碳头孢*	头孢丙烯	头孢呋辛酯	头孢克肟	头孢布烯	头孢泊肟酯/头孢地尼/头孢托仑
金黄色葡萄球菌 Staph. aureus（CA－MRSA）	**0**	**0**	**0**	**0**	**0**	**0**	**0**	**+**	**0**	**0**	**0**	**0**	**0**	**0**	**0**	**0**	**0**	**0**
表皮葡萄球菌 Strept epidermidis	±	±	±	±	±	±	±	+	±	±	±	±	±	±	±	0	0	±
杰克棒状杆菌 C. jeikeium	0	0	0	0	0	0	0		0		0	0	0	0	0	0	0	
产单胞李斯特菌 L. monocytogenes	**0**	**0**	**0**	**0**	**0**	**0**	**0**		**0**	**0**	**0**	**0**	**0**	**0**	**0**	**0**	**0**	**0**
革兰阴性菌：																		
淋病奈瑟菌 N. gonorrhoeae	+	±	±	±	±	±	+	+	±	+	0	0	±	±	±	+	±	+
脑膜炎球菌 N. meningitidis	**0**	**±**	**±**	**+**	**+**	**±**	**+**	**+**	**±**	**+**	**0**	**0**	**±**	**±**	**±**	**±**	**±**	
卡他莫拉菌 M. catarrhalis	±	+	+	+	+	+	+	+	+	+	0	0	±	+	+	+	+	+

表4（3） 抗菌谱比较

微生物	头孢菌素类																	
											口服制剂							
	第一代	第二代			第三/四代（包括抗 MRSA 药物）						第一代		第二代			第三代		
	头孢唑啉	头孢替坦	头孢西丁	头孢呋辛	头孢噻肟	头孢唑肟	头孢曲松	头孢洛林	头孢他啶	头孢吡肟	头孢羟氨苄	头孢氨苄	头孢克洛/氯碳头孢*	头孢丙烯	头孢呋辛酯	头孢克肟	头孢布烯	头孢泊肟酯/头孢地尼/头孢托仑
流感嗜血杆菌 H. influenzae	+	+	+	+	+	+	+	+	+	+		0	+	+	+	+	+	+
大肠埃希菌 E. coli	+	+	+	+	+	+	+	+	+	+	+	+	+	+	+	+	+	+
克雷伯菌 Klebsiella sp.	+	+	+	+	+	+	+	+	+	+	+	+	+	+	+	+	+	+
大肠杆菌/克雷伯菌 E. coli/Klebs sp ESBL +	0	0	0	0	0	0	0	0	0	0	0	0	0	0	0	0	0	0
大肠杆菌/克雷伯菌 E. coli/Klebs sp KPC +	0	0	0	0	0	0	0	0	0	0	0	0	0	0	0	0	0	0
肠杆菌 Enterobacter sp.	0	±	0	±	+	+	+	+	+	+	0	0	0	0	0	0	±	0
沙雷菌 Serratia sp.	0	+	0	0	+	+	+	+	+	+	0	0	0	0	0	±	±	0

微生物	头孢菌素类																	
											口服制剂							
	第一代	第二代			第三/四代（包括抗 MRSA 药物）						第一代		第二代			第三代		
	头孢唑啉	头孢替坦	头孢西丁	头孢呋辛	头孢噻肟	头孢唑肟	头孢曲松	头孢洛林	头孢他啶	头孢吡肟	头孢羟氨苄	头孢氨苄	头孢克洛/氯碳头孢*	头孢丙烯	头孢呋辛酯	头孢克肟	头孢布烯	头孢泊肟酯/头孢地尼/头孢托仑
沙门菌 Salmonella sp.					+	+	+	+	+	+	0	0				+	+	+
志贺菌 Shigella sp.					+	+	+		+	+	0	0				+	+	+
奇异变形杆菌 Proteus mirabilis	+	+	+	+	+	+	+	+	+	+	+	+	+	+	+	+	+	+
普通变形杆菌 Proteus vulgaris	0	+	+	+	+	+	+	+	+	+	0	0	0	0	0	+	+	±
普罗非登斯菌 Providencia sp.	0	+	+	0	+	+	+	+	+	+	0	0	0	0	+	+	+	
摩根菌 Morganella sp.	0	+	+	±	+	+	+	+	+	+	0	0	0	0	±	0	0	0

[3]头孢他啶的活性仅为头孢噻肟/头孢曲松的八至十六分之一，仅对青霉素敏感菌株有效（AAC 39: 2193，1995）。口服头孢呋辛、头孢丙烯、头孢泊肟在体外试验显示对耐药肺炎球菌有非常高的活性（PIDJ 14: 1037，1995）。

+ ＝通常敏感；± ＝敏感性/耐药性不确定；0＝通常耐药；空白＝尚无资料。

* A 1－carbacephem 最好归类于头孢菌素类。

表 4（4） 抗菌谱比较

微生物	头孢菌素类																	
	第一代	第二代			第三/四代（包括抗 MRSA 药物）						口服制剂							
											第一代		第二代			第三代		
	头孢唑啉	头孢替坦	头孢西丁	头孢呋辛	头孢噻肟	头孢唑肟	头孢曲松	头孢洛林	头孢他啶	头孢吡肟	头孢羟氨苄	头孢氨苄	头孢克洛/氯碳头孢*	头孢丙烯	头孢呋辛酯	头孢克肟	头孢布烯	头孢泊肟酯/头孢地尼/头孢托仑
弗劳地柠檬酸杆菌 C. freundii	0	0	0	0	+	0	+		0	+	0	0	0	0	0	0	0	0
异型柠檬酸杆菌 C. diversus	0	±	±	±	+	+	+	+	+	+	0	0	0	0			+	
柠檬酸杆菌 Citrobacter sp.	0	±	±	±	+	+	+	+	+	+		0	±	0	±	+	+	+
气单胞菌 Aeromonas sp.	0	+	±	+	+	+	+	+	+	+						+	+	
不动杆菌 Acinetobacter sp.	0	0	0	0	0	0	0		±	±	0	0	0	0	0	0	0	
铜绿假单胞菌 Ps. aeruginosa	0	0	0	0	±	±	±	±	+	+	0	0	0	0	0	0	0	0
洋葱伯克霍尔德菌 B.（Ps.）cepacia	0	0	0	0	±	±	±	0	+	±	0	0	0	0	0	0	+	
嗜麦芽窄食单胞菌 S.（X.）maltophilia	0	0	0	0	0	0	0	0	±	0	0	0	0	0	0	0	0	
小肠结肠炎耶尔森菌 Y. enterocolitica	0	±	±	±	+	+	+		±	+						+	+	
军团菌 Legionella sp.	0	0	0	0	0	0	0	0	0	0	0	0	0	0	0	0	0	0

微生物	头孢菌素类																	
	第一代	第二代			第三/四代（包括抗 MRSA 药物）						口服制剂							
											第一代		第二代			第三代		
	头孢唑啉	头孢替坦	头孢西丁	头孢呋辛	头孢噻肟	头孢唑肟	头孢曲松	头孢洛林	头孢他啶	头孢吡肟	头孢羟氨苄	头孢氨苄	头孢克洛/氯碳头孢*	头孢丙烯	头孢呋辛酯	头孢克肟	头孢布烯	头孢泊肟酯/头孢地尼/头孢托仑
多杀巴斯德菌 P. multocida		+		+	+	+	+			+		0				+		+
杜克嗜血菌 H. ducreyi			+		+	+	+		+							+		
厌氧菌：																		
放线菌属 Actinomyces						+	+											
脆弱拟杆菌 Bacteroides fragilis	**0**	**±**[4]	**+**	**0**	**0**	**±**	**0**	**0**	**0**	**0**		**0**	**0**	**0**	**0**	**0**	**0**	
产黑素普雷沃菌 P. melaninogenica		+	+	+	+	+	±		+	0		+	+	+	+	+		
艰难梭菌 Clostridium difficile			**0**		**0**	**0**				**0**								
梭菌属（非艰难梭菌）Clostridium (not difficile)		**+**	**+**	**+**	**+**	**+**	**+**		**+**					**+**	**+**	**0**		
坏死梭杆菌 Fusobacterium necrophorum			+															
消化链球菌 Peptostreptococcus sp.		+	+	+	+	+	+		+	+		+	+	+	+	+		

[4] 头孢替坦对卵形拟杆菌、吉氏拟杆菌、多形拟杆菌活性减弱。

+ =通常敏感；± =敏感性/耐药性不确定；0 =通常耐药；空白 =尚无资料。

* A 1 – carbacephem 最好归类于头孢菌素类。

表4（5） 抗菌谱比较

微生物	氨基糖苷类					大环内酯类			酮内酯	四环素类		甘氨酰环素	糖肽类						泌尿道药剂		杂类				
	庆大霉素	妥布霉素	阿米卡星	氯霉素	克林霉素	红霉素	阿奇霉素	克拉霉素	泰利霉素	多西环素	米诺环素	替加环素	万古霉素	替考拉宁	特拉万星	夫西地酸	甲氧苄啶	TMP-SMX	呋喃妥因	磷霉素	利福平	甲硝唑	奎奴普丁/达福普汀	利奈唑胺	多黏菌素E
革兰阳性菌：																									
链球菌A、B、C、G族 Strept. Group A，B，C，G	0	0	0	+	+	±	±	±	+	±	+	+	+	+	+	±	+	+[5]	+		+	0	+	+	0
肺炎球菌 Strept. pneumoniae	0	0	0	+	+	±	±	±	+	+	+	+	+	+	+	±	±	+	+		+	0	+	+	0
粪肠球菌 Eneterococcus faecalis	S	S	S	±	0	0	0	0	±	0	0	+	+	+	+	+	+	+[5]	+	+	±	0	0	+	0
尿肠球菌 Eneterococcus faecium	S	0	0	±	0	0	0	0	0	0	0	+	±	±	+		0	0	+	±	0	0	+	+	0
金黄色葡萄球菌 Staph. aureus（MSSA）	+	+	+	±	+	±	+	+	+	±	+	+	+	+	+	+	±	+	+	+		0	+	+	0
金黄色葡萄球菌 Staph. aureus（MRSA）	0	0	0	0	0	0	0	0	0	±	±	+	+	+	+	+	±	+	+		+	0	+	+	0
金黄色葡萄球菌 Staph. aureus（CA－MRSA）					±	±	±	±	±	+	+	+	+	+	+	+	+	+	+		+	0	+	+	0
表皮葡萄球菌 Staph. epidermidis	±	±	±	0	0	±	0	0	0	0	0	+	+	±	+	+	+	±			+	0	+	+	0
杰克棒状杆菌 C. jeikeium	0	0	0	0	0	0	0	0	0	0	0	+	+	+	+	+	0	0	0		+	0	+	+	0
单核细胞增多李斯特菌 L. monocytogenes	S	S	S	+		+	+	+	+	+	+	+	+	+	+		+	+			+	0	+	+	0
革兰阴性菌：																									
淋病奈瑟菌 N. gonorrhoeae	0	0	0	+	0	±	±	±	+	±	±	+	0	0	0	+	0	±	+	+	+	0	+		0

微生物	氨基糖苷类					大环内酯类			酮内酯	四环素类		甘氨酰环素	糖肽类						泌尿道药剂		杂类				
	庆大霉素	妥布霉素	阿米卡星	氯霉素	克林霉素	红霉素	阿奇霉素	克拉霉素	泰利霉素	多西环素	米诺环素	替加环素	万古霉素	替考拉宁	特拉万星	夫西地酸	甲氧苄啶	TMP-SMX	呋喃妥因	磷霉素	利福平	甲硝唑	奎奴普丁/达福普汀	利奈唑胺	多黏菌素E
脑膜炎球菌 N. meningitidis	0	0	0	+	0	+	+		+	+	+		0	0	0	+	±	+			+	0	0	0	0
卡他莫拉菌 M. catarrhalis	+	+	+	+	0	+	+	+	+	+	+	+						+			+	0	+	±	
流感嗜血菌 H. influenzae	+	+	+	+	0	±	+	+	+	+	+	+					±	±			+	0	±	±	
气单胞菌属 Aeromonas	0			+						+	+	+	0					+			0	0			
大肠埃希菌 E. coli	+	+	+	+	0	0	0	0	0	+	+	+	0	0	0	0	+	±	+	+	0	0	0	0	+
克雷伯菌 Klebsiella sp.	+	+	+	±	0	0	0	0	0	±	±	+	0	0	0	0	±	±	±	±	0	0	0	0	+
大肠杆菌/克雷伯菌 E. coli/Klebs sp ESBL +	+	+	+	±	0	0	0	0	0	±	±	+	0	0	0	0	±	±			0	0	0	0	+
大肠杆菌/克雷伯菌 E. coli/Klebs sp KPC +													0	0	0	0							0	0	+
肠杆菌 Enterobacter sp.	+	+	+	0	0	0	0	0	0	0	0	+	0	0	0	0	±		±	±	0	0	0	0	+
沙门菌 Salmonella sp.				+	0	0	±	0	0	±	±	+	0	0	0	0	±	±	+		0	0	0	0	
志贺菌 Shigella sp	+	+	+	+	0	0	±	0	0	±	±	+	0	0	0	0	±	±	+		0	0	0	0	

[5]尽管体外有活性，但 TMP－SMX 对 A 族链球菌咽炎及粪肠球菌感染无效。

[6]尽管体外有活性，但达托霉素对肺炎球菌感染无效。

+ ＝通常敏感；± ＝敏感性/耐药性不确定；0＝通常耐药；空白＝尚无资料。

抗微生物药物如阿奇霉素具有较强的组织穿透力，克拉霉素可产生多种活性代谢产物，因此它们在体内的活性可能超过体外。

** 口服万古霉素、甲硝唑对艰难梭菌有效；静脉用万古霉素无效。S＝与作用于细胞壁的抗生素有协同作用。

表4（6） 抗菌谱比较

微生物	氨基糖苷类					大环内酯类			酮内酯	四环素类		甘氨酰环素	糖肽类						泌尿道药剂		杂类				
	庆大霉素	妥布霉素	阿米卡星	氯霉素	克林霉素	红霉素	阿奇霉素	克拉霉素	泰利霉素	多西环素	米诺环素	替加环素	万古霉素	替考拉宁	特拉万星	夫西地酸	甲氧苄啶	TMP-SMX	呋喃妥因	磷霉素	利福平	甲硝唑	奎奴普丁/达福普汀	利奈唑胺	多黏菌素E
黏质沙雷菌 Serratia marcescens	+	+	+	0	0	0	0	0	0	0	0	+	0	0	0	0	0	±	0	±	0	0		0	0
普通变形杆菌 Proteus vulgaris	+	+	+	±	0	0	0	0	0	0	0	±	0	0	0	0	0	0	0	±	0	0		0	0
不动杆菌 Acinetobacter sp.	0	0	±	0	0	0	0	0	0	0	0	+	0	0	0	0	0	±			0	0		0	+
铜绿假单胞菌 **Ps. aeruginosa**	**+**	**+**	**+**	**0**	**0**	**0**	**0**	**0**	**0**	**0**	**0**	**0**	**0**	**0**	**0**	**0**	**0**	**0**	**0**		**0**	**0**	**0**	**0**	**+**
洋葱伯克霍尔德菌 B.（Ps.）cepacia	0	0	0	+	0	0	0	0	0	0	±	±	0	0	0	0	+	+	0		0	0		0	0
嗜麦芽窄食单胞菌 S.（X.）maltophilia	0	0	0	+	0	0	0	0	0	0	0	+	0	0	0	0	0	+	0			0		0	±
小肠结肠炎耶尔森菌 Y. enterocolitica	+	+	+	+	0	0	0	0	0	0	0					0		+				0		0	
土拉热弗朗西斯菌 F. tularensis	+			+						+								+			+	0		0	
布鲁菌 Brucella sp.	+			+	0	0	0	0	0	+	+		0	0	0		+	+			+	0		0	
军团菌 **Legionella sp.**						**+**	**+**	**+**	**+**	**+**	**+**					**±**	**+**	**+**				**0**			
杜克嗜血菌 H. ducreyi				+	+	+	+						0					±				0			
创伤弧菌 V. vulnificus	±	±	±	+						+	+					0						0			
MISC：																									
衣原体 Chlamydophila sp.	0	0	0	+	±	+	+	+	+	+	+	+				0	0		0		+	0	+	+	

微生物	氨基糖苷类					大环内酯类			酮内酯	四环素类		甘氨酰环素	糖肽类						泌尿道药剂		杂类				
	庆大霉素	妥布霉素	阿米卡星	氯霉素	克林霉素	红霉素	阿奇霉素	克拉霉素	泰利霉素	多西环素	米诺环素	替加环素	万古霉素	替考拉宁	特拉万星	夫西地酸	甲氧苄啶	TMP-SMX	呋喃妥因	磷霉素	利福平	甲硝唑	奎奴普丁/达福普汀	利奈唑胺	多黏菌素E
肺炎支原体 M. pneumoniae	0	0	0	+	0	+	+	+	+	+	+	+				0						0	+	0	
立克次体 Rickettsia sp.	0	0	0	+		±			+	+	+		0		0	0						0			
鸟分枝杆菌 Mycobacterium avium			+				+	+		0	0	0										0	0	0	
厌氧菌：																									
放线菌 Actinomyces	0	0	0	+	+	+	+	+		+	+		+		+	+						0			
脆弱拟杆菌 Bacteroides fragilis	0	0	0	+	±	0	0	0		±	±	+	0		0		+	0				+		±	
产黑素普雷澳菌 P. melaninogenica	0	0	0	+	+		+	+		+	+	+	0		0	+						+	+		
艰难梭菌 Clostridium difficile	0	0	0	±									+	+	+							+	±	±	
梭菌属（非艰难梭菌）** Clostridium (not difficile)				+		±	+	+		+	+	+	+	+	+	+						+	+	+	
坏死梭杆菌 Fusobacterium necrophorum	0	0	0	+	+	±	±	±				+										+			
消化链球菌 Peptostreptococcus sp.	0	0	0	+	+	±	+	±	+	+	+	+	+	+	+	+						+		+	

+ =通常敏感；± =敏感性/耐药性不确定；0 =通常耐药；空白 =尚无资料。

抗微生物药物如阿奇霉素具有较强的组织穿透力，克拉霉素可产生多种活性代谢产物，因此它们在体内的活性可能超过体外。

** 口服万古霉素、甲硝唑对艰难梭菌有效；静脉用万古霉素无效。S = 与作用于细胞壁的抗生素有协同作用。

表 5A　耐药革兰阳性菌全身性感染的治疗建议

病原菌	耐药	首选治疗方案	备选治疗方案	说　明
肠球菌属	万古霉素、氨苄西林、青霉素、庆大霉素	无明确有效的治疗。可试用**达托霉素** 8 ~ 12 mg/kg IV qd，需监测耐药菌（NEJM 365 : 892，2011）	**奎奴普丁 - 达福普汀** 22.5 mg/(kg · d) IV 分次 q8h（抗菌活性见说明），或**利奈唑胺** 600 mg IV 或 po q12h	奎奴普丁 - 达福普汀的活性仅限于屎肠球菌（CID 33 : 816，2001）。利奈唑胺呈现抑菌作用，心内膜炎的复发率为 40%（AnIM 138 : 133，2003）。特拉万星的作用不详
金黄色葡萄球菌（详见表 6）	万古霉素（VISA 或者 VRSA）和所有的 β - 内酰胺类（头孢洛林除外）	**达托霉素** 6 ~ 10 mg/kg IV qd，或**奎奴普丁 - 达福普汀** 7.5 mg/kg IV q8h	**利奈唑胺** 600 mg IV 或 po q12h	确认达托霉素的敏感性，因为 VISA 可能不敏感。既往使用万古霉素（或万古霉素治疗中且感染持续）是发生达托霉素耐药的重要危险因素（JAC 66 : 1696，2011）。抗葡萄球菌 β 内酰胺类（ASBL）可能对耐达托霉素 MRSA 保留活性（AAC 54 : 3161，2010）。达托霉素和 ABSL 联合治疗可成功清除 MRSA 菌血症复发（CID 53 : 158，2011）。其他可能的选择：特拉万星、头孢洛林
肺炎链球菌	青霉素 G（MIC ≥ 4 μg/ml）	非脑膜炎：**头孢曲松** 2g IV qd，或**头孢洛林** 600 mg IV q12h，或**利奈唑胺** 600 mg IV 或 po q12h	脑膜炎：**万古霉素** 15 mg/kg IV q8h，或**美罗培南** 2 g IV q8h	头孢洛林 2 g IV q12h 治疗脑膜炎也应该有效

表 5B 多耐药革兰阴性菌全身性感染的治疗建议

本表推荐的治疗方案多未经 FDA 批准。根据体外、动物研究和有限的临床经验给出的建议差异较大

病原菌	耐药	首选治疗方案	备选治疗方案	说明
鲍曼不动杆菌	所有青霉素类、所有头孢菌素类、氨曲南、碳青霉烯类、氨基糖苷类和氟喹诺酮类	**多黏菌素 E＋（亚胺培南或美罗培南）**，见表 10A，101 页，多黏菌素给药方案指导	**多黏菌素 E＋利福平** 300 mg IV q12h，或者 600 mg IV q24h。其他方案（若体外有效）：**米诺环素**（IDCP 20：184，2012）（体外米诺环素与亚胺培南有协同作用）	文献：Int J Antimicrob Agts 37：244，2011；BMC Inf Dis 11：109，2011。多黏菌素的去污染作用可提高碳青霉烯类或其他药物活性。不能单独使用多黏菌素
大肠杆菌、肺炎克雷伯菌，或其他产超广谱 β 内酰胺酶（ESBLs）肠杆菌株	所有头孢菌素类、TMP－SMX、氟喹诺酮类、氨基糖苷类	**亚胺培南** 500 mg IV q6h，或**美罗培南** 1 g IV q8h，或**多尼培南** 500 mg IV q8h（CID 39：31，2004）（注：**多尼培南**未经 FDA 批准治疗肺炎）	可用大剂量**头孢吡肟** 2g IV q12h。**多黏菌素 E** 联合应用碳青霉烯类。见表 10A，101 页。	尿路感染：磷霉素、呋喃妥因（AAC 53：1278，2009）。对头孢地尼耐药，在体外头孢地尼联合阿莫西林－克拉维酸有活性（AAC 53：1287，2009）
产**碳青霉烯酶**的革兰阴性杆菌	所有青霉素类、头孢菌素类、氨曲南、碳青霉烯类、氨基糖苷类和氟喹诺酮类	**多黏菌素 E** 联合碳青霉烯类。见表 10A，101 页，多黏菌素给药方案指导	联合应用多黏菌素和利福平	**多黏菌素**给药方案指导，见表 10A，101 页
铜绿假单胞菌	所有 β－内酰胺类、氨基糖苷类和氟喹诺酮类	**多黏菌素 E** 联合应用碳青霉烯类。多黏菌素给药方案指导见表 10A，101 页	吸入**多黏菌素 E**^{NAI} 50～75 mg 溶于 3～4 ml 生理盐水中，雾化吸入＋**多黏菌素 E** IV＋碳青霉烯类	**多黏菌素**给药方案指导，见表 10A，101 页
嗜麦芽窄食单胞菌	所有 β－内酰胺类，除替卡西林－克拉维酸外，氨基糖苷类和氟喹诺酮类	**TMP－SMX** 8～10 mg/(kg·d) IV 分次，q6h/q8h/q12h（按 TMP 成分计算）	**替卡西林－克拉维酸** 3.1 g IV q4～6h	

表 6 疑似或确诊社区相关的耐甲氧西林金黄色葡萄球菌（CA－MRSA）感染的处理意见（剂量见脚注[1]）

IDSA 指南：CID 52（Feb 1）:1，2011。随着该临床问题重要性的变化和一系列新药的出现，所建议的治疗方案很可能需要根据新的资料经常修订。（缩写见第 2 页）

注：MRSA 社区和医院菌株的区别日渐模糊。

临床疾病	脓肿，无发热；且免疫健全：门诊治疗	脓肿（单发或多发）且发热；门诊治疗	肺 炎	菌血症或可能存在的心内膜炎或菌血症性休克	治疗失败（见脚注[2]）
治疗 药物剂量见脚注	TMP－SMX（双剂量）或多西环素或米诺环素或克林霉素（CID 40:1429，2005 及 AAC 51:2628，2007） 注意：仅切开引流可能已足够	TMP－SMX（双剂量）或克林霉素或多西环素＋切开引流 注：医院相关的 MRSA 通常对克林霉素耐药	万古霉素 IV 或利奈唑胺 IV	万古霉素或达托霉素 IV；在菌血症试验研究中，达托霉素不逊于万古霉素（NEJM 355:653，2006）。加用利福平没有明显的好处，却可能有害（AAC 52:2463，2008） 万古霉素的目标谷浓度是 15～20 μg/ml（CID 52:975，2011）。在严重感染时，万古霉素的 MICs≥2 μg/ml 与治疗失败相关，是否因万古霉素不敏感或其他因素所致，尚不清楚（JID 204:340，2011）。如果万古霉素的效果缓慢，菌株的 MIC＝2，考虑换药治疗。MICs≥4 μg/ml 菌株所致感染不应使用万古霉素治疗	确认万古霉素有足够的谷浓度 15～20 μg/ml 和敏感性；寻找深部感染灶。如果万古霉素最小抑菌浓度≥2 μg/ml，换用替代方案。有报道达托霉素耐药出现于万古霉素治疗后、达托霉素治疗前（CID 45:601，2007）。达托霉素剂量小于 12 mg/(kg·d) 似乎是安全的（AAC 50:3245，2006） 关于治疗失败的补救方案，资料非常有限。在一项回顾性研究中，万古霉素＋氨基糖苷或利福平无效（有效率 0），而利奈唑胺加或不加碳青霉烯有效（在因肺炎、血管导管或植入物感染引起菌血症的患者中有效率 88%；患者均无心内膜炎）(CID 49:395，2009) 选择：治疗心内膜炎或复杂的菌血症，达托霉素 10mg/kg IV qd＋庆大霉素 1mg/kg IV q8h 或利福平 300～450mg bid；利奈唑胺加用第二种药物（JAC 58:273，2006 & JAC 56:923，2005）；奎奴普丁－达福普汀±万古霉素。有特拉万星成功治疗 MRSA 的报道［JAC 65:1315，2010；AAC 54:5376，2010；JAC（Jun 8），2011］
说明见下文		脓液培养，且可能情况下血培养，切开或引流热敷。 密切随诊			

[1]**克林霉素**：300 mg po tid。**达托霉素**：6 mg/kg IV qd 是标准剂量；大剂量（10 mg/kg）和联合治疗推荐用于万古霉素治疗失败。**多西环素或米诺环素**：100 mg po bid。**利奈唑胺**：600 mg po 或 IV bid。**奎奴普丁－达福普汀**：7.5 mg/kg IV q8h 经中心导管。**利福平**：血清半衰期长，所以 600 mg po qd 即可；但 300 mg po bid 时恶心较少。**TMP－SMX（双剂量）**：标准剂量 8～10 mg/(kg·d)。对于体重 70 kg 的人，其 TMP 成分＝700 mg/d。**TMP－SMX** 含 160 mg TMP 和 800 mg SMX。治疗社区获得性 MRSA 皮肤和软组织感染（SSTI）的剂量是 1 片（双剂量）bid。**万古霉素** 1g IV q12h；可能需要高达 45～60 mg/(kg·d) 的剂量（分次给药），以达到治疗严重感染时推荐的 15～20 μg/ml 的谷浓度目标。

[2]万古霉素治疗心内膜炎患者，其菌血症的中位持续时间是 7～9d（AnIM 115:674，1991）。菌血症持续时间越长，心内膜炎的可能性越大（JID 190:1140，2004）。治疗失败的定义不详。**临床疗效应该加以考虑。临床疗效不满意，尤其 5～7d 后血培养仍阳性，是改变治疗方案的指征。**

表 6（2）

临床疾病	脓肿，无发热；且免疫健全：门诊治疗	脓肿（单发或多发）且发热；门诊治疗	肺　炎	菌血症或可能存在的心内膜炎或菌血症性休克	治疗失败（见脚注[2]）
说明	TMP－SMX（双剂量）的有效剂量未知。IV 的剂量是 8～10 mg/(kg·d)；大致相当于 2 片 po bid 有作者认为切开引流和 1 片 bid 对多数患者有效，但可能失败（见脚注 1） **夫西地酸**　500 mg tid（美国无此药）＋**利福平**也是一个选择［J Antimicrob Chemother 61：976，2008 和 Can J lnfect Dis Med Microbiol；17（Suppl C）：4C，2006］；勿单用利福平，否则很快出现耐药 一项儿童的回顾性研究（Peds 123：e959，2009）报道，对于未行引流及培养的皮肤和软组织感染，与其他药物相比，TMP-SMX 治疗失败的风险较高；推测可能系研究对象以蜂窝织炎为主，反映出此药对 A 族链球菌的活性较差	注：对克林霉素诱导耐药的菌株出现频率增高 某些权威学者建议在 TMP-SMX 的基础上加用利福平；勿单用利福平，否则很快出现耐药 若治疗 2～3d 后未见效果，评估是否为复杂感染并换用**万古霉素**	在回顾性研究中，**利奈唑胺**治愈率略优于**万古霉素**；病死率上两者没有差别（CID 54：621，2012）	TMP－SMX IV 治疗 CA－MRSA 的有效性尚不明确。TMP－SMX IV 治疗 MSSA 菌血症不如**万古霉素**（AnIM 117：390，1992）。**达托霉素**治疗失败与出现**达托霉素**耐药有关（NEJM 355：653，2006）	用**万古霉素**时不要加用**利奈唑胺**，不增加疗效反而可能有拮抗作用（ACC 47：3002，2003） 头孢洛林已批准用于治疗 MSSA 肺炎，尚未批准用于 MRSA 肺炎，在临床试验中，MRSA 病例均被除外（CID 51：1395，2010）

表7 药物脱敏方法

青霉素。推荐应用口服青霉素维钾（Pen VK）。1/3 患者出现一过性反应，通常较轻微。**在重症监护室（ICU）环境进行。停用所有 β－受体拮抗剂。备好静脉注射通路、心电图和肺活量计**。一旦脱敏，治疗绝不可迟滞，否则过敏反应的危险会增加。史蒂文斯－约翰逊（Stevens－Johnson）综合征、剥脱性皮炎、红皮病病史基本上是脱敏的绝对禁忌证。皮肤试验可用于评估青霉素过敏：应用主要制剂（苯唑青霉素多熔素）和次要制剂无预测价值（97%～99%）。皮试的全身反应＜1%（Ann Allergy Asth Immunol 106：1，2011）。主要参考文献：CID 35：26，2002；Am J Med 121：572，2008；Curr Clin Topics ID 13：131，1993。

• **方法**：准备**青霉素维钾**口服溶液稀释为 250mg/5ml。每 15 分钟给予一次剂量（溶于 30ml 水/或饮源中）。经过 14 步前后观察 30 分钟，然后给予整个治疗剂量。参考：Allergy，Prin & Prac，Mosby，1993，p. 1726。

步骤	稀释液（mg/ml）	给予剂量（ml）	剂量/步骤		累积给予剂量	
			mg	单位	mg	单位
1	0.5	0.1	0.05	80	0.05	80
2	0.5	0.2	0.1	160	0.15	240
3	0.5	0.4	0.2	320	0.35	560
4	0.5	0.8	0.4	640	0.75	1,200
5	0.5	1.6	0.8	1,280	1.55	2,480
6	0.5	3.2	1.6	2,560	3.15	5,040
7	0.5	6.4	3.2	5,120	6.35	10,160
8	5	1.2	6	9,600	12.35	19,760
9	5	2.4	12	19,200	24.35	38,960
10	5	4.8	24	38,400	48.35	77,360
11	50	1	50	80,000	98.35	157,360
12	50	2	100	160,000	198.35	317,360
13	50	4	200	320,000	398.35	637,360
14	50	8	400	640,000	798.35	1,277,360

TMP－SMX。在住院部或门诊进行。文献：CID 20：849，1995；AIDS 5：311，1991。

• **方法**：使用 **TMP－SMX** 口服悬液［每 5ml（tsp）含 40 mg TMP 和 200 mg SMX］。每剂之后服 6 oz（约 180ml）水。勿用皮质激素和抗组胺药。

时间	剂量（TMP-SMX）（mg）	时间	剂量（TMP-SMX）（mg）
第 0 小时	0.004/0.02	第 3 小时	4/20
第 1 小时	0.04/0.2	第 4 小时	40/200
第 2 小时	0.4/2	第 5 小时	160/800

青霉素。肠外给药途径（Pen G）。遵循口服（PenVK）步骤。文献：Allergy，Prin & Prac，Mosby，1993，p. 1726。

• **方法**：青霉素 G IM，IV or sc as，给药方式如下：

步骤	稀释液 (units/ml)	给予剂量 (ml)	剂量/步骤 (units)	累积给予剂量 (units)
1	100	0.2	20	20
2		0.4	40	60
3		0.8	80	140
4	1,000	0.2	200	340
5		0.4	400	740
6		0.8	800	1,540
7	10,000	0.2	2,000	3,540
8		0.4	4,000	7,540
9		0.8	8,000	15,540
10	100,000	0.2	20,000	35,540
11		0.4	40,000	75,540
12		0.8	80,000	155,540
13	1,000,000	0.2	200,000	355,540
14		0.4	400,000	755,540
15		0.8	800,000	1,555,540

头孢曲松。文献：Allergol Immunopathol (Madr) 37:105，2009

- **方法**：静脉输注**头孢曲松**，每剂间隔20分钟

天数	剂量 (mg)
第1d	0.001，然后0.01，然后0.1，然后1
第2d	1，然后5，然后10，然后50
第3d	100，然后250，然后500
第4d	1000

其他药物的脱敏方法（文献）

- **亚胺培面－西司他丁**，见Ann Pharmacother 37:513，2003。
- **美罗培南**，见Ann Pharmacother 37:1424，2003。
- **达托霉素**，见Ann All Asthma Immun 100:87，2008。
- **头孢他啶**，见Curr Opin All Clin Immunol 6 (6):476，2006。
- **万古霉素**，见Intern Med 45:317，2006。

表 8A　妊娠应用抗感染药物的危险度分类

药　物	FDA 分类*	药　物	FDA 分类*	药　物	FDA 分类*	药　物	FDA 分类*
抗菌药：		**抗真菌药：**（CID 27∶1511，1998）		**抗分枝杆菌药：**		**抗病毒药**（续）	
氨基糖苷类：		两性霉素 B 制剂	B	奎宁	**X**	福沙那韦	C
阿米卡星，庆大霉素，异帕米星 NUS，奈替米星 NUS，链霉素和妥布霉素	**D**	阿尼芬净	C	卷曲霉素	C	膦甲酸钠	C
		卡泊芬净	C	氯法齐明/环丝氨酸	“避免使用”	更昔洛韦	C
β－内酰胺类：		氟康唑（150mg 用于阴道念珠菌病）	C	氨苯砜	C	茚地那韦	C
青霉素类：青霉素类＋β－内酰胺酶抑制剂；头孢菌素类；氨曲南	B			乙胺丁醇	“安全”	干扰素类	C
		氟康唑（其他制剂，用法）	D	乙硫异烟肼	“禁用”	拉米夫定	C
亚胺培南/西司他丁	C	酮康唑，氟胞嘧啶	C	异烟肼，吡嗪酰胺	C	洛匹那韦/利托那韦	C
美罗培南，厄他培南，多尼培南	B	米卡芬净	C	利福布丁	B	马拉维若	B
氯霉素	C	泊沙康唑	C	利福平	C	奈非那韦	B
环丙沙星，氧氟沙星，左氧氟沙星，加替沙星，吉米沙星，莫西沙星	C	特比萘芬	B	沙利度胺	**X**	奈韦拉平	C
		伏立康唑	**D**	**抗病毒药：**		奥斯他韦	C
克林霉素	B	**抗寄生虫药：**		阿巴卡韦	C	雷特格韦	C
多黏菌素	C	阿苯达唑/甲苯达唑	C	阿昔洛韦	B	利巴韦林	**X**
达托霉素	B	蒿甲醚/本芴醇	C	阿德福韦	C	金刚乙胺	C
磷霉素	B	阿托伐醌/氯胍；单用阿托伐醌	C	金刚烷胺	C	利托那韦	B
非达霉素	B	氯喹	C	阿扎那韦	B	沙奎那韦	B
夫西地酸[1]	见脚注[1]	氨苯砜	C	西多福韦	C	司坦夫定	C
利奈唑胺	C	依氟鸟氨酸	C	Cobicistat	B	替比夫定	B

药　物	FDA 分类 *	药　物	FDA 分类 *	药　物	FDA 分类 *	药　物	FDA 分类 *
大环内酯类：		伊维菌素	C	达仑那韦	B	替诺福韦	B
红霉素类/阿奇霉素	B	甲氟喹	B	地拉夫定	C	替拉那韦	C
克拉霉素	C	灭特复星	**X**	去羟肌苷（ddI）	B	伐昔洛韦	B
甲硝唑	B	硝唑尼特	B	依非韦仑	**D**	缬更昔洛韦	C
呋喃妥因	B	喷他脒	C	埃替拉韦//恩曲他滨/替诺福韦	B	扎西他滨	C
多黏菌素 B	C	吡喹酮	B			扎那米韦	C
奎奴普丁－达福普汀	B	氯胍	C	恩曲他滨	B	齐多夫定	C
利福昔明	C	乙胺嘧啶/周效磺胺	C	恩夫韦地	B		
TMP－SMX	C	奎尼丁	C	恩替卡韦	C		
特拉万星	C			依曲韦林	B		
泰利霉素	C			泛昔洛韦	B		
四环素、替加环素	**D**						
替硝唑	C						
万古霉素	C						

* **FDA 孕妇用药分类：A**－孕妇体内研究，无危险；**B**－动物实验无危险，但人体试验不充分，或动物有毒性但人体研究无危险；**C**－动物研究显示毒性，人体研究不充分，但用药可能利多弊少；**D**－有危害人体证据，但可能还是益处多；**X**－致人类畸胎，危险大于益处。

[1]**夫西地酸**：无新生儿畸形报道

表 8B　肥胖患者的抗感染药物剂量

肥胖患者人数在增加。直觉上讲某些药物若按标准剂量给药可能无法获得有效的血药浓度。肥胖患者抗感染药物剂量的相关研究逐渐丰富，但某些数据需要进一步证实。下述表格代表目前的所获资料。

肥胖定义为≥20%理想体重或体质指数（BMI）>30。剂量=肥胖患者用于计算药量的理想体重或可能的特殊剂量。

药物	剂量	说明
阿昔洛韦	应用**理想体重** 例如：HSV 脑炎，给予 10mg/kg 理想体重 q8h	源自 7 名肥胖志愿者的未发表数据（Davis，et al.，ICAAC 摘要，1991）
氨基糖苷类	应用**矫正体重** 例如：重症患者，庆大霉素或妥布霉素（非阿米卡星）7mg/kg 矫正体重 IV q24h（见说明）	矫正体重=理想体重+0.4×（实际体重－理想体重） 参考：Pharmacother 27：1081，2007 一旦血流动力学稳定则降低剂量
头孢唑啉（外科预防）	无需调整剂量 2 g×1 次（3 小时内重复?）	有争议数据：对 BMI 40~80 的肥胖患者是否需重复一次用药或是否应用更高剂量尚不明确。参考：Surg 136：738，2004；Eur J Clin Pharmacol 67：985，2011；Surg Infect 13：33，2012
头孢吡肟	轻度增加剂量：2 g IV q8h 而不是 q12h	数据源于 10 名（平均 BMI 48）的减肥外科手术患者；药物在 MIC 8μg/ml 时可获得 T>MIC 时间为 60%。参考：Obes Surg 22：465，2012
达托霉素	应用**实际体重** 例如：4~12 mg/kg 实际体重 IV q24h	数据来源于单剂量的 7 名肥胖志愿者的 PK 研究。参考：Antimicrob Ag Chemother 51：2741，2007
氟胞嘧啶	应用**理想体重** 例如：隐球菌性脑膜炎 25mg/kg 理想体重 po q6h	数据来源于一名隐球菌病肥胖患者。参考：Pharmacother 15：251，1995
左氧氟沙星	**无需调整剂量** 例如：750 mg 口服/IV q24h	数据来源于 13 名患者；研究的变异性导致结论不确定。参考：Antimicrob Ag Chemother 55：3240，2011；J Antimicrob Chemother 66：1653，2011
莫西沙星	**无需调整剂量** 例如：400 mg 口服/IV q24h	数据来源于 12 名肥胖患者行胃旁路手术。参考：J Antimicrob Chemother 66：2330，2011

药物	剂量	说明
奥司他韦	**无需调整剂量** 例如：75 mg po q12h	数据来源于 10 名肥胖患者，对体重 > 250kg 的患者疗效不确定（可予 150mg 口服 q12h）参考：J Antimicrob Chemother 66：2083，2011
万古霉素	应用**实际体重** 例如：重症患者可予 25 ~ 30mg/kg（实际体重）IV 负荷量，给予 15 ~ 20mg/kg 实际体重 IV q8h ~ 12h（输注 > 1.5 ~ 2 hr）。单剂不超过 2 gm。监测谷浓度。	数据来源于 24 名肥胖患者。万古霉素半衰期似乎随分布容积的微小变化而减短。参考：Eur J Clin Pharmacol 54：621，1998
伏立康唑	**无需调整剂量** 例如：400 mg po q12h × 2→200 mg po q12h. 监测谷浓度（选择常用的伏立康唑剂量）	数据来源于一项双向交互性口服伏立康唑的 8 名志愿者研究，结果建议不调整剂量，但一名患者的数据建议按体重调整剂量。推荐 IV 伏立康唑基于实际体重调整（但无支持证据）。参考：Antimicrob Ag Chemother 55：2601，2011；Clin Infect Dis 53：745，2011

表 9A（1） 抗感染药物的药理学特点

药效学见表9B，细胞色素P450 相互作用见表9C。主要的专业术语在每页的底部。其余脚注在表9A 的最后，91 页

药物	剂量/途径	妊娠危险分级	食物影响（口服制剂）[1]	口服吸收%	血清峰值浓度（μg/ml）	蛋白结合率（%）	分布容积（Vd）	平均血清半衰期，小时[2]	胆汁排泄率（%）[3]	脑脊液/血药浓度比（%）[4]	脑脊液穿透[5]	AUC（μg*hr/ml）	达峰时间（小时）
青霉素类:天然													
苄星青霉素 G	120 万 U IM	B			0.15(SD)								
青霉素 G	200 万 U IV	B			20(SD)	65	0.35L/kg		500	5 ~ 10	是:青霉素敏感肺炎球菌		
青霉素 V	500 mg po	B	片剂或口服溶液,空腹	60 ~ 73	5 ~ 6(SD)	65		0.5					
耐酶青霉素类													
氯唑西林[NUS]	500 mg	B	胶囊,空腹	50	7.5 ~ 14(SD)	95	0.1 L/kg	0.5					1 ~ 1.5
双氯西林	500 mg	B	胶囊,空腹	37	10 ~ 17(SD)	98	0.1 L/kg	0.7	5 ~ 8				1 ~ 1.5
奈夫西林	500 mg	B			30(SD)	90 ~ 94	27.1 L Vss	0.5 ~ 1	>100	9 ~ 20	是	18.1	
苯唑西林	500 mg	B			43(SD)	90 ~ 94	0.4 L/kg	0.7	25	10 ~ 15	是		
氨基青霉素类													
阿莫西林	500 mg po	B	± 食物	80	5.5 ~ 7.5(SD)	17	0.36 L/kg	1.2	100 ~ 3000	13 ~ 14	是	22	1 ~ 2
阿莫西林(缓释)	775 mg po	B	片剂 + 食物		6.6(SD)	20		1.2 ~ 1.5				29.8	3.1
阿莫西林 – 克拉维酸	875/125 mg po	B	片剂/胶囊/悬液 ± 食物		11.6/2.2(SD)	18/25		1.4/1.1	100 ~ 3000			阿莫西林:26.8 ~ 克拉维酸:5.1	
阿莫西林 – 克拉维酸(缓释)	2 片 (2000/125 mg)	B	片剂 + 食物		17/2.1(SD)	18/25		1.3/1.0				阿莫西林:71.6 ~ 克拉维酸:5.3	阿莫西林: 1.5 克拉维酸: 1.03

药物	剂量/途径	妊娠危险分级	食物影响（口服制剂）[1]	口服吸收%	血清峰值浓度（μg/ml）	蛋白结合率（%）	分布容积（Vd）	平均血清半衰期，小时[2]	胆汁排泄率（%）[3]	脑脊液/血药浓度比（%）[4]	脑脊液穿透[5]	AUC（μg*hr/ml）	达峰时间（小时）
氨苄西林	2g IV	B			100（SD）	18～22	0.29 L/kg	1.2	100～3000	13～14	是		
氨苄西林－舒巴坦	3g IV				109～150/48～88（SD）	28/38		1.2				氨苄西林:120－舒巴坦:71	
抗假单胞菌青霉素类													
哌拉西林－他唑巴坦	3/0.375 g IV	B			242/24（SD）	16～48	哌拉西林：0.24 L/kg	1.0	>100			哌拉西林:242－他唑巴坦:25	
替卡西林－克拉维酸	3.1 g IV	B			330/8（SD）	45/25	替卡西林：9.7 Vss	1.2/1.0				替卡西林:485－克拉维酸:8.2	
头孢菌素－一代													
头孢羟氨苄	500 mg po	B	胶囊/片剂/口服溶液±食物	90	16（SD）	20	0.31 L/kg V/F	1.5	22			47.4	
头孢唑啉	1 g IV	B			188（SD）	73～87	0.19 L/kg	1.9	29～300	1～4	否	236	
头孢氨苄	500 mg po	B	胶囊/片剂/口服溶液±食物	90	18（SD）	5～15	0.38 L/kg V/F	1.0	216			29	1

妊娠危险分级：FDA 危险分级：A＝无风险，B＝无危险，缺少人类研究，C＝动物模型有风险，人类研究不足，D＝人类有风险，但是效益可能超过风险，X＝胎儿异常，风险大于效益；**食物效应**（口服给药）：**＋食物**＝餐中服用，**无食物**＝空腹服用，**±食物**＝餐中或空腹服用；Oral% AB＝吸收百分率；**峰值血清药物浓度**：SD＝单剂量，SS＝多剂量稳态；**分布容积**（Vd）：V/F＝分布容积/口服生物利用度，Vss＝稳态分布容积，Vss/F＝稳态分布容积/口服生物利用度；**脑脊液穿透**：基于剂量、敏感性、目标病原菌和脑脊液穿透率，对治疗效果的说明；AUC＝药物浓度曲线下面积，24h＝AUC 0～24；T_{max}＝血浆浓度达峰时间

表 9A（2） 抗感染药物的药理学特点（脚注见表末）

药物	剂量/途径	妊娠危险分级	食物影响（口服制剂）[1]	口服吸收%	血清峰值浓度（μg/ml）	蛋白结合率（%）	分布容积（Vd）	平均血清半衰期，小时[2]	胆汁排泄率（%）[3]	脑脊液/血药浓度比（%）[4]	脑脊液穿透[5]	AUC（μg*hr/ml）	达峰时间（小时）
头孢菌素－二代													
头孢克洛	500 mg po	B	片剂或口服溶液±食物	93	13(SD)	22～25	0.33 L/kg V/F	0.8	≥60			20.5	0.5～1.0
头孢克洛－缓释	500 mg po	B	片剂＋食物		8.4(SD)	22～25		0.8	≥60			18.1	2.5
头孢替坦	1g IV	B			158(SD)	78～91	10.3L	4.2	2～21			504	
头孢西丁	1g IV	B			110(SD)	65～79	16.1L Vss	0.8	280	3	否		
头孢丙烯	500 mg po	B	片剂/口服溶液±食物	95	10.5(SD)	36	0.23L/kg Vss/F	1.5				25.7	
头孢呋辛	1.5 g IV	B			100(SD)	33～50	0.19L/kg Vss	1.5	35～80	17～88	边缘	150	
头孢呋辛酯	250 mg 片剂 po	B	口服溶液＋食物，片剂±食物	52	4.1(SD)	50	0.66L/kg V/F	1.5				12.9	2.5
头孢菌素－三代													
头孢地尼	300 mg po	B	片剂/口服溶液±食物	25	1.6(SD)	60～70	0.35 L/kg V/F	1.7				7.1	2.9
头孢托仑酯	400 mg po	B	片剂＋食物	16	4(SD)	88	9.3L Vss/F	1.6				20	1.5～3.0
头孢克肟	400 mg 片剂 po	B	片剂/口服溶液±食物	50	3～5(SD)	65	0.93 L/kg V/F	3.1	800			25.8	4
头孢噻肟	1g IV	B			100	30～51	0.28 L/kg	1.5	15～75	10	是	70	
头孢泊肟酯	200 mg po	B	片剂＋食物 口服溶液±食物	46	2.3(SD)	40	0.7 L/kg V/F	2.3	115			14.5	2～3

药物	剂量/途径	妊娠危险分级	食物影响（口服制剂）[1]	口服吸收%	血清峰值浓度（μg/ml）	蛋白结合率（%）	分布容积（Vd）	平均血清半衰期，小时[2]	胆汁排泄率（%）[3]	脑脊液/血药浓度比（%）[4]	脑脊液穿透[5]	AUC（μg * hr/ml）	达峰时间（小时）
头孢他啶	1g IV	B			69(SD)	<10	0.24 L/kg Vss	1.9	13~54	20~40	是	127	
头孢布烯	400 mg po	B	片剂/口服溶液空腹	80	15(SD)	65	0.21 L/kg V/F	2.4				73.7	2.6
头孢唑肟	1g IV	B			60(SD)	30	0.34 L/kg	1.7	34~82			85	
头孢曲松	1g IV	B			150(SD)，172~204(SS)	85~95	5.8~13.5L	8	200~500	8~16	是	1006	
头孢菌素－四代和抗 MRSA													
头孢吡肟	2 g IV	B			164(SD)	20	18L Vss	2.0	10~20	10	是	284.8	
头孢洛林	600 mg IV	B			21.3	20	20.3 Vss	2.7				56.3	
头孢比普	500 mg IV	B			33~34.2(SD)	16	18L Vss	2.9~3.3				116	
碳青霉烯类													
多尼培南	500 mg IV	B			23	8.1	16.8L Vss	1	117(0~611)			36.3	
厄他培南	1g IV	B			154	95	0.12 L Vss	4	10			572.1	
亚胺培南	500 mg IV	C			40	15~25	0.27 L/kg	1	很少	8.5	+[6]	42.2	
美罗培南	1g IV	B			49	2	0.29 L/kg	1	3~300	大约为2	+	72.5	

妊娠危险分级：FDA 危险分级：A＝无风险，B＝无危险，缺少人类研究，C＝动物模型有风险，人类研究不足，D＝人类有风险，但是效益可能超过风险，X＝胎儿异常，风险大于效益；**食物效应**（口服给药）：**＋食物**＝餐中服用，**无食物**＝空腹服用，**±食物**＝餐中或空腹服用；Oral%AB＝吸收百分率；**峰值血清药物浓度**：SD＝单剂量，SS＝多剂量稳态；**分布容积**（Vd）：V/F＝分布容积/口服生物利用度，Vss＝稳态分布容积，Vss/F＝稳态分布容积/口服生物利用度；**脑脊液穿透**：基于剂量、敏感性、目标病原菌和脑脊液穿透率，对治疗效果的说明；AUC＝药物浓度曲线下面积，24h＝AUC 0~24；T_{max}＝血浆浓度达峰时间

表 9A（3） 抗感染药物的药理学特点（脚注见表末）

药物	剂量/途径	妊娠危险分级	食物影响（口服制剂）[1]	口服吸收%	血清峰值浓度（μg/ml）	蛋白结合率（%）	分布容积（Vd）	平均血清半衰期，小时[2]	胆汁排泄率（%）[3]	脑脊液/血药浓度比（%）[4]	脑脊液穿透[5]	AUC（μg*hr/ml）	达峰时间（小时）
单环类													
氨曲南	1g IV	B			90(SD)	56	12.6 L Vss	2	115～405	3～52	±	271	
氨基糖苷类													
阿米卡星、庆大霉素、卡那霉素、妥布霉素的剂量和血清浓度见表 10D，109 页		D				0～10	0.26 L/kg	2.5	10～60	0～30	否；鞘内剂量：5～10mg		
新霉素	口服	D	片剂/口服溶液 ±食物	<3	0								
氟喹诺酮类[7]													
环丙沙星	750mg po q12h	C	±食物	70	3.6(SS)	20～40	2.4L/kg	4	2800～4500			31.6(24h)	1～2
	400mg IV q12h	C	±食物		4.6(SS)	20～40		4	2800～4500	26	1μg/ml：对链球菌属不够（CID 31：1131，2000）	25.4(24h)	
	500mg 缓释片 po q24h	C	±食物		1.6(SS)	20～40		6.6				8(24h)	1.5
	1000mg 缓释片 po q24h	C	±食物		3.1(SS)	20～40		6.3				16(24h)	2.0
吉米沙星	320mg po q24h	C	片剂 ±食物	71	1.6(SS)	55～73	2～12L/kg Vss/F	7				9.9(24h)	0.5～2.0

药物	剂量/途径	妊娠危险分级	食物影响（口服制剂）[1]	口服吸收%	血清峰值浓度（μg/ml）	蛋白结合率（%）	分布容积（Vd）	平均血清半衰期，小时[2]	胆汁排泄率（%）[3]	脑脊液/血药浓度比（%）[4]	脑脊液穿透[5]	AUC（μg*hr/ml）	达峰时间（小时）
左氧氟沙星	500mg po 或 IV q24h	C	片剂±食物	99	5.7/6.4(SS)	24~38	74~112L Vss	7		30~50		po 47.5,IV 54.6 (24h)	po:1.3
	750mg po 或 IV q24h	C	片剂±食物 口服液:空腹	99	8.6/12.1(SS)	24~38		7				po 90.7,IV 108 (24h)	po:1.6
莫西沙星	400mg po 或 IV q24h	C	片剂±食物	89	4.2~4.6/4.5(SS)	30~50	2.2 L/kg	10~14		>50	是（CID 49：1080,2009）	po 48,IV 38(24h)	po:1~3
氧氟沙星	400mg po 或 IV q12h	C	片剂±食物	98	4.6/6.2(SS)	32	1~2.5 L/kg	7				po 82.4,IV 87 (24h)	po:1~2
大环内酯类、氮内酯类、林可酰胺类、酮内酯类													
阿奇霉素	500 mg po	B	片剂/口服悬液±食物	37	0.4(SD)	7~51	31.1L/kg Vss/F	68	高			4.3	2.5
	500 mg IV	B			3.6(SD)	7~51		12~68				9.6(24h,pre SS)	
缓释阿奇霉素	2g po	B	悬液,空腹	∝30	0.8(SD)	7~50		59	高			20	5.0
克拉霉素	500mg po q12h	C	片剂/口服悬液±食物	50	3~4(SS)	65~70	4L/kg	5~7	7000			20(24h)	2.0~2.5
	1g 缓释片 po qd	C	片剂+食物	∝50	2~3(SS)	65~70							5~8

<u>妊娠危险分级</u>：FDA 危险分级：A＝无风险，B＝无危险，缺少人类研究，C＝动物模型有风险，人类研究不足，D＝人类有风险，但是效益可能超过风险，X＝胎儿异常，风险大于效益；**<u>食物效应</u>（口服给药）**：**＋食物**＝餐中服用，**无食物**＝空腹服用，**±食物**＝餐中或空腹服用；Oral%AB＝吸收百分率；**<u>峰值血清药物浓度</u>**：SD＝单剂量，SS＝多剂量稳态；**<u>分布容积</u>**（Vd）：V/F＝分布容积/口服生物利用度，Vss＝稳态分布容积，Vss/F＝稳态分布容积/口服生物利用度；**<u>脑脊液穿透</u>**：基于剂量、敏感性、目标病原菌和脑脊液穿透率，对治疗效果的说明；AUC＝药物浓度曲线下面积，24h＝AUC 0~24；T_{max}＝血浆浓度达峰时间

表 9A（4） 抗感染药物的药理学特点（脚注见表末）

药物	剂量/途径	妊娠危险分级	食物影响（口服制剂）[1]	口服吸收%	血清峰值浓度（μg/ml）	蛋白结合率（%）	分布容积（Vd）	平均血清半衰期，小时[2]	胆汁排泄率（%）[3]	脑脊液/血药浓度比（%）[4]	脑脊液穿透[5]	AUC（μg*hr/ml）	达峰时间（小时）
大环内酯类、氮内酯类、林可酰胺类、酮内酯类(续)													
红霉素													
口服(各种)	500 mg po	B	片剂/口服悬液,空腹肠溶胶囊±食物	18~45	0.1~2(SD)	70~74	0.6L/kg	2~4		2~13	否		Delayed Rel:3
乳糖/葡萄糖酸	500 mg IV	B			3~4(SD)	70~74		2~4					
泰利霉素	800 mg po qd	C	片剂±食物	57	2.3(SS)	60~70	2.9L/kg	10	7			12.5(24h)	1
克林霉素	150 mg po	B	胶囊±食物	90	2.5(SD)	85~94	1.1L/kg	2.4	250~300		否		0.75
	900 mg IV	B		90	14.1(SS)	85~94		2.4	250~300		否		
其他抗菌药物													
氯霉素	1g po q6h	C	胶囊±食物	高	18(SS)	25~50	0.8L/kg	4.1		45~89	是		
多黏菌素 E	150 mg IV	C			5~7.5(SD)		0.34 L/kg	2~3	0		否(AAC 53：4907,2009)		
达托霉素	4~6mg/kg IV qd	B			58~99(SS)	92	0.1 L/kg Vss	8~9		0~8		494~632(24h)	
多西环素	100 mg po	B	片剂/胶囊/悬液±食物		1.5~2.1(SD)	93	53~134 L Vss	18	200~3200		否(26%)	31.7	2
磷霉素	3g po	–	香粉±食物		26(SD)	<10	136.1 L Vss/F	5.7				150	
夫西地酸[NUS]	500 mg po	C	片剂+食物	91	30(SD)	95~99	0.3 L/kg	5~15	100~200			315	2~4

药物	剂量/途径	妊娠危险分级	食物影响（口服制剂）[1]	口服吸收%	血清峰值浓度（μg/ml）	蛋白结合率（%）	分布容积（Vd）	平均血清半衰期，小时[2]	胆汁排泄率（%）[3]	脑脊液/血药浓度比（%）[4]	脑脊液穿透[5]	AUC（μg*hr/ml）	达峰时间（小时）
利奈唑胺	600mg po 或 IV q12h	C	片剂/悬液±食物	100	15~20(SS)	31	40~50 L Vss	5		60~70	是(AAC 50:3971,2006)	po:276 IV:179(24h)	po:1.3
甲硝唑	500mg po 或 IV q6h	B	缓释片,空腹,片剂/胶囊±食物		20~25(SS)	20	0.6~0.85 L/kg	6~14	100	45~89		560(24h)	Immed Rel:1.6 ER:6.8
米诺环素	200mg po	D	胶囊/片剂±食物		2.0~3.5(SD)	76	80~114 L Vss	16	200~3200			48.3	2.1
多黏菌素B	2 mg/kg IV	C			1~8(SD)	78~92	0.07~0.2 L/kg	4.3~6			否	Dal:31.8(24h)	
奎奴普丁-达福普汀	7.5 mg/kg IV q8h	B			3.2/8(SS)		0.45/0.24 L/kg Vss	1.5				58	
利福平	600 mg po	C	胶囊,空腹		4~32(SD)	80	0.65 L/kg Vss	2~5	10000				1.5~2
利福昔明	200 mg po	C	片剂±食物	<0.4	0.004~0.01(SD)								
四环素	250 mg po	D	胶囊,空腹		1.5~2.2(SD)		1.3L/kg	6~12	200~3200		否(7%)	30	2~4
特拉万星	10 mg/kg qd	C			108(SS)	90	0.13 L/kg	8.1	低			780(24h)	

妊娠危险分级：FDA 危险分级：A＝无风险，B＝无危险，缺少人类研究，C＝动物模型有风险，人类研究不足，D＝人类有风险，但是效益可能超过风险，X＝胎儿异常，风险大于效益；**食物效应**（口服给药）：**＋食物**＝餐中服用，**无食物**＝空腹服用，**±食物**＝餐中或空腹服用；Oral%AB＝吸收百分率；**峰值血清药物浓度**：SD＝单剂量，SS＝多剂量稳态；**分布容积**（Vd）：V/F＝分布容积/口服生物利用度，Vss＝稳态分布容积，Vss/F＝稳态分布容积/口服生物利用度；**脑脊液穿透**：基于剂量、敏感性、目标病原菌和脑脊液穿透率，对治疗效果的说明；AUC＝药物浓度曲线下面积，24h＝AUC 0~24；T_{max}＝血浆浓度达峰时间

表 9A（5） 抗感染药物的药理学特点（脚注见表末）

药物	剂量/途径	妊娠危险分级	食物影响（口服制剂）[1]	口服吸收%	血清峰值浓度（μg/ml）	蛋白结合率（%）	分布容积（Vd）	平均血清半衰期，小时[2]	胆汁排泄率（%）[3]	脑脊液/血药浓度比（%）[4]	脑脊液穿透[5]	AUC（μg*hr/ml）	达峰时间（小时）
其他抗菌药物（续）													
替加环素	50 mg IV q12h	D			0.63(SS)	71～89	7～9 L/kg	42	138		否	4.7(24hr)	
甲氧苄氨嘧啶（TMP）	100 mg po	C	片剂±食物	80	1(SD)		100～120 V/F	8～15					1～4
TMP－SMX－DS	160/800 mg po q12h	C	片剂/悬液±食物	85	1～2/40～60 (SS)		TM:100～120 L SM:12～18 L		100～200	50/40			TMP po:1～4 SMX po:1～4
	160/800 mg IV q8h	C			9/105(SS)				40～70				
万古霉素	1g IV q12h	C			20～50(SS)	<10～55	0.7 L/kg	4～6	50	7～14			
抗真菌药物													
两性霉素B标准制剂	0.4～0.7 mg/kg IV	B			0.5～3.5(SS)		4 L/kg	24		0		17	
两性霉素B脂质复合物（ABLC）	5 mg/kg IV	B			1～2.5(SS)		131 L/kg	173				14(24hr)	
两性霉素B胆固醇复合物	4 mg/kg IV	B			2.9(SS)		4.3 L/kg	39				36(24hr)	
脂质体两性霉素B	5 mg/kg IV	B			83(SS)		0.1～0.4 L/kg Vss	6.8±2.1				555(24hr)	
氟康唑	400 mg po/IV	C	片剂/悬液±食物	90	6.7(SD)	10	50 L V/F	20～50		50～94	是		po:1～2
	800 mg po/IV	C	片剂/悬液±食物	90	大约是14(SD)			20～50					

药物	剂量/途径	妊娠危险分级	食物影响（口服制剂）[1]	口服吸收%	血清峰值浓度（μg/ml）	蛋白结合率（%）	分布容积（Vd）	平均血清半衰期，小时[2]	胆汁排泄率（%）[3]	脑脊液/血药浓度比（%）[4]	脑脊液穿透[5]	AUC（μg*hr/ml）	达峰时间（小时）
伊曲康唑	200 mg po 溶液	C	溶液，空腹	低	0.3~0.7(SD)	99.8	796 L	35		0		29.3(24hr)	2.5，羟基的：5.3
酮康唑	200mg po	C	片剂±食物	75	1~4(SD)	99	1.2L/kg	6~9	ND	<10	否	12	1~2
泊沙康唑	200 mg po	C	悬液+食物		0.2~1.0(SD)	98~99	1774 L	20~66			是（JAC56：745，2005）	15.1	3~5
伏立康唑	200 mg po q12h	D	片剂/悬液，空腹	96	3(SS)	58	4.6 L/kg Vss	6		22~100	是（CID37：728，2003）	39.8(24hr)	1~2
阿尼芬净	200 mg IV 1次，然后100 mg IV qd	C			7.2(SS)	>99	30~50 L	26.5			否	112(24hr)	
卡泊芬净	70 mg IV 1次，然后50 mg IV qd	C			9.9(SD)	97	9.7 L Vss	9~11			否	87.3(24hr)	
氟胞嘧啶	2.5 g po	C	片剂±食物	78~90	30~40(SD)		0.6 L/kg	3~6		60~100	是		2
米卡芬净	150 mg IV qd	C			16.4(SS)	>99	0.39 L/kg	15~17			否	167(24hr)	
抗分枝杆菌药物													
贝达喹啉	400 mg po qd	ND	片剂+食物	ND	3.3（Wk 2）	>99	~60×体内水容积	24~30	ND	ND	ND	22（24hr）	5
卷曲霉素	15 mg/kg IM	C			25~35(SD)	ND	0.4 L/kg	2~5	ND	<10	否	ND	1~2
环丝氨酸	250 mg po	C	片剂，空腹	70~90	4~8(SD)	<20	0.47 L/kg	10	ND	54~79	是	110	1~2
乙胺丁醇	25 mg/kg po	安全	片剂+食物	80	2~6(SD)	10~30	6 L/kg Vss/F	4		10~50	否	29.6	2~4

妊娠危险分级：FDA 危险分级：A＝无风险，B＝无危险，缺少人类研究，C＝动物模型有风险，人类研究不足，D＝人类有风险，但是效益可能超过风险，X＝胎儿异常，风险大于效益；**食物效应**（口服给药）：**+食物**＝餐中服用，**无食物**＝空腹服用，**±食物**＝餐中或空腹服用；Oral%AB＝吸收百分率；**峰值血清药物浓度**：SD＝单剂量，SS＝多剂量稳态；**分布容积**（Vd）：V/F＝分布容积/口服生物利用度，Vss＝稳态分布容积，Vss/F＝稳态分布容积/口服生物利用度；**脑脊液穿透**：基于剂量、敏感性、目标病原菌和脑脊液穿透率，对治疗效果的说明；AUC＝药时曲线下面积，24hr＝AUC 0~24；Tmax＝血浆浓度达峰时间

表 9A（6） 抗感染药物的药理学特点（脚注见表末）

药物	剂量/途径	妊娠危险分级	食物影响（口服制剂）[1]	口服吸收%	血清峰值浓度（μg/ml）	蛋白结合率（%）	分布容积（Vd）	平均血清半衰期，小时[2]	胆汁排泄率（%）[3]	脑脊液/血药浓度比（%）[4]	脑脊液穿透[5]	AUC（μg*hr/ml）	达峰时间（小时）
抗分枝杆菌药物（续）													
乙硫异烟胺	500 mg po	C	片剂±食物	90	2.2(SD)	10~30	80 L	1.9	ND	∞100	是	10.3	1.5
异烟肼	300 mg po	C	片剂/糖浆，空腹	100	3~5(SD)		0.6~1.2 L/kg	0.7~4		高达90	是	20.1	1~2
对乙酰水杨酸（PAS）	4 g po	C	粉剂+食物	ND	20(SD)	50~73	0.9~1.4 L/kg(V/F)	0.75~1.0	ND	10~50	边缘	108	8
吡嗪酰胺	20~25 mg/kg po	C	片剂±食物	95	30~50(SD)	5~10		10~16		100	是	500	2
利福布丁	300 mg po	B	胶囊+食物	20	0.2~0.6(SD)	85	9.3 L/kg (Vss)	32~67	300~500	30~70	ND	8.6	2.5~4.0
利福平	600 mg po	C	胶囊，空腹	70~90	4~32(SD)	80	0.65 L/kg Vss	2~5	10,000	7~56	是	58	1.5~2
利福喷丁	600 mg q72h	C	片剂+食物	ND	15(SS)	98	70 L	13~14	ND	ND	ND	>320(72h)	4.8
链霉素	1 g IV	D			25~50(SD)	0~10	0.26 L/kg	2.5	10~60	0~30	否；鞘内：5~10 mg		
抗寄生虫药物													
阿苯达唑	400mg po	C	片剂+食物		0.5~1.6	70							亚砜：2~5
蒿甲醚/苯醇	4 片口服，80/480 mg	C	片剂+食物		Art：9(SS)，D-Art：1，Lum：5.6~9（非稳态）			Art：1.6；D-Art：1.6，Lum：101					Art：1.5~2.0 Lum：6~8

药物	剂量/途径	妊娠危险分级	食物影响（口服制剂）[1]	口服吸收%	血清峰值浓度（μg/ml）	蛋白结合率（%）	分布容积（Vd）	平均血清半衰期，小时[2]	胆汁排泄率（%）[3]	脑脊液/血药浓度比（%）[4]	脑脊液穿透[5]	AUC（μg * hr/ml）	达峰时间（小时）
阿托伐醌	750 mg po bid	C	悬液 + 食物	47	24(SS)	99.9	0.6 L/kg Vss	67		<1	否	801(750mg×1)	
氨苯砜	100 mg po qd	C	片剂 ± 食物	100	1.1(SS)		1.5 L/kg	10～50					
伊维菌素	12 mg po	C	片剂，空腹		0.05～0.08(SD)		9.9 L/kg						4
甲氟喹	1.25 mg po	C	片剂 + 食物		0.5～1.2(SD)	98	20 L/kg	13～24d					17
米替福新	50 mg po tid	X	胶囊 + 食物		31(SD)	95		7～31(长) AAC52：2855，2008					
硝唑尼特	500 mg po 片剂	B	片剂/悬液 + 食物		9～10(SD)	99						41.9 替唑尼特	替唑尼特：1～4
氯胍[8]	100 mg	C	片剂 + 食物		无资料	75	1600～2000 L V/F						
乙胺嘧啶	25 mg po	C	片剂 ± 食物	高	0.1～0.3(SD)	87	3 L/kg	96					2～6
吡喹酮	20 mg/kg po	B	片剂 + 食物	80	0.2～2.0(SD)		8000 L V/F	0.8～1.5				1.51	1～3
替硝唑	2 g po	B	片剂 + 食物	48	48(SD)	12	50 L	13				902	1.6

妊娠危险分级：FDA 危险分级：A = 无风险，B = 无危险，缺少人类研究，C = 动物模型有风险，人类研究不足，D = 人类有风险，但是效益可能超过风险，X = 胎儿异常，风险大于效益；**食物效应**（口服给药）：**+食物** = 餐中服用，**无食物** = 空腹服用，**±食物** = 餐中或空腹服用；Oral%AB = 吸收百分率；**峰值血清药物浓度**：SD = 单剂量，SS = 多剂量稳态；**分布容积**（Vd）：V/F = 分布容积/口服生物利用度，Vss = 稳态分布容积，Vss/F = 稳态分布容积/口服生物利用度；**脑脊液穿透**：基于剂量、敏感性、目标病原菌和脑脊液穿透率，对治疗效果的说明；AUC = 药时曲线下面积，24hr = AUC 0～24；Tmax = 血浆浓度达峰时间

表 9A（7） 抗感染药物的药理学特点（脚注见表末）

药物	剂量/途径	妊娠危险分级	食物影响（口服制剂）[1]	口服吸收%	血清峰值浓度（μg/ml）	蛋白结合率（%）	分布容积（Vd）	平均血清半衰期，小时[2]	胆汁排泄率（%）[3]	脑脊液/血药浓度比（%）[4]	脑脊液穿透[5]	AUC（μg*hr/ml）	达峰时间（小时）
抗病毒药物—非 HIV													
阿昔洛韦	400 mg po id	B	片剂/胶囊/悬液±食物	10~20	1.21(SS)	9~33	0.7 L/kg	2.5~3.5				7.4(24h)	
阿德福韦	10 mg po	C	片剂±食物	59	0.02(SD)	≤4	0.37 L/kg Vss	7.5				0.22	1.75
波西普韦	800 mg po q8h	B	胶囊+食物		1.7 (SS)	75	772L (Vss/F)	3.4	ND	ND	ND	5.41 (8 h)	
西多福韦－丙磺舒	5 mg/kg IV	C			19.6 (SD)	<6	0.41 L/kg VSS	2.2	ND	0	No	40.8	1.1
恩替卡韦	0.5 mg po qd	C	片剂/溶液，空腹	100	4.2 ng/ml(SS)	13	>0.6 L/kg V/F	128~149				0.14	0.5~1.5
泛昔洛韦	500 mg po	B	片剂±食物	77	3~4(SD)	<20	1.1 L/kg *	2~3				8.9 喷昔洛韦	喷昔洛韦：0.9
膦甲酸	60 mg/kg IV	C			155(SD)	4	0.46 L/kg	<1	否			2195 μM*h	
更昔洛韦	5 mg/kg IV	C			8.3(SD)	1~2	0.7 L/kg Vss	3.5				24.5	
奥司他韦	75 mg po bid	C	片剂/悬液±食物	75	0.065/0.35[9] (SS)	3	23~26L/kg Vss *	1~3				5.4(24h)羧基化	
帕拉米韦	600mg IV	?			35~45(SD)	<30	ND	7.7~20.8	ND	ND	ND	90~95	ND

药物	剂量/途径	妊娠危险分级	食物影响（口服制剂）[1]	口服吸收%	血清峰值浓度（μg/ml）	蛋白结合率（%）	分布容积（Vd）	平均血清半衰期，小时[2]	胆汁排泄率（%）[3]	脑脊液/血药浓度比（%）[4]	脑脊液穿透[5]	AUC（μg * hr/ml）	达峰时间（小时）
利巴韦林	600 mg po	X	片剂/胶囊/溶液 + 食物	64	0.8(SD)		2825 L V/F	44				25.4	2
金刚乙胺	100 mg po	C	片剂 ± 食物		0.05 ~ 0.1(SD)		17 ~ 19 L/kg	25				3.5	6
替比夫定	600 mg po qd	B	片剂/溶液 ± 食物		3.7(SS)	3.3	>0.6 L/kg V/F	40 ~ 49				26.1(24h)	2
伐昔洛韦	1000 mg po	B	片剂 ± 食物	55	5.6(SD)	13 ~ 18	0.7 L/kg	3				19.5 阿昔洛韦	
缬更昔洛韦	900 mg po qd	C	片剂/溶液 × 食物	59	5.6(SS)	1 ~ 2	0.7 L/kg	4				29.1 更昔洛韦	更昔洛韦：1 ~ 3

妊娠危险分级：FDA 危险分级：A = 无风险，B = 无危险，缺少人类研究，C = 动物模型有风险，人类研究不足，D = 人类有风险，但是效益可能超过风险，X = 胎儿异常，风险大于效益；**食物效应**（口服给药）：**+ 食物** = 餐中服用，**无食物** = 空腹服用，**± 食物** = 餐中或空腹服用；Oral%AB = 吸收百分率；**峰值血清药物浓度**：SD = 单剂量，SS = 多剂量稳态；**分布容积**（Vd）：V/F = 分布容积/口服生物利用度，Vss = 稳态分布容积，Vss/F = 稳态分布容积/口服生物利用度；**脑脊液穿透**：基于剂量、敏感性、目标病原菌和脑脊液穿透率，对治疗效果的说明；AUC = 药时曲线下面积，24hr = AUC 0 ~ 24；Tmax = 血浆浓度达峰时间

表 9A（8） 抗感染药物的药理学特点（脚注见表末）

药物	剂量/途径	妊娠危险分级	食物影响（口服制剂）[1]	口服吸收%	血清峰值浓度（μg/ml）	蛋白结合率（%）	分布容积（Vd）	平均血清半衰期，小时[2]	细胞内半衰期，小时	脑脊液/血药浓度比（%）[4]	脑脊液穿透[5]	AUC（μg*hr/ml）	达峰时间（小时）
抗 HIV 药物													
阿巴卡韦(ABC)	600 mg po qd	C	片剂/溶液±食物	83	4.3(SS)	50	0.86 L/kg	1.5	12~26	低	否	12(24h)	
阿扎那韦(ATV)	400 mg po qd	B	胶囊+食物	好	2.3(SS)	86	88.3 L V/F	7		中等	?	22.3(24h)	2.5
达仑那韦(DRV)	(600mg +100mg 利托那韦) bid	B	片剂+食物	82	3.5(SS)	95	2 L/kg	15		中等	?	116.6(24h)	2.5~4.0
地拉夫定(DLV)	400 mg po tid	C	片剂±食物	85	19±11(SS)	98		5.8				180μM*h	1
去羟肌苷(ddl)	400 mg EC[10] po	B	胶囊,空腹	30~40	?	<5	308~363 L	1.4	25~40	中等	?	2.6	2
依非韦仑(EFV)	600 mg po qd	D	胶囊/片剂,空腹	42	4.1(SS)	99	252 L V/F	52~76				184μM*h(24h)	3~5
埃替拉韦（cobicistat，TDF 和 FTC 联合为 Stribild）	150 mg	B	片剂+食物		1.7	98~99		12.9				23	4
恩曲他滨(FTC)	200 mg po qd	B	胶囊/溶液±食物	93	1.8(SS)	<4		10	39	中等	?	10(24h)	1~2
恩夫韦地(ENF)	90 mg sc bid	B		84	5(SS)	92	5.5 L	4				97.4(24h)	
依曲韦林(ETR)	200 mg po bid	B	片剂+食物		0.3(SS)	99.9		41				9(24h)	2.5~4.0
福沙那韦(FPV)	(700mg po + 100mg 利托那韦)bid	C	强化的儿童悬液+食物 成人悬液,空腹 片剂±食物	无资料	6(SS)	90		7.7	无资料	中等	?	79.2(24h)	2.5

药物	剂量/途径	妊娠危险分级	食物影响（口服制剂）[1]	口服吸收%	血清峰值浓度（μg/ml）	蛋白结合率（%）	分布容积（Vd）	平均血清半衰期，小时[2]	细胞内半衰期，小时	脑脊液/血药浓度比（%）[4]	脑脊液穿透[5]	AUC（μg*hr/ml）	达峰时间（小时）
茚地那韦(IDV)	800 mg po tid	C	强化的片剂+食物 胶囊,空腹	65	9(SS)	60		1.2～2		高	是	92.1μM*h (24h)	0.8
拉米夫定(3TC)	300 mg po	C	片剂/溶液±食物	86	2.6(SS)	<36	1.3 L/kg	5～7	18～22	中等	?	11	
洛匹那韦/利托那韦(LPV/r)	400 mg po bid	C	溶液+食物	无资料	9.6(SS)	98～99		5～6(洛匹那韦)		中等	?	186 洛匹那韦	洛匹那韦：4
马拉维诺(MVC)	300 mg po bid	B	片剂±食物	33	0.3～0.9(SS)	76	194 L	14～18		中等	?	3 (24h)	0.5～4.0
奈非那韦(NFV)	1250 mg po bid	B	片剂/粉剂+食物	20～80	3～4(SS)	98	2～7 L/kg V/F	3.5～5		低	否	53 (24h)	
奈韦拉平(NVP)	200 mg po	C	片剂/悬液±食物	>90	2(SD)	60	1.2 L/kg Vss	25～30		高	是	110 (24h)	
雷特格韦(RAL)	400 mg po bid	C	片剂±食物	?	5.4(SS)	83	287 L Vss/F	9		中等	?	28.6μM*h(24h)	3
利匹韦林	25 mg po	B	片剂+食物	?	0.1～0.2(SD)	99.7	152L	45～50	无资料	–	–	2.4(24 hr)	–
利托那韦(RTV)	600 mg po bid	B	片剂/溶液+食物	65	11.2(SS)	98～99	0.41 L/kg V/F	3～5		低	否		口服溶液：2～4
沙奎那韦(SQV)	(1000+100 利托那韦)mg po bid	B	片剂/胶囊+食物	4	最低 0.37(SS)	97	700 L Vss	1～2		地	否	29.2 (24h)	

妊娠危险分级：FDA 危险分级：A＝无风险，B＝无危险，缺少人类研究，C＝动物模型有风险，人类研究不足，D＝人类有风险，但是效益可能超过风险，X＝胎儿异常，风险大于效益；**食物效应**（口服给药）：**+食物**＝餐中服用，**无食物**＝空腹服用，**±食物**＝餐中或空腹服用；Oral%AB＝吸收百分率；**峰值血清药物浓度**：SD＝单剂量，SS＝多剂量稳态；**分布容积**（Vd）：V/F＝分布容积/口服生物利用度，Vss＝稳态分布容积，Vss/F＝稳态分布容积/口服生物利用度；**脑脊液穿透**：基于剂量、敏感性、目标病原菌和脑脊液穿透率，对治疗效果的说明；AUC＝药物浓度曲线下面积，24h＝AUC 0～24；T_{max}＝血浆浓度达峰时间

表 9A（9） 抗感染药物的药理学特点（脚注见表末）

药物	剂量/途径	妊娠危险分级	食物影响（口服制剂）[1]	口服吸收%	血清峰值浓度（μg/ml）	蛋白结合率（%）	分布容积（Vd）	平均血清半衰期，小时[2]	细胞内半衰期，小时	脑脊液/血药浓度比（%）[4]	脑脊液穿透[5]	AUC（μg*hr/ml）	达峰时间（小时）
抗 HIV 药物（续）													
司坦夫定（d4T）	40 mg bid	C	片剂/溶液 ± 食物	86	0.54（SS）	<5	46 L	1	7.5			2.6（24h）	1
替诺福韦（TDF）	300 mg po	B	片剂 ± 食物	25	0.3（SD）	<1~7	1.3 L/kg Vss	17	>60	低	否	2.3	1
替拉那韦（TPV）	（500 + 200 利托那韦）mg po bid	C	片剂/溶液 + 食物		47~57（SS）	99.9	7.7~10 L	5.5~6		低	否	1600μM*h（24h）	3
齐多夫定（ZDV）	300 mg po	C	片剂/胶囊/糖浆 ± 食物	60	1~2	<38	1.6 L/kg	0.5~3	11	高	是	2.1	0.5~1.5

1. 食物会减慢吸收的速度或延缓吸收。针对成人口服制剂，不适用于儿童悬液。
2. 假定 CrCl > 80 L/min。
3. 胆汁峰值浓度/血清峰值浓度 ×100，如果空白就是没有数据。
4. 炎症情况下的脑脊液浓度。
5. 基于药物的剂量和器官的敏感性判断，理想的脑脊液浓度是≥10 MIC。
6. 顾虑可能引发癫痫；见表 10。
7. 所有的氟喹诺酮在服用硫糖铝或多价阳离子（如 Ca^{++}、Fe^{++}、Zn^{++}）之前 2~4h 口服。
8. 与阿托伐醌组成复方（malarone），用于预防疟疾。
9. 奥司他韦/奥司他韦碳酸盐。
10. EC = 肠衣片。

妊娠危险分级：FDA 危险分级：A = 无风险，B = 无危险，缺少人类研究，C = 动物模型有风险，人类研究不足，D = 人类有风险，但是效益可能超过风险，X = 胎儿异常，风险大于效益；**食物效应**（口服给药）：+食物 = 餐中服用，无食物 = 空腹服用，±食物 = 餐中或空腹服用；Oral%AB = 吸收百分率；**峰值血清药物浓度**：SD = 单剂量，SS = 多剂量稳态；**分布容积**（Vd）：V/F = 分布容积/口服生物利用度，Vss = 稳态分布容积，Vss/F = 稳态分布容积/口服生物利用度；**脑脊液穿透**：基于剂量、敏感性、目标病原菌和脑脊液穿透率，对治疗效果的说明；AUC = 药物浓度曲线下面积，24h = AUC 0~24；T_{max} = 血浆浓度达峰时间

表 9B　抗感染药物的药效学*

杀菌/持续作用	药　　物	治疗目标	PK/PD 测定
浓度依赖/持续作用时间长	氨基糖苷类，达托霉素，酮内酯类，喹诺酮类，甲硝唑	高血清药物浓度	24h AUC[1]/MIC
时间依赖/无持续作用	青霉素类，头孢菌素类，碳青霉烯类，单环 β－内酰胺类	延长暴露时间	T > MC
时间依赖/中－长时间的持续作用	克林霉素，红霉素/阿奇霉素/克拉霉素，利奈唑胺，四环素，万古霉素	增加给药剂量	24h AUC[1]/MIC

* 引自 Craig，WA：IDC No.　Amer 17：479，2003 和 Drusano，G.　L.：CID 44：79，2007 [1]AUC = 药物浓度曲线下面积

表 9C（1）　抗感染药物的细胞色素 P450 相互作用

细胞色素 P450 同工酶术语：例如，3A4：**3** = 科，**A** = 亚科，**4** = 型；**PGP** = 一种肠道的药物转运子；**P** = 糖蛋白；**UGT** = 二磷酸尿苷葡萄糖酸基转移酶

	细胞色素 P450 相互作用				细胞色素 P450 相互作用		
药物	**底物**	**抑制**	**诱导**	**药物**	**底物**	**抑制**	**诱导**
抗细菌药物				**抗寄生虫药物**			
阿奇霉素	PGP	PGP（弱）		甲氟喹	3A4，PGP	PGP	
氯霉素		2C19，3A4		吡喹酮	3A4		
环丙沙星		1A2，3A4（少量）		氯胍	2C19（转化为环氯胍）		
克拉霉素	3A4	3A4，PGP					
红霉素	3A4，PGP	3A4，PGP		替硝唑	3A4		

表 9C（2） 抗感染药物的细胞色素 P450 相互作用

药物	细胞色素 P450 相互作用		
	底物	抑制	诱导
甲硝唑		2C9	
萘夫西林			2C9（?），3A4
奎奴普丁－达福普汀		奎奴普丁：3A4	
利福平	PGP		1A2，2C9，2C19，2D6（弱），3A4，PGP
泰利霉素		3A4，PGP	
TMP－SMX	SMX：2C9（主要），3A4	SMX：2C9 TMP：2C8	
三甲氧苄胺嘧啶		2C8	
抗真菌药物			
氟康唑（400 mg）	3A4（少量），PGP	2C9，2C19，3A4，UGT	
伊曲康唑	3A4，PGP	3A4，PGP	
酮康唑	3A4	3A4，PGP	
泊沙康唑	PGP，UGT	3A4，PGP	
特比萘芬	2D6		
伏立康唑	2C9，2C19，3A4	2C9，2C19（主要），3A4	
抗分枝杆菌药物（包括利福平，见上文）			

药物	细胞色素 P450 相互作用		
	底物	抑制	诱导
抗反转录病毒药物			
阿扎那韦	3A4	1A2，2C9，3A4	
达仑那韦	3A4	3A4	
地拉夫定	2D6，3A4	2C9，2C19，3A4	
依非韦仑	2B6，3A4	2B6，2C9，2C19	2C19，3A4
恩曲他滨	2C9，2C19，3A4	2C9，2C19（弱）	3A4
福沙那韦	3A4	2C19，3A4	
茚地那韦	3A4，PGP	3A4，PGP	
洛匹那韦	3A4	3A4	
马拉维诺	3A4，PGP	2D6	
奈非那韦	2C9，2C19，3A4，PGP	3A4，PGP	3A4
奈韦拉平	2B6，3A4		3A4
雷特格韦	UGT		
利托那韦	2D6，3A4，PGP	2B6，2C9，2C19，2D6，3A4，PGP	3A4，1A2（?），2C9（?），PGP（?）
沙奎那韦	3A4，PGP	3A4，PGP	

药物	细胞色素 P450 相互作用			药物	细胞色素 P450 相互作用		
	底物	抑制	诱导		底物	抑制	诱导
贝达喹啉	CYP3A4			替拉那韦	3A4，PGP	1A2，2C9，2C19，2D6	3A4，PGP（弱）
氨苯砜	3A4						
乙硫异烟胺	3A4（?）						
异烟肼	2E1	2C19，3A4					
利福布丁	2E1		3A4，UGT				
利福喷丁		2C9，3A4					

参考：Hansten PD，Horn JR. The top 100 drug interactions：a guide to patient management 2012；E. Freeland（WA）：H&H Publications；2010；and package insert.

表 10A（1）　抗感染药物的剂量和不良反应

分类，药品，通用名（商品名）	成人常规剂量*	不良反应，说明（总结见表 10B）
天然青霉素类		**过敏反应是主要问题**。10% 的住院患者有青霉素过敏史；但用青霉素的患者只有 10% 出现过敏反应。为什么？可能的原因：病史不准确，随年龄增加免疫力减弱，在患病毒性疾病期间反应异常，如果肌内注射比西林 C－R（普鲁卡因青霉素＋苄星青霉素），可对普鲁卡因过敏 **最严重的不良反应是 IgE 介导的超敏反应**；发生率仅为 0.05%，但 5%～10% 是致命性的。其他 IgE 介导的反应：荨麻疹，血管性水肿，喉头水肿，支气管痉挛，腹痛伴呕吐，低血压。均在 4 小时内出现。能形成抗 β－内酰胺环或侧链的 IgE 抗体。72h 后出现麻疹样皮疹不是 IgE 所介导的，并且也不严重 **严重的迟发过敏反应**：库姆斯试验阳性溶血性贫血，中性粒细胞减少，血小板减低，血清病，间质性肾炎，肝炎，嗜酸性粒细胞增多，药物热 **与头孢菌素类和碳青霉烯类交叉过敏**，0～11% 不等。其中一个因素是结构相似，或 R 端侧链不相似 **关于青霉素脱敏，见表 7**。关于皮试，建议转诊变态反应科医生 **脑脊液**中高浓度导致癫痫发作。肾功能损害时减少剂量，见表 17 过敏反应参见：AJM 121：572，2008；NEJM 354：601，2006
苄星青霉素 G （比西林，Bicillin L－A）	60 万～120 万U IM q2～4w	
青霉素 G	低剂量：60 万～120 万U/d IM 高剂量：≥2000 万U IV qd（＝12g）分次，q4h	
青霉素 V （250&500mg 胶囊）	0.25g～0.5g po bid，tid，qid 餐前及睡前。因对胃酸稳定，口服治疗时青霉素 V 优于青霉素 G	
耐青霉素酶的青霉素类		
双氯西林（Dynapen） （250&500mg 胶囊）	0.125～0.5g po q6h 饭前	血药浓度比氯唑西林约高 2 倍，更适于口服治疗。有急性出血性膀胱炎的报道。急性腹痛伴胃肠道出血而无抗生素相关性结肠炎也有报道
氟氯西林NUS （Floxapen，Lutropin，Staphcil）	0.25～0.5g po q6h 1～2g IV q4h	胆汁淤积性肝炎的发生率为 1：15,000，常见于年龄＞55 岁，女性和疗程在 2 周以上者。可在治疗后数周内发生，数周后缓解（JAC 66：1431，2011）。**建议：仅用于严重感染**
萘夫西林（Unipen，Nafcil）	1～2g IV 或 IM q4h，因蛋白结合力＞90%，治疗菌血症需 12g/d	外渗可致组织坏死。200～300mg/（kg·d）的剂量可能出现低钾血症。**可逆性的中性粒细胞减少（10% 以上于用药≥21d 时出现，偶尔白细胞＜1×10^9/L）**

分类，药品，通用名（商品名）	成人常规剂量*	不良反应，说明（总结见表 10B）
苯唑西林（Prostaphlin）	1 ~2g IV 或 IM q4h，医蛋白结合力 > 90%，治疗菌血症需 12g/d	**≥12g/d 可致肝功能损害**。通常于用药开始后 2 ~24d 出现可逆性的肝功能试验异常。在儿童，苯唑西林发生皮疹和肝脏毒性较萘夫西林多（CID 34 : 50，2002）
氨基青霉素类		
阿莫西林（Amoxil，Polymox）	250mg ~1g po tid	静脉制剂在英国和欧洲有售。静脉注射阿莫西林迅速转化成氨苄西林。传染性单核细胞增多症者可出现皮疹——见氨苄西林。与相同侧链的口服头孢菌素的交叉过敏反应增加；如：头孢羟氨苄、头孢丙烯
阿莫西林缓释片（Moxatag）	775mg（1 片）po qd	过敏反应，艰难梭菌相关性腹泻，Clinitest 尿糖检测假阳性
阿莫西林 – 克拉维酸（Augmentin） **阿莫西林 – 克拉维酸儿童强化口服悬液（ES –600）** **阿莫西林/克拉维酸缓释成人片**	见成人产品说明 **儿童强化口服悬液：600/42. 9mg/5ml** **剂量：90/6. 4mg/kg 分次 bid** 成人制剂见说明 欧洲有阿莫西林 – 克拉维酸静脉制剂	在每日 2 次的方案中，克拉维酸的用量越小，腹泻发生就越少。对阿莫西林 – 克拉维酸发生速发型过敏反应的患者，1/3 是对克拉维酸过敏（J Allergy Clin lmmunol 125 : 502，2010）。静脉注射阿莫西林 – 克拉维酸会造成血 1，3-β-葡聚糖试验阳性（NEJM 354 : 2834，2006）。克拉维酸与肝毒性有关；阿莫西林—克拉维酸诱发肝损伤的发生率为 13% ~23%。延迟发生，通常轻微，罕致肝衰竭（JAC 66 : 1431，2011） **奥格门汀成人产品剂量方案的比较：** 奥格门汀 500/125 1 片 po tid 奥格门汀 875/125 1 片 po bid 奥格门汀 – 缓释片 1000/62. 5 2 片 po bid
氨苄西林（Principen） （250&500mg 胶囊）	0. 25 ~0. 5g po q6h 50 ~200mg/(kg · d) IV	65% ~100% 的传染性单核细胞增多症患者，90% 的慢性淋巴细胞白血病患者及15% ~20% 服用别嘌呤醇者出现非荨麻疹性斑丘疹，**不是真正的青霉素过敏**。EBV 相关的皮疹不代表永久性过敏，EBV 感染后再次使用不出现皮疹。与具有相同侧链的口服头孢菌素发生交叉过敏反应的风险增加，例如头孢克洛，头孢氨苄和洛拉卡

* 注：所有推荐剂量仅针对成人（除非特别注明）及肾功能正常者。（缩写见第 2 页）

表 10A（2） 抗感染药物的剂量和不良反应

分类，药品，通用名（商品名）	成人常规剂量*	不良反应，说明（总结见表 10B）
氨基青霉素（续）		
氨苄西林－舒巴坦（Unasyn）	1.5～3g IV q6h；治疗不动杆菌：39（氨苄西林 2g/舒巴坦 1g）IV q4h	每瓶装：氨苄西林 1g、舒巴坦 0.5g 或氨苄西林 2g、舒巴坦 1g。氨苄西林－舒巴坦对铜绿假单胞菌无活性。每日舒巴坦总量≤4g。需氧革兰阴性杆菌的耐药率在增加。已评估舒巴坦剂量高达 9～12g/d（J Infect 56:432，2008）。也见 CID 50:133，2010
广谱青霉素。注：任何一种抗假单胞菌青霉素都可能导致血小板功能不全，尤其在肾衰患者		
哌拉西林（Pipracil） （很难找到哌拉西林，通常使用哌拉西林－他唑巴坦）	3～4g IV q4～6h，最高剂量 24g/d。尿道感染：2g IV q6h。见说明	每克含 1.85mmol Na^+。关于延长输液时间，见哌拉西林－他唑巴坦的说明。治疗铜绿假单胞菌感染：3g IV q4h
哌拉西林－他唑巴坦（Zosyn） 延长输液方案，见说明和表 10E	剂型： 哌拉西林－他唑巴坦： 2/0.25g（2.25g） 哌拉西林－他唑巴坦： 3/0.375g（3.375g） 哌拉西林－他唑巴坦： 4/0.5g（4.5g） 标准剂量（非铜绿假单胞菌）： 3.375g 1V q6h 或 4.5g 1V q8h 标准剂量（铜绿假单胞菌）： 3.375g 1V q4h 或 4.5g 1V q6h	基于 PK/PD 的研究，有证据支持哌拉西林－他唑巴坦的延长注射方案：在 30 分钟内注射 4.5g 作为负荷剂量，4 小时以后，3.375 g IV q8h，4 小时输注（CrCl≥20），或 3.375 g IV q12h，4 小时输注（CrCl＜20）（CID 44:357，2007；AAC 54:460，2010） • 囊性纤维化＋铜绿假单胞菌感染：350～450mg/（kg·d）分次，q4～6h • 铜绿假单胞菌肺炎：哌拉西林－他唑巴坦联合环丙沙星或妥布霉素 其他：与曲霉菌的半乳甘露聚糖假阳性反应有关，血小板减少症。每克哌拉西林－他唑巴坦含 5mg Na^+
替莫西林NUS	1～2g IV q12h	对多种 β-内酰胺酶高度稳定的半合成青霉素；用于治疗产 β-内酰胺酶的需氧革兰阴性杆菌。来源：www.eumedica.be

分类，药品，通用名（商品名）	成人常规剂量*	不良反应，说明（总结见表 10B）
替卡西林钠（Ticar）	3g IV q4～6h	大剂量常见凝血功能异常，影响血小板功能，出血时间延长。在肾功能衰竭患者，临床表现可能明显（每克含 4.5mmol Na^+）
替卡西林/克拉维酸（Timentin）	3.1g IV q4～6h	每瓶装：替卡西林 3g、克拉维酸 0.1g。每克含 4.5～5mmol Na^+。克拉维酸可引起腹泻。克拉维酸可引起罕见的可逆性胆汁淤积性肝炎（ArIM 156：1327，1996）。在体外对嗜麦芽窄食单胞菌有活性
碳青霉烯类。综述：AAC 55：4943，2011。**注：交叉过敏反应：一项针对有青霉素过敏史但未能经皮肤试验证实的患者的研究中，头孢菌素过敏反应的发生率是 0～11%**（JAC 54：1155，2004）。**青霉素皮试阳性的患者使用碳氢酶烯，99% 没有发生过敏反应**（Allergy 63：237，2008；NEJM 354：2835，2006；J Allergy Clin Immunol 124：167，2009）。**产碳氢酶烯酶的需氧革兰阴性杆菌的报道越来越多**（JCM 48：1019，2010；Ln ID 11：381，2011；CID 53：49 & 60，2011）		
多尼培南（Doribax） 参考：CID 49：291，2009	腹腔感染 & 复杂性尿道感染：500mg IV q8h（1h 输注）。不能用于治疗肺炎	最常见的不良反应（≥5%）：头痛，恶心，腹泻，皮疹及静脉炎。上市后调查有癫痫的报道。能够降低血清丙戊酸水平。若肾功能受损，需调整剂量。在溶液中较**亚胺培南或美罗培南更稳定**（JAC 65：1023，2010；CID 49：291，2009）。FDA 安全警告（01/05/12）：由于安全性的原因，多尼培南治疗 VAP 的试验提前中止。与亚胺培南相比，多尼培南治疗的患者病死率高，治愈率低。**注：多尼培南未批准治疗任何类型的肺炎；多尼培南没有批准超过 500mg q8h 的剂量**
厄他培南（Invanz）	1g IV 或 IM q24h	**利多卡因**稀释后用于肌注；需询问利多卡因过敏史。标准剂量对肥胖者（BMI≥40）可能不够。有 DRESS 综合征（药物疹伴嗜酸细胞增多和系统症状）的报道。有幻视的报道（NZ Med J 122：76，2009）。对铜绿假单胞菌没有活性
亚胺培南＋西司他丁（Primaxin） 参考：JAC 58：916，2006	0.5g IV q6h；治疗铜绿假单胞菌：1g q6～8h（见说明）	对铜绿假单胞菌引起的感染，剂量可增至 3 或 4g/d，分次，q8h 或 q6h。持续输注碳青霉烯类可能更有效且更安全（AAC 49：1881，2005）。关于癫痫发作的说明，见表 10B，105 页的脚注 2。西司他丁能阻断亚胺培南在肾脏近曲小管腔内的酶降解作用，也能预防小管毒性

* 注：所有推荐剂量仅针对成人（除非特别注明）及肾功能正常者。（缩写见第 2 页）

表 10A（3） 抗感染药物的剂量和不良反应

分类，药品，通用名（商品名）	成人常规剂量*	不良反应，说明（总结见表 10B）
碳氢霉烯（续）		
美罗培南（Merrem）	0.5～1g IV q8h。对脑膜炎，可增至 2g IV q8h 危重症患者延长输注时间：若 CrCl ≥ 50：2 g q8h（3h 以上） CrCl 30～49：1 g q8h（3h 以上） CrCl 10～29：1 g q12h（3h 以上） （Inten Care Med 37：632，2011）	关于癫痫发病率的说明，见表 10B，105 页。说明：不需要脱氢肽酶抑制剂（西司他丁）。和亚胺培南相比，抗革兰阴性需氧菌活性稍强；抗葡萄球菌及链球菌活性稍低；厌氧菌：卵圆（Ovatus）拟杆菌和 Distasonis 拟杆菌对美罗培南更耐药
单环类		
氨曲南（Azactam）	1g q8h～2g IV q6h	对青霉素和头孢菌素过敏患者可用。动物实验资料和一封信引起关于和头孢他啶有交叉反应的关注（Rev Inf Dis 7：613，1985）；氨曲南和头孢他啶的侧链相同
氨曲南吸入剂（Cayston）	75mg 吸入 tid×28d 每次吸入前选用支气管扩张剂	能改善有铜绿假单胞菌定植的囊性肺纤维化患者的呼吸道症状。可替代妥布霉素吸入。不良反应：支气管痉挛，咳嗽、气喘。到目前为止没出现其他耐药病原体。参考：Chest 135：1223，2009
头孢菌素类（先肠道外给药，然后口服）。注：前瞻性资料证实使用头孢菌素（尤其是第三代）与艰难梭菌毒素引起腹泻的危险性上升相关。也可能增加对万古霉素耐药肠球菌定植的风险。对交叉过敏反应，见口服，96 页		
一代，肠道外给药		
头孢唑啉（Ancef，Kefzol）	1～1.5g IV 或 IM q8h，对严重感染如 MSSA 菌血症可用至 2g q8h（最大剂量 12g/d）	禁忌侧脑室内给药—可致惊厥！对社区获得性 MRSA 感染无活性。治疗 MSSA 菌血症，尽管细菌高产 A 型 β－内酰胺酶，但头孢唑啉罕有失败（AAC 53：3437，2009）
二代，肠道外给药（头霉素）：体外可能对产 ESBL 的需氧革兰阴性杆菌有活性。缺乏有效性的临床资料，不要应用		

分类，药品，通用名（商品名）	成人常规剂量 *	不良反应，说明（总结见表 10B）
头孢替坦（Cefotan）	1 ~ 3g IV 或 IM q12h（最大剂量不能 >6g qd）	对脆弱拟杆菌、二路普雷伏菌和解糖胨普雷伏菌（在盆腔感染中最常见）的耐药性逐渐增加。不能用于治疗腹腔感染。甲基硫四氮唑（Methylthiotetrazole，MTT）的侧链能够抑制维生素 K 的活性，避免饮酒引起双硫仑反应
头孢西丁（Mefoxin）	1g q8h ~ 2g IV 或 IM q6 ~ 8h	脆弱拟杆菌的耐药性在增加
头孢呋辛（Kefurox，Ceftin，Zinacef）	0. 75 ~ 1. 5g IV 或 IM q8h	与第一代头孢菌素相比增加了对流感嗜血杆菌的活性。见头孢辛酯口服制剂
三代，肠道外给药—第三代头孢菌素肠道外给药与发生艰难梭菌毒素导致的腹泻相关；均对产 ESBC 和 ampC 头孢菌素酶的需氧革兰阴性杆菌无活性		
头孢哌酮 - 舒巴坦NUS（Sulperazon）	常规剂量：（按头孢哌酮计算）1 ~ 2g IV q12h；如加大剂量，舒巴坦勿超过 4g/d	在东南亚和其他地方，用于治疗腹腔内感染、胆道感染和妇科感染。由于抗菌谱广，可用于其他感染。侧链可能导致凝血问题
头孢噻肟（Claforan）	1g q8 ~ 12h— 2g IV q4h	每天最大剂量：12g，可以 4g IV q8h。与头孢曲松相似，但每日需要多次给药
头孢他啶（Fortaz，Tazicef）	1 ~ 2g IV 或 IM q8 ~ 12h 延长输注： 初始剂量：15 mg/kg，30min 以上，然后立即开始： 若 CrCl >50 : 6 g/d（24h 以上） 若 CrCl 31 ~ 50 : 4 g/d（24h 以上） 若 CrCl 10 ~ 30 : 2 g/d（24h 以上）	过量使用可能导致艰难梭菌相关腹泻发病率增加和（或）选择性万古霉素耐药屎肠球菌增加。与氨曲南有交叉过敏反应（侧链相同）
头孢唑肟（Cefizox）	从 1 ~ 2g IV q8 ~ 12h 至 2g IV q4h	每天最大用量 12g，可以 4g IV q8h
头孢曲松（罗氏芬，Rocephin）	成人常用 IV 剂量：1 ~ 2g qd 化脓性脑膜炎：2g q12h，可用 1% 利多卡因稀释后 IM	超声检查发现继发于胆囊内泥沙样结石的**“假胆结石”**（50%），有症状者占 9%（NEJM 322 : 1821，1990）。对全胃肠外营养且禁食患者，≥2g/d 时更易发生（AnIM 115 : 712，1991）。其临床意义仍不清楚，但已导致胆囊切除（JID 17 : 356，1995）和胆源性胰腺炎（Ln 17 : 662，1998） 初步研究：2g qd 持续静脉输注比推注更好（JAC 59 : 285，2007）。头孢曲松脱敏，见表 7，80 页

* 注：所有推荐剂量仅针对成人（除非特别注明）和肾功能正常者。（缩写见第 2 页）

表 10A（4） 抗感染药物的剂量和不良反应

分类，药品，通用名（商品名）	成人常规剂量 *	不良反应，说明（总结见表 10B）
头孢菌素类（先肠道外给药，然后口服）（续）		
其他代，肠道外给药：均有需氧革兰阴性菌的 ESBL 及氯苄青霉素和头孢菌素酶的底物。头孢吡肟较其他头孢菌素穿透性强。		
头孢吡肟（Maxipime，马斯平）	常用剂量： 1 ~2g IV q8h ~ q12h 延长输注： 初始剂量：15 mg/kg，30min 以上，然后立即开始： 若 CrCl >60：6 g/d（24h 以上） 若 CrCl 30 ~60：4 g/d（24h 以上） 若 CrCl 11 ~29：2 g/d（24h 以上）	对铜绿假单胞菌和耐头孢他啶、头孢噻肟、氨曲南的许多肠杆菌、沙雷菌及弗劳地柠檬酸杆菌有抗菌活性（LnID 7：338，2007）。对 MSSA 的抗菌活性较第三代头孢菌素类强。治疗超过 14 天会导致中性粒细胞减少症（Scand J Infect Dis 42：156，2010）。延长输注：JAC 57：1017，2006；Am J Health Syst Pharm 68：319，2011. 有红人综合征的病例报道（AAC 56：6387，2012）
头孢匹罗[NUS]（HR810）	1 ~2g IV q12h	与头孢吡肟相似；对肠杆菌科细菌、铜绿假单胞菌、革兰阳性菌的抗菌活性增强。厌氧菌：抗菌活性较头孢西丁弱，较头孢噻肟或头孢他啶强
头孢洛林（Teflaro）	600mg IV q12h（1h 输注）	与 PBP 2a 有高亲和力，对 MRSA 有活性，可被 Amp C 与 ESBL 灭活。已批准可治疗 MRSA 所致的皮肤和皮肤结构感染，未批准治疗其他 MRSA 感染。体外对 VISA 和 VRSA 有活性。参考：CID 52：1156，2011；Med Lett 53：5，2011
头孢比普[NUS]	对 G^- 菌和 G^+ 菌混合感染 0. 5g IV q8h 对 G^+ 菌感染 0. 5g IV q12h	q8h 给药，静脉输注时间 >2h；q12h 给药，>1h。与焦糖样味觉障碍相关。参考：Clin Microbiol Infections 13（Suppl 2）：17 & 25，2007。对 MRSA 有活性
口服头孢菌素类		

<table>
<tr><th>分类，药品，通用名（商品名）</th><th>成人常规剂量 *</th><th>不良反应，说明（总结见表 10B）</th></tr>
<tr><td>第一代，口服</td><td></td><td rowspan="13">交叉过敏：对青霉素有 IgE 介导变态反应史（例：过敏反应、血管神经性水肿、速发性荨麻疹）的患者，不应该使用头孢菌素。如果病史是对青霉素有麻疹样皮疹，有资料提示在这种患者出现皮疹的风险是 5% ~10%；过敏反应的风险不增加。
● 在对青霉素有“反应”史和未行皮试的患者中，约 0.2% ~8.4% 对头孢菌素有反应（Aller Asthma Proc 26：135，2006）。如果青霉素 G 皮试阳性，使用头孢菌素者仅 2% 会有反应。头孢菌素皮肤试验可以预测，但操作不容易（An IM 141：16，2004；AJM 125：572，2008）
● IgE 抗体抗 β－内酰胺环或侧链；10 年后 80% 的患者 IgE 抗体会消失（J Aller Clin Immunol 103：918，1999）。阿莫西林、头孢羟氨苄和头孢丙烯具有相似的侧链；氨苄西林、头孢克洛、头孢氨苄和 Cephedrine 具有相似的侧链
● 若青霉素/头孢菌素皮肤试验无法进行或临床上无时间进行，如果病史不提示 IgE 介导的过敏反应，既往的反应已超过 10 年，头孢菌素的侧链与所涉及的青霉素的侧链不同，可以使用头孢菌素
任何头孢菌素都可引起艰难梭菌毒素介导的腹泻/结肠炎
有报道恶心/呕吐和非艰难梭菌毒素腹泻的发生率，总结见表 10A
少见的药物特异性不良反应有：
头孢克洛：0.1% ~0.5% 有血清病样反应：关节痛、皮疹、多形红斑，但无淋巴结肿大、蛋白尿或可证实的免疫复合物。似由药物生物转化与遗传易感性所致（Ped Pharm & Therap 125：805，1994）
头孢地尼：约 1% 的患者因药物和铁形成复合物使粪便呈红色
头孢托仑：水解后释出三甲基醋酸盐。70% 的三甲基醋酸盐吸收后变成特戊酰肉毒碱由肾排出；血清肉毒碱（carnitine）浓度降低 39% ~63%。肉毒碱参与脂肪酸代谢和运转至线粒体。其作用短暂且可逆。至今未见发生临床事件的报道（Med Lett 44：5，2002）。也含酪蛋白酸盐（奶蛋白）；如对牛奶过敏，则避免服用（与乳糖不耐受不同）。需要胃酸帮助才能达到最佳吸收
头孢泊肟：很少有急性肝脏损害、血性腹泻、肺嗜酸性粒细胞浸润的报道
头孢氨苄：可导致尿试纸法测白细胞假阴性</td></tr>
<tr><td>头孢羟氨苄（Duricef）
（500mg 胶囊、1g 片剂）</td><td>0.5 ~1g po q12h</td></tr>
<tr><td>头孢氨苄（Kelfex）
（250 & 500mg 片剂）</td><td>0.25 ~1g po q6h（最大剂量 4g/d）</td></tr>
<tr><td>第二代，口服</td><td></td></tr>
<tr><td>头孢克洛（Ceclor，Raniclor）
（250 & 500mg 胶囊）</td><td>0.25 ~0.5g po q8h</td></tr>
<tr><td>头孢丙烯（Cefzil）
（250 & 500mg 片剂）</td><td>0.25 ~0.5g po q12h</td></tr>
<tr><td>头孢呋辛酯（Ceftin）</td><td>0.125 ~0.5g po q12h</td></tr>
<tr><td>第三代，口服</td><td></td></tr>
<tr><td>头孢地尼（Omnicef）（300mg 胶囊）</td><td>300mg po q12h 或 600mg qd</td></tr>
<tr><td>头孢托仑（Spectracef）</td><td>400mg po bid</td></tr>
<tr><td>头孢克肟（Suprax）（400mg 片剂）</td><td>0.4g po q12 ~24h</td></tr>
<tr><td>头孢泊肟酯（Vantin）</td><td>0.1 ~0.2g po q12h</td></tr>
<tr><td>头孢布烯（Cedax）（400mg 片剂）</td><td>0.4g po qd</td></tr>
</table>

表 10A（5） 抗感染药物的剂量和不良反应

分类，药品，通用名（商品名）	成人常规剂量*	不良反应，说明（总结见表 10B）
氨基糖苷类及相关抗生素－见表 10D，107 页，表 17A，203 页		
糖肽类，脂糖肽类，脂肽类		
替考拉宁NUS（Targocid）	**化脓性关节炎—维持量 12mg/(kg·d)；金黄色葡萄球菌心内膜炎——需要血清药物谷浓度 > 20μg/ml（12mg/kg q12h ×3 次，然后 12mg/kg qd）**	过敏反应：发热（3mg/kg 为 2.2%；24mg/kg 为 8.2%），皮肤反应 2.4%。血小板明显减少［剂量≥15mg/(kg·d)］。红皮颈病综合征较万古霉素少见
特拉万星（Vibativ）脂糖肽 参考：CID 49 : 1908，2009 Med Lett 52 : 1，2010	如肌酐清除率 >50 ml/min : 10 mg/kg IV qd。每次给药输注大于 1h。无肥胖患者用药剂量的资料	**孕期忌用：动物实验中有致畸作用。**治疗前做妊娠试验。不良事件：味觉障碍 33%；恶心 27%；呕吐 14%；头痛 14%；肌酐升高 3.1%；泡沫尿；如快速输注会出现潮红。在临床试验中，特拉可星的肾损害为 3%，万古霉素为 1%。实际报道 21 名并发症患者中 1/3 出现肾脏受损（JAC 67 : 723，2012）
万古霉素（Vancocin） 指南参见：CID 49 : 325，2009 **口服剂量见说明**	**首剂量计算基于实际体重，包括肥胖患者：**之后的剂量根据测定的血清谷浓度进行调整。**对于危重患者，先给负荷剂量 25～30mg/kg IV；然后 15～20mg/kg IV q8～12h** 目标谷浓度是 15～20μg/ml。剂量 >1g 时，输注时间 >1.5～2h **病态肥胖（BMI ≥40kg/m²）的剂量：**如肌酐清除率 ≥50ml/min 且患者不危重：30mg/(kg·d)，分次，q8～12h——剂量不超过 2g。剂量 ≥1g 时，输注时间 >1.5～2h，测谷浓度	万古霉素治疗 MRSA 菌血症失败与万古霉素的谷浓度 <15 μg/ml，以及 MIC >1 μg/ml 有关（CID 52 : 975，2011）。IDSA 指南支持目标谷浓度为 15～20 μg/ml（CID 49 : 325，2009）。有关内容： • 当 AUC/MIC >400 时，万古霉素对 MRSA 的作用达到最大（CID 52 : 975，2011） • 因使用方法不同，MIC 值有差异，很难确定和具有可比性（JCM 49 : 269，2011） • MRSA 对万古霉素的 MIC =1，万古霉素的剂量 >3g IV，80% 可达到 AUC/MIC >400，估计肾毒性为 25%，MIC =2，剂量 4g/d IV，只有 57% 可达 AUC/MIC >400（肾毒性 35%）（CID 52 : 969，2011） • 大剂量万古霉素与肾毒性有关；因果关系未证实；其他因素：肾脏疾病，其他肾毒性药物、休克/血管活性要药物，造影剂（AAC 52 : 1330，2008；AAC 55 : 3278，2011；AJM 123 : 182e1，2010） • 如果患者临床上万古霉素治疗失败（无论 MIC 或 AUC/MIC），考虑换用其他抗 MRSA 的药物：头孢洛林、达托霉素、利奈唑胺和特拉万星 **口服万古霉素治疗艰难梭菌肠炎：125mg po q6h。**商业口服制剂十分昂贵可用静脉制剂调制口服万古霉素：5g 万古霉素静脉用粉针剂 +47.5ml 无菌水，0.2g 糖精，0.05g 甜叶菊粉，40ml 甘油，及足够的樱桃糖浆调至 100ml = 万古霉素 50mg/ml。口服剂量 =2.5ml q6h

分类，药品，通用名（商品名）	成人常规剂量 *	不良反应，说明（总结见表 10B）
		鞘内注射万古霉素剂量：5～10mg qd（婴儿），10～20mg qd（儿童/成人）；目标脑脊液浓度 10～20μg/ml。大剂量万古霉素增加**肾毒性**的风险（AAC 52：1330，2008；CID 49：507，2009），伴高血压、合用氨基糖苷或袢利尿剂是持续输注时出现肾毒性的危险因素（JAC 62：168，2008） **“红颈病”综合征**：快速输液引起非特异性组胺释放的结果。**其他不良反应**：皮疹，免疫性血小板减低（NEJM356：904，2007），发热，中性粒细胞减少，**IgA 大疱性皮炎**（CID 38：442，2004）。**肥胖时的剂量**：经常剂量不足（AJM 121：515，2008）。病态肥胖患者的肌酐清除率的计算，见表 10D 或 AM J Health Sys Pham 66：642，2009
达托霉素（Cubicin） （耐药，参考：CID 50：S10，2010）	**皮肤/软组织感染**：4mg/kg IV qd 超过 2h 或 30min **菌血症/右心内膜炎**：6mg/kg IV qd，2h 以上或 30min，剂量达 12mg/kg IV qd，正在研究中 **肥胖**：根据体重计算（J Clin Pharm 45：48，2005）	**肺炎**：在 CAP 的临床试验中，达托霉素不能清除肺炎链球菌，有倾向不能清除金黄色葡萄球菌（CID 46：1142，2008）。在肺炎的动物模型中，达托霉素对肺炎链球菌无效，对金黄色葡萄球菌有效，此差异可能因达托霉素被表面活性物质灭活所致（JID 191：2149，2005）。理论上，坏死性金黄色葡萄球菌肺炎的功能性表面活性物质少，肺炎链球菌很少造成坏死。达托霉素对右心内膜炎和血源性肺炎有效（NEJM 355：653，2006）。相反的病例报道：使用达托霉素治疗期间，患者发生肺炎（CID 49：1286，2009） **达托霉素耐药**：万古霉素治疗后或治疗中，达托霉素治疗后或治疗中均可发生（CID 50（Suppl 1）：S10，2010）。随着达托霉素 MIC 值升高，MRSA 对 TMP－SMX（AAC 54：5187，2010）和萘夫西林（CID 53：158，2011）更敏感。联合使用苯唑西林可保留达托霉素活性（CID 53：158，2011） **潜在肌肉毒性**：在 4mg/(kg·d) 剂量时，达托霉素组 CPK 升高的发生率为 2.8%，对照组为 1.8%。如果谷浓度 ≥24.3mg/L，CPK 升高的风险增加（CID 50：1568，2010）。建议每周检测 CPK；如果 CPK 超过 10 倍正常上限，或有肌病的症状且 CPK > 1,000，停用达托霉素。作者建议达托霉素治疗期间停用他汀类药物。某些代血浆（HemosIL Recombiplastin，Hemoliance Recombiplastin）可使 PT 和 INR 假性延长（Blood Coag & Fibrinolysis 19：32，2008） **注**：在健康志愿者，达托霉素 12mg/(kg·d) ×14d 具有良好的耐受性（AAC 50：3245，2006），在患者，平均剂量 8mg/(kg·d) 具有良好耐受性（CID 49：177，2009） 有嗜酸细胞性肺炎/慢性糖皮质激素依赖性肺炎的报道（CID 50：737，2010；CID 50：e63，2010）

＊注：所有推荐剂量仅针对成人（除非特别注明）及肾功能正常者。（缩写见第 2 页）

表 10A（6）　抗感染药物的剂量和不良反应

分类，药品，通用名（商品名）	成人常规剂量*	不良反应，说明（总结见表 10B）
氯霉素、克林霉素（类）、红霉素族、酮内酯类、噁唑烷酮类、奎奴普丁-达福普汀		
氯霉素（Chloromycetin）	50~100mg/(kg·d) po 或 IV 分次 q6h（最大剂量 4g/d）	在美国无口服药。血液学（约 1/3 患者红细胞下降，1:21,600 疗程发生再生障碍性贫血）。灰婴综合征见于早产儿，过敏样反应，视神经萎缩或神经病变（非常罕见），指（趾）感觉异常，轻度双硫仑样反应
克林霉素（Cleocin）	0.15~0.45g po q6h，600~900mg IV 或 IM q8h	**基于用药患者数量庞大，这些药是引起艰难梭菌毒素介导腹泻**的最常见原因。非常严重的病例可致假膜性肠炎/中毒性巨结肠炎。有胶囊、注射液，局部的（治疗痤疮）以及阴道栓剂和霜剂。用于抑制中毒性休克综合征毒素的合成
林可霉素（Lincocin）	0.6g IV 或 IM q8h	艰难梭菌结肠炎的风险。很少使用
红霉素族（用前复习药物的相互作用）		**胃动素**是激活十二指肠/空肠受体启动肠蠕动的胃激素。红霉素（E）及红霉素酯激活胃动素受体而引起不协调的蠕动，导致厌食、恶心或呕吐。阿奇霉素/克拉霉素较少与受体结合，不加强胃肠蠕动（JAC 59:347，2007）。 出生 2 周内婴儿全身应用红霉素与**婴儿肥大性幽门狭窄**相关（J Peds 139: 380，2001） **常见的药物间相互作用**：见表 22，214 页。主要问题是心电图 QT 间期延长 **QT 间期延长**：6 个基因突变（LQT 1~3）造成心肌 K^+/Na^+ 通道的异常。由于外显率不同，可以表现为：无症状，反复晕厥，甚至猝死（NEJM 358:169，2008）。用阿莫西林相比 5 天的阿奇霉素增加心血管致死率的危险性（HR 2.88）；估计出现心血管病致死事件的比例为一百万分之 47（NEJM 366:1881，2012）。**如果女性 QT > 500 毫秒，危险性增加！其他药物增加危险性**（大环内酯类、抗心律失常药，及药物间相互作用见 **103 页氟喹诺酮类列表**）。可导致尖端扭转性室速（一种室性心动过速）和（或）心脏骤停。参考：CID 43:1603，2006；www.qtdrugs.org 和 www.torsades.org 成人（非儿童）应用红霉素酯大约有 1:1000 的机会出现淤胆性肝炎
阿奇霉素（Zithromaz） 阿奇霉素缓释剂（ZMax）	**口服制剂**：片剂 250 和 600mg。儿童悬液：100 和 200mg/5 ml。成人缓释悬液：2g。剂量依适应证而变，见表 1A，急性中耳炎（11 页），慢性支气管炎急性加重（37 页），社区获得性肺炎（39~40 页）和鼻窦炎（50 页） IV：0.5g qd	
红霉素盐基和酯类（Erythrocin） 静脉制剂的名称：乳糖酸红霉素	0.25g q6h~0.5g po 或 IV q6h：15~20mg/kg 高至 4g qd。输注时间 30min 以上	

分类，药品，通用名（商品名）	成人常规剂量*	不良反应，说明（总结见表 10B）
克拉霉素（Biaxin） 或克拉霉素缓释剂（Biaxin XL）	0.5g po q12h 缓释片：0.5g×2 片 po qd	在肾或肝功能受损患者，红霉素 IV≥4g/d 可出现**短暂可逆的耳鸣或耳聋**。有报道阿奇霉素也有这样的反应（J Otolayngol 36：257，2007） 口服红霉素制剂的剂量表示为等价盐基。由于吸收/生物转化有所差异，达到同样的血清游离红霉素水平，需要不同剂量的红霉素酯，如 400mg 的红霉素琥珀酸乙酯 = 250mg 红霉素盐基。有报道**阿奇霉素**加重重症肌无力的症状
Fidaxomicin（Dificid） （200mg 片剂）	200mg po bid，**餐前或餐中服用**	批准用于治疗艰难梭菌毒素介导的腹泻。对艰难梭菌有强大活性，包括高毒力的 NAP1/B1/027 株。胃肠道吸收很少；粪便中浓度高。对肠道正常菌群影响小。与口服万古霉素对比的临床试验中，非 NAP1 菌株的复发率低（NEJM 364：422，2011）。 实验研究报告阿奇霉素的 5 日疗法可轻度增加心血管病死亡率（NEJM 366：1681，2012），导致 FDA 发布了药物安全须知（http://www.fda.gov/Drugs/DrugSafety/ucm304372.htm）。治疗后无死亡率差异
酮内酯 **泰利霉素**（Ketek） （Med Lett 46：66，2004；Drug Safety 31：561，2008）	2 片 400mg 片剂 po qd。300mg 片剂也有供应	药物警告：急性肝衰竭和严重肝损伤（AnIM 144：415，447，2006）。**不常见的：视物模糊**及继发的适应性减慢；可加重**重症肌无力（黑框警告）**。肝脏、眼和重症肌无力的并发症可能是由于抑制神经肌接头的烟酸乙酰胆碱受体所致（AAC 54：5399，2010）。可能造成 QT 间期 延长。**一些药物间相互作用**（表 22，214～215 页）（NEJM 355：2260，2006）

*注：所有推荐剂量仅针对成人（除非特别注明）及肾功能正常者。（缩写见第 2 页）

表 10A（7） 抗感染药物的剂量和不良反应

分类，药品，通用名（商品名）	成人常规剂量*	不良反应，说明（总结见表 10B）
氯霉素、克林霉素（类）、红霉素族、噁唑烷酮类、奎奴普丁－达福普汀（续）		
利奈唑胺（Zyvox） （600mg 片剂） 综述：JAC 66（Suppl4）：3，2011	po 或 IV 剂量：600mg q12h 600mg 片剂，口服悬液（100mg/5ml），及静脉注射液均有供应 特殊人群。参见：肾功能不全（J Infect Chemother 17：70，2011）；肝移植（CID 42：434，2006）；囊性肺纤维化（AAC 48：281，2004）；烧伤（J Burn Care Res 31：207，2010）	**可逆性骨髓抑制**：血小板减少、贫血和中性粒细胞减少均有报道。常常出现在治疗 >2 周以后。治疗 2 周后血小板减少的发生率：骨髓炎患者 7/20，先用万古霉素后用利奈唑胺的患者 5/7。参考：CID 37：1609，2003 & 38：1058 & 1065，2004。终末期肾病患者危险增加 6 倍（CID 42：66，2006） **乳酸性酸中毒，周围神经病，视神经病变**：治疗 4 周或以上。资料显示其抑制线粒体内蛋白质合成有时间依赖性和剂量依赖性（CID 42：1111，2006；AAC 50：2042，2006；Pharmacotherapy 27：771，2007） **单胺氧化酶抑制剂**：如与富含酪胺的食物同服，有发生严重高血压的危险。避免与伪麻黄碱、去甲麻黄碱合用，警惕与 SSRIs[1]合用。**5－羟色胺综合征**（发热、焦虑、精神状态改变、震颤）。与 SSRIs 合用的风险（CID 42：1578 和 43：180，2006）。其他不良反应：黑毛舌和急性间质性肾炎（IDCP 17：61，2009） **横纹肌溶解综合征**：一例患者应用利奈唑胺用于耐药结核的联合治疗时出现（CID 54：1624，2012） **耐药**：耐药突变罕见。因利奈唑胺的甲基核糖体靶位基因改变，出现耐利奈唑胺的表皮葡萄球菌和 MRSA（CID 50：821，2010）。12 例 ICU 患者的耐药机制（JAMA 310：2260，2010）
奎奴普丁＋达福普汀（Synercid）（CID 36：473，2003）	7.5mg/kg IV q8h 经中心导管	静脉刺激（5%）；中心静脉导管则无。无症状性非结合胆红素升高。**关节痛** 2%～50%（CID 36：476，2003）。注：屎肠球菌敏感，粪肠球菌耐药 **药物间相互作用**：环孢菌素、硝苯地平、咪达唑仑及更多——见表 22
四环素类（Mayo Clin Proc 74：727，1999）		
多西环素（Vibramycin，Doryx，Monodox，Adoxa，Periostat） （20、50、75、100mg 片剂）	0.1g po 或 IV q12h	与其他四环素类药物相似。空腹时恶心增加。糜烂性食管炎好发于临睡前服用。**服用时大量饮水**。光毒性，但较四环素少。牙齿沉积较少。肾衰患者可用 说明：有效治疗和预防疟疾、钩端螺旋体病、斑疹伤寒

分类，药品，通用名（商品名）	成人常规剂量*		不良反应，说明（总结见表10B）
米诺环素（Minocin，Dynacin） （50、75、100mg 胶囊；45、90、135mg 肠溶片，静脉制剂）	**负荷量** 200mg po，然后 100mg po q12h 米诺环素静脉制剂不再供应		**前庭症状**（在有些人群中 30%～90%，另一些人则没有）：眩晕 33%，共济失调 43%，恶心 50%，呕吐 3%，女性较男性多见。报道大约有 34 例可逆性过敏性肺炎（BMJ 310：1520，1995）。长期应用能够增加皮肤**色素沉着** 说明：治疗葡萄球菌和预防脑膜炎球菌所致疾病较其他四环素类更有效。痤疮丙酸杆菌：对许多其他四环素类耐药，对米诺环素敏感。有报道在治疗痤疮的儿童中导致自身免疫性疾病（J Ped 153：314，2008）。对星状诺卡菌、海洋分枝杆菌有抗菌活性
四环素，土霉素（Sumycin） （250、500mg 胶囊） （CID 36：462，2003）	0.25～0.5g po q6h，0.5～1g IV q12h		胃肠道反应（土霉素 19%、四环素 4%），过敏样反应（罕见），沉积于牙齿，神经平衡失调，肝脏毒性，牙釉质发育不良，假脑瘤/脑病。过期药物可致范科尼综合征。药物间相互反应见表 22。**妊娠期禁用，对孕妇有肝毒性，经胎盘进入胎儿体内** 说明：**妊娠**：静脉注射剂量超过 2g/d 可能与致死性肝毒性有关（JAC 66：1431，2011）
替加环素（Tygacil） 荟萃分析、编者按：Ln ID 11：804 & 834，2011	**最初 100mg IV，然后 50mg IV q12h，如果可能，进餐时服用，可减少恶心的发生**	**如有严重肝病（Child Pugh 分级 C）**：最初 100mg IV，然后 25mg IV q12h	四环素衍生物。恶心（25%）和呕吐（20%）的发生率高，但只有 1% 的患者由于不良事件停药。关于不良反应的细节见 JAC 62（Suppl 1）：i17，2008。D 类妊娠药物。18 岁以下儿童禁用。和其他四环素类一样，可以引起光过敏、假性脑瘤、胰腺炎、高分解代谢状态（尿素氮升高）及色素沉着（CID 45：136，2007） **四环素、米诺环素、替加环素**与急性胰腺炎相关（Int J Antimicrob Agents，34：486，2009）。医生来信（2009 年 4 月 27 日）：机械通气相关性肺炎患者用替加环素治疗，治愈率较低且死亡率较高。参考：Diag Micro Infect Dis 68：140，2010。FDA 药物安全须知：http://www.fda.gov/Drugs/DrugSafety/ucm224370.htm

[1]**SSRI** = 选择性 5－羟色胺重吸收抑制剂，如氟西汀（百忧解）。

* 注：所有推荐剂量仅针对成人（除非特别注明）及肾功能正常者。（缩写见第 2 页）

表 10A（8）　抗感染药物的剂量和不良反应

分类，药品，通用名（商品名）	成人常规剂量*	不良反应，说明（总结见表 10B）
氟喹诺酮类（FQs）：都能够造成阿片类药物尿检筛查假阳性（Pharmacother 26：435，2006）。毒性综述：Drugs Aging 27：193，2010		
环丙沙星（Cipro）和 **环丙沙星缓释剂**（Cipro XR，Proquin XR） （100、250、500、750mg 片剂；500mg 肠溶片）	常用胃肠外剂量：400mg IV q12h 治疗铜绿假单胞菌：400mg IV q8h 非复杂性尿道炎/膀胱炎的剂量（口服）：250mg po bid 或环丙沙星缓释片 500mg po qd 其他适应证（口服）：500 ~ 750mg po bid	氟喹诺酮是导致艰难梭菌毒素介导肠炎的常见原因 **儿童**：由于在未成年动物中应用出现关节软骨受损，氟喹诺酮类未被批准用于 16 岁以下儿童。儿童的关节不良反应估计在 2% ~3%（LnID 3：537，2003）。炭疽例外。有人认为发病机制与氟喹诺酮络合镁离子以致损伤软骨细胞之间的相互作用有关（AAC 51：1022，2007；Int J Autimicrob Agents 33：194，2009） **中枢神经系统毒性**：资料很少。从轻度（头晕）至中度（意识模糊）至重度（癫痫发作）都有。NSAIDs 类药可能使其加重 **吉米沙星皮疹**：在治疗 8 ~10d 后出现斑疹。治疗≤5d 的皮疹发生率仅 1.5%，女性最高，年龄<40 岁，治疗 14d，发生率为 22.6%。男性，年龄<40 岁，治疗时间 14d，发生率 7.7%。发病机制不明，是停药指征。参见：Diag Micro Infect Dis 68：140，2010 **低血糖/高血糖**：由于有报道低血糖和高血糖反应（NEJM 354：1352，2006；CID 49：402，2009），2006 年 6 月美国停止加替沙星的使用。加替沙星滴眼液仍有供应 **阿片筛查试验假阳性**：氟喹诺酮类可使阿片尿检出现假阳性（JAMA 286：3115，2001；AnPharmacotherapy 38：1525，2004） **光过敏**：表 10C，见 108 页。很罕见于视网膜剥脱（JAMA 307：1414，2012） **QTc（纠正 QT）间期延长**：任何一种氟喹诺酮都可能引起 QTc 间期延长（>500 毫秒或比基线延长 60 毫秒）。QTc 间期延长可导致尖端扭转型室速和室颤。目前上市的药物危险性低。女性、低钾、低镁和心动过缓者危险性升高（参考：CID 43：1603，2006）。主要担心是与其他药物联合应用时危险性增加
加替沙星（Tequin）[NUS] 见说明	200 ~400mg IV 或 po qd（见说明） 滴眼液（Zymar）	
吉米沙星（Factive） （320mg 片剂）	320mg po qd	

<table>
<tr><th>分类，药品，通用名（商品名）</th><th>成人常规剂量*</th><th>不良反应，说明（总结见表 10B）</th></tr>
<tr><td>**左氧氟沙星**（Levaquin）
（250、500、750mg 片剂）</td><td>250～750mg po 或 IV qd
对大多数适应证，750mg 是最佳剂量；避免与乳制品，多种维生素、铁剂和抗酸药同服，因可被多价阳离子螯合，影响吸收</td><td rowspan="3">**避免与可能延长 QTc 间期的药物联合应用：**

抗心律失常药：胺碘酮、丙吡胺、多菲利特、氟卡尼、伊布利特、普鲁卡因胺、奎尼丁，奎宁、索他洛尔
抗感染药：唑类（除泊沙康唑）、克拉霉素/红霉素、氟喹诺酮类（除环丙沙星）、氯氟菲醇、NNRTIs、蛋白酶抑制剂、喷他脒、特拉万星、泰利霉素
抗高血压药：苄普地尔、依拉地平、尼卡地平、莫昔普利
CNS 药：氯西汀、氟哌啶醇、吩噻嗪、匹莫齐特、喹硫平、利哌酮、舍曲林、三环类、文拉法辛、齐拉西酮
其他：多拉司琼、氟哌利多、磷苯妥英、吲达帕胺、美沙酮、那拉曲坦、沙美特罗、舒马普坦、他莫昔芬、替扎尼定

最新在线：www. qt-drugs. org；www. torsades. org

肌腱病：>60 岁者，在所有肌腱断裂中 2%～6% 归因于氟喹诺酮类药（ArIM 163：1801，2003）。在合用激素、有肾病或（心脏、肺、肾脏）移植后，其危险性增加（CID 36：1404，2003）。总体发生率低（Eur J Clin Pharm 63：499，2007）
络合钙离子、镁离子：奶制品降低口服剂量环丙沙星的曲线下面积约 1/3；对莫西沙星无影响［Clin Pharm Ther 50：498，1991；Clin Pharmacokinet 40（Suppl 1）33：2001］
过敏反应：罕见（1∶50000）。IgE 介导：风疹，过敏。可能莫西沙星更多见。3 例莫西沙星速发反应的患者能耐受环丙沙星（Am pharmacother 44：740，2010）
重症肌无力：任何氟喹诺酮类药物均可使重症肌无力患者的肌肉无力症状加重
视网膜剥脱：一项加拿大病例对照研究描述了正在（非近期或既往使用）应用喹诺酮类药物出现视网剥脱（JAMA 307：1414，2012）</td></tr>
<tr><td>**莫西沙星**（Avelox）</td><td>400mg po 或 IV qd，注：肥胖者无需增加剂量（JAC 66：2330，2011）
滴眼液（Vigamox）</td></tr>
<tr><td>**氧氟沙星**（Floxin）</td><td>200～400mg po bid
滴眼液（Oculfox）</td></tr>
</table>

*注：所有推荐剂量仅针对成人（除非特别注明）及肾功能正常者。（缩写见第 2 页）

表 10A（9） 抗感染药物的剂量和不良反应

分类，药品，通用名（商品名）	成人常规剂量*	不良反应，说明（总结见表 10B）
多黏菌素类　注：变形杆菌属、普罗威登斯菌属，沙雷菌属、B. cepacia 对多黏菌素天然耐药		
多黏菌素 B（Poly－Rx） 1mg＝1 万单位	标准剂量：15,000～25,000U/(kg·d) IV 分次 q12h **脑膜炎鞘内剂量**：5 万 U/d×3～4d，然后 qod，2 周以上	**不良反应**：**神经**：神经肌肉阻滞罕见，但严重，其他：口周感觉异常，四肢麻木、视物模糊、昏睡、急躁、共济失调。**肾脏**：可逆性急性肾小管坏死。全身性感染患者的药代动力学：肾功能不全无需减量（CID 47：1298，2008）。疗效与 AUC/MIC 相关，需每日最大剂量以优化 AUC（JAC 65：2231，2010）
Colistin（＝多黏菌素 E） （Colymycin） Colisimethate 是多黏菌素 E 的前体 **所有剂量均是基于多黏菌素 E 的基质计算的剂量均高于说明书的剂量；危重症患者避免低剂量** 剂量是根据 105 例患者的药代动力学研究制定（AAC 55：3284，2011）。负荷剂量（AAC 53：3430，2009）. PK/PD（AAC 54：3783，2010）（体外），（JAC 65：1984，2010）（体内）	• 疑似/确证多耐药革兰阴性杆菌感染的危重症患者： ○ 负荷剂量 5mg/kg（用理想体重的低限或实际体重计算），4h 后开始维持剂量，根据下述方法计算 ○ 每日剂量＝5［（1.5×CrCln）＋30］，分次 q8h ○ **注：CrCln 是肌酐清除率根据体表面积的标化值，CrCln＝CrCl×体表面积（m^2）/1.73（m^2）** • 囊性肺纤维化：3～8mg/(kg·d)，q8h（根据理想体重计算） • 肺膜炎的鞘内或脑室内剂量：10mg/d • 吸入治疗：50～75mg 溶于 3～4ml 生理盐水，雾化吸入 2～3 次/日	**革兰阴性杆菌耐药**：某些菌属先天耐药，如沙雷菌属，变形杆菌属，普雷威登斯菌属和 B. cepacia。在体外模型和动物模型，革兰阴性杆菌迅速产生耐药性；联合使用替甲环素或米诺环素能降低耐药的风险（JAC 60：421，2007）。与利福平或替甲环素的协同作用不确定。革兰阴性杆菌对多黏菌素越耐药，对 β－内酰胺类越敏感（氨苄西林－舒巴坦，哌拉西林－他唑巴坦，超广谱头孢菌素，碳青酶烯或许有效） **警告**：大剂量的多黏菌素 E［>5mg/(kg·d)，理想体重］与肾毒性的风险增加有关，应该仅用于危重症患者（Clin Infect Dis 53：879，2011） **浓度依赖的杀菌作用**，无抗菌后效应。不能每日给药一次 **肾毒性**：确切的危险因素尚不清楚，合用肾毒性药物（静脉造影剂）、低血压和利福平（可能）增加肾毒性。肾损伤可逆 **神经毒性**：常见：口周感觉异常、眩晕、视力异常、意识模糊、共济失调。罕见：神经肌接头阻滞致呼吸衰竭 **警告**：一些全球的多黏菌素产品以 IUs 作为剂量单位。较多 IUs 为 mg：30,000 IUs 多黏菌素前体基质＝2.4 mg 多黏菌素前体基质＝1 mg 多黏菌素基质

分类，药品，通用名（商品名）	成人常规剂量*	不良反应，说明（总结见表 10B）
其他药物		
磷霉素（Monurol）（每包 3g）	3g 以水送服 ×1 次 急症应用：单一患者 IND 静脉应用。FDA：1 - 888 - 463 - 6332	腹泻的发生率为 9%，而呋喃妥因为 6%，TMP - SMX 为 2.3%。美国以外有供应，IV 和 po，治疗多耐药菌感染。多耐药革兰阴性杆菌：6 ~ 12g/d IV，分次 q6 ~ 8h（Int J Antimicrob Ag 37 : 415，2011）
夫西地酸NUS（Fucidin）	500mg po 或 IV tid（丹麦和加拿大） 美国：1500 mg po bid 负荷剂量 ×1d，然后 60 mg po bid	对 MRSA 有活性，美国以外已批准上市，目前美国正进行临床试验。综述：CID 52（Suppl 7），Jun 2011
马尿酸乌洛托品（Hiprex，Urex）	1g po bid	恶心，呕吐，皮疹或排尿困难。总体约 3%。乌洛托品需要尿 pH ≤5 才能释放甲醛。用于感染病原菌清除之后的维持治疗，不能用于肾盂肾炎。说明：不要强迫饮水，可使甲醛被稀释。对于持续留置 Foley 导尿管的患者没有应用价值。假若尿的 pH >5，要同时用维生素 C（1 ~ 2g q4h）酸化尿液；曾用酸果汁（1200 ~ 4000ml/d），但结果不肯定
孟德立酸乌洛托品（Mandelamine）	1g po qid	

* 注：所有推荐剂量仅针对成人（除非特别注明）及肾功能正常者。（缩写见第 2 页）

表 10A（10） 抗感染药物的剂量和不良反应

分类，药品，通用名（商品名）	成人常规剂量*	不良反应，说明（总结见表 10B）
其他药物（续）		
甲硝唑（Flagyl） 参考：对脆弱拟杆菌的活性，仍是首选药物［CID 50（Suppl 1）:S16，2010］ （250、375、500mg 片剂/胶囊）	**厌氧菌感染：通常 IV，7.5mg/kg（约 500mg）q6h（不要超过 4g qd）**。半衰期长，**可用 IV 15mg/kg q12h**。如感染威胁生命，首剂 IV 15mg/kg。**口服剂量：500mg qid；缓释片剂 750mg** 有供应	常见不良反应：恶心（12%），金属味、毛皮舌。最后一个剂量之后的 48 小时内不能饮酒，以避免双硫仑反应（恶心/呕吐，颜面潮红，心动过速，呼吸困难）。大剂量或长期治疗的神经系统不良反应：周围神经病，自主神经病和视神经病（J Child Neurol 21:429，2006）。有无菌性脑膜炎、脑病、癫痫和可逆性小脑损伤的报道（NEJM 346:68，2002）。还有局部用或阴道用凝胶。可用静脉注射液灌肠治疗艰难梭菌肠炎。耐药的厌氧菌：放线菌属、消化链球菌属
硝唑尼特	见表 13B，152 页	
呋喃妥因 大晶体（Macrobid，Macrodantin，Furadantin） （25、50、100mg 胶囊）	活动性尿路感染：Furadantin/Macrodantin 50 ~ 100mg po qid × 7d，**或** Macrobid 100mg po bid ×7d 尿路感染的长期抑制治疗的剂量：50 ~ 100mg **睡前服**	进食可增加吸收。在酸性尿中活性增强，pH8 或更高时活性显著下降。在终末期肾病无效。恶心和呕吐、周围神经病、胰腺炎。**肺部反应**（慢性治疗）：急性 ARDS 型，**慢性脱屑性间质性肺炎伴纤维化**。肝内淤胆及肝炎，与慢性活动肝炎相似。G6PD 缺乏的人可致溶血性贫血。药疹、嗜酸性粒细胞增多症、全身症状（DRESS）过敏综合征有报道（Neth J Med 67:147，2009） **肾衰患者禁用**。<1 个月的婴儿不能使用。先天缺陷：有报道风险增加（Arch Ped Adolesc Med 163:978，2009）
利福平（Rimactane，Rifadin） （150，300mg 胶囊）	300mg po bid **或** 600mg po qd	导致汗液、尿液、泪液、隐形眼镜变成橙－棕色。**许多重要的药物间相互作用**，见表 22。免疫复合物流感样综合征：发热、头痛、肌痛、关节痛—尤其在间断治疗时。有血小板减少症和血管炎的报道（CAnn pharmacother 42:727，2008）。可导致间质性肾炎。金黄色葡萄球菌心内膜炎的治疗方案联合利福平的风险与效益（AAC 52:2463，2008）。参见：抗分枝杆菌药物，表 12B，138 页
利福昔明（Xifaxan） （200、550mg 片剂）	旅行者腹泻：200mg po tid ×3d 肝性脑病：550mg bid 艰难梭菌腹泻：400mg po bid	治疗旅行者腹泻和肝性脑病（AAC 54:3618，2010；NEJM 362:1071，2010）。总体上，不良反应等于或少于安慰剂

分类，药品，通用名（商品名）	成人常规剂量*	不良反应，说明（总结见表 10B）
磺胺类 [如：磺胺异噁唑（Gantrisin），磺胺甲噁唑（Gantanaol），（Truxazole）磺胺嘧啶]	剂量随适应证而变化。见诺卡菌病和弓形虫病	**中枢神经系统**：发热、头痛、眩晕；**皮肤**：从轻度皮疹，到危及生命的 Stevens－Johnson 综合征，中毒性表皮坏死松解症、光过敏；**血液**：粒细胞缺乏症，再生障碍性贫血。**交叉过敏反应**：其他磺胺类药物，磺脲类，利尿剂，结晶尿（例如，服用磺胺嘧啶需每日饮水 1500ml 以上）；**其他**：血清病，致 G6PD 缺乏者溶血性贫血，有多动脉炎和系统性红斑狼疮的报道
替硝唑（Tindamax）	250mg，500mg 片剂。贾第虫病剂量：2g 口服 1 次，进餐时服	**不良反应**：金属异味 3.7%，恶心 3.2%，厌食/呕吐 1.5%。多日给药，所有不良反应发生率均增加。服药期间和最后一个剂量后 3 天内不要饮酒，否则可引双硫仑反应，表现为颜面潮红，恶心呕吐，心动过速
甲氧苄啶（Trimpex，Proloprim 及其他）（100、200mg 片剂）	100mg po q12h 或 200mg po q24h	**中枢神经系统**：药物热、无菌性脑膜炎；**皮肤**：皮疹（3%～7%，在 200mg/d 时），光过敏，Stevens－Johnson 综合征（罕见），中毒性表皮坏死松解症（罕见）；**肾脏**：高血钾、低血钠、肌酐升高；**血液**：粒细胞缺乏、血小板减少症，高铁血红蛋白血症
甲氧苄啶(TMP)－磺胺甲噁唑（SMX）（Bactrim，Septra，Sulfatrim，Clotrimoxazole） 单剂量（SS）80mg TMP/400mg SMX 双剂量（DS）160mg TMP/800mg SMX	**标准的口服方案**：**双剂量 1 片 bid**。**卡氏肺孢子菌**：见表 13A，145 页。**IV 方案（依据 TMP 成分）**：**标准8～10mg/(kg·d) 分次 q6h，q8h 或 q12h**。**志贺菌病**：**2.5mg/kg IV q6h**	不良反应 10%：胃肠道：恶心，呕吐，厌食。皮肤：皮疹，荨麻疹，光过敏。较严重（1%～10%）：**Stevens－Johnson 综合征和中毒性表皮坏死松解症**。皮肤的不良反应可能缘于 SMX 的毒性代谢产物而并非过敏（Ann Pharmacotherapy 32：381，1998）。维生素 C 0.5～1g/d 有可能降低毒性（JAIDS 36：1041，2004）。低血糖罕见，尤其在 AIDS 患者（LnID 6：178，2006）。可发生 **Sweet's 综合征** TMP 与肌酐在肾小管排泄存在竞争；血清肌酐可升高；TMP 亦可阻断远端肾小管分泌钾。21% 的患者血清钾浓度升高（AnIM 124：316，1996）。如果与血管紧张素转换酶抑制剂合用，高钾血症的风险增加 7 倍（Arch Int Med 170：1045，2010）。肾损害方面有争议（JAC 67：1271，2012） TMP 是**无菌性脑膜炎**的病因之一（CID 19：431，1994）。有治疗卡氏肺孢子菌肺炎期间发生精神病的报道（JAC 66：1117，2011）。TMP－SMX 含亚硫酸盐，对亚硫酸过敏的患者可能诱发哮喘。是引起血小板减少的常见药物（AnIM 129：886，1998）。与其他磺胺类非抗菌药物之间无交叉过敏（NEJM 349：1628，2003）。**关于 TMP－SMX 脱敏的方法**，见表 7，80 页

* 注：所有推荐剂量仅针对成人（除非特别注明）及肾功能正常者。（缩写见第 2 页）

表 10A（11） 抗感染药物的剂量和不良反应

分类，药品，通用名（商品名）	成人常规剂量*	不良反应，说明（总结见表 10B）
皮肤用抗微生物药，对葡萄球菌和化脓性链球菌有活性（CID 49∶1541，2009）。局部防腐剂、抗生素的综述（CID 49∶1541，2009）		
杆菌肽（Baciguent）	20%杆菌肽锌软膏，外用 1～5 次/d	对葡萄球菌、链球菌及梭状芽胞杆菌有活性。接触性皮炎。无需处方即可购买
夫西地酸[NUS]软膏	2%软膏，外用 tid	加拿大和欧洲（Leo Laboratories）有供应。对金黄色葡萄球菌和化脓链球菌有活性
莫匹罗星（Bactroban）	2%皮肤乳膏或软膏：外用 tid ×10 天 2%鼻软膏：外用 bid ×5 天	皮肤乳膏：瘙痒，烧灼感，针刺感 1%～1.5%；鼻软膏：头痛 9%，鼻炎 6%，呼吸不畅 5%。对肠球菌或 G^- 菌无活性。关于耐药的总结：CID 49∶935，2009。氮质血症的患者大量使用，会造成聚乙二醇堆积（CID 49∶1541，2009）
多黏菌素 B－杆菌肽（Polysporin）	5000U/g；400U/g，外用 1～4 次/d	多黏菌素对部分 G^- 菌有活性，但对变形菌属、黏滞沙雷菌属或 G^+ 菌无活性。见上述杆菌肽的说明。无需处方即可购买
多黏菌素 B－杆菌肽－新霉素［Neosporin，三联抗生素软膏（TAO）］	5000U/g；400U/g；3.5mg/g，外用 1～3 次/d	见上述杆菌肽和多黏菌素 B 的说明。新霉素对 G^- 菌和葡萄球菌有活性；对链球菌无活性。接触性皮炎发生率 1%；如果吸收，有肾和耳毒性。TAO 比莫匹罗星的抗菌谱广，对耐莫匹罗星的菌株有活性（DMID 54∶63，2006）。无需处方即可购买
瑞他莫林（Altabax）	1%软膏；外用 bid。有 5g、10g 和 15g/管	90%的金黄色葡萄球菌感染和 97%的化脓性链球菌感染获得微生物学治愈（J Am Acd Derm 55∶1003，2006）。药品说明书提示勿用于 MRSA（临床试验中患者数量不足）。对部分耐莫匹罗星的金黄色葡萄球菌有活性

分类，药品，通用名（商品名）	成人常规剂量*	不良反应，说明（总结见表10B）
磺胺嘧啶银	1%乳膏、外用、1～2次/d	系磺胺类药物，但活性成分是释放的银离子。对革兰阳性和革兰阴性菌有活性（包括铜绿假单胞菌）。常用于2度和3度烧伤患者预防感染。可使皮肤染色，罕见

*注：所有推荐剂量仅针对成人（除非特别注明）及肾功能正常者。（缩写见第2页）

表 10B　抗感染药物的不良反应——概览

不良反应对于患者个体而言，其发生是全或无，罕见的不良反应亦如此。医生选药后应阅读生产厂商的药品说明书［药品说明书必须得到食品和药物管理局（FDA）的批准］。

数字＝发生频率（%）；＋＝有过不良反应，但发生率不详；＋＋＝明显不良反应；0＝未见报道；R＝罕见，定义为发生率＜1%。

注意：重要的不良反应为黑体字，空白代表尚无资料。

不良反应	青霉素类，碳青霉烯类，单环类，氨基糖苷类																			
		耐青霉素酶抗葡萄球菌青霉素类			氨基青霉素类				抗假单胞菌青霉素				碳青霉烯类					氨基糖苷类	其他	
	青霉素G,V	双氯西林	萘夫西林	苯唑西林	阿莫西林	阿莫西林/克拉维酸	氨苄西林	氨苄西林/舒巴坦	哌拉西林	哌拉西林/他唑巴坦	替卡西林	替卡西林/克拉维酸	多尼培南	厄他培南	亚胺培南	美罗培南	氨曲南	阿米卡星 庆大霉素 卡那霉素 奈替米星 妥布霉素	利奈唑胺	泰利霉素
不良反应导致停药						2~4.4			3.2	3.2			3.4			1.2	<1			
局部，静脉炎	+		++	+				3	4	1	3		4~8	4	3	1	4			
超敏反应	+												R		3	3				
发热	+	+	+	+	+	+	+	+	+	2	+	+	+	+	+		2	+	+	
皮疹	**3**	**4**	**4**	**4**	**5**	**3**	**5**	**2**	**1**	**4**	**3**	**2**	**1~5**	**+**	**+**	**+**	**2**			
光过敏	0	0	0	0	0	0	0	0	0	0	0	0			0		+			
过敏反应	R	0	R	R	0	R	R	+	0	0	+	+	R	+	+	+	+			
血清病	4								+	+	+	+			+		+			
血液学																				
库姆斯试验阳性	3	0	R	R	+	0	+	0	+	+	0	+		1	2	+	R			
中性粒细胞减少	R	0	+	R	+	+	+	+	6	+	0	+	R	+	+	+	+		1.1	
嗜酸性粒细胞增多	+	+	22	22	2	+	22	22	+	+	+	+		+	+	+	8			

不良反应	青霉素类，碳青霉烯类，单环类，氨基糖苷类																			
		耐青霉素酶抗葡萄球菌青霉素类			氨基青霉素类				抗假单胞菌青霉素				碳青霉烯类					氨基糖苷类	其他	
	青霉素G,V	双氯西林	萘夫西林	苯唑西林	阿莫西林	阿莫西林/克拉维酸	氨苄西林	氨苄西林/舒巴坦	哌拉西林	哌拉西林/他唑巴坦	替卡西林	替卡西林/克拉维酸	多尼培南	厄他培南	亚胺培南	美罗培南	氨曲南	阿米卡星 庆大霉素 卡那霉素 奈替米星 妥布霉素	利奈唑胺	泰利霉素
血小板减少	R	0	R	R	R	R	R	R	+	+	R	R	+		+	+	+		3～10（见表10C）	
凝血酶原时间/活化部分凝血活酶时间延长	R	0	+[1]	0	+	0	+	0	+	+	+	+			R		R			
胃肠道																				
恶心/呕吐		+	0	0	2	3	2	+	+	7	+	1	4～12	3	2	4	R		3/1	7/2
腹泻		+	0	0	**5**	**9**	**10**	**2**	2	11	3	1	6～11	6	2	5	R		4	10
艰难梭菌结肠炎		R	R	R	R	+	R	+	+	+	+	+	R		+		+		+	+
肝脏，肝功能异常	R	R	0	+	R	+	R	6	+	+	0	+	+	6	4	4	2		1.3	
肝脏衰竭	0	0	0	0	0	0	0	0	0	0	0	0			0					+
肾脏：BUN、Cr 升高	R	0	0	0	R	0	R	R	+	+	0	0			+	0	0	**5～25[2]**		
中枢神经系统																				
头痛	R	0	R	R	C	+	R	R	R	8	R	R	4～16	2	+	3	+		2	2
意识模糊	R	0	R	R	0	0	R	R	R	R	R	R			+		+		+	

[1]有报道一例拮抗华法林的作用（Pharmacother 27∶1467，2007）。

[2]随使用的标准而变化。

表 10B（1）　抗感染药物的不良反应——概览

不良反应	青霉素类，碳青霉烯类，单环类，氨基糖苷类																			
		耐青霉素酶抗葡萄球菌青霉素类			氨基青霉素类				抗假单胞菌青霉素				碳青霉烯类					氨基糖苷类	其他	
	青霉素G,V	双氯西林	萘夫西林	苯唑西林	阿莫西林	阿莫西林/克拉维酸	氨苄西林	氨苄西林/舒巴坦	哌拉西林	哌拉西林/他唑巴坦	替卡西林	替卡西林/克拉维酸	多尼培南	厄他培南	亚胺培南	美罗培南	氨曲南	阿米卡星 庆大霉素 卡那霉素 奈替米星 妥布霉素	利奈唑胺	泰利霉素
中枢神经系统（续）																				
癫痫发作	R	0	0	+	0	R	R	0	0	R	R	+	见脚注[3]				+			
特种感觉器官																				
耳毒性	0	0	0	0	0	0	0	0	0	0	0	0			R		0	**3~14[4]**		
前庭功能损害	0	0	0	0	0	0	0	0	0	0	0	0			0		0	**4~6[4]**		
心脏																				
心律失常	R	0		0	0	0	0	0	0	0	0	0			0		+			
其他，特殊（表 10A）	+	+	+	+	+	+	+	+		+				+	+		+		+	++
常见药物间相互作用（表 22）	0	0	0	0	0	0	0	0	0	0	0	0	+		0		0	+	+	+

不良反应	头孢菌素类/头霉素类																				
	头孢唑啉	头孢替坦	头孢西丁	头孢呋辛	头孢噻肟	头孢他啶	头孢唑肟	头孢曲松	头孢吡肟	头孢洛林	头孢比普	头孢克洛/头孢克洛缓释片[5]/氯碳头孢	头孢羟氨苄	头孢地尼	头孢克肟	头孢泊肟	头孢丙烯	头孢布烯	头孢托仑	头孢呋辛酯	头孢氨苄
不良反应导致停药									1.5	2.7	4			3		2.7	2	2	2	2.2	
局部，静脉炎	+	R	R	2	5	1	4	2	1	2	1.9										
超敏反应	5	1				2			+		R	2									
发热	+	+	+			R	+	R			1.3	+				R	+		R	R	
皮疹	+		2	R	2	2	2	2	2	3	2.7	1	+	R	1	1	1	R	R	R	1
光过敏	0	0	0	0	0	R	0	0													

[3]**所有β－内酰胺类抗生素浓度过高均可引起癫痫发作**（JAC 45:5，2000）。在兔子试验中，亚胺培南的神经毒性较青霉素G高10倍（JAC 22:687，1988）。在亚胺培南治疗儿童脑膜炎的临床试验中，25例接受亚胺培南治疗的患儿中有7例癫痫发作，试验中止；癫痫很难用化脓性脑膜炎解释（PIDJ 10:122，1991）。谨慎用药，可减少亚胺培南的这一危险（Epilepsia 42:1590，2001）。

假设机制：药物与γ－氨基丁酸（$GABA_A$）受体结合。亚胺培南与受体的亲和力较美罗培南高。

药品说明书上癫痫发作百分比：厄他培南0.5%，亚胺培南0.4%，美罗培南0.7%。然而，在3项美罗培南治疗细菌性脑膜炎的临床试验中，没有药物相关性癫痫发作（Scand J Inf Dis 31:3，1999；Drug Safety 22:191，2000）。据报道，在发热伴中性粒细胞减少的癌症患者中，与亚胺培南相关的癫痫发作为2%（CID 32:381，2001；Peds Hem Onc 17:585，2000）。也有多尼培南的报道。

[4] 随使用的标准而变化。

[5] 头孢克洛缓释片。

表 10B（2） 抗感染药物的不良反应——概览

不良反应	头孢菌素类/头霉素类																				
	头孢唑啉	头孢替坦	头孢西丁	头孢呋辛	头孢噻肟	头孢他啶	头孢唑肟	头孢曲松	头孢吡肟	头孢洛林	头孢比普	头孢克洛/头孢克洛缓释片[5]/氯碳头孢	头孢羟氨苄	头孢地尼	头孢克肟	头孢泊肟	头孢丙烯	头孢布烯	头孢托仑	头孢呋辛酯	头孢氨苄
超敏反应（续）																					
过敏反应	R	+				R					R	R				R				R	
血清病												≤0.5[6]	+								+
血液病																					
库姆斯试验阳性	3	+	2	R	6	4			14	9.8		R							R	R	+
中性粒细胞减少	+		2	R	+	1	+	2	1		+	+	+	R	R	R	R		R		3
嗜酸性粒细胞增多		+	3	7	1	8	4	6	1		+			R	R	3	2	5	R	1	9
血小板减少	+					+	+		+		+	2			R	R	+	R			
凝血酶原时间/活化部分凝血活酶时间延长		++	+		+	+	+	+	+												
胃肠道			2									3		3	13			6			2
恶心/呕吐		1		R	R	R		R	1	4/2	+	2			7	4	4	2	6/1	3	
腹泻		4		R	1	1		3	1	5	9.1/4.8	1~4		15	16	7	3	3	1.4	4	
艰难梭菌结肠炎	+	+	+	+	+	+	+	+	+	+	<1	+	+	+	+	+	+	+	+	+	+

不良反应	头孢菌素类/头霉素类																				
	头孢唑啉	头孢替坦	头孢西丁	头孢呋辛	头孢噻肟	头孢他啶	头孢唑肟	头孢曲松	头孢吡肟	头孢洛林	头孢比普	头孢克洛/头孢克洛缓释片[5]/氯碳头孢	头孢羟氨苄	头孢地尼	头孢克肟	头孢泊肟	头孢丙烯	头孢布烯	头孢托仑	头孢呋辛酯	头孢氨苄
肝脏，肝功能异常	+	1	3	4	1	6	4	3	+	2	<2	3	+	1	R	4	2	R	R	2	+
肝脏衰竭	0	0	0	0	0	0	0	0	0												
肾脏：BUN、Cr 增高	+		3			R		1	+		R	+		R	+	4	R	R	R		+
中枢神经系统																					
头痛	0					1		R	2		4.5	3		2		1	R	R	2	R	+
意识模糊	0											+					R				+
癫痫发作	0								+[7]		R										
特种感觉器官																					
耳毒性	0	0	0		0	0	0	0				0	0	0	0	0	0	0		0	0
前庭功能损害	0	0	0		0	0	0	0				0	0	0	0	0	0	0		0	0
心脏																					
心律失常	0	0	0		0	0	0	0				0	0	0	0	0	0	0		0	0
其他，特殊（表 10C）								+			+	+							+		
常见药物间相互作用（表 22）	0	0	0	0	0	0	0	0				0	0		0	0	0	0		0	0

[6]发生血清病需要药物生物转化 + 遗传性反应中间产物代谢缺陷（Ped Pharm & Therap 125：805，1994）。

[7] FDA 警告对肾功能不全者若不调整剂量可出现癫痫风险。

表 10B（3） 抗感染药物的不良反应——概览

不良反应	大环内酯类			氟喹诺酮类						其他抗菌药物											
	阿奇霉素 Reg.&ER[8]	克拉霉素 Reg.&ER[8]	红霉素	环丙沙星/环丙沙星缓释剂	加替沙星	吉米沙星	左氧氟沙星	莫西沙星	氧氟沙星	氯霉素	克林霉素	多黏菌素E	达托霉素	甲硝唑	奎奴普丁/达福普汀	利福平	特拉万星	四环素/多西环素/米诺环素	替加环素	TMP-SMX	万古霉素
不良反应致停药	1	3		3.5	2.9	2.2	4.3	3.8	4				2.8						5		
局部,静脉炎					5		0.1~1				+		6		++			+	2		13
超敏反应																1		R		++	**8**
发热				R	R		R			+	+	+	2			+		+	7	+	1
皮疹	R		+	3	R	1~22[9]	2	R	2	+	+	+	4	+	R		4	+	2.4	+	3
光过敏	R			R	R	R	+	R	R		4							+	+	+	0
过敏反应			+	R		R	+		R												R
血清病							+				+										
血液病				R														R			
中性粒细胞减少	R	1		R	R				1	+	+			+				+		+	2
嗜酸性粒细胞增多				R			+		1		+							+		+	+
血小板减少	R	R		R			0.1~1			+	+			R				+		+	+
凝血酶原时间/活化部分凝血活酶时间延长		1																	4		0

不良反应	大环内酯类			氟喹诺酮类						其他抗菌药物											
	阿奇霉素 Reg. &ER[8]	克拉霉素 Reg. &ER[8]	红霉素	环丙沙星/环丙沙星缓释剂	加替沙星	吉米沙星	左氧氟沙星	莫西沙星	氧氟沙星	氯霉素	克林霉素	多黏菌素E	达托霉素	甲硝唑	奎奴普丁/达福普汀	利福平	特拉万星	四环素/多西环素/米诺环素	替加环素	TMP－SMX	万古霉素
胃肠道			++																	3	
恶心/呕吐	3	3[10]	**25**	**5**	**8/<3**	**2.7**	**7/2**	**7/2**	**7**		+	+	6.3	**12**		+	27/14		30/20	+	+
腹泻	5	3～6	**8**	2	4	3.6	5	5	4	+	**7**		5	+		+	7		13	3	
艰难梭菌结肠炎		+	+	**R**	**R**	**R**	**R**	**R**	**R**		**++**		+			R		+			+
肝脏，肝功能异常	R	R	+	2	R	1.5	0.1～1		2		+				2	+		+	4		0
肝脏衰竭	0	0					+									+		+			0
肾脏，BUN、Cr 增高	+	4		1					R		0		R			+		+	2	+	5
中枢神经系统														++							
头昏、头晕				R	3	0.8	**3**	**2**	**3**								3.1		3.5		
头痛	R	2		1	4	1.2	6	2		+	+		5	+				+		+	
意识模糊			+	+			0.1～1	R	2	+				+		+				+	
癫痫发作			+	+			0.1～1		R					+							

8 常规和缓释制剂。

9 **最高频率**：<40岁女性用药14d 后；吉米沙星5d 内，皮疹发生率 <1.5%。

10 缓释片的胃肠不适或味觉异常较少。

表10B(4) 抗感染药物的不良反应——概览

不良反应	大环内酯类			氟喹诺酮类						其他抗菌药物											
	阿奇霉素 Reg. &ER[8]	克拉霉素 Reg. &ER[8]	红霉素	环丙沙星/环丙沙星缓释剂	加替沙星	吉米沙星	左氧氟沙星	莫西沙星	氧氟沙星	氯霉素	克林霉素	多黏菌素E	达托霉素	甲硝唑	奎奴普丁/达福普汀	利福平	特拉万星	四环素/多西环素/米诺环素	替加环素	TMP-SMX	万古霉素
特种感觉器官																					
耳毒性	+		+	0					0											R	
前庭功能损害																		**21**[11]			
心脏																					
心律失常			+	R	+[12]	+[12]	R[12]	+[12]	+[12]		R										0
其他，特殊（表10C）	+		+	+	+	+	+	+	+	+	+	+	+	+	+	+	+	+	+	+	+
常见药物间相互作用（表22）	+	+	+	+	+	+	+	+	+						++			+	+	+	

[11]米诺环素致前庭功能损害发生率为21%。

[12]氟喹诺酮类与 QTc 延长有关。参考：CID 34：861，2002

表 10C　抗感染药物相关的光敏感性

已知以下药物在某些个体可引起光过敏。此处不表示发生反应的相对频率和严重程度。

来源：2007 Red Book，Thomson Healthcare，Inc. 按英文字母顺序排列：

阿奇霉素，苄硝唑，环丙沙星，氨苯砜，多西环素，琥乙红霉素、氟胞嘧啶、更昔洛韦、加替沙星、吉米沙星、灰黄霉素、干扰素、洛美沙星、氧氟沙星、吡嗪酰胺、沙奎那韦、磺胺类药、四环素类、替加环素、维 A 酸、伏立康唑

表 10D　氨基糖苷类每日一次和多次给药方案
（如果肌酐清除率估算值 <90ml/min，见表 17，205 页）

- **通常：剂量按照每天 1 次（OD）和每天多次（MDD）的给药方案叙述。**
- **在非肥胖患者计算给药剂量的体重时，**使用**理想体重**（IBW）：

  女性：45.5kg +（身高超过 60 英寸[1]，每英寸^2 +2.3kg）=给药剂量的体重（kg）；

  男性：50kg +（身高超过 60 英寸[1]，每英寸^2 +2.3kg）=给药剂量的体重（kg）。
- **在肥胖患者计算给药剂量的体重时，做如下校正**

  当实际体重（ABW）超过理想体重（IBW）≥30% 时：IBW +0.4（ABW - IBW）= 校正体重（Pharmacotherapy 27：1081，2007；CID 25：112，1997）
- 如果 CrCl >90ml/min，用本表中的计算方法。如果 CrCl <90ml/min，用表 17，205 页中的计算方法。
- **对于非肥胖患者，肌酐清除率估算值按以下公式计算：**

$$\frac{(140-\text{年龄})\times \text{理想体重(kg)}}{72\times \text{血清肌酐}} = \text{男性 CrCl (ml/min)}\ [\text{再}\times 0.85\ \text{为女性 CrCl}]$$

- **对于病态肥胖的患者，肌酐清除率估算值按以下公式计算**（AJM 84：1053，1988）：

$$\frac{(137-\text{年龄})\times[0.285\times \text{体重(kg)}+12.1\times \text{身高}^2\ (\text{m})]}{51\times \text{血清肌酐}} = \text{肥胖男性的 CrCl}$$

$$\frac{(146-\text{年龄})\times(0.287\times \text{体重(kg)}+9.74\times \text{身高}^2\ (\text{m}))}{60\times \text{血清肌酐}} = \text{肥胖女性的 CrCl}$$

药　物	MDD 和 OD 的 IV 方案/目标血清峰浓度（P）和谷浓度（T）	说　明 关于每日一次给药的更多的资料，见 AAC 55：2528，2011 和表 17，204 页
庆大霉素（Garamycin），**妥布霉素**（Nebcin）	MDD：首剂 2mg/kg，然后 1.7mg/kg q8h P 4 ~ 10μg/ml，T 1 ~ 2μg/ml	**所有氨基糖苷类都有可能导致肾小管坏死和肾衰，耳蜗毒性导致耳聋，前庭器官受损造成眩晕，及罕见的神经肌肉阻滞。**口服或皮肤用药由于吸收率低，所以风险很小，除非疾病改善了组织吸收能力 与环孢素、万古霉素、两性霉素 B、放射造影剂合用时，肾毒性的风险增加 与抗铜绿假单胞菌青霉素合用时，肾毒性的风险减少，或许因为每日一次的给药方法（尤其是基线时肾脏功能正常） 一般而言，同样的因素影响耳毒性的风险 **注：尚无办法消除氨基糖苷类的肾/耳毒性的风险。恰当的用药尝试减少风险的发生率** 荟萃分析全面回顾了氨基糖苷类每日一次给药的临床试验资料（CID 24：816，1997）
	OD：5.1（病情危重时 7）mg/kg qd P 16 ~ 24μg/ml，T <1μg/ml	
卡那霉素（Kantrex），**阿米卡星**（Amikin），**链霉素**	MDD：7.5mg/kg q12h P 15 ~ 30μg/ml，T 5 ~ 10μg/ml	
	OD：15mg/kg qd P 56 ~ 64μg/ml，T <1μg/ml	

药　物	MDD 和 OD 的 IV 方案/目标血清峰浓度（P）和谷浓度（T）	说　明 关于每日一次给药的更多的资料，见 AJM 105 : 182，1998 和 186 页，表 17
奈替米星NUS	MDD：2mg/kg q8h P 4 ~ 10μg/ml，T 1 ~ 2μg/ml OD：6.5mg/kg qd P 22 ~ 30μg/ml，T < 1μg/ml	**血清水平**：在第 3 次静脉给药开始后 1 小时采血清测定血清峰浓度（PSL）。在危重症患者，由于药物分布容积和肾功能可能迅速变化，在第 1 次给药后测定 PSL 其他给药方法和参考文献：庆大霉素每日 1 次，7mg/（kg · d） – Hartford 医院的方法［如果 < 7mg/（kg · d）给药，可能剂量不足］，见 ACC 39 : 650，1995 500 例患者中有 1 例（欧洲）发生可预测前庭毒性的线粒体突变（NEJM 360 : 640 & 642，2009）。补充阿司匹林（3g/d）可降低庆大霉素损伤前庭的风险（NEJM 354 : 1856，2006）
异帕米星NUS	仅有 OD：严重感染 15mg/kg qd，次严重感染 8mg/kg qd	
大观霉素NUS（Trobicin）	2mg IM × 1—淋球菌感染	
新霉素 – 口服	胃肠道手术预防：1g po × 3，与红霉素合用，见表 15B，193 页 肝昏迷：4 ~ 12g/d po	
妥布霉素 – 吸入剂（Tobi）：见表 1，43 页，囊性纤维化。不良反应少见：一过性声音改变（13%）和一过性耳鸣（3%）		
巴龙霉素 – 口服：见表 13A，139 页，肠阿米巴和隐孢子虫		

[1] 译者注：5 英尺 = 152.4cm

[2] 译者注：1 英寸 = 2.54cm

表 10E 部分 β – 内酰胺类药物延长或持续给药方案

现有的及不断更新变化的数据表明，延长或持续输注 β – 内酰胺类抗菌药物至少与间隔给药等效。因此，此类方案近来得到发表的数据支持。

一项 Meta 分析研究了应用碳青霉烯类抗感染药物或哌拉西林 – 他唑巴坦进行延长或持续输注与经典间隔输注的观察性比较，结果显示延长输注时间和持续输注结果类似。哌拉西林 – 他唑巴坦有死亡率的受益而碳青霉烯类无改变（CID 56：272，2013）。较低的死亡率至少部分与更紧密的监测观察有关。另外一项小型前瞻随机对照研究持续输注哌拉西林 – 他唑巴坦、哌卡西林 – 克拉维酸和亚胺培南组较间隔输注组可获得较高的临床治愈率以及死亡率降低倾向（CID 56：236，2013）

药物	稳定性（室温）	推荐剂量	备注
头孢吡肟	24h（37℃，8h）	负荷剂量：15 mg/kg，30min 以上，然后即刻开始： • 若 CrCl > 60：6 g/d（24h） • 若 CrCl 30 ~ 60：4 g/d（24h） • 若 CrCl 11 ~ 29：2 g/d（24h）	根据处方信息外推出 CrCl 调整方案，没有临床数据。参考文献：JAC 57：1017，2006；Am. J. Health Syst. Pharm. 68：319，2011
头孢他啶	24h（37℃，8h）	负荷剂量：15 mg/kg，30min 以上，然后即刻开始： • 若 CrCl > 50：6 g/d（24h） • 若 CrCl 31 ~ 50：4 g/d（24h） • 若 CrCl 10 ~ 30：2 g/d（24h）	根据处方信息外推出 CrCl 调整方案，没有临床数据。参考文献：Br J Clin Pharmacol 50：184，2000；IJAA 17：497，2001；AAC 49：3550，2005；Infect 37：418，2009
多尼培南	4h（5% 葡萄糖） 12h（生理盐水）	• 若 CrCl ≥ 50：500 mg（4h 以上），q8h • 若 CrCl 30 ~ 49：250 mg（4h 以上），q8h • 若 CrCl 10 ~ 29：250 mg（4h 以上），q12h	基于一个研究（Crit Care Med 36：1089，2008）
美罗培南	4h	• 若 CrCl ≥ 50：2 g（3h 以上），q8h • 若 CrCl 30 ~ 49：1 g（3h 以上），q8h • 若 CrCl 10 ~ 29：1 g（3h 以上），q12h	给予负荷剂量（1 g）更合理，但是多数研究者不采用。参考文献：Intens Care Med 37：632，2011

药物	稳定性（室温）	推荐剂量	备注
哌拉西林－他唑巴坦	24h	负荷剂量：4.5 g，30min 以上，4h 开始： • 若 CrCl ≥20：3.375 g（4h 以上），q8h • 若 CrCl <20：3.375 g（4h 以上），q12h	有理由在负荷剂量后 4h 开始首剂输注。参考文献：CID 44：357，2007；AAC 54：460，2010. 见 CID 56：236，245 & 272，2013

表 11A（1） 真菌感染的治疗——抗微生物药物的选择*

感染类型/病原菌/感染部位	抗菌药物选择		说明
	首选药物	替代药物	
曲霉菌（烟曲霉菌最常见，黄曲霉菌和其他曲霉菌也可以见到）（优秀综述见 NEJM 360:1870，2009）			
变态反应性支气管肺曲霉病（ABPA） 临床表现：喘息、肺部浸润、支气管扩张和肺纤维化。气道内曲霉菌定植与嗜酸性粒细胞、血清 IgE 和特异抗体增高有关	ABPA 相关的急性哮喘发作：**糖皮质激素**	ABPA 的治疗：**伊曲康唑**[1]200mg po bid × 16 周或更长时间	伊曲康唑能减少需要激素治疗的急性发作，改善免疫学指标、肺功能和运动耐量（IDSA Guidelines updated CID 46:327，2008）
变态反应性真菌性鼻窦炎：慢性鼻窦炎反复发作；无骨破坏的鼻息肉；哮喘、湿疹或过敏性鼻炎；IgE 水平升高，分离出曲霉菌或其他暗色霉菌（链格孢菌、支孢霉菌等）	**治疗（有争议）**：全身用糖皮质激素 + 外科清创（易复发）	治疗无效可试用**伊曲康唑**[1]200mg po bid × 12 个月，或氟康唑鼻喷雾剂	有争议
曲霉菌瘤（真菌球）	不治疗或外科切除。抗生素的疗效尚未证实		肺隔离症可并发曲霉菌感染

感染类型/病原菌/感染部位	抗菌药物选择		说明
	首选药物	替代药物	
侵袭性肺曲霉病（IPA）或肺外曲霉病：（见 Am J Respir Crit Care Med 173：707，2006）。好的网站：doctorfungus. org 移植后和化疗后中性粒细胞减少患者（PMN < 500/mm^3）易感，亦见于粒细胞恢复阶段。在移植患者肺炎最常见。常是异基因骨髓移植或肝移植的晚期并发症（≥100d）：病死率高（CID 44：531，2007） **典型的肺部 X 线片/CT 损害**（晕环征、空洞或大结节）（CID 44：373，2007）。根据 CT 上的晕环征开始抗真菌治疗，治疗效果更好，能改善预后。检测循环中**半乳甘露聚糖**的免疫学试验用于诊断侵袭性曲霉菌病（Lancet ID 4：349，2005）。血液的半乳甘露聚糖检测相对不敏感；抗真菌治疗能降低其敏感性（CID 40：1762，2005）。有研究显示用肺泡灌洗液检测可以提高敏感性（Am J Respir Crit Care Med 177：27，2008）。**使用哌拉西林－他唑巴坦和阿莫西林－克拉维酸的患者可能出现假阳性反应**。据报道有多种原因可以引起半乳甘露聚糖试验假阳性反应。关于该试验的优缺点见 CID 42：1417，2006 对于接受诱导化疗的血液系统恶性肿瘤患者，泊沙康唑优于氟康唑或伊曲康唑，可减少侵袭性真菌感染，改善生存（NEJM 356：348，2007）	**首选治疗**（见 CID 46：327，2008）： **伏立康唑：第一天 6 mg/kg IV q12h；然后 4 mg/kg IV q12h，也可 200 mg po q12h（体重≥40 kg），或 100mg po q12h（体重 <40 kg）** **备选治疗：** **脂质体两性霉素 B**（L-AmB）3～5 mg/(kg·d) IV 或 **两性霉素 B 脂质体复合物**（ABLC）5 mg/(kg·d) IV 或 **卡泊芬净** 70 mg/d，然后 50 mg/d，IV 或 **米卡芬净**[NAI]100mg bid（JAC 64：840，2009，基于 PK/PD 研究） 或 **泊沙康唑**[NAI]200mg qid，病情稳定后 400mg bid 或 **伊曲康唑**胶囊 600 mg/d × 3d，然后 400 mg/d（或口服液 2.5mg/kg qd）		**伏立康唑**的疗效优于两性霉素 B。伏立康唑既是 CYP2C19、CYP2C9 和 CYP3A4 的底物，也是其抑制剂。可能导致有害的药物相互作用（如蛋白酶抑制剂），必须仔细评估患者的其他用药。对于需长期治疗或可能有药物相互作用的患者，建议检测血清浓度。CrCl < 50 ml/min 的患者只能口服，不能静脉给药，原因是该药的溶媒（硫代丁基醚-β 环糊精）能够在体内蓄积 **两性霉素 B：除脂质体制剂 L-AmB 或 ABLC 外，不推荐使用**。L-AmB 10mg/kg 和 3mg/kg 的疗效相当，大剂量的毒副作用大（CID 44：1289－1297，2007）。一项对照试验发现 ABLC 的毒副作用比 L-AmB 多见：不良事件发生率分别为 34.6% 和 9.4%，肾毒性发生率分别为 21.2% 和 2.8%（Cancer 112：1282，2008）。伏立康唑作为首选治疗更佳 **卡泊芬净**：IPA 的有效率约 50%。批准作为补救治疗。依非韦仑、奈非那韦、奈韦拉平、苯妥英、利福平、地塞米松和卡马西平可以降低卡泊芬净的浓度 **米卡芬净**：一项开放、非对照试验显示，米卡芬净单药治疗，在首选治疗组中，12 例患者有 6 例取得较好疗效，在补救治疗组中，22 例患者有 9 例取得较好疗效（J Infect 53：337，2006）。联合治疗的疗效并不优于单药治疗。药物相互作用少 （接下页）

[1] **口服溶液优于片剂，因为前者胃肠道吸收更多。**（见表 11B，124 页）

＊注：所有推荐剂量仅针对成人（除非特别注明）及肾功能正常者。（缩写见第 2 页）

表 11A（2） 真菌感染的治疗——抗微生物药物的选择 *

感染类型/病原菌/感染部位	抗菌药物选择		说明
	首选药物	替代药物	
			（续上页） **伊曲康唑：批准用于标准抗真菌治疗无效或不耐受的侵袭性曲霉菌病**。伊曲康唑的剂型包括胶囊、羟丙基-β-环糊精（HPCD）口服溶液，以及用 HPCD 做助溶剂的静脉注射液；口服溶液和静脉注射液没有被批准用于治疗侵袭性曲霉菌病。口服溶液 2.5mg/kg 的剂量与 400mg 胶囊的剂量相当。HPCD 静脉注射液的剂量是 200mg IV q12h×2d，然后每天 200mg。低胃液 pH 值有助于胶囊的吸收，空腹和胃酸过少时吸收不稳定；口服治疗侵袭性曲霉菌病时建议监测血浆浓度，谷浓度须在 0.25 μg/ml 以上。伊曲康唑是 CYP3A4 的底物，也是 CYP3A4 的非竞争性抑制剂，可导致严重的药物相互作用。唑类治疗无效时不要使用 **联合治疗**：在治疗中的地位尚不清楚，不推荐常规作为首选治疗；尽管联合治疗的好处尚未证实，但难治病例可以考虑。常用的联合治疗是棘白霉素联合唑类或棘白霉素联合两性霉素 B 脂质体制剂

感染类型/病原菌/感染部位	抗菌药物选择		说明
	首选药物	替代药物	
芽生菌病（CID 46:1801，2008）（皮炎芽生菌）皮肤、肺或肺外	**脂质体两性霉素 B** 3～5 mg/(kg·d)，或**两性霉素 B**，0.7～1 mg/(kg·d)，治疗 1～2 周，**然后伊曲康唑**[2]200mg tid × 3d，然后伊曲康唑 200mg bid，治疗 6～12 个月	对于轻中度患者，**伊曲康唑** 200mg tid × 3d，然后每天 1～2次，治疗 6～12 个月 或 不耐受伊曲康唑者，**氟康唑** 400～800mg/d	2 周后应该检测**伊曲康唑**的血清浓度，确保足够的药物暴露。氟康唑的效果不如伊曲康唑，伏立康唑和泊沙康唑的疗效还不清楚，但体外有抗菌活性
芽生菌病：中枢神经系统疾病（CID 50：797，2010）	**脂质体两性霉素 B** 5mg/(kg·d)，治疗 4～6 周，然后 **氟康唑** 800mg/d	**伊曲康唑** 200mg bid 或 tid 或 **伏立康唑** 200～400mg q12h	尽管抗菌活性稍逊于伊曲康唑，但氟康唑和伏立康唑中枢神经系统穿透性很好，或许可抵消其疗效的逊色。至少治疗 12 个月，直到脑脊液恢复正常。监测伊曲康唑的血清浓度，确保足够的药物浓度。新近研究提示伏立康唑治疗预后更好（CID 50:797，2010）

[2] **口服溶液优于片剂，因为前者胃肠道吸收更多。**（见表 11B，124 页）

＊注：所有推荐剂量仅针对成人（除非特别注明）和肾功能正常者。（缩写见第 2 页）

表 11A (3)　真菌感染的治疗——抗微生物药物的选择*

感染类型/病原菌/感染部位	抗菌药物选择		说明
	首选药物	替代药物	
念珠菌病： 念珠菌是医院内血流感染的常见病原菌。由于白念珠菌感染减少，而非白念菌株流行增加，造成念珠菌属对抗真菌药物的敏感性下降（如氟康唑）从而严重影响预防性抗真菌治疗（如氟康唑）广泛应用地区的免疫缺陷患者。口腔、食管或生殖道念珠菌病是进展期艾滋病的一个主要表现，是最常见的艾滋病限定性疾病（见 CID 48：503，2009，更新后的 IDSA 指南）			
念珠菌病：血流感染 **血流感染：非中性粒细胞缺乏患者** 如果可能拔除所有的血管内导管；在新的部位重新插管（不要通过导丝更换）。 延迟治疗与高病死率有关（CID 43：25，2006）	**氟康唑**负荷剂量 800mg（12mg/kg），然后 400mg/d，IV 或 po 或 **卡泊芬净**负荷剂量 70 mg，然后 50mg/d IV（中度肝功能不全时 35mg） 或 **米卡芬净** 100mg/d IV 或 **阿尼芬净**负荷剂量 200mg，然后 100 mg/d IV	**脂质两性霉素 B** 3 ~ 5 mg/(kg · d) IV 或 **两性霉素 B** 0.7 mg/(kg · d) IV 或 **伏立康唑**第一天 400 mg (6 mg/kg) bid，然后 200 mg q12h	**氟康唑**推荐治疗血流动力学稳定、近期无唑类暴露史的轻中度患者。已证实的克柔念珠菌感染不推荐用氟康唑治疗：应使用棘白菌素、伏立康唑或泊沙康唑（注：棘白菌素对光滑念珠菌的体外活性比伏立康唑和泊沙康唑好） 近平滑念珠菌对棘白菌素敏感性较低，故推荐用氟康唑治疗。白念珠菌或其他对唑类敏感的菌株感染者，病情稳定后将棘白菌素换成氟康唑 **棘白菌素**治疗有近期唑类暴露史、中重度、血流动力学不稳定的患者。光滑念珠菌一定要用棘白菌素治疗，除非证实对氟康唑或伏立康唑敏感。在非白念菌株高流行的中心，棘白菌素可以作为首选的经验性治疗。一项随机双盲试验显示，阿尼芬净（$n = 127$）和氟康唑（$n = 118$）的细菌学有效率分别为 88%（119/135）和 76%（99/130）（$P = 0.02$）（NEJM 356：2472，2007） 除了口服降阶梯治疗克柔念珠菌或伏立康唑敏感的光滑念珠菌以外，**伏立康唑**较氟康唑无明显优势（药物相互作用多）

感染类型/病原菌/感染部位	抗菌药物选择		说明
	首选药物	替代药物	
			推荐**疗程**是末次阳性血培养后 14d，累及眼部者全身治疗的疗程要延长至 4 ~ 6 周 治疗第一周须行**眼底镜检查**除外眼部受累。念珠菌血症患者中约 15% 有眼部受累，但眼内炎并不常见（~2%）（CID 53 : 262，2011）。治疗眼内炎可能需要球内注射两性霉素 B。棘白菌素的眼部穿透性差 治疗**感染性血栓性静脉炎**，如果病情需要，推荐拔除导管，切开引流并切除受累静脉；疗程为末次阳性血培养后至少 14d

* 注：所有推荐剂量仅针对成人（除非特别注明）和肾功能正常者。（缩写见第 2 页）

表 11A（4） 真菌感染的治疗——抗微生物药物的选择*

感染类型/病原菌/感染部位	抗菌药物选择		说明
	首选药物	替代药物	
念珠菌病：血流感染（续）			
血流感染：粒细胞缺乏患者 如果可能拔除所有的血管内导管；在新的部位重新插管（不要通过导丝更换）	**卡泊芬净**负荷剂量 70 mg IV，然后 50mg/d IV（中度肝功能不全时 35mg） 或**米卡芬净** 100mg/d IV 或**阿尼芬净**负荷剂量 200mg IV，然后 100 mg/d IV 或**脂质两性霉素 B** 3～5 mg/(kg·d) IV	**氟康唑**负荷剂量 800mg (12mg/kg)，然后 400mg/d，IV 或 po 或**伏立康唑**第一天 400 mg (6 mg/kg) bid，然后 200 mg (3 mg/kg) q12h	近期无唑类暴露史的不太危重的患者可以考虑使用氟康唑治疗 没有播散性并发症患者的疗程：末次阳性血培养、感染征象消失和粒细胞缺乏恢复后再治疗 2 周。粒细胞恢复后进行眼底镜检查，原因是在粒细胞缺乏期间眼部受累可没有症状 关于特殊药物的选择，参见上文的说明
念珠菌病：骨关节感染			
骨髓炎	**氟康唑** 400 mg/d（6mg/kg），IV 或 po 或**脂质两性霉素 B** 3～5 mg/(kg·d)×数周，然后口服**氟康唑**	一种**棘白菌素**（见上文）或**两性霉素 B** 0.5～1 mg/(kg·d)，数周后口服**氟康唑**	总疗程为 6～12 个月。常常需要**外科清创；尽可能取出内固定器械**
化脓性关节炎	**氟康唑** 400 mg/d（6mg/kg），IV 或 po 或**脂质两性霉素 B** 3～5 mg/(kg·d) ×数周，然后口服**氟康唑**	一种**棘白菌素**，或**两性霉素 B** 0.5～1 mg/(kg·d)，数周后口服**氟康唑**	均需要**外科清创**；尽可能取出人工关节。如果保留内固定，至少治疗 6 周或更长时间

感染类型/病原菌/感染部位	抗菌药物选择		说明
	首选药物	替代药物	
念珠菌病：心血管感染			
心内膜炎 （见 Eur J Clin Microbiol Infect Dis 27：519，2008）	**一种棘白菌素：** **卡泊芬净** 50～150 mg/d **或米卡芬净** 100～150 mg/d **或阿尼芬净** 100～200 mg/d； **或脂质两性霉素 B** 3～5 mg/(kg·d) + **氟胞嘧啶** 25mg/kg qid	**两性霉素 B** 0.6～1 mg/(kg·d) + **氟胞嘧啶** 25mg/kg qid	治疗心内膜炎或其他心血管感染建议使用更大剂量的棘白菌素 对于唑类敏感菌株感染，血培养阴性且病情稳定者可以序贯**口服氟康唑** 400～800mg/d 强烈建议行瓣膜置换术，特别是人工瓣膜心内膜炎。疗程尚不确定，瓣膜置换术后至少6周，有并发症（如瓣周或心肌脓肿、重症病例或念珠菌血症持续久）的患者要更长 未手术的天然瓣膜心内膜炎用氟康唑 400～800mg/d 长期抑制治疗（终生?）；未手术的人工瓣膜心内膜炎终生抑制治疗
心肌炎	**脂质两性霉素 B** 3～5 mg/(kg·d) **或氟康唑** 400～800 mg/d (6～12mg/kg)，IV 或 po **或棘白菌素**（见心内膜炎）		对于唑类敏感菌株感染，血培养阴性且病情稳定者可以序贯**口服氟康唑** 400～800mg/d 推荐疗程为数月

＊注：所有推荐剂量仅针对成人（除非特别注明）和肾功能正常者。（缩写见第2页）

表 11A（5） 真菌感染的治疗——抗微生物药物的选择*

感染类型/病原菌/感染部位	抗菌药物选择		说明
	首选药物	替代药物	
念珠菌病：心血管感染（续）			
心包炎	脂质两性霉素 B 3～5 mg/(kg·d) 或氟康唑 400～800 mg/d (6～12mg/kg)，IV 或 po 或棘白菌素（见心内膜炎）		建议行心包开窗术或心包切除术 对于唑类敏感菌株感染，血培养阴性且病情稳定患者可以序贯口服氟康唑 400～800mg/d 推荐疗程为数月
念珠菌病：黏膜、食管和口咽部			
念珠菌性食管炎 多见于 HIV 阳性患者	氟康唑 200～400 mg/d（3～6 mg/kg） 或一种棘白菌素（卡泊芬净 50mg/d IV；或米卡芬净 150 mg/d IV；或阿尼芬净负荷剂量 200 mg IV，然后 100 mg/d IV） 或两性霉素 B 0.5mg/(kg·d)	一种唑类（伊曲康唑口服溶液 200 mg/d；或泊沙康唑悬液 400 mg bid×3d，然后 400 mg/d；或伏立康唑 200 mg q12h）	疗程 14～21d。不能耐受口服药物的患者可选择 IV 棘白菌素或两性霉素 B。氟康唑难治病例可以使用伊曲康唑（80% 有效）、泊沙康唑、伏立康唑、棘白菌素或两性霉素 B 同氟康唑相比较，棘白菌素的复发率高 建议给予抗反转录病毒治疗。复发病例给予氟康唑抑制治疗，200 mg 3 次/周。CD4 > 200/mm^3 后停止抑制治疗

感染类型/病原菌/感染部位	抗菌药物选择		说明
	首选药物	替代药物	
口咽部念珠菌病			
非 AIDS 患者	**克霉唑片剂** 10 mg 每日五次 或**制霉菌素悬液**或锭剂 qid 或**氟康唑** 100 ~ 200 mg/d	**伊曲康唑**口服溶液 200 mg/d 或**泊沙康唑**悬液 400 mg bid × 3d，然后 400 mg/d 或**伏立康唑** 200 mg q12h 或一种棘白菌素（**卡泊芬净**负荷剂量 70mg，然后 50 mg/d IV；或**米卡芬净** 100mg/d IV；或**阿尼芬净**负荷剂量 200 mg IV，然后 100 mg/d IV） 或**两性霉素 B** 0.3 mg/(kg · d)	疗程 7 ~ 14d 轻症患者建议使用克霉唑或制霉菌素；中重度患者最好使用氟康唑 替代药物用于难治病例
AIDS 患者	**氟康唑** 100 ~ 200 mg/d × 7 ~ 14d	同非 AIDS 患者，见上文，疗程 7 ~ 14d	为防止复发，HIV 阳性患者建议给予抗反转录病毒治疗（ARV）。无需抑制治疗，特别是接受 ARV 和 CD4 > 200/mm^3 的患者，但是如果需要，推荐氟康唑 100 mg 3 次/周 氟康唑难治的病例使用伊曲康唑、泊沙康唑或伏立康唑治疗 28d。静脉注射棘白菌素也是一个选择 吞咽困难和吞咽痛提示食管念珠菌病

* 注：所有推荐剂量仅针对成人（除非特别注明）和肾功能正常者。（缩写见第 2 页）

表 11A（6） 真菌感染的治疗——抗微生物药物的选择*

感染类型/病原菌/感染部位	抗菌药物选择		说明
	首选药物	替代药物	
念珠菌病：黏膜、食管和口咽部/外阴阴道炎（续）			
外阴阴道炎			
非 AIDS 患者	局部用唑类：2%布康唑霜剂（5g），每日睡前一次 ×3d，或 2%霜剂 SR（5g）×1 次 或克霉唑阴道片 100mg（2 片，睡前 ×3d），或 1%霜剂（5g），睡前 ×7d（用 14d 可以增加痊愈率），或 100mg 阴道片 ×7d，或 500mg 阴道片 ×1d 或咪康唑 200mg 阴道栓剂（1 剂，睡前 ×3d），或 100mg 阴道栓剂 qd ×7d，或 2%霜剂（5g），睡前，×7d 或特康唑 80mg 阴道片（1 片，睡前 ×3d），或 0.4%霜剂（5g），睡前 ×7d，或 0.8%霜剂（5g）阴道内用 qd ×3d；或 6.5%噻康唑阴道软膏 ×1 次 口服治疗：氟康唑 150 mg 单次口服，或 伊曲康唑 200 mg po bid ×1d		复发性念珠菌阴道炎：氟康唑 150 mg，每周一次，×6 个月
AIDS 患者	局部用唑类（克霉唑、布康唑、咪康唑、噻康唑或特康唑）×3 ~7 d 或局部用制霉菌素 10 万 U/d，阴道片，×14d 或口服氟康唑 150mg，单次		对于反复发作的病例，局部用唑类 10 ~14d，或口服氟康唑 150mg，然后氟康唑 150mg，每周一次 ×6 个月
念珠菌病：其他感染			
中枢神经系统感染	脂质两性霉素 B 3 ~5 mg/(kg · d) ± 氟胞嘧啶 25 mg/kg qid	氟康唑 400 ~800 mg［6 ~12 mg/(kg · d)］IV 或 po	建议去除脑室内装置 病情稳定的患者和不耐受两性霉素 B 的患者氟康唑 400 ~800mg 可以作为降阶梯治疗。目前使用棘白菌素经验有限，难以推荐 疗程为数周，直到脑脊液、影像学和临床表现好转

感染类型/病原菌/感染部位	抗菌药物选择		说明
	首选药物	替代药物	
皮肤（包括甲沟炎，表1，28 页）	局部用两性霉素 B、克霉唑、益康唑、咪康唑或制霉菌素 3～4 次/d×7～14d，或酮康唑 400mg/d po×14d 1% 环吡酮胺霜剂/洗液，局部用 bid×7～14d		
播散性念珠菌病	**氟康唑** 400 mg/d（6mg/kg），IV 或 po 或**脂质两性霉素 B** 3～5 mg/(kg·d) 或**棘白菌素**（同血流感染）	**两性霉素 B** 0.5～0.7 mg/(kg·d)	**不稳定的患者**建议使用**两性霉素 B**；稳定的患者使用氟康唑。一旦患者病情稳定，**降阶梯**至口服氟康唑。其他唑类也可能有效。治疗通常需要数月，直到病灶消失，应贯穿免疫抑制阶段始终
眼内炎 • 10% 的念珠菌菌血症患者会发生，因此所有患者均需眼科会诊 • 诊断：视网膜上典型白色渗出和（或）通过玻璃体手术分离出真菌	**两性霉素 B** 0.7～1mg/kg＋**氟胞嘧啶** 25mg/kg qid 或**氟康唑** 6～12mg/(kg·d)	**脂质两性霉素** 3～5 mg/(kg·d) 或**伏立康唑** 6 mg/kg q12h×1d，然后 3～4 mg/kg q12h 或**一种棘白菌素**（**卡泊芬净**负荷剂量 70mg，然后 50 mg/d IV；或**米卡芬净** 100mg/d IV；或**阿尼芬净**负荷剂量 200 mg IV，然后 100 mg/d IV）	**疗程**：4～6 周或更长，直至多次复查证实痊愈 脉络膜视网膜炎的患者通常只对全身用抗真菌药物有反应。玻璃体炎或眼内炎患者可能需要玻璃体内注射两性霉素和（或）玻璃体切割术（Br J Ophthalmol 92：466，2008；Pharmacotherapy 27：1711，2007）

缩写见第 2 页。所有推荐剂量仅针对成人（除非特别注明）和肾功能正常者。

表 11A（7） 真菌感染的治疗——抗微生物药物的选择*

感染类型/病原菌/感染部位	抗菌药物选择		说明
	首选药物	替代药物	
念珠菌病：尿路感染（续）			
新生儿念珠菌病	**两性霉素 B** 1 mg/(kg·d) 或**氟康唑** 12 mg/(kg·d)	**脂质两性霉素 B** 3 ~ 5 mg/(kg·d)	强烈建议行**腰椎穿刺**以除外中枢神经系统感染。强烈建议散瞳后**视网膜检查和拔除血管内导管**。脂质两性霉素 B 仅在无肾脏累及时使用。棘白菌素作为三线治疗。疗程至少 3 周
腹膜炎（长期非卧床腹膜透析） 见表 19，210 页	**氟康唑** 400mg po qd × 2 ~ 3w，或**卡泊芬净** 70mg IV × 1d，随后 50mg IV qd × 14d，或**米卡芬净** 100mg qd × 14d	**两性霉素 B**，持续腹腔内给药，剂量 1.5mg/L 腹透液，× 4 ~ 6 周	立即拔除透析导管，或者 4 ~ 7d 内临床无改善，再拔除透析导管
念珠菌病：尿路感染			
膀胱炎 **无症状** 见 CID 52：s427，2011；CID 52：s452，2011	**如果可能，拔除导尿管或支架** **除了具有播散性疾病高风险或进行泌尿外科操作以外，没有治疗指征**		**高风险患者**包括新生儿和粒细胞缺乏患者；这些患者应该按照血流感染治疗。对于进行泌尿外科操作的患者，使用氟康唑 200mg/d（3 mg/kg）或两性霉素 B 0.5 mg/(kg·d)（耐氟康唑的菌株）在操作前后治疗数天
有症状	**氟康唑**200mg/d(3 mg/kg)，× 14d	**两性霉素 B** 0.5 mg/(kg·d)（耐氟康唑的菌株），× 7 ~ 10d	棘白菌素在尿液中的浓度很低；治疗耐唑类菌株仅有个案有效的报道（Can J Infect Dis Med Microbiol 18：149，2007；CID 44：e46，2007） 免疫缺陷患者持续念珠菌尿需行肾超声或 CT 以除外真菌球

感染类型/病原菌/感染部位	抗菌药物选择		说明
	首选药物	替代药物	
肾盂肾炎	**氟康唑** 200～400mg/d（3～6 mg/kg），po qd	**两性霉素 B** 0.5 mg/(kg·d) IV ± 氟胞嘧啶 25mg/kg po qid	**治疗 2 周**。疑似播散性感染需按照血流感染治疗
着色真菌病（Clin Exp Dermatol，34：849，2009） （分枝孢子菌属、瓶霉菌属或着色芽生菌属） 皮肤（常见于足、腿）：引起头皮病损，热带地区常见	如果病损小且少，**可手术切除或液氮冷冻**。若损变为慢性、广泛，向深部发展：用**伊曲康唑**治疗	**伊曲康唑**：200～400mg po qd 或 400mg/d；冲击治疗，每月服用 1 周，治疗 6～12 个月（或直到起效）[NAI]	**特比萘芬**[NAI]500～1000mg/d 单药或联合伊曲康唑 200～400mg；**泊沙康唑** 800mg/d 可能也有效

＊注：所有推荐剂量仅针对成人（除非特别注明）和肾功能正常者。（缩写见第 2 页）

表 11A（8） 真菌感染的治疗——抗微生物药物的选择*

感染类型/病原菌/感染部位	抗菌药物选择		说明
	首选药物	替代药物	
球孢子菌病（粗球孢子菌）（见 IDSA 指南 2005：CID 41：1217，2005；Mayo Clin Proc 83：343，2008）			
原发肺部感染（San Joaquin 或 Valley Fever）：**病情持续/并发症风险均低的患者**	**不一定都需要抗真菌治疗**。如果发热、体重减轻和（或）乏力在数周至 2 个月内不缓解，则需要治疗（见下文）		在流行区很多正常人肺部都曾感染，但都自愈（Emerg Infect Dis 12:958，2006），感染表现类似流感，持续 1～2 周
并发症或播散性感染风险增加的原发肺部感染患者。治疗指征： • 免疫缺陷病、移植后、血液恶性肿瘤或其他治疗（糖皮质激素、TNF-α 拮抗剂） • 妊娠晚期 • 糖尿病 • CF 抗体 >1:16 • 肺部浸润病变 • 全身播散（可见球状体，或从溃疡面、关节液、皮下脓肿的脓液或骨活检培养阳性等）	**轻度至中度**： **伊曲康唑**口服液 200mg po 或 IV bid **或氟康唑** 400mg po qd ×3～12 个月 **严重的局部或全身播散性感染** **两性霉素 B** 0.6～1mg/(kg·d) ×7d，然后 0.8mg/kg qod，或**脂质体两性霉素 B** 3～5mg/(kg·d) IV，或 ABLC 5mg/(kg·d) IV，直至临床表现改善（播散性疾病常需数周或更长），随后用**伊曲康唑**或**氟康唑**至少一年 对于严重进展的疾病，有人采用两性霉素 B 和氟康唑联合治疗，但缺少对照试验 **建议请专科会诊**：可能需要外科手术 HIV 阳性的患者需要终身治疗，或直到 CD4 >250/mm^3 且感染已被控制：氟康唑 200mg po qd 或伊曲康唑 200mg po bid（Mycosis 46:42，2003）		**两性霉素 B 的治愈率为 50%～70%。唑类的疗效相似。伊曲康唑**可能稍有优势，尤其是软组织感染。治疗后的复发率 40%；如果 CF 抗体效价 ≥1:256 则复发率升高。完成治疗后随访 CF 抗体非常重要，效价升高提示应再次治疗。在难治的非脑膜炎的球孢子菌感染患者，据报道**泊沙康唑**的成功率是 73%（Chest 132:952，2007），但不是一线治疗
脑膜炎：播散性球孢子菌病患者中 1/3～1/2 发生脑膜炎			
成人（CID 42:103，2006）	**氟康唑** 400～1000mg po qd，长期治疗	**两性霉素 B** IV（同肺炎，见上文）+通过储液囊装置脑室内注射 0.1～0.3mg/d。或**伊曲康唑** 400～800mg qd，或**伏立康唑**（见说明）	**复发率 80%，氟康唑长期治疗，大剂量伏立康唑**（6mg/kg IV q12h）序贯口服溶液（200mg po q12h）有治疗成功的报道
儿童	**氟康唑**（po）（儿童剂量尚未确定，曾用过 6mg/kg qd）		

感染类型/病原菌/感染部位	抗菌药物选择		说明
	首选药物	替代药物	
隐球菌病（IDSA 指南：CID 30：710，2000）。新的指南 CID 50：291，2010。优秀的综述：Brit Med Bull 72：99，2005			
非脑膜炎（非 AIDS） 器官移植和接受其他免疫抑制剂患者的感染风险是 57%（EID 13：953，2007）	**氟康唑** 400mg/d IV 或 po，治疗 8 周至 6 个月 **严重患者：** **两性霉素 B** 0.5～0.8mg/(kg·d) IV 直到起效，然后换用**氟康唑** 400mg po qd，疗程 8～10 周	**伊曲康唑**口服溶液 200～400 mg qd，疗程 6～12 个月 **或两性霉素 B** 0.3mg/(kg·d) IV + **氟胞嘧啶** 37.5mg/kg[3] po qid，疗程 6 周	**氟康唑单药治疗脑膜炎和非脑膜炎的有效率为 90%。**氟康唑与两性霉素 B 的效果相似。抗真菌治疗失败的患者，采用脂质体两性霉素 B 联合**干扰素-γ**（干扰素-γ-lb 50 μg/m^2，皮下注射，每周 3 次，×9 周）有效（CID 38：910，2004）。在小规模患者中，泊沙康唑 400～800mg 也有效（CID 45：562，2007；Chest 132：952，2007）
脑膜炎（非 AIDS）	**两性霉素 B** 0.5～0.8mg/(kg·d) IV + **氟胞嘧啶** 37.5mg/kg[3] po q6h，直到患者热退、培养阴性（约需 6 周）（NEJM 301：126，1979），然后停用两性霉素和氟胞嘧啶，开始**氟康唑** 200 mg po qd（AnIM 113：183，1990） 或**氟康唑** 400 mg po qd×8～10 周（不太严重的患者）。有人推荐氟康唑治疗 2 年，以减少复发（CID 28：297，1999）。有人推荐两性霉素 B 联合氟康唑作为诱导治疗，研究进行中		如果 CSF 压力 > 25 cmH_2O，应重复腰穿，引流脑脊液，以控制颅内压 在太平洋西北地区刚地型隐球菌脑膜炎曾暴发流行（EID 13：42，2007）；较新型隐球菌病情重，进展快；推荐采用两性霉素 B 联合氟胞嘧啶作为初始治疗。同新型隐球菌相比，刚地型隐球菌对氟康唑的敏感性低（Clin Microbiol Inf 14：727，2008） 无论是 AIDS 或非 AIDS 的隐球菌脑膜炎，对于有神经系统异常和大量病原菌感染的患者，两性霉素 B + 氟胞嘧啶诱导治疗 14d 可改善预后（PLoS ONE 3：e2870，2008）

[3] 有专家减量至 25mg/kg q6h。

＊注：所有推荐剂量仅针对成人（除非特别注明）和肾功能正常者。（缩写见第 2 页）

表 11A（9） 真菌感染的治疗——抗微生物药物的选择*

感染类型/病原菌/感染部位	抗菌药物选择		说明
	首选药物	替代药物	
隐球菌病（续）			
HIV +/AIDS：隐球菌血症和（或）脑膜炎			
治疗 见 Clin Infect Dis 50：291，2010（IDSA 指南） 随着 ARV 的开展，隐球菌病的发病下降，但隐球菌病仍是新诊断的 AIDS 患者常见的机会性感染。隐球菌感染表现为血培养阳性或血清隐球菌抗原阳性（CRAG：敏感性 >95%）。监测 CRAG 对监测治疗反应没有帮助 开始 ARV 后，急性脑膜炎的症状可以再现：免疫重建炎症反应综合征（IRIS）。脑脊液压力增高（ >250mm H_2O）与病死率高有关：引流脑脊液可降颅压。如不能反复腰穿，则应考虑行脑室腹腔引流（Surg Neurol 63：529 & 531，2005）	**两性霉素 B** 0.7mg/kg IV qd + **氟胞嘧啶**[4] 25mg/kg po q6h，治疗 2 周或更长，直到脑脊液培养阴性 见说明 **然后** **巩固治疗：氟康唑** 400 ~800mg/d po qd 完成 10 周的疗程，然后开始抑制治疗（见下文） 如可能，开始抗反转录病毒治疗（ARV）	**两性霉素 B 或脂质体两性霉素 B 联合氟康唑** 400mg/d，po 或 IV qd 或**两性霉素 B** 0.7mg/kg，或**脂质体两性霉素 B** 4mg/kg，IV qd 或**氟康唑** ≥800 mg/d（最好 1200mg/d）（po 或 IV）**联合氟胞嘧啶** 25 mg/kg po q6h，治疗 4 ~6w	预后：治疗失败与播散性感染、血清高抗原（表明大量隐球菌感染）、诱导治疗期间没有使用氟胞嘧啶，以及神经系统异常和潜在血液系统恶性肿瘤有关。病死率仍然很高，特别是合并肺炎的患者（Postgrad Med 121：107，2009）。改善预后必须早期诊断（PLOS Medicine 4：e47，2007） 两性霉素 B + 氟胞嘧啶治疗与两性霉素 B + 氟康唑或两性霉素 B + 氟胞嘧啶 + 氟康唑相比，能使隐球菌菌落计数下降更快。在体内，单用两性霉素 B 1mg/(kg · d) 较氟康唑 400mg/d 的杀菌速度快（CID 45：76 & 81，2007）。在实体器官移植患者，脂质两性霉素 B 治疗的患者较脱氧胆酸两性霉素 B 的病死率低（CID 48：1566，2009） 监测氟胞嘧啶的浓度：峰浓度 70 ~80mg/L，谷浓度 30 ~40mg/L。高浓度与骨髓的毒副作用有关。静脉或口服给药不影响预后（AAC 51：1038，2007） 因耐药致氟康唑治疗失败非常罕见，多见于初始治疗时体内有大量病原菌。尽管氟康唑 200mg qd 的疗效与 400 mg qd 相似：中位生存期分别为 76d 和 82d，但作者倾向用氟康唑 400 mg po qd（BMC Infect Dis 6：118，2006） 在 AIDS 患者，氟康唑 400 ~800mg 联合两性霉素 B 较单

感染类型/病原菌/感染部位	抗菌药物选择		说明
	首选药物	替代药物	
			独应用两性霉素 B 有改善预后的趋势（CID 48：1775，2009）。其他唑类药物的作用还不清楚：29 例隐球菌脑膜炎患者用泊沙康唑治疗，14 例成功（48%）（JAC 56：745，2005）。伏立康唑可能也有效 ARV 可能有助于改善预后，但可能造成 IRIS，使得治疗复杂化 开始抗反转录病毒的时机仍有很大争议（见 CID 50：1532，2010 和 CID 51：984，985，986，987，2010）。有一项研究认为在诊断后 72h 内开始 ART 治疗造成病死率增加（CID 50：1532，2010），但该结论尚未得到广泛承认。在其他研究中，大多数作者均在诊断后 2～6 周内开始 ART 治疗
抑制治疗（慢性维持疗法） 无症状且 CD4＞100～200/mm^3 维持 6 个月以上的患者，考虑停止抗真菌治疗 有作者建议在停止维持治疗前要做腰穿。血清 CRAG 再次阳性预示复发	**氟康唑** 200mg/d po［若有效的抗反转录病毒治疗使 CD4 细胞计数升高至＞100/mm^3，有作者认为可以停止抑制治疗。见 www.hivatis.org 有作者只在脑脊液培养阴性的时候才停治疗］	**伊曲康唑** 200mg po q12h，如果氟康唑不耐受或治疗失败 没有伏立康唑维持治疗的资料	伊曲康唑的效果不如氟康唑，复发率高（23% *vs* 4%），不推荐使用 100 例进行 ARV 的 CD4＞100/mm^3 的患者，停止维持治疗后隐球菌脑膜炎的复发率为 0.4～3.9/100 人·年

[4] 氟胞嘧啶＝5-FC。

＊注：所有推荐剂量仅针对成人（除非特别注明）和肾功能正常者。（缩写见第 2 页）

表 11A（10） 真菌感染的治疗——抗微生物药物的选择 *

感染类型/病原菌/感染部位	抗菌药物选择		说明
	首选药物	替代药物	
皮肤癣菌病（见 Mycopathologia 166:353，2008）			
甲癣（指甲癣） （NEJM 360:2108，2009） 每日局部涂 8% 环匹罗司 48 周，最适于浅表和肢端感染（总体治愈率 30%）	**指甲用药选择：** **特比萘芬**[5] 250 mg po qd［儿童 <20kg：67.5mg/d；20 ~ 40kg：125mg/d；>40kg：250mg/d］疗程 ×6 周（79% 有效） **或伊曲康唑**[6] 200mg po qd ×3 个月[NAI]， **或伊曲康唑** 200mg po bid ×1 周/月 ×2 个月， **或氟康唑** 150 ~ 300mg po 1 次/周 ×3 ~ 6 个月[NAI]		**趾甲用药选择：** **特比萘芬**[5] 250mg po qd［儿童 <20kg：67.5mg/d，20 ~ 40kg：125mg/d，>40kg：250mg/d］×12w（76% 有效） **或伊曲康唑** 200mg po qd ×3 个月（59% 有效） **或伊曲康唑**200mg po bid ×1w/月 ×3 ~ 4个月(63% 有效)[NAI] **或氟康唑**150 ~ 300mg po 1次/w ×6 ~ 12个月(48% 有效)[NAI]
头癣（"**癣菌病**"）（断发毛癣菌、犬小孢子菌分布于北美，其他菌种则各地均有） （PIDJ 18:191，1999）	**特比萘芬**[5] 250mg po qd ×2 ~ 4w（成人）；5mg/(kg·d) ×4w（儿童）	**伊曲康唑**[6] 5mg/(kg·d) po ×4w[NFDA] **氟康唑** 6 mg/kg 1 次/w po × 8 ~ 12 w[NAI]。成人每周口服 150mg 胶囊一次 **灰黄霉素**：成人 500mg po qd ×6 ~ 8w，儿童 10 ~ 20mg/(kg·d)，直至重新长出头发	推荐疗程是针对断发毛癣菌；治疗犬小孢子菌的疗程是其两倍。临床研究显示所有药物的治愈率相似（60%~100%） 酮康唑外用药或硫酸硒洗发液可减少传播（Int J Dermatol 39:261，2000）
体癣、股癣或足癣 （红色毛癣菌、须癣毛癣菌、絮状表皮癣菌） "运动员足，运动员瘙痒症" 和癣菌病	**局部治疗**：通常 2 次/日。可选霜剂、油膏、喷雾剂，处方药和非处方药，bid，×2 ~ 3w 推荐：Lotrimin Ultra 或 Lamisil AT；内含布替萘芬和特比萘芬，均为杀真菌剂	**特比萘芬** 250mg po qd × 2w[NAI]，或**酮康唑** 200mg po qd ×4w，或**氟康唑** 150mg po 1 次/w ×2 ~ 4w[NAI] **灰黄霉素**：成人 500mg po qd × 4 ~ 6w，儿童 10 ~ 20mg/(kg·d)。疗程：体癣 2 ~ 4w，脚癣 4 ~ 8w	口服**酮康唑**对严重顽固性感染有效。监测肝脏毒性；存在多种药物相互作用

感染类型/病原菌/感染部位	抗菌药物选择		说明
	首选药物	替代药物	
花斑癣（糠秕马拉色霉菌或环状糠秕孢子菌） 除外红癣病—见表 1，54 页	**酮康唑**（400mg po 单剂）NAI 或（200mg qd ×7d）或（2% 霜剂 qd ×2w）	**氟康唑** 400mg po 单剂或**伊曲康唑** 400 mg po qd ×3 ~7d	一项研究显示单剂量口服**酮康唑**，97% 有效。替代药物：2.5% **硫化硒洗剂**（Selsun），涂抹起泡沫，保留 10min 然后洗去，qd ×7d 或 3 ~5 次/w ×2 ~4w
镰刀菌病 是血液系统肿瘤患者侵袭性霉菌感染第三常见病原菌，位列曲霉菌和接合菌之后（Mycoses 52∶197，2009）。在严重免疫缺陷患者可以导致肺炎、皮肤感染、骨关节感染和播散性感染。与其他霉菌相比，镰刀菌病通常血培养阳性。腐皮镰刀菌、尖孢镰刀菌和串珠镰刀菌约占 90%（Clin Micro Rev 20∶695，2007）。感染通常是致命性的，预后取决于免疫抑制程度的好转			
	脂质两性霉素 B 5 ~10 mg/(kg · d) **或两性霉素 B** 1 ~1.5mg/(kg · d)	**泊沙康唑** 400 mg po bid，餐中服用（如果不能进食，则 200 mg qid） 或**伏立康唑** IV：6 mg/kg q12h × 1d，然后 4 mg/kg q12h；po：400mg q12h，然后 200mg q12h。见说明	**外科清除**局部病灶 镰刀菌属对大多数抗真菌药物耐药，包括棘白菌素。腐皮镰刀菌和串珠镰刀菌通常对唑类耐药。尖孢镰刀菌和串珠镰刀菌可能对伏立康唑和泊沙康唑敏感。联合治疗的作用尚不确定，有联合治疗有效的报道（Mycoses 50：227，2007）。预后取决于免疫抑制剂减量或停用。疗程取决于治疗效果；仍需免疫抑制治疗的患者需要长期抑菌治疗

5 有报道服用特比萘酚的患者发生**严重肝衰竭**，但罕见；慢性或活动性肝病患者禁用。（见表 11B，126 页）

6 使用伊曲康唑与心肌功能不全有关，导致充血性心力衰竭发作。

* 注：所有推荐剂量仅针对成人（除非特别注明）和肾功能正常者。（缩写见第 2 页）

表 11A（11） 真菌感染的治疗——抗微生物药物的选择*

感染类型/病原菌/感染部位	抗菌药物选择		说明
	首选药物	替代药物	
组织胞浆菌病（荚膜组织胞浆菌）：见 IDSA 指南：CID 45：807，2007。检测尿、血清、CSF 中组织胞浆菌抗原是最好的诊断试验：MiraVista Diagnostics（电话：1-866-647-2847）			
急性肺组织胞浆菌病	**轻至中度，症状 <4 周**：无需治疗，如症状持续超过 1 个月：**伊曲康唑** 200mg po tid ×3d，然后 1 ~2 次/日 ×6 ~12w **中度或严重**：**脂质体两性霉素 B** 3 ~5mg/(kg · d) 或 **ABLC** 5mg/(kg · d) IV，或两性霉素 B 0.7 ~1mg/(kg · d) ×1 ~2w，然后伊曲康唑 200mg tid ×3d，然后 bid ×12w。+**甲泼尼龙** 0.5 ~1mg/(kg · d) ×1 ~2w		肾毒性风险低的患者使用两性霉素 B
慢性空洞型肺组织胞浆菌病	**伊曲康唑** 200mg po tid ×3d，然后 1 ~2 次/d ×12 个月（有人建议 18 ~24 个月）		在第 2 周时确保伊曲康唑的血药浓度在治疗范围。9% ~15% 的患者会复发
纵隔淋巴结炎、纵隔肉芽肿、心包炎和类风湿样综合征	**轻症**：无指征抗真菌治疗。心包炎或类风湿样综合征用非甾体抗炎药 如对非甾体抗炎药无反应，出现下列情况使用**泼尼松** 0.5 ~1mg/(kg · d)，1 ~2 周后逐渐减量： （1）心包炎影响血流动力学 （2）淋巴结肿大伴有阻塞或压迫症状，或 （3）严重的类风湿样综合征 **伊曲康唑** 200mg po 1 ~2 次/日 ×6 ~12w，对中重度患者，或已用泼尼松者		监测伊曲康唑的血浓度，确保在治疗范围

感染类型/病原菌/感染部位	抗菌药物选择		说明
	首选药物	替代药物	
进展性播散性组织胞浆菌病	**病情轻至中度：伊曲康唑** 200mg po tid × 3d，然后 bid，至少 12 个月 **中度至重度：脂质体两性霉素 B** 3mg/(kg · d) 或 **ABLC** 5mg/(kg · d) × 1 ~ 2 周，然后**伊曲康唑** 200mg tid × 3d，然后 bid，至少 12 个月		肾毒性风险低的患者可使用**两性霉素 B** 0.7 ~ 1mg/(kg · d)。要确保伊曲康唑达到治疗浓度。唑类有致畸作用，孕妇应避免用伊曲康唑，可用脂质体两性霉素 B。尿抗原水平有助于监测治疗反应和复发
中枢神经系统组织胞浆菌病	**脂质体两性霉素 B** 5 mg/(kg · d)，4 ~ 6 周累计总量175mg/kg，然后**伊曲康唑** 200mg 2 ~ 3 次/d，至少 12 个月。伏立康唑可能对中枢神经系统感染或伊曲康唑失败者有效（Arch Neurology 65 : 666，2008；J Antimicro Chemo 57 : 1235，2006）		监测 CNS 中组织胞浆菌抗原和伊曲康唑血浓度。在诊断上 PCR 可能优于抗原检测。伊曲康唑的吸收率（测血药浓度）和脑组织穿透性可能是个问题。两性霉素 B 后序贯氟康唑（Braz J Infect Dis 12 : 555，2008）和泊沙康唑（Drugs 65 : 1553，2005）有治疗成功的个案报道
预防（免疫功能缺陷患者）	**伊曲康唑** 200mg po qd		在高流行区，CD4 < 150/mm^3 的 **HIV 感染者**应考虑**一级预防** 二级预防（抑制治疗）适应证是 CD4 < 150/mm^3 的 HIV 免疫缺陷不能逆转的感染者和其他患者

＊注：所有推荐剂量仅针对成人（除非特别注明）和肾功能正常者。（缩写见第 2 页）

表 11A（12） 真菌感染的治疗——抗微生物药物的选择*

感染类型/病原菌/感染部位	抗菌药物选择		说明
	首选药物	替代药物	
马杜拉足（见诺卡菌和足分枝霉菌）			
毛霉菌病和其他接合菌病——根霉菌属、根毛霉属、犁头霉属（CID 54：1629，2012） 鼻源性脑病和侵袭性肺病 治疗成功的关键：当出现提示鼻窦炎的症状时早期诊断（或外侧面部痛或麻木）；硬腭溃疡，和（或）黑痂，在免疫缺陷或糖尿病患者出现单眼失明时要想到霉菌。不治疗可迅速致命。诊断靠组织培养和涂片染色，菌丝呈宽带无分隔，直径可有变化，但分支呈直角	**脂质两性霉素 B** 5～10mg/(kg·d) **或两性霉素 B** 1～1.5 mg/(kg·d)	**泊沙康唑** 400mg po bid 餐中服用（如不能进食，200mg po qid）NAI	一项小规模的回顾性研究（**联合治疗** 6 例，单药治疗 31 例，历史对照）发现，两性霉素 B 或脂质两性霉素 B 联合卡泊芬净治疗能改善治愈率（100% *vs* 45%）；两性霉素 B 脂质复合物（ABLC）单药的疗效较其他多烯类差（成功率 20% *vs* 69%）（CID 47：364，2008）。泊沙康唑补救方案的完全或部分有效率为 60%～80%（JAC 61，Suppl 1，i35，2008） 该菌耐伏立康唑：长期使用伏立康唑预防治疗易患接合菌感染 总的疗程取决于疗效，持续治疗直至：①感染的临床症状和体征消失；②放射影像学异常消失或稳定；③基础的免疫抑制状态好转。免疫抑制治疗的患者用泊沙康唑进行二级预防（CID 48：1743，2009）
副球孢子菌病（南美芽生菌病）巴西副球孢子菌（Dermatol Clin 26：257，2008；Expert Rev Anti Infect Ther 6：251，2008），真菌感染为巴西 HIV 感染者重要的死亡原因（Mem Inst Oswaldo Cruz 104：513，2009）	**TMP-SMX** 800/160 mg bid～tid×30d，然后长期使用400/80mg/d（至少3～5年） **或伊曲康唑**（100 或 200 mg po qd）	**酮康唑** 200～400mg/d×6～18 个月 **或两性霉素 B** 总剂量 30mg/kg 以上	使用伊曲康唑或酮康唑治疗，90% 以上的患者病情改善NAI 保留**两性霉素 B**，用于治疗重症病例或不耐受其他药物的患者。HIV 阳性者终身用 TMP-SMX 抑制治疗
罗伯真菌病（瘢痕型芽生菌病）/P. loboi	**外科切除，氯法齐明或伊曲康唑**		

感染类型/病原菌/感染部位	抗菌药物选择		说明
	首选药物	替代药物	
青霉菌病（马纳菲青霉菌） 东南亚 AIDS 患者常见的播散性真菌感染（如泰国和越南）	**两性霉素 B** C.5 ~ 1mg/(kg·d) × 2w，接着用**伊曲康唑** 400mg/d × 10w，然后 200mg/d po，**HIV 感染者需长期使用**	不太严重的患者用**伊曲康唑** 200mg po tid × 3d，然后 200mg po bid × 12w，接着 200mg po qd[7]（不能口服者改 IV）	青霉菌病是东南亚 AIDS 患者仅次于结核病和隐球菌脑膜炎的第 3 种最常见的机会性感染。表现为长期发热、淋巴结肿大和肝肿大。皮肤结节呈脐形（类似隐球菌感染或传染性软疣） 初步证据显示伏立康唑有效：CID 43:1060，2006
暗色丝孢霉病、黑霉、暗色孢真菌（见 CID 48:1033，2009） 鼻窦、皮肤、骨和关节、脑脓肿、心内膜炎，特别在 HSCT 患者合并播散性感染 **足放线菌**、双极霉属、万吉拉菌属、弯孢霉属、外瓶柄霉属、单胞瓶霉属、小柱孢属、链格孢属	**外科手术 + 伊曲康唑** 400mg/d po，疗程未定，可能要 6 个月[NAI]	有用**伏立康唑 + 特比萘芬**治疗成功的病例报道（Scand J Infect Dis 39:87，2007） **伊曲康唑 + 特比萘芬**对足放线菌有协同作用，但没有临床资料，且联合治疗可增加毒副作用（见表 11B，122 页）	有用**泊沙康唑**治疗脑脓肿（CID 34:1648，2002）和难治性感染（Mycosis：519，2006）成功的病例报道 **众所周知对抗真菌药耐药，包括两性霉素 B 和唑类**。作为补救治疗，伏立康唑对 44% 的患者有效（AAC 52：1743，2008）。免疫缺陷宿主的病死率在 80% 以上

7 **口服溶液优于片剂，因为胃肠道吸收多**（见表 11B，124 页）。

* 注：所有推荐剂量仅针对成人（除非特别注明）和肾功能正常者。（缩写见第 2 页）

表 11A（13） 真菌感染的治疗——抗微生物药物的选择*

感染类型/病原菌/感染部位	抗菌药物选择		说明
	首选药物	替代药物	
马杜拉足（见诺卡菌和足分枝霉菌）			
尖端赛多孢子菌（波伊德假性霉样菌）（并非真的皮肤暗色孢霉菌）（Medicine 81:333，2002） 皮肤，皮下（马杜拉足），脑脓肿，复发性脑膜炎。可以出现在溺水后。特别是造血干细胞移植患者可致播散性感染	**伏立康唑** 6mg/kg IV q12h 第 1 天，然后 4mg/kg IV q12h，或（体重 ≥40kg：200mg po q12h；体重 < 40kg：100mg po q12h）（AAC 52：1743，2008）。如果血清浓度低于治疗浓度（1μg/ml），用 300mg bid（CID 46：201，2008）	外科手术 + **伊曲康唑** 200mg po bid 至临床症状好转[NAI]。（目前许多菌种对伊曲康唑耐药或治疗困难）或**泊沙康唑** 400mg po bid 餐中服用（如不能进食，200mg po qid）	**本菌对许多抗真菌药物耐药，包括两性霉素 B** 伏立康唑体外抗菌活性比伊曲康唑和泊沙康唑强（Clin Microbiol Rev 21：157，2008） 有报道用伏立康唑治疗播散性和中枢神经系统感染成功的病例（AAC 52：1743，2008） 泊沙康唑在体外有活性，有多个治疗成功的病例报道
孢子丝菌病（IDSA 指南；CID 45：1255，2007）			
皮肤/皮肤淋巴管	**伊曲康唑** 200mg/d po，全部病损消失后 2～4w，通常需 3～6 个月	如果无效，**伊曲康唑** 200mg po bid，或**特比萘芬** 500mg po bid，或**饱和碘化钾溶液**（SSKI）：5 滴（眼药水滴）tid，逐渐增至 40～50 滴 tid	如果首选药物或替代药物无效，用氟康唑 400～800mg/d 妊娠或哺乳：局部高温（见下文）
骨关节	**伊曲康唑** 200mg po bid × 12 个月	**脂质体两性霉素 B** 3～5mg/(kg·d) IV，或 ABLC 5mg/(kg·d) IV，或**脱氧胆酸两性霉素 B** 0.7～1 mg/(kg·d) IV，如有效，换用**伊曲康唑** 200mg bid po，总疗程 12 个月	治疗 2 周后，确保血清伊曲康唑达到有效浓度

感染类型/病原菌/感染部位	抗菌药物选择		说明
	首选药物	替代药物	
肺	如严重，**脂质体两性霉素 B** 3～5mg/kg IV 或**标准两性霉素 B** 0.7～1.0mg/kg IV qd 直至有效，然后**伊曲康唑** 200mg po bid，总疗程 12 个月	不太严重：**伊曲康唑** 200mg po bid×12 个月	治疗 2 周后，确保血清伊曲康唑达到有效浓度 肺部局限病灶行手术切除加两性霉素 B
脑膜炎或播散性	**脂质体两性霉素 B** 5mg/kg IV qd×4～6w，若改善，用**伊曲康唑** 200mg po bid，总疗程 12 个月	AIDS 或其他免疫抑制患者：慢性维持治疗选用**伊曲康唑** 200mg po qd	治疗 2 周后，确保血清伊曲康唑达到有效浓度
妊娠和儿童	妊娠：皮肤－局部高温。严重：**脂质体两性霉素 B** 3～5mg/kg IV qd。**避免用伊曲康唑**	**儿童**：皮肤病变：伊曲康唑 6～10mg/(kg·d)（最大剂量 400mg）。替代治疗用 **SSKI**，从 1 滴 tid 逐渐增加，最大剂量 1 滴/kg，或 40～50 滴 tid，二者之间取较低的剂量	儿童播散性孢子丝菌病：标准两性霉素 B 0.7mg/kg IV qd，有效后换用伊曲康唑 6～10mg/kg（最大剂量 400mg）qd

*注：所有推荐剂量仅针对成人（除非特别注明）和肾功能正常者。（缩写见第 2 页）

表 11B（1）　抗真菌药物：剂量、不良反应和说明

药名、商品名/常用剂量	不良反应/说明
非脂质体两性霉素 B 脱氧胆酸盐（Fungizone）0.3～1mg/(kg·d）一次静滴 **两性霉素 B 对赛多孢子菌、葡萄牙念珠菌和土曲霉菌没有活性**（表 11C，125 页）	**用法**：两性霉素 B 是一种胶体混悬液，须用无电解质的 5% 葡萄糖配制成 0.1mg/ml 的溶液，以防止沉淀。混悬液不需要避光保存。两性霉素 B 静滴会引起寒战/发热、肌痛、厌食、恶心、偶尔可引起血流动力学不稳定/低血压。推测原因可能与促炎性反应的细胞因子有关，而与组胺释放无关（Pharmacol 23：966，2003）。静滴时间常为 4h 以上，静滴 1h 与 4h 无区别，除了静滴 1h 寒战/发热迅速出现以外。多次给药后发热反应减轻。快速静滴偶尔可引发肺部反应（严重的气短，以及灶性浸润提示肺水肿） **哌替啶（度冷丁）（25～50mg IV）对严重寒战有效**。静滴两性霉素 B 前使用对乙酰氨基酚、苯海拉明、氢化可的松（25～50mg）和肝素（1000U），对寒战/发热无影响。如果细胞因子的理论正确，那么 NSAIDs 或大剂量激素可能有效，但这些药可能有加重感染和增加**肾脏毒性**的危险（如 NSAIDs）。临床副作用随年龄增长而减少 **毒性**：肾毒性最重要。最初表现为尿排钾增多和低钾血症，然后血清碳酸氢盐下降（可进展为肾小管酸中毒），肾脏红细胞生成素下降和贫血，血尿素氮/肌酐升高。可能发生低镁血症 减少肾损伤的方法：①**用药前后各输入 500ml 生理盐水（如病情能允许盐负荷）**；②避免与有肾损害的药物同用，如：放射造影剂、氨基糖苷类、顺铂；③用脂质体两性霉素 B
脂化两性霉素 B[1] 产品： **两性霉素 B 脂质复合体（ABLC Abelcet）**：5mg/(kg·d）单次静脉输注	**用法**：由两性霉素 B 和两层脂带复合而成。与普通两性霉素 B 比，分布容积大，血液清除快，组织浓度高（肝、脾、肺）。剂量：5mg/kg，qd，输入速度是 2.5mg/(kg·h)。成人和儿童剂量相同。不能用有过滤膜的输液器，不能用盐水稀释，不能与其他药或电解质混合 **毒性**：发热和寒战 14%~18%、恶心 9%、呕吐 8%、血清肌酐升高 11%、肾功能衰竭 5%、贫血 4%、低钾血症 5%、皮疹 4%，有一例在静滴 ABLC 过程中发生脂肪栓塞致死的报道（Exp Mol Path 177：246，2004）
脂质体两性霉素 B（LAB，AmBisome）：1～5mg/(kg·d）单次静脉输注	**用法**：本药为两性霉素 B 包裹于两层脂质体膜内。剂量：3～5mg/(kg·d）IV，单次静滴时间约 120min。如果耐受好，输注时间可以减少到 60min（见脚注[2]）。老年患者耐受性好（J Inf 50：277，2005） **主要毒性**：总的说来比两性霉素 B 毒性低。本品与两性霉素 B 相比，肾毒性分别为 18.7% *vs* 33.7%，寒战 47% *vs* 75%，恶心 39.7% *vs* 38.7%，呕吐 31.8% *vs* 43.9%，皮疹二者均为 24%，低钙血症 18.4% *vs* 20.9%，低钾血症 20.4% *vs* 25.6%，低镁血症 20.4% *vs* 25.6%。脂质体两性霉素 B 的急性输液反应常见（20%~40%），86% 在输液后 5min 内出现，包括胸痛、气短和低氧血症或严重的腹部、腰肋部及腿痛。在输液接近 4h 时，14% 出现面部潮红和荨麻疹。所有的反应使用苯海拉明（1mg/kg）和暂停输液均有效，这些反应可能是脂质体激活补体的结果（CID 36：1213，2003）

药名、商品名/常用剂量	不良反应/说明
卡泊芬净（Cancidas，科赛斯） 70mg IV 第 1 天，然后 50mg IV qd（中度肝功能不全者减至 35mg IV qd）	棘白菌素类抑制 β-(1,3)-D-葡聚糖的合成。对念珠菌，包括耐其他抗真菌药物的菌株在内，均有杀菌作用（MIC < 2μg/ml）。对曲霉菌有活性（MIC 0.4 ~ 2.7μg/ml）。卡泊芬净批准的适应证包括：发热、中性粒细胞减少患者的经验性治疗；念珠菌菌血症；念珠菌引起的腹腔脓肿、腹膜炎和胸腔感染；食管念珠菌病；对其他抗真菌药治疗难治的或不耐受的侵袭性曲霉病。推荐剂量的血清峰浓度为 12μg/ml，谷浓度为 1.3 μg/ml（24h）。**毒性**：无明显毒副作用。最常见的不良反应：注射部位瘙痒、头痛、发热、寒战、呕吐和腹泻，与输液相关。422 例念珠菌菌血症患者，卡泊芬净治疗组 8% 患者血清肌酐升高，而在短疗程两性霉素 B 组，21% 血清肌酐升高（Ln Oct 12，2005，online）。卡泊芬净经肝代谢，中度至重度肝脏衰竭时应减量至 35mg。妊娠安全级别为 C（对鼠和兔的胚胎有毒性）。药物相互作用见表 22，217 页，例如与环孢霉素（肝毒性）和他克莫司（推荐监测药物浓度）的相互作用。有引起可逆的血小板减少症的报道（Pharmacother 24 : 1408，2004）。**脑脊液和尿液药物浓度为 0**
米卡芬净（Mycamine，米开民） 骨髓干细胞移植后预防真菌感染：50mg/d 治疗念珠菌菌血症：100mg/d 治疗念珠菌性食管炎：150 mg/d	是 FDA 批准的第二个棘白菌素，治疗食管念珠菌病和 HSCT[3] 后预防念珠菌感染。对念珠菌属和曲霉属的大部分菌株具有活性，包括对氟康唑耐药的光滑和克柔念珠菌，与其他抗真菌药联合使用无拮抗作用。在严重肾衰竭和中度肝衰竭时不需要调整剂量。注意药物间的相互作用，如与西罗莫司、尼非地平。耐受性好，常见的不良反应包括：恶心 2.8%、呕吐 2.4%、头痛 2.4%。有一过性肝功能、BUN 和 Cr 升高的报道；严重的肝损害和肾功能不全罕见，见 CID 42 : 1171，2006。**脑脊液和尿液药物浓度为 0**

[1]已发表的数据来自对传统的两性霉素 B 去氧胆酸盐不耐受或难治的患者。**在前瞻性试验中，没有一种脂化两性霉素 B 的疗效超过两性霉素 B（治疗播散性组织胞浆菌病，在 2 周时，脂质体两性霉素 B 的疗效超过两性霉素 B，此为例外）。二者的对等剂量尚未确定**（CID 36 : 1500，2003）。脂化两性霉素 B 的肾毒性均较低。

[2]比较 Abelcet 与 AmBisome 显示，Abelcet 发生与输液速度有关的毒性（寒战、发热）较多（70% *vs* 36%），而 AmBisome 发生轻度肝功能毒性较多（59% *vs* 38%，$P = 0.05$）。两者均有 1/3 的患者出现血清肌酐轻度升高（BJ Hemat 103 : 198，1998；Focus on Fungal Inf #9，1999；Bone Marrow Tx 20 : 39，1997；CID 26 : 1383，1998）。

[3]HSCT = 造血干细胞移植。

* 注：所有推荐剂量仅针对成人（除非特别注明）和肾功能正常者。（缩写见第 2 页）

表 11B（2）　抗真菌药物：剂量、不良反应和说明

药名、商品名/常用剂量	不良反应/说明
阿尼芬净（Eraxis） 念珠菌菌血症：200mg IV 第 1d，然后 100mg IV qd 食管念珠菌病：100mg IV 一次，然后 50mg IV qd	是一种棘白菌素类抗真菌药（杀菌药），对念珠菌属和曲霉菌属有效，包括对两性霉素 B 和三唑类耐药的菌株。FDA 批准用于治疗食管念珠菌病（EC）、念珠菌菌血症和其他复杂的念珠菌感染。临床试验对食管念珠菌病有效，一项 245 例侵袭性念珠菌病和念珠菌菌血症的临床试验中，其疗效优于氟康唑（75.6% *vs* 60.2%）。同其他棘白菌素类一样，无显著毒副作用，常见不良反应有恶心、呕吐、低镁血症、低钾血症和头痛（11%~13%）。肝肾功能不全时不需要调整剂量。见 CID 43：215，2006。**脑脊液和尿液药物浓度为 0**
氟康唑（Diflucan，大氟康） 100mg/片 150mg/片 200mg/片 400mg IV 口服悬液：50mg/5ml	有良好的生物利用度，IV 与口服剂量相等。**药理学**：口服吸收好，已有水溶液可供静脉注射，血清峰浓度见表 9A，86 页。半衰期 30h（范围 20 ~ 50h）。蛋白结合率 12%。**在正常人脑脊液浓度是血清浓度的 50%~90%**，脑膜炎时升高。不影响哺乳类的类固醇代谢。**药物间的相互作用多见，见表 22**。不良反应总计 16%［HIV 阳性患者更常见（21%）］，恶心 3.7%、头痛 1.9%、皮疹 1.8%、腹痛 1.7%、呕吐 1.7%、腹泻 1.5%、AST 升高 20%。毛发脱落（头、外阴部）占 12% ~ 20%，出现在口服剂量≥400mg/d，中位疗程在 3 个月（中位数）以上的患者（约 6 个月内恢复）。罕见的不良反应：严重肝脏毒性（CID 41：301，2005）、剥脱性皮炎。**注：克柔念珠菌和光滑念珠菌对氟康唑耐药**
氟胞嘧啶（Ancobon） 500mg 胶囊	不良反应：总计 30%，胃肠道 6%（腹泻、厌食、恶心、呕吐）；血液 22%［当血药浓度 > 100μg/ml 时，白细胞减少和血小板减少（尤其是氮质血症患者）］；肝脏毒性（可逆的无症状的 AST 升高）；皮疹 7%；再生障碍性贫血（罕见，曾报告 2 ~ 3 例）。用 EKTACHEM 分析仪出现假性血清肌酐升高
灰黄霉素（Fulvicin，Grifulvin，Grisactin）500mg，混悬液 125mg/ml	光过敏，荨麻疹，胃肠道不适，乏力，白细胞减少（罕见）。对华法林有干扰；增加血和尿卟啉，卟啉病患者禁用；轻度双硫仑样反应；可加重系统性红斑狼疮
咪唑类（局部用药） 用于阴道和（或）皮肤	在妊娠早期不推荐应用，0.5%~1.5% 有局部反应：性交困难、轻度阴道或外阴红斑、烧灼感、瘙痒、荨麻疹、皮疹。性伴侣很少出现类似症状

药名、商品名/常用剂量	不良反应/说明
伊曲康唑（Sporanox，斯皮仁诺） 100mg 胶囊 10mg/ml 口服液 静脉常用剂量 200mg bid ×4 次，然后 200mg qd，最多 14d	**伊曲康唑片剂和口服液不能互换，建议使用口服液**。许多专家建议在服用 2 周后检测血清药物浓度，以保证吸收满意。为获得最高的血药浓度，片剂与食物和酸性饮料（如可口可乐）同时服用，而口服液应在空腹时服用；在这种条件下，胶囊的血药峰浓度约 3μg/ml，口服液为 5.4μg/ml。口服液的达峰时间短（2.2 h *vs* 5 h）。**静脉注射（200mg）和口服胶囊（200mg）相比，静脉注射的血药峰浓度为 2.8μg/ml（治疗第 7d），而口服胶囊的血药峰浓度为 2μg/ml（治疗第 36d）**。蛋白结合率两者均在 99% 以上，这也是该药不能穿透脑脊液的原因（**不能用于治疗脑膜炎**）。与剂量相关的常见不良反应：恶心 10%、腹泻 8%、呕吐 6%、腹部不适 5.7%。过敏性皮疹 8.6%、胆红素升高 6%、水肿 3.5% 和肝炎 2.7%。增加剂量可能产生低钾血症（8%）和血压升高（3.2%）。有发生谵妄、周围神经病和震颤的报道（J Neur Neurosurg Psych 81:327，2010）。**有报道致使心功能受损**。接受冲击治疗的甲真菌病患者曾发生严重肝衰竭需行肝移植。FDA 报道，在 2001 年前 5000 万人用本药，24 人发生肝衰竭，其中 11 例死亡。与酮康唑和氟康唑一样**有药物相互作用，见表 22**。有些药物相互作用可危及生命
酮康唑（Nizoral） 200mg/片	吸收需要胃酸 – 西咪替丁、奥美拉唑和抗酸剂阻碍其吸收。胃酸缺乏的患者，将片剂溶于 4ml 0.2N 盐酸中，用吸管吸入。可口可乐使吸收增加 65%。脑脊液浓度为 0。**药物间相互作用很重要，见表 22。有些药物相互作用可危及生命。恶心和呕吐与剂量有关** 肝细胞型的肝毒性反应的发生率约 1/10,000，通常在服药后几天至几周出现 剂量≥800mg/d 时血清睾丸酮和血浆皮质醇水平下降。大剂量有致肾上腺危象（艾迪生病）的报道
咪康唑（Monistat IV）200mg 美国没有此药	IV 咪康唑的适应证是足放线菌感染的危重患者，特别是波伊德假性霉样菌感染。需把药物制成溶液，溶媒的毒性很大
制霉菌素（Mycostatin） 30g 霜剂 50 万单位口含片	局部用：无不良反应。疗效不如咪唑类和三唑类。口服：大剂量偶尔出现胃肠道不适和腹泻

*注：所有推荐剂量仅针对成人（除非特别注明）和肾功能正常者。（缩写见第 2 页）

表 11B（3）　抗真菌药物：剂量、不良反应和说明

药名、商品名/常用剂量	不良反应/说明
泊沙康唑（Noxafil） 400mg po bid，餐中服用，（如不能进食，200mg qid）。预防应用时，200mg po tid（进餐时）。混悬液 40mg/ml。**服药 7～10d 达稳态**。无静脉制剂	一种口服的三唑类药物，抗真菌活性较广，对其他抗真菌药物难治的感染有效，包括：曲霉菌病、接合菌病、镰刀菌病、足放线病菌（Pseudallescheria）、暗色丝孢霉病、组织胞浆菌病、难治的念珠菌、难治的球孢子菌、难治的隐球菌和着色真菌病。**高脂肪餐有助于增加药物的吸收**。批准用于预防治疗（NEJM 356：348，2007）。在 176 例三唑类难治的口腔/食管念珠菌感染的 AIDS 患者中，75% 有效。泊沙康唑的毒副作用与其他三唑类相似：恶心 9%、呕吐 6%、腹痛 5%、头痛 5%，腹泻、ALT 和 AST 升高及皮疹各占 3%。如果治疗时间超过 6 个月，可有严重的不良反应，包括肾上腺功能不全、肾毒性和 QTc 延长。显著的药物相互作用，抑制 CYP3A4（见表 22）。应考虑监测血药浓度（AAC 53：24，2009）（见 Drugs 65：1552，2005）
特比萘芬（Lamisil，兰美抒） 250mg/片	据报道用特比萘芬治疗甲癣病人中，少数（8 例）特异体质者发生有症状的肝损害，出现肝衰竭导致死亡或需要肝移植者更罕见。因此，**该药不推荐用于慢性或活动性肝病患者**；肝脏毒性亦可出现在既往有或无肝病患者。建议治疗前检查血清转氨酶（ALT 和 AST），如果不正常可改用其他药。用特比萘芬初治疗时，要注意提示肝功能异常的症状（如持续恶心、纳差、乏力、呕吐、右上腹痛、黄疸、深色尿和陶土样大便）。如果出现症状，应停止治疗并立即检查肝功能。在对照试验中，有晶状体和视网膜改变的报道，但临床意义不明。主要的药物间相互作用是利福平使本药的清除率增加 100%。不良反应：通常轻微、短暂，很少导致治疗中断；特比萘芬与安慰剂不良反应比例：恶心/腹泻 2.6%～5.6% *vs* 2.9%，皮疹 5.6% *vs* 2.2%，味觉异常 2.8% *vs* 0.7%。有抑制 CYP2D6 酶的作用（见表 22）。有急性全身性脓疱病和亚急性皮肤红斑狼疮的报道

药名、商品名/常用剂量	不良反应/说明
伏立康唑（Vfend，威凡） IV：负荷量 6mg/kg q12h × 1d，然后，治疗侵袭性曲霉菌病和严重霉菌感染：4mg/kg q12h IV；治疗严重的念珠菌感染：**3mg/kg q12h IV** **po：体重 > 40kg**：400mg po q12h，然后 200mg po q12h **体重 < 40kg**：200mg po q12h，然后 100mg po q12h **餐前 1 小时或餐后 1 小时服药** 口服混悬液（40mg/ml），口服混悬液剂量与片剂相同 有中度肝脏损伤者，维持量减半	一种对曲霉菌属有活性的三唑类药物，**包括对两性霉素 B 耐药的土曲霉菌亦有效**。对念珠菌（包括克柔念珠菌）、镰刀菌和其他霉菌有活性。稳态血清浓度为 2.5 ~ 4 μg/ml。用口服制剂者约 20% 患者血清水平低于治疗浓度，因此对可疑治疗失败和致命性感染应监测其血药浓度。为达到 1 ~ 6μg/ml 的稳态药物浓度，口服剂量可能需要 300mg bid，IV 的剂量需要 8mg/(kg · d)。毒性与其他吡咯类/三唑类相似，包括少见的严重肝脏毒性（如肝炎、淤胆性肝炎和暴发性肝衰竭）。治疗期间需监测肝功能，如发生异常应停止治疗。有报道皮疹高达 20%，偶见光过敏、Stevens-Johnson 综合征和幻觉，伴有发热和高血压的输液过敏反应。有报道 1 例 15 岁患急性淋巴细胞白血病的患者出现 QT 延长和室性心动过速。在静脉或口服给药后 30 ~ 60min 内，**大约 21% 的患者有一过性的视觉障碍**（"改变/增强视觉"，视物模糊或视物颜色改变或畏光），视觉障碍在 30 ~ 60min 恢复正常，多次给药会减轻。（**门诊患者用药后不要夜间驾驶**）。持续的视力改变罕见。原因不详。肌酐清除率 < 50ml/min 的患者应口服给药，不要静脉注射，因为溶媒二丁醚-β环糊精（SBECD）会在体内累积。并可能与肾毒素相关，尽管近期的一项研究并不支持此结论（CID 54：913，2012）。幻觉、低血糖、电解质紊乱和肺炎是药物浓度增加所致。潜在的药物相互作用很多见，见表 22 **注：尿中没有活性成分。对接合菌无活性，如毛霉菌**

* 注：所有推荐剂量仅针对成人（除非特别注明）和肾功能正常者。（缩写见第 2 页）

表 11C　抗真菌药物活性及选择一览表

微 生 物	抗真菌药物[1,2,3,4]					
	氟康唑[5]	伊曲康唑	伏立康唑	泊沙康唑	棘白菌素[6]	多烯类
白念珠菌	+++	+++	+++	+++	+++	+++
杜氏念珠菌	+++	+++	+++	+++	+++	+++
光滑念珠菌	±	±	+	+	+++	++
热带念珠菌	+++	+++	+++	+++	+++	+++
近平滑念珠菌[7]	+++	+++	+++	+++	++（MIC 高）	+++
克柔念珠菌	–	+	++	++	+++	++
季也蒙念珠菌	+++	+++	+++	+++	++（MIC 高）	++
葡萄牙念珠菌	+	+	++	++	++	–[8]
新型隐球菌	+++	+	+++	+++	–	+++
烟曲霉[9]	–	++	+++	+++	++	++
黄曲霉[9]	–	++	+++	+++	++	++（MIC 高）
土曲霉	–	++	+++	+++	++	–
镰刀菌	–	±	++	++	–	++（脂质制剂）
尖端赛多孢子菌（波氏假阿利什菌）	–	–	+++	+++	–	–
多产赛多孢子菌[10]	–	–	±	±	–	–
毛孢子菌属	±	+	++	++	–	+

微生物	抗真菌药物[1,2,3,4]					
	氟康唑[5]	伊曲康唑	伏立康唑	泊沙康唑	棘白菌素[6]	多烯类
接合菌（如犁头霉属、毛霉属、根霉属）	−	−	−	+++	−	+++（脂质制剂）
暗色霉菌[11]（如链格孢属、离蠕孢属、弯孢霉属、外瓶霉属）	−	++	+++	+++	+	+
双相真菌						
皮炎芽生菌	+	+++	++	++	−	+++
粗球孢子菌	+++	++	++	++	−	+++
荚膜组织胞浆菌	+	+++	++	++	−	+++
申克孢子丝菌	−	++	−	+	−	+++

− ＝无活性；± ＝可能有活性；+ ＝有活性，三线治疗（临床疗效较差）；++ ＝有活性，二线用药（临床疗效稍差）；+++ ＝有活性，一线用药（临床通常有效）

1 最低抑菌浓度不一定能预测临床疗效。
2 棘白菌素类、伏立康唑、泊沙康唑和多烯类尿中浓度很低。
3 在严重免疫抑制/低下的患者，需要同时进行免疫重建才能治疗成功。
4 **氟胞嘧啶**对念珠菌属、隐球菌属和暗色真菌有活性，但主要用于联合治疗。
5 既往用过三唑类药物出现念珠菌属继发感染时，很可能会对三唑类耐药。
6 棘白菌素的药代动力学见 JAC 65：1108，2010。
7 成功治疗近乎滑念珠菌感染需要清除异物与拔去血管内的导管。
8 即使敏感菌株也有治疗失败的报道。
9 两性霉素的脂质制剂对烟曲霉和黄曲霉的疗效可能更好（+++）。
10 多产赛多孢子菌对单药敏感性差，可能需要联合治疗（如加用特比奈芬）。
11 接合菌、某些曲霉属和暗色真菌感染常还需手术切除病灶。

表 12A（1） 分枝杆菌感染的治疗*

结核菌素皮肤试验（TST），即 PPD［Chest 138：1456，2010］

5 单位 TST（中等强度 PPD）48～72h 判断阳性的标准：

- 硬结≥5mm：HIV 阳性，免疫抑制，泼尼松≥ 15mg/d，胸部 X 线显示陈旧性结核，近期与结核患者有密切接触等情况者
- 硬结≥10mm：出生于美国以外的地区，来自结核高发区，静脉吸毒者，低收入人群，住养老院者，慢性病患者，硅沉着病（矽肺）患者
- 硬结≥15mm：健康人

检测延迟阳性的二阶段法：如第 1 次 PPD 阳性但＜10mm，1 周后重复中等强度 PPD 试验一次。若儿时接种卡介苗，对第 2 次 PPD 也可有反应。

儿童时**接种卡介苗**：若硬结≥10mm 且来自结核高发区者，应视为感染结核分枝杆菌。在结核患病率低的地区，TST 反应≤18mm 时，更可能系卡介苗而非结核所致（CID 40：211，2005）。既往接种过卡介苗可增强两阶段 TST 的反应（ArIM 161：1760，2001；Clin Micro Inf 10：980，2005）。

在 HIV 阳性或阴性患者，不再推荐做常规 PPD 无反应性试验（JAMA 283：2003，2000）。

γ 干扰素释放试验（IGRAs）：IGRAs 通过检测机体免疫细胞在结核分枝杆菌抗原的刺激下释放 IFN－γ，判断机体对结核分枝杆菌的敏感性。可在所有适用 TST 的情景下替代 TST［MMWR 59（RR－5），2010］。美国 FDA 已经批准了四个 IGRAs 试验：

- QuantiFERON－TB（QFT）（2001 年批准，但 2005 年撤销）
- QuantiFERON－TB Gold（QFT－G）（2005 年批准）
- QuantiFERON－TB Gold In－Tube Test（QFT－GIT）（2007 年批准）
- T－Spot（2008 年批准）

QFT－G、QFT－GIT 和 T－Spot 分别检测免疫反应不同，因此结果不能完全互换。IGRAs 对结核分枝杆菌相对特异，与卡介苗 BCG 及多数非结核分枝杆菌无交叉反应。对于不能复诊测量 TST 结果，或曾接种 BCG 的患者，CDC 推荐 IGRA 优于 TST。小于 5 岁的儿童 TST 检查效果更好（IGRA 也可接受）。对于近期接触结核者，二者均可选用，但 IGRA 没有“增强效应”。关于结核职业暴露的检测也是如此。和 TST 一样，IGRAs 测定在低流行人群中可出现假阳性（CID 53：234，2011）。关于 IGRA 的详细讨论参见 MMWR 59（RR－5），2010；JAMA 308：241，2012。

核酸扩增试验（NAAT）能够在临床标本中可靠地发现结核分枝杆菌，较传统的培养结果提前 1 周甚至更多。尤其适用于发现涂片阳性标本中的结核分枝杆菌，但在涂片阴性或肺外标本中的敏感性低（CID 49：46，2009；PloS Medicine 5：e156，2008）。CDC 目前推荐，对于诊断考虑结核但尚未确诊的患者以及检测结果将改变治疗方案或结核控制措施的所有患者，应至少留取一个呼吸道标本行核酸扩增试验（MMWR 58：7，2009）。

快速（24h 以内）诊断试验：①结核分枝杆菌直接扩增试验扩增和检测结核菌核糖体 RNA；②AMPLICOR 结核分枝杆菌试验扩增和检测结核菌 DNA。对于结核分枝杆菌阳性的痰标本，二者敏感性和特异性均 >95%，对于阴性标本，特异性仍 >95%，但敏感性仅为 40% ~77%（MMWR 58：7，2009；CID 49：46，2009）。

Xpert MTB/RIF 是一种，用于检测痰涂片阴性患者痰标本中结核分枝杆菌的快速（2hr）诊断试验，还同时检测利福平（RIF）的耐药性。其特异性为 99.2%，敏感性为 72.5%（NEJM 363：1005，2010）。适用于资源匮乏的地区（Lancet 在线 4/19/2011）。目前基于抗体及 ELISA 技术的快速试验由于准确性不及传统显微镜检 ± 培养，WHO 不推荐（Lancet ID 11：736，2011）。

病原体/疾病	不同情境	推荐方案	
		初始强化治疗	后续巩固治疗
1. **接触结核分枝杆菌**（Mycobacterium tuberculosis）**但 TST 阴性**（可能具有污染性感染患者的家庭成员和其他密切接触者）	新生儿—必须治疗	异烟肼［10mg/(kg·d) × 3 个月］	3 个月后重复结核菌素皮肤试验（TST）。若母亲痰涂片阴性且婴儿 TST 阴性及胸部 X 线正常，则停用异烟肼。在英国，随后予接种卡介苗（Ln 2：1479，1990），除非母亲 HIV 阳性。若婴儿重复 TST 阳性和（或）胸部 X 线异常［肺门淋巴结肿大和（或）肺浸润］，则予异烟肼 + 利福平［10 ~20mg/(kg·d)］或链霉素。总疗程 6 个月。若母亲正在治疗，母婴无需隔离
	5 岁以下儿童—应予治疗	最初 3 个月同新生儿	若 3 个月后重复 TST 阴性，则停止治疗。若重复 TST 阳性，则继续异烟肼治疗，总疗程 9 个月。若起初未予异烟肼，3 个月后重复 TST，**若阳性**则用异烟肼治疗 9 个月（见本表下文 2）
	较大儿童和成人—第 1 年的感染风险2% ~4%		如果重复 TST 结果为阴性无需治疗

（接下页）

缩写见第 2 页，脚注见 137 页　* 所有推荐剂量仅针对成人（除非特别注明）及肾功能正常者。†DOT = 直接督导治疗

表 12A（2） 分枝杆菌感染的治疗*

病原体/疾病	不同情境	推荐方案	
		初始强化治疗	替代治疗
2. 结核分枝杆菌潜伏感染的治疗（以前称为“预防”） （NEJM 364：1441，2011） **2.1 因具高危因素有使用异烟肼的适应证** 假设异烟肼敏感。异烟肼预防活动性结核 20 年以上的有效率为 54%～88%	（1）结核菌素反应阳性且 HIV 阳性（结核活动的风险为每年 10%，AIDS 患者风险增高 170 倍，HIV 阳性者风险增高 113 倍）。 （2）新感染者（在过去 2 年内 TST 转阳—第 1 年风险为 3.3%） （3）既往结核病史，未经充分治疗（异烟肼、利福平或其他替代药物） （4）结核菌素反应阳性伴胸部 X 线符合非进展性结核病变（每年的风险 0.5%～5.0%） （5）结核菌素反应阳性伴特殊易感因素：静脉吸毒（MMWR 38：236，1989）、矽肺、糖尿病、长期肾上腺皮质激素治疗（泼尼松＞15mg/d）、免疫抑制剂治疗、血液病（霍奇金病、白血病）、终末期肾病、伴有体重迅速大幅下降或慢性营养不良的临床状况、胃切除术后（CID 45：428，2007） （6）抗 TNF－α 治疗开始后结核菌素反应阳性（CID 46：1738，2008）。处理流程见 Thorax 60：800，2005 **注：关于 HIV，见《桑福德 HIV/AIDS 治疗指南》**和（或）JID 196：S35，2007	**异烟肼**［成人 5mg/(kg·d)，最大剂量 300mg/d；儿童 10mg/(kg·d)，不超过 300mg/d］。可在直接督导治疗下每周用 2 次异烟肼（MMWR 52：735，2003） 最佳疗程 9 个月（包括儿童、HIV 阴性或阳性、胸部 X 线显示陈旧的纤维病变）。在一些病例，考虑到成本效益，6 个月治疗也可（AJRCCM 161：S221，2000）。小于 18 岁的 HIV 阳性患者或 X 线胸片显示纤维病变者，勿用 6 个月治疗方案（NEJM 345：189，2001） 关于监测异烟肼肝功损害的最新推荐，参见 MMWR59：227，2010 每周一次**异烟肼联合利福喷丁**，给药 12 次，其疗效与 9 个月的异烟肼方案相当。该方案剂量：**异烟肼** 15mg/kg（最大 900mg）；**利福喷丁**（根据体重调整）：10～14kg：300mg；14.1～25kg：450mg；25.1～32kg：600mg；32.1～49.9kg：750mg；≥50kg：900mg。以下人群不推荐使用：＜2 岁的儿童；ART 治疗中的 HIV/AIDS 患者；孕妇；疑为 INH 或 RIF 耐药的患者（MMWR 60：1650，2011）	若有依从性问题：直接督导治疗下（DOT†）**异烟肼** 15mg/kg，每周 2 次×9 个月 **利福平** 600mg/d po×4 个月（HIV 阴性和阳性者）与 9 个月的异烟肼方案一样有效（CID 49：1883，2009） 荟萃分析提示异烟肼＋利福平治疗 3 个月与“标准”的异烟肼治疗（6～12 个月）疗效相同（CID 40：670，2005） 在儿童，3～4 个月异烟肼＋利福平方案也和 9 个月异烟肼一样安全和有效（CID 45：715，2007）

病原体/疾病	不同情境	推荐方案	
		初始强化治疗	替代治疗
2.2 TST 阳性（病原体可能对异烟肼敏感）	年龄不再作为选择不同方案的考虑因素（见说明）	**异烟肼**［成人 5mg/(kg·d)，最大剂量 300mg/d；儿童 10mg/(kg·d)，不超过 300mg/d］。6 个月的预防活动性结核的效果不如 12 个月（有效率分别为 65% 和 75%）。目前推荐 9 个月疗程。详细情况及替代治疗见 2.1	对早期研究的重新分析支持**异烟肼**预防治疗（与异烟肼可能相关的药物性肝炎病例病死率 < 1%，而结核病死率 ≥ 6.7%）（ArIM 150:2517，1990）。新近资料提示，若能监测肝脏毒性，异烟肼预防治疗在 35 岁以上患者的收益较风险为好（AnIM 127:1051，1997）。肝脏毒性的总体风险为 0.1% ~ 0.15%（JAMA 281:1014，1999）
	妊娠—有任何危险因素时（见 2.1）	按上法用**异烟肼**治疗。对有从潜伏感染进展为活动性结核风险的女性，尤其 HIV 阳性或近期感染者，即使在妊娠前 3 个月期间也应该立即开始治疗	
	妊娠—无危险因素	不需要治疗（见说明）	推迟至产后治疗
2.3 TST 阳性且可能耐药（世界范围耐药流行资料见 NEJM 344:1294，2001；JID 185:1197，2002；JID 194:479，2006；EID 13:380，2007）	异烟肼耐药（或存在异烟肼不良反应），对利福平可能敏感	**利福平** 600mg/d po ×4 个月（HIV 阳性或阴性）	另一个替代治疗是利福布丁 300mg/d 推测单用利福平的保护效果为 56%；据报道 26% 患者有不良反应（仅 2/157 未完成 6 个月治疗） 利福平 10mg/(kg·d) 治疗 4 个月比异烟肼治疗 9 个月的不良反应少（AIM 149:689，2008）
	可能对异烟肼和利福平均耐药	所有方案的疗效均未经证实。**吡嗪酰胺** 25 ~ 30mg/(kg·d) 至最大量 2g/d + **乙胺丁醇** 15 ~ 25 mg/(kg·d) po ×12 个月	**吡嗪酰胺** 25 mg/(kg·d) 至最大剂量 2g/d +（**左氧氟沙星** 500mg/d），均 po ×6 ~ 12 个月

缩写见第 2 见，脚注见 137 页　＊注：所有推荐剂量仅针对成人（除非特别注明）及肾功能正常者。†DOT = 直接督导治疗

表 12A（3） 分枝杆菌感染的治疗*

病原体/疾病	不同情境	推荐方案：初始强化治疗[8]：方案按优先顺序排列	药物	间隔/剂数[1]（最短疗程）	后续巩固治疗[7]（已知体外药敏）：方案	药物	间隔/剂数[1,2]（最短疗程）	总剂数的范围（最短疗程）
		剂量及直接督导治疗（DOT）方案见说明						
3. 结核分枝杆菌 3.1肺结核 成人及儿童治疗的总体建议参考：Ln 362：887，2003；MMWR 52（RR－11）：1，2003；CID 40（Suppl. 1）：S1，2005］。关于移植和其他免疫抑制患者的治疗参见：CID 48：1276，2009；CID 38：1229，2004。对于新近诊断 HIV 和结核的患者，应尽快同时治疗二者（NEJM 362：697，2010）	已知异烟肼耐药率<4%（对药物敏感的结核菌）［改编自 MMWR 52（RR－11）：1，2003］	1（见133页，图1）	异烟肼 利福平 吡嗪酰胺 乙胺丁醇	7d/周×56剂（8周）或5d/周×40剂（8周）[3] 目前正在评估四药复合固定剂量剂型的疗效（JAMA 305：1415，2011）	1a	异烟肼/利福平[9]	7d/周×126剂（18周）或5d/周×90剂（18周）[3]	182～130（26周）
					1b	异烟肼/利福平	2次/周×36剂（18周）	92～76（26周）[4]
					1c[5]	异烟肼/利福喷丁	1次/周×18剂（18周）	74～58（26周）
必须隔离！活动性结核患者应单间隔离，而不是集体隔离［MMWR 54（RR－17），2005］。以往对治疗前后敏感和耐药结核分枝杆菌传染性的观察（ARRD 85：5111，1962）可能不适用于多重耐药结核分枝杆菌或 HIV 阳性者。应延长隔离时间。免疫抑制患者即使感染敏感菌株，在治疗后60d后，培养阳性率仍有10%（CID 51：371，2010）		2（见133页，图1）	异烟肼 利福平 吡嗪酰胺 乙胺丁醇	7d/周×14剂（2周），然后2次/周×12剂（6周）或5d/周×10剂（2周）[3]，然后2次/周×12剂（6周）	2a	异烟肼/利福平	2次/周×36剂（18周）	62～58（26周）[4]
					2b[5]	异烟肼/利福喷丁	1次/周×18剂（18周）	44～40（26周）

说明

剂量 mg/kg（每24h 最大剂量）

方案*	异烟肼	利福平	吡嗪酰胺	乙胺丁醇	链霉素	利福布丁
qd：						
儿童	10～20（300）	10～20（600）	15～30（2000）	15～25	20～40（1000）	10～20（300）
成人	5（300）	10（600）	15～30（2000）	15～25	15（1000）	5（300）
2次/周（直接督导治疗）：						
儿童	20～40（900）	10～20（600）	50～70（4000）	50	25～30（1500）	10～20（300）
成人	15（900）	10（600）	50～70（4000）	50	25～30（1500）	5（300）
3次/周（直接督导治疗）：						
儿童	20～40（900）	10～20（600）	50～70（3000）	25～30	25～30（1500）	无相关资料
成人	15（900）	10（600）	50～70（3000）	25～30	25～30（1500）	无相关资料

病原体/疾病	不同情境	推荐方案							说明
		初始强化治疗[8]			后续巩固治疗[7]（已知体外药敏）				
		剂量及直接督导治疗（DOT）方案见说明							
		方案按优先顺序排列	药物	间隔/剂数[1]（最短疗程）	方案	药物	间隔/剂数[1,2]（最短疗程）	总剂数的范围（最短疗程）	
见137页脚注 尽可能采用直接督导治疗方案 （接下页）		3（见133页，图1）	异烟肼 利福平 吡嗪酰胺 乙胺丁醇	3次/周 × 24 剂（8周）	3a	异烟肼/利福平	3 次/周 × 54 剂（18周）	78（26周）	**为便于 DOT，二线抗结核药物可按下述方法给药：** 环丝霉素 500 ~ 750mg po qd（5 次/周） 乙硫异烟胺500 ~ 750mg po qd（5 次/周） 卡那霉素或卷曲霉素 15mg/kg IM 或 IV qd（3 ~ 5 次/周） 环丙沙星750mg po qd（5 次/周） 氧氟沙星600 ~ 800mg po qd（5 次/周） 左氧氟沙星750mg po qd（5 次/周） （CID 21：1245，1995） **结核耐药的危险因素**：新近来自拉丁美洲或亚洲的移民，或生活在高耐药区（≥4%）者，或先前未用利福平治疗者；接触已知多重耐药结核菌株者。**美国多重耐药结核**的发生率保持在0.7%。在中国、泰国、俄罗斯、爱沙尼亚和拉脱维亚部分地区，原发耐药的发生率相当高（>25%）。美国80%的MDR病例为非美国本土出生 （接下页）
		4（见133页，图1）	异烟肼 利福平 乙胺丁醇	7d/周 × 56 剂（8周），或5d/周 × 40 剂（8周）[3]	4a	异烟肼/利福平[6]	7d/周 × 217 剂（31周）或5d/周 × 155剂（31周）[3]	273 ~ 195（39周）	
					4b	异烟肼/利福平[6]	2 次/周 × 62 剂（31周）	118 ~ 102（39周）	

缩写见第 2 页，脚注见 137 页。*注：所有推荐剂量仅针对成人（除非特别注明）及肾功能正常者。†DOT = 直接督导治疗

表 12A（4） 分枝杆菌感染的治疗*

病原体/疾病	不同情境	推荐方案[8]	疗程（月）[8]	特别说明[8]	说明
3. 结核分枝杆菌 3.1 肺结核（续前页） **耐多药结核**（MDR TB）：定义为对至少 2 种药物（包括异烟肼和利福平）耐药。患者病死率高（EJCMID 23：174，2004；MMWR 55：305，2006；JID 194：1194，2006；AIM 149：123，2008；NEJM 363：1050，2010） **广泛耐药结核**（XDR－TB）：定义为对异烟肼和利福平＋任何氟喹诺酮和以下 3 种二线药物中至少 1 种耐药：卷曲霉素、卡那霉素或阿米卡星（MMWR 56：250，2007；LnID 9：19，2009）	**异烟肼（±链霉素）耐药**	**利福平，吡嗪酰胺，乙胺丁醇**（加一种**氟喹诺酮类**可加强广泛受累患者的疗效） 氟喹诺酮耐药的出现值得关注（LnID 3：432，2003；AAC 49：3178，2005）	6	（续前页）对异烟肼耐药者应停用异烟肼。对药物敏感的菌株和异烟肼单药耐药的菌株，预后相近（CID 48：179，2009）	（续前页） 注意：对敏感的结核，在多药方案中环丙沙星不及吡嗪酰胺＋乙胺丁醇有效（CID 22：287，1996）。对结核分枝杆菌，**莫西沙星和左氧氟沙星较环丙沙星活力强**。氟喹诺酮耐药可见于曾用氟喹诺酮治疗过的患者（CID 37：1448，2003）。WHO 推荐，若结核对老一代氟喹诺酮耐药，推荐使用莫西沙星（须 MIC ≤ 2）（AAC 54：4765，2010）。**利奈唑胺体外活性极好，包括 MDR 菌株**，并且临床上对有选择的一些 MDR 和 XDR 结核患者治疗有效，但需密切注意毒性反应（JAC 64：1119，2009；CID 50：49，2010）
	异烟肼和利福平（±链霉素）耐药	**氟喹诺酮类，吡嗪酰胺，乙胺丁醇，1 种注射药（IA）± 替代药物**[7]	18～24	对此类病例，需延长疗程以减少复发的风险。对广泛受累的病例，加用一种药物（替代药物）可能是减少治疗失败和获得性耐药风险的明智作法。手术切除可能适用。	
	异烟肼、利福平（±链霉素）及乙胺丁醇或吡嗪酰胺耐药	**氟喹诺酮类**（**乙胺丁醇或吡嗪酰胺**，如有效），一种注射药物和 2 种替代药物[7]	24	选用敏感的一线药物。在广泛受累的病例加用 2 种或更多的替代药物。应考虑手术治疗。接受有效氟喹诺酮及手术治疗的患者生存时间延长（AJRCCM 169：1103，2004）	

病原体/疾病	不同情境	推荐方案[8]	疗程（月）[8]	特别说明[8]	说　明
见 137 页脚注 治疗多重耐药结核的综述：JAC 54：593，2004；Med Lett 7：75，2009。治疗广泛耐药结核，见 MMWR 56：250，2007；NEJM 359：563，2008	**利福平耐药**	**异烟肼，乙胺丁醇，氟喹诺酮**，前 2 个月加**吡嗪酰胺**（广泛受累的患者，前 2～3 个月可加一种注射药物）	12～18	在一项 BMRC 试验中，异烟肼、吡嗪酰胺及链霉素 qd 和每周 3 次共 9 个月的治疗方案有效（ARRD 115：727，1977）。然而，长期用注射药物不太可能。在这些方案中乙胺丁醇是否和链霉素一样有效尚不清楚。全部口服药物方案治疗 12～18 个月应该有效。但对广泛受累的患者和（或）欲缩短疗程时（如至 12 个月），可在治疗的前 2 个月加一种注射药物	根据二期临床试验显示的疗效，最近 Bedaquiline（**贝达喹啉**）获得美国 FDA 批准用于治疗 MDR 结核。（NEJM 360：2397，2009；AAC 56：3271，2012）。剂量为 400mg，qd，2 周，以后 200mg，tiw，22 周。在 DOT 下和食物一起服用，同时必须联合其他抗结核药物一起使用。使用此药之前，强烈建议先咨询 MDR 结核治疗有经验的专家意见
	广泛耐药结核	见说明	18～24	治疗需用 4～6 种敏感药物，包括多个二线药物（MMWR 56：250，2007）。 死亡率增加主要见于 HIV 阳性患者。有研究发现使用 4 或 5 种或更多敏感药物的方案门诊治疗，在非 HIV 阳性的患者可获得治愈（NEJM 359：563，2008；CID 47：496，2008）。痰培养成功阴转与氟喹诺酮和卡那霉素的初始敏感性相关（CID 46：42，2008）。荟萃分析发现：联合应用“新一代”氟喹诺酮（左氧氟沙星、莫西沙星）对广泛耐药结核菌有益（CID 51：6，2010）	

缩写见第 2 页，脚注见 137 页。* 注：所有推荐剂量仅针对成人（除非特别注明）及肾功能正常者。† DOT = 直接督导治疗

表 12A（5）　分枝杆菌感染的治疗*

病原体/疾病；不同情境	推荐方案：初始强化治疗	推荐方案：后续巩固治疗（已知体外敏感性）	说明
3. 结核分枝杆菌（续）			
3.2 肺外结核	异烟肼 + 利福平（或利福布丁）+ 吡嗪酰胺 qd ×2 个月	异烟肼 + 利福平（或利福布丁）	6 个月方案可能有效，多数经验来自 9 ~ 12 个月方案。美国儿科学院（1994）推荐：孤立性颈部淋巴结核和肾结核治疗 6 个月，脑膜炎、粟粒型结核及骨/关节结核治疗 12 个月。DOT 对肺结核和肺外结核均有用。美国感染疾病学会推荐疗程：淋巴结、胸膜、心包炎、播散型结核、泌尿生殖系及腹膜结核治疗 6 个月；骨及关节结核 6 ~ 9 个月；中枢神经系统（包括脑膜）结核 9 ~ 12 个月。仅对结核性心包炎和脑膜结核“强烈推荐”使用糖皮质激素［MMWR 52（RR – 11）:1，2003］
	有作者在含异烟肼的方案中加维生素 B_6 25 ~ 50mg po qd		
3.3 结核性脑膜炎 临床表现和治疗（包括类固醇）的极佳总结参见：CMR 21：243，2008。也可见 J Infect 59: 167，2009	异烟肼 + 利福平 + 乙胺丁醇 + 吡嗪酰胺	当确认对异烟肼和利福平敏感时，可不用乙胺丁醇。关于药物透入脑脊液信息，见 86 页表 9 异烟肼 + 利福平 + 链霉素 + 吡嗪酰胺的初始强化方案也有效，即使对异烟肼耐药（JID 192：79，2005）	初始强化治疗常推荐用 3 种药；但我们更倾向于 4 种药（J Infect 59：167，2009）。可用乙硫异烟胺替代乙胺丁醇。感染耐多药结核杆菌增加病死率及并发症率（CID 38：851，2004；JID 192：79，2005）。 研究显示，地塞米松（第 1 个月）可减少并发症及提高生存率（NEJM 351: 1741，2004）。脑脊液 PCR 检测显著提高诊断的敏感性，且提供快速诊断，但依所用方法不同，敏感性有较大差别（LnID 3：633，2003）。HIV 阳性患者存活率降低（JID 192：2134，2005）。早期应用氟喹诺酮（左氧氟沙星、加替沙星、环丙沙星）可能有效（AAC 55：3244，2011）
3.4 妊娠期结核	异烟肼 + 利福平 + 乙胺丁醇 ×9 个月	不推荐吡嗪酰胺：尚无充分的致畸资料。由于链霉素在整个妊娠期对胎儿有潜在的耳毒性（16%），所以除非其他药物有禁忌，否则不应使用。用异烟肼的妊娠患者加维生素 B_6 25mg/d。采用一线药物治疗方案的患者不应终止哺乳［MMWR 52（RR – 11）:1，2003］	

病原体/疾病；不同情境	推荐方案		说明
	初始强化治疗	后续巩固治疗（已知体外敏感性）	
3.5 治疗失败或复发： 通常由于依从性差或耐药或未达到有效治疗浓度水平（CID 55：169，2012）	直接督导治疗（DOT）核对药物敏感试验结果（见 130 页 3.1 及上文）	经 5～6 个月治疗，痰培养仍未阴转者即为治疗失败。治疗失败可能是由于依从性差或病原体耐药。应核对最初分离菌株对目前使用药物的敏感试验结果，并获取新近分离菌株的药敏。依从性差很常见，因而应实施 DOT。若分离菌株显示耐药，调整治疗方案应包括至少 2 种敏感药物，最好选用患者未曾用过的药物。有可能必需手术。HIV 阳性患者"治疗失败"可由再感染导致。需要提及的是，耐多药结核患者通常在成功治疗 12 周之内痰菌转阴（AnIM 144：650，2006），早期死亡与初始免疫反应受损，细菌感染以及结核进展有关（JID 204：358，2011）	
3.6 HIV 感染或艾滋病肺内或肺外结核（注意：60%～70% HIV 阳性的结核患者有肺外结核）	**异烟肼＋利福平（或利福布丁）＋吡嗪酰胺** qd×2 个月	**异烟肼＋利福平（或利福布丁）** qd×4 个月（总疗程 6 个月）。治疗反应延迟的患者可用药至 9 个月	1. 由于 CD4 细胞计数减低的患者接受每周 1 次或每周 2 次利福布丁治疗可能发生对利福平耐药，因此建议在开始强化和后续巩固治疗均采用利福布丁 qd 给药（或至少 3 次/周）（MMWR 51：214，2002） 2. 尽管现有研究发现 HIV 阳性结核患者的转归差别相当大，但其临床及微生物学反应与 HIV 阴性患者相同（CID 32：623，2001） 3. 对药物敏感菌株治疗结束后无需抑制治疗 4. 已知异烟肼耐药率＜4%（关于耐药率升高，见 3.1 部分） 5. 对 CD4 计数＞200/mm^3 的 HIV 阳性患者（JID 191：856，2005），或结核性胸膜炎患者（JID 190：869，2004），加用泼尼松龙无益
	（有作者在含异烟肼的治疗方案中加**维生素** B_6 25～50mg po qd）		
同时用蛋白酶抑制剂（PI）治疗（改编自 MMWR 49：185，2000；AJRCCM 162：7，2001）	**初始强化和后续巩固治疗：异烟肼** 300mg ＋ **利福布丁**（剂量见后）＋ **吡嗪酰胺** 25mg/kg ＋ **乙胺丁醇** 15mg/kg qd×2 个月；然后**异烟肼＋利福布丁**×4 个月（可至 7 个月）	**替代方案：异烟肼＋链霉素＋吡嗪酰胺＋乙胺丁醇**×2 个月；然后**异烟肼＋链霉素＋吡嗪酰胺** 2～3 次/周×7 个月。可与任何蛋白酶抑制剂	**说明：** 利福霉素诱导细胞色素 P450 酶（利福平＞利福喷丁＞利福布丁）并降低同时服用的蛋白酶抑制剂血清水平。相反，蛋白酶抑制剂（利托那韦＞安普那韦＞印地那韦＝奈非那韦＞沙奎那韦）抑制细胞色素 P450 并引起利福喷丁和利福布丁血清浓度升高。若不减少利福布丁剂量，其毒性将增加。利福布丁/蛋白酶抑制剂合用为有效治疗（CID 30：779，2000）。**尽管利福布丁更好，利福平也可用于治疗使用含依非韦仑及利托那韦方案的活动性结核患者。利福平不可用于使用利托那韦＋沙奎那韦的患者，因为此方案在健康志愿者中见到伴转氨酶显著升高药物诱发肝炎（www.fda.gov）**

缩写见第 2 页，脚注见 137 页。* 注：所有推荐剂量仅针对成人（除非特别注明）及肾功能正常者。†DOT＝直接督导治疗

表 12A（5） 分枝杆菌感染的治疗*

病原体/疾病；不同情境	推荐方案			说明
	初始强化治疗	后续巩固治疗（已知体外敏感性）		
	PI 治疗方案	利福布丁剂量	方案合用。治疗反应延迟的患者疗程可能需要延长至 12 个月	当利福布丁和洛匹那韦/利托那韦同时使用时，应监测前者的血药浓度（CID 49：1305，2009）。抗结核治疗似可增加司坦夫定毒性（CID 48：1617，2009）。含依非韦仑的 ART 方案受 RIF 同时用药的影响要比含奈韦拉平的方案为小。（CID 48：1752，2009；CMR 24：351，2011）
	奈非那韦 1250mg q12h 或茚地那韦 1000mg q8h 或安普那韦 1200mg q12h	150mg qd 或 300mg 间歇服用		
	沙奎那韦标准剂量	300mg qd 或间歇给药		
	利托那韦标准剂量	150mg 每周 2 次		
	洛匹那韦/利托那韦－标准剂量	150mg 每周 2 次		

缩写见第 2 页，脚注见 137 页。＊注：所有推荐剂量仅针对成人（除非特别注明）及肾功能正常者。[†]DOT＝直接督导治疗

表 12A（6） 分枝杆菌感染的治疗*

图 1 结核病治疗流程图［改编自 MMWR 52（RR－11）:1，2003］

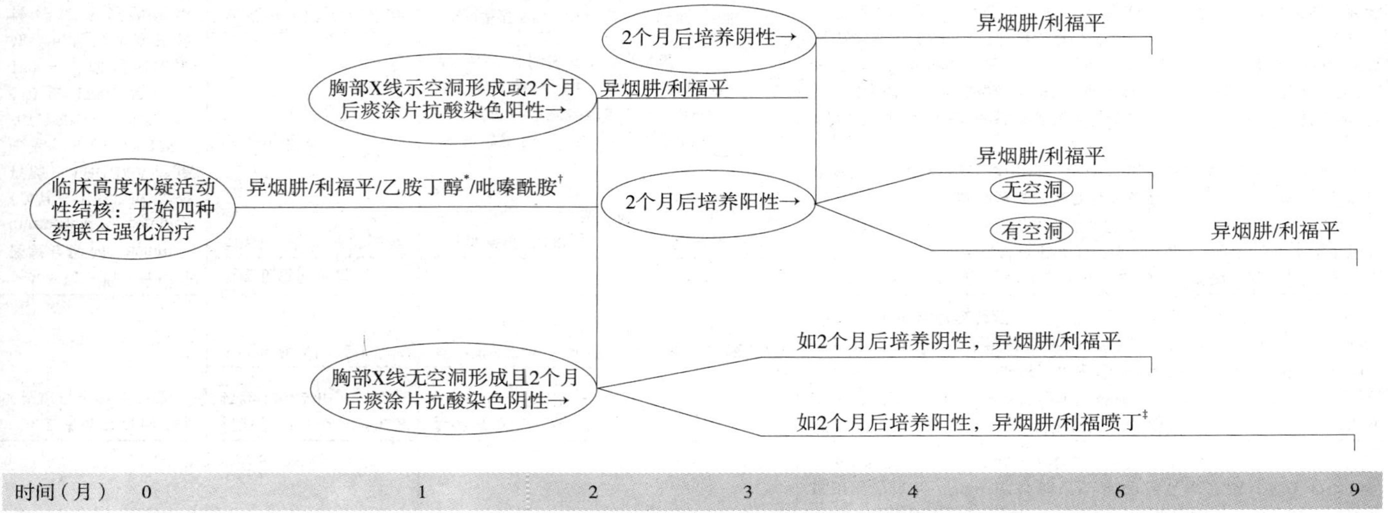

如患者有 HIV 感染且 CD4 细胞计数 <100/μl，后续巩固治疗期应予异烟肼和利福平 qd 或 3 次/周给药，疗程 4～7 个月

* 如药敏试验表明无耐药，乙胺丁醇可在 2 个月内停用

† 吡嗪酰胺可在 2 个月后（56 个剂量）停用

‡ 利福喷丁不用于治疗 HIV 阳性结核或肺外结核

缩写见第 2 页。

表 12A（7） 分枝杆菌感染的治疗*

病原体/疾病	不同情境	推荐方案		说明
		初始强化治疗	备选药物	
4. 其他分枝杆菌病（“非典型”）（见 ATS 共识：AJRCCM 175：367，2007；IDC No. Amer，16：187，2002；CMR 15：716，2002；CID 42：1756，2006；EID 17：506，2011）				
4.1 牛分枝杆菌 M. bovis		**异烟肼 + 利福平 + 乙胺丁醇**		结核分枝杆菌复合群包括牛分枝杆菌。所有分离菌株均对吡嗪酰胺耐药。一些权威专家主张治疗 9～12 个月。无需隔离。在美国和其他地区出生的拉美人群中肺外器官受累的患病率升高（CID 47：168，2008；EID 14：909，2008；EID 17：457，2011）
4.2 卡介苗（BCG）（提取自牛分枝杆菌）	仅有发热（>38.5℃）持续 12～24h	**异烟肼** 300mg qd×3 个月		膀胱内予 BCG 对膀胱浅表肿瘤及原位癌有效。不良反应：伴有脓毒症时，考虑在开始时加用泼尼松龙。对利福布丁、环丙沙星、氧氟沙星、链霉素、阿米卡星、卷曲霉素也敏感（AAC 53：316，2009）。在 HIV 感染儿童 BCG 可引起局部淋巴结炎或肺部病变（CID 37：1226，2003）。**对吡嗪酰胺耐药**
	系统疾病或脓毒症	**异烟肼** 300mg + **利福平** 600mg + **乙胺丁醇** 1200mg po qd×6 个月		
4.3 鸟－胞内分枝杆菌复合群 M. avium－intracellulare complex（MAC，MAI，或巴蒂杆菌）ATS/IDSA 共识报告：AJRCCM 175：367，2007；或参考：CID 42：1756，2006 TNF－α 抑制剂增加 MAI 和其他非结核分枝杆菌感染的风险（EID 15：1556，2009）	**免疫正常的患者**			详细治疗剂量和疗程参见 AJRCCM 175：367，2007。对有肺空洞、既往治疗过的患者，不推荐间断治疗（3 次/周）。治疗的首要微生物学目标是在治疗的 12 个月期间痰培养阴性 **“经典的”肺鸟－胞内分枝杆菌复合群感染**：50～75 岁男性，吸烟者，慢性阻塞性肺疾病（COPD）。可能与热水盆浴有关（Clin Chest Med 23：675，2002） **“新的”肺鸟－胞内分枝杆菌复合群感染**：30～70 岁女性，脊柱侧凸，二尖瓣脱垂，（支气管扩张症），漏斗胸（“温德米尔夫人综合征”），老年女性的纤维结节病变（EID 16：1576，2010）。可能也与 γ－干扰素缺乏有关（AJM 113：756，2002） 对免疫功能正常儿童的颈面淋巴结炎（局灶性的），手术切除与药物治疗一样有效（CID 44：1057，2007） 莫西沙星和加替沙星在体内、体外均有活性（AAC 51：4071，2007）
	结节性/支气管扩张性病变	［**克拉霉素** 1000mg tiw 或**阿奇霉素** 500～600mg tiw］ + **乙胺丁醇** 25mg/kg tiw + **利福平** 600mg tiw		
	空洞性病变	［**克拉霉素** 500～1000mg/d（体重<50kg 者用较低剂量）或**阿奇霉素** 250～300mg/d］+ **乙胺丁醇** 15mg/(kg·d) + **利福平** 450～600mg/d ±**链霉素或阿米卡星**		
	进展期（严重）或先前治疗过的病变	［**克拉霉素** 500～1000mg/d（体重<50kg 者用较低剂量）或**阿奇霉素** 250～300mg/d］ + **乙胺丁醇** 15mg/(kg·d) ±**链霉素或阿米卡星**		

病原体/疾病	不同情境	推荐方案		说　　明
		初始强化治疗	备选药物	
	免疫受损患者： **一级预防** - 患者 CD4 细胞计数 < 50 ~ 100/mm³ 在 HAART 治疗后 CD4 细胞计数 > 100/mm³ 时停用（NEJM 342：1085，2000；CID 34：662，2002） 指南：AnIM 137：435，2002	**阿奇霉素** 1200mg po，每周 **或克拉霉素** 500mg po bid	**利福布丁** 300mg po qd 或**阿奇霉素** 1200mg po，每周 + **利福平** 300mg po qd	利福布丁可降低 55% MAC 的感染率（但生存率无改善）；克拉霉素降低 68%（生存率提高 30%）；阿奇霉素降低 59%（生存率提高 68%）（CID 26：611，1998）。**多种药物间的相互作用**见表 22，219，222 页。29% ~58% 服用克拉霉素预防的患者和 11% 服用阿奇霉素预防的患者发生耐药鸟 - 胞内分枝杆菌复合群感染，但服用利福布丁预防者未观察到此种情况（J Inf 38：6，1999）。克拉霉素耐药在治疗之初 CD4 细胞计数极低的患者中易出现（CID 27：807，1998） 初级预防用药前需要确认无活动性结核分枝杆菌感染；用利福布丁预防可能加快选择出对利福霉素耐药的结核分枝杆菌（NEJM 335：384 & 428，1996）
	治疗 拟诊或者血液、骨髓或其他无菌体液（如肝脏）培养阳性之后	**克拉霉素** 500mg* po bid + **乙胺丁醇** 15mg/(kg·d) + **利福布丁** 300mg po qd ***大剂量克拉霉素（1000mg bid）可能与病死率升高相关**（CID 29：125，1999）	**阿奇霉素** 500mg po/d + **乙胺丁醇** 15mg/(kg·d) ± **利福布丁** 300 ~ 450mg po/d	血培养阴转的中位时间：克拉霉素 + 乙胺丁醇 4.4 周，而阿奇霉素 + 乙胺丁醇 > 16 周。治疗 16 周时，37.5% 阿奇霉素治疗的患者和 85.7% 克拉霉素治疗的患者菌血症消失（CID 27：1278，1998） 最近研究提示，与乙胺丁醇合用时，阿奇霉素或克拉霉素在 24 周可获相似的清除率（分别为 46% 和 56%）（CID 31：1245，2000）。阿奇霉素 250mg po qd 无效，但阿奇霉素 600mg po qd 与 1200mg qd 疗效相同，不良反应少（AAC 43：2869，1999） （接下页）

缩写见第 2 页。脚注见 137 页。* 注：所有推荐剂量仅针对成人（除非特别注明）及肾功能正常者。† DOT = 直接督导治疗

表 12A（8） 分枝杆菌感染的治疗*

病原体/疾病	不同情境	推荐方案		说明
		首选药物	备选药物	
4 其他分枝杆菌病（“非典型”）（续）				
4.3 鸟－胞内分枝杆菌复合群（续）				（续前页） 克拉霉素＋乙胺丁醇方案联合利福布丁可减少对克拉霉素耐药，降低复发率及提高生存率（CID 37：1234，2003）。不推荐用氯法齐明治疗HIV阳性患者的鸟－胞内分枝杆菌复合群感染 药物毒性：23%用克拉霉素的患者因剂量限制的不良反应被迫停药。克拉霉素、乙胺丁醇和利福布丁合用可导致葡萄膜炎及假性黄疸；因而利福布丁最大剂量减至300mg 治疗失败率高。原因：药物毒性，产生耐药及血药浓度不够。服用利福平或利福布丁的患者克拉霉素血清浓度下降（JID 171：747，1995） 若患者初始强化治疗方案2～4周无效，应加用一种或多种药物
	治疗结束后的长期抑制治疗——二级预防	**总是必要的（克拉霉素或阿奇霉素）＋乙胺丁醇**15mg/（kg·d）（剂量同上）	**克拉霉素或阿奇霉素或利福布丁**（剂量同上）	不进行长期抑制治疗，几乎都要复发。然而，对HAART治疗CD4细胞计数反应很好的患者，有可能停用长期抑制治疗（JID 178：1446，1998；NEJM 340：1301，1999）
4.4 秘密分枝杆菌 Mycobacterium celatum	治疗：尚未确定最佳治疗方案	可能对**克拉霉素、氟喹诺酮**敏感（Clin Micro Inf 3：582，1997）。建议“按鸟－胞内分枝杆菌复合群”治疗，但常对利福平耐药（J Inf 38：157，1999）。多数报道的病例用3种或4种药，通常为克拉霉素＋乙胺丁醇＋环丙沙星±利福布丁（EID 9：399，2003）		分离自AIDS患者的肺部病灶及血液（CID 24：144，1997）。易与蟾蜍分枝杆菌（M. xenopi）（及鸟－胞内分枝杆菌复合群）混淆。敏感性与MAC相似，但对利福平高度耐药（CID 24：140，1997）

病原体/疾病	不同情境	推荐方案		说明
		首选药物	备选药物	
4.5 脓肿分枝杆菌 M. abscessus - - - - - - **龟分枝杆菌** M. chelonae	治疗：皮下脓肿外科切除可利于克拉霉素治疗，是治疗的重要辅助手段。手术对脓肿分枝杆菌所致肺部病变的疗效可参见 CID 52:565，2011	**克拉霉素** 500mg po bid ×6 个月。阿奇霉素也可能有效。对严重播散性感染，在初始 2～6 周加阿米卡星和亚胺培南或头孢西丁（Clin Micro Rev 15:716，2002；AJRCCM 175:367，2007）或者加莫西沙星或左氧氟沙星（CID 49:1365，2009）		脓肿分枝杆菌对阿米卡星（70%）、克拉霉素（95%）、头孢西丁（70%）、氯法齐明、头孢美唑、利福布丁、氟喹诺酮、亚胺培南、阿奇霉素、环丙沙星、多西环素、米诺环素、替加环素敏感（CID 42:1756，2006；JIC 15:46，2009）。单次分离出脓肿分枝杆菌常常并不意味着致病。已有对克拉霉素耐药的报道（J Clin Micro 39:2745，2001） 龟分枝杆菌对阿米卡星（80%）、克拉霉素、阿奇霉素、妥布霉素（100%）、亚胺培南（60%）、莫西沙星（AAC 46:3283，2002）、环丙沙星、米诺环素、多西环素、利奈唑胺（94%）敏感（CID 42:1756，2006）对头孢西丁、氟喹诺酮耐药（CID 24:1147，1997；AJRCCM 156:S1，1997）。替加环素在体外有很强的活性（AAC 52:4184，2008；CID 49:1358，2009）
4.6 偶然分枝杆菌 Mycobacterium fortuitum	治疗：尚无最佳方案，外科切除感染部位	**阿米卡星＋头孢西丁＋丙磺舒** ×2～6w，然后口服 **TMP－SMX** 或**多西环素** ×2～6 个月。2 种敏感药物口服治疗 6～12 个月通常有效（AAC 46:3283，2002；Clin Micro Rev 15:716，2002）。指甲美容店获得性感染用米诺环素、多西环素或环丙沙星治疗 4～6 个月有效（CID 38:38，2004）		**对所有标准抗结核药耐药**。体外对多西环素、米诺环素、头孢西丁、亚胺培南、阿米卡星、TMP－SMX、环丙沙星、氧氟沙星、阿奇霉素、克拉霉素、利奈唑胺、替加环素敏感（Clin Micro Rev 15:716，2002），但部分菌株对阿奇霉素、利福布丁耐药（JAC 39:567，1997；AAC 52:4184，2008）。对偶然分枝杆菌肺部感染，至少用 2 种体外敏感的药物治疗，直至痰培养阴性持续 12 个月（AJRCCM 175:367，2007）

缩写见第 2 页，脚注见 137 页。*注：所有推荐剂量仅针对成人（除非特别注明）及肾功能正常者。†DOT＝直接督导治疗

表 12A（9） 分枝杆菌感染的治疗*

病原体/疾病；不同情境	推荐方案 首选药物	推荐方案 备选药物	说明
4 其他分枝杆菌病（"非典型"）（续）			
4.7 嗜血分枝杆菌 Mycobacterium haemophilum	方案不确定。在动物模型中，**克拉霉素＋利福布丁**有效（AAC 39：2316，1995）。据报道，**环丙沙星＋利福布丁＋克拉霉素**合用有效，但临床经验有限（Clin Micro Rev 9：435，1996；CID 52：488，2011）。外科清创可能是必要的（CID 26：505，1998）		临床：溃疡性皮损，滑膜炎，骨髓炎，儿童颈面部淋巴结炎（CID 41：1569，2005）。也可和纹眉相关（CID 52：488，2011） 实验室：需用强化培养基分离。在体外对环丙沙星、环丝氨酸、利福布丁及莫西沙星敏感。半数以上对异烟肼、利福平、乙胺丁醇、吡嗪酰胺耐药（AnIM 120：118，1994）。对免疫功能正常的儿童局限性颈面部淋巴结炎，外科切除和药物治疗一样有效（CID 44：1057，2007），也可密切观察（CID 52：180，2011）
4.8 日内瓦分枝杆菌 Mycobacterium genavense	方案选用下列 2 种或以上药物：**乙胺丁醇、利福平、利福布丁、氯法齐明、克拉霉素**。在动物模型中，**克拉霉素和利福布丁**（及阿米卡星和**乙胺丁醇**在较低程度上）对减少细菌数量有效；环丙沙星无效（JAC 42：483，1998）		临床：CD4 细胞计数 < 50/mm³。症状：发热，体重减轻，腹泻。实验室：在 BACTEC 培养瓶中生长缓慢（平均 42d）。次代培养仅在含有 2μg/ml 分枝菌素 J 的 Middlebrook 7H11 琼脂上生长，但仍数量少，不足以用于体外敏感性试验（Ln 340：76，1992；AnIM 117：586，1992）。接受 2 种或以上药物治疗 1 个月以上的患者生存期由 81d 增至 263d（ArIM 155：400，1995）
4.9 戈登分枝杆菌 Mycobacterium gordonae	方案不确定，但可考虑**利福平＋乙胺丁醇＋卡那霉素或环丙沙星**（J Inf 38：157，1999）或**利奈唑胺**（AJRCCM 175：367，2007）		通常为寄生菌，并不致病。体外试验：对乙胺丁醇、利福平、阿米卡星、环丙沙星、克拉霉素、利奈唑胺敏感（AAC 47：1736，2003）。对异烟肼耐药（CID 14：1229，1992）。手术切除
4.10 堪萨斯分枝杆菌 Mycobacterium kansasii	qd po：**异烟肼** 300mg＋**利福平** 600mg＋**乙胺丁醇**（25mg/kg×2 个月，然后 15mg/kg）。治疗 18 个月（至痰培养阴性后 12 个月；如 HIV 阳性患者，至 15 个月）（见说明）	若利福平耐药，po qd：［**异烟肼**（900mg）＋**维生素 B_6** 50mg＋乙胺丁醇（25mg/kg）］＋**磺胺甲噁唑**（1g tid）。治疗至痰培养阴性后 12～15 个月。（见说明） 在小样本研究中，**克拉霉素＋乙胺丁醇＋利福平**也有效（CID 37：1178，2003）	**所有分离菌株均对吡嗪酰胺耐药**。体外对利奈唑胺高度敏感（AAC 47：1736，2003），也对克拉霉素和莫西沙星高度敏感（JAC 55：950，2005）。 服用蛋白酶抑制剂的 HIV 阳性患者，以克拉霉素（500mg bid）或利福布丁（150mg/d）替代利福平。由于对异烟肼的敏感性不同，有人用克拉霉素 500～700mg qd 代替异烟肼。对克拉霉素耐药已有报道（DMID 31：369，1998），但多数菌株对克拉霉素及莫西沙星（JAC 55：950，2005）和左氧氟沙星敏感（AAC 48：4562，2004）敏感。预后与免疫抑制程度相关（CID 37：584，2003）
4.11 海洋分枝杆菌 Mycobacterium marinum	（**克拉霉素** 500mg bid）或（**米诺环素** 100～200mg qd）或（**多西环素** 100～200mg qd）或（**TMP－SMX** 160/800mg po bid）或（**利福平＋乙胺丁醇**）×3 个月（AJRCCM 156：S1，1997；Eur J Clin Microbiol ID 25：609，2006）。手术切除		对异烟肼和吡嗪酰胺耐药（AJRCCM 156：S1，1997）。体外对利奈唑胺敏感（AAC 47：1736，2003）。体外试验显示对环丙沙星、莫西沙星中度敏感（AAC 46：1114，2002）

病原体/疾病；不同情境	推荐方案		说明
	首选药物	备选药物	
4.12 **瘰疬分枝杆菌** Mycobacterium scrofulaceum	手术切除。很少需要药物治疗。尽管方案不确定，但有人用**克拉霉素＋氯法齐明**，加用或**不加用乙胺丁醇**。**异烟肼、利福平、链霉素＋环丝氨酸治疗**也有人使用		体外试验对异烟肼、利福平、乙胺丁醇、吡嗪酰胺、阿米卡星、环丙沙星耐药（CID 20：549，1995）。对克拉霉素、链霉素、红霉素敏感
4.13 **猿猴分枝杆菌** Mycobacterium simiae	方案不确定。和治疗播散性鸟－胞内分枝杆菌复合群病一样，开始联用 4 种药物		多数分离菌株对所有一线抗结核药物耐药。分离菌株常无临床意义（CID 26：625，1998）
4.14 **溃疡分枝杆菌** Mycobacterium ulcerans（Buruli 溃疡）	世界卫生组织推荐**利福平＋链霉素**×8 周（Lancet Infection 6：288，2006；Lancet 367：1849，2006；AAC 51：645，2007）。**利福平＋链霉素**治愈率 47%（AAC 51：4029，2007）。世界卫生组织推荐**利福平＋环丙沙星**作为替代治疗（CMN 31：119，2009）。最近小样本研究发现（利福平＋链霉素）×4w，然后改为（利福平＋克拉霉素）×4w（Lancet 375：664，2010），这一方案与（利福平＋克拉霉素）×8w（30 例患者无复发）方案相比，疗效相近（CID 52：94，2011）		体外试验对利福平、链霉素、氯法齐明、克拉霉素、环丙沙星、氧氟沙星、阿米卡星、莫西沙星、利奈唑胺敏感。在小鼠中利福平单药治疗可筛选出耐药变异株（AAC 47：1228，2003）。利福平＋莫西沙星，利福平＋克拉霉素，莫西沙星＋克拉霉素在小鼠中与利福平＋链霉素疗效相似（AAC 51：3737，2007）
4.15 **蟾蜍分枝杆菌** Mycobacterium xenopi	方案不确定（CID 24：226 & 233，1997）。有人推荐**大环内酯类药物＋（利福平或利福布丁）＋乙胺丁醇±链霉素**治疗（AJRCCM 156：S1，1997）或**利福平＋异烟肼±乙胺丁醇**（Resp Med 97：439，2003）。但近期研究提示，多数 HIV 感染患者不需治疗（CID 37：1250，2003）		体外试验对克拉霉素（AAC 36：2841，1992）和利福布丁（JAC 39：567，1997）及多种标准抗分枝杆菌药物敏感。在小鼠，含克拉霉素方案较利福平/异烟肼/乙胺丁醇方案更有效（AAC 45：3229，2001）。在体外氟喹诺酮类、利奈唑胺也有抗菌活性
麻风分枝杆菌（麻风） Mycobacterium leprae 分类：CID 44：1096，2007。麻风反应的临床处理见 IDCP 18：235，2010。概论：Lancet ID 11：464，2011	有两套推荐的治疗方案：一套来自美国（全国汉森病治疗方案［NHDP］，Baton Rouge，LA），另一套来自世界卫生组织。两套均基于专家推荐意见，未经过临床对照实验（P. Joyce & D. Scollard，Conns Current Therapy 2004；J Am Acad Dematol 51：417，2004）		

缩写见第 2 页，脚注见 137 页。＊注：所有推荐剂量仅针对成人（除非特别注明）及肾功能正常者。†DOT＝直接督导治疗

表 12A（10） 分枝杆菌感染的治疗*

疾病类型	NHDP 方案	WHO 方案	说明
少菌型：（中间型、类结核型或边缘类结核型）	（**氨苯砜** 100mg/d + **利福平** 600mg po/d）×12 个月	**氨苯砜** 100mg/d（无监督）+ **利福平** 600mg 每月一次（在监督下）×6 个月	总体不良反应 0.4%
单一损害少菌型	治疗同少菌型麻风，疗程 12 个月	ROM 方案单次治疗：（利福平 600mg + 氧氟沙星 400mg + 米诺环素 100mg）（Ln 353：655，1999）	
多菌型： **边缘型** **边缘－麻风结节型** **麻风结节型** **红斑结节性麻风，参见说明** 综述：Lancet 363：1209，2004	（**氨苯砜** 100mg/d + **氯法齐明** 50mg/d + **利福平** 600mg/d）×24 个月 **替代方案**：如氯法齐明无药，（**氨苯砜** 100mg/d + **利福平** 600mg/d + **米诺环素** 100mg/d）×24 个月	**氨苯砜** 100mg/d + **氯法齐明** 50mg/d（均无监督）+ **利福平** 600mg + **氯法齐明** 300mg 每月一次（在监督下）持续治疗 12 个月	总体不良反应 5.1%。**红斑结节性麻风**：泼尼松 60～80mg/d 或沙利度胺 100～400mg/d（BMJ 44：775，1988；AJM 108：487，2000）。在美国沙利度胺可致电 1－800－4－CELGENE 申请获得。尽管沙利度胺有效，但由于潜在毒性，WHO 不再推荐其使用（JID 193：1743，2006）。然而，多数麻风专家认为在严密监测下沙利度胺是治疗红斑结节型麻风的首选药物。在 IND 方案下，**氯法齐明**可从 NHDP 的 IND（观察新药）计划中获得，与 1－800－642－2477 联系。**乙硫异烟胺**（250mg qd）或**丙硫异烟胺**（375mg qd）可替代氯法齐明。在一例标准方案治疗失败的顽固病例中，TNFα 拮抗剂依那西普显示有效（CID 52：e133，2011）。含克拉霉素、米诺环素、利福平、莫西沙星和（或）氧氟沙星的联合治疗方案亦提示有效（AAC 44：2919，2000；AAC 50：1558，2006）。由于出现耐药性，氨苯砜单药治疗已被放弃（CID 52：e127，2011），但既往用氨苯砜单药治疗有效的患者仍可终身维持治疗。在一项研究中，氨苯砜（或醋氨苯砜^{NUS}）有预防效果（J Inf 41：137，2000）。莫西沙星在体外有高度活性，且迅速起效（AAC 52：3113，2008）

脚注：

[1] 应用直接督导治疗时，可每周给药 5d，并据此调整所需的总剂数。尽管尚无每周 5d 和 7d qd 给药的对比研究，但大量经验表明 5d 用药是有效的。

[2]初期胸部 X 线有空洞及治疗 2 个月后培养仍阳性者，应接受 7 个月［31 周，217 剂（qd）或 62 剂（每周 2 次）］的后续巩固治疗。

[3]每周 5d 的用法必须在直接督导下施行。

[4]不推荐在 CD4 细胞 < 100/μl 的 HIV 感染患者中应用。

[5]1c 和 2b 方案只适用于下列情况：治疗 2 个月后痰涂片阴性，且初期胸部 X 线显示无空洞形成的 HIV 阴性患者。用此方案的患者如治疗 2 个月后培养仍阳性，疗程应再延长 3 个月。

[6]4a 和 4b 方案仅在 1 ~ 3 方案不能用时再考虑应用。

[7]替代药物 = 乙硫异烟胺，环丝氨酸，对氨基水杨酸，克拉霉素，阿莫西林 – 克拉维酸，利奈唑胺。

[8]改编自 MMWR 52（RR – 11）：1，2003。也参见 IDCP 11：329，2002。

[9]作为后续巩固治疗异烟肼/乙胺丁醇不及异烟肼/利福平有效（Lancet 364：1244，2004）。

缩写见第 2 页，脚注见 137 页　　*注：所有推荐剂量仅针对成人（除非特别注明）及肾功能正常者。[†]DOT = 直接督导治疗

表 12B（1）　抗分枝杆菌药物的剂量及不良反应

药物（商品名）[1]	常规剂量*	给药途径/原发耐药率（RES），美国[2,§]	不良反应、毒性及预防措施	监　控
一线药物				
乙胺丁醇（二盐酸乙胺丁醇）（100、400mg 片剂）	25mg/(kg·d)×2 个月，然后 15mg/(kg·d) qd 一次服（蛋白结合率 < 10%）[对细胞外和细胞内病原体均有抑菌作用]	RES：0.3%（0~0.7%） po 400mg 片剂	**视神经炎**伴视力下降，中央盲点及丧失红绿色觉；周围神经病变及头痛（约 1%），皮疹（罕见），关节痛（罕见），高尿酸血症（罕见）。过敏样反应（罕见）。说明：主要用于抑制耐药性。破坏鸟分枝杆菌外层细胞膜，从而提高其他药物的活性	当剂量 > 15mg/(kg·d) 时每月查视力及红绿色觉 1 次。丧失 ≥ 10% 认为有意义。通常停药后可恢复
异烟肼（INH）（Nydrazid，Laniazid，Teebaconin）（50、100、300mg 片剂）	qd 剂量：5~10mg/(kg·d)，最大剂量 300mg/d，1 次给药。每周 2 次给药：15mg/kg（最大剂量 900mg）（蛋白结合率 < 10%）（对细胞外和细胞内病原体均有杀菌作用）。酗酒、妊娠或营养不良的患者应加用维生素 B_6	RES：4.1%（2.6%~8.5%） po 300mg 片剂 IM 100mg/ml，10ml（FDA 尚未批准静脉给药，但临床有时使用，特别是对 AIDS）	总体不良反应约 1%。肝脏：**肝炎**（10% 儿童轻度 AST 升高，继续治疗可正常；年龄 < 20 岁罕见；20~34 岁 1.2%；≥50 岁 2.3%）[每日饮酒者和既往感染过丙型肝炎者（通常无症状 - CID 36：293，2003）发生概率可升高]。可致命。有前驱症状、尿色加深者，做肝功能检查；若 ALT > 正常值 3~5 倍时，应停药。**周围神经病变**[剂量 6mg/(kg·d) 时发生率 17%，300mg 时较低，慢乙酰化者发生率上升]；**维生素 B_6 10mg qd 可减少发生率**；其他神经后遗症、惊厥、视神经炎、中毒性脑病、精神病、肌肉颤抖、头晕、昏迷（均罕见）；过敏性皮疹、发热、轻度双硫仑样反应、进食瑞士乳酪后潮红、血液恶病质（罕见）；抗核抗体阳性（20%）。**药物间相互作用**常见，见表 22	治疗前查肝功能。若有症状（疲乏、虚弱、不适、厌食、恶心或呕吐）超过 3d 需复查（AJRCCM 152：1705，1995）。有人建议在用药 2、4、6 个月时查 AST，尤其年龄 > 50 岁者。每月做临床评估
吡嗪酰胺（500mg 片剂）	25mg/(kg·d)（最大剂量 2.5g/d）qd，1 次给药（对细胞内病原体有杀菌作用）	po 500mg 片剂	**关节痛**；**高尿酸血症**（有或无症状）；肝炎（若不超出推荐剂量，发生率不足 2%）；胃部不适；光过敏（罕见）	治疗前查肝功能。每月查 AST、尿酸。若有痛风发作，测血清尿酸

药物（商品名）[1]	常规剂量*	给药途径/原发耐药率（RES），美国[2,§]	不良反应、毒性及预防措施	监　控
利福平和异烟肼合剂（Rifamate®）－复方片剂	2 片 1 次给药，qd	po（餐前 1 小时）	每片含异烟肼 150mg、利福平 300mg	同单一药物
利福平（Rifadin，Rimactane，Rifocin）（100、300、450、600mg 胶囊）	10mg/（kg · d），最大剂量 600mg/d，qd，1 次给药（蛋白结合率 60% ~ 90%）［对所有分枝杆菌种群均有杀菌作用］	RES：0.2%（0~0.3%）po 300mg 胶囊（静脉剂型有供应，Merrell－Dow）	约 3% 患者因毒性反应中止异烟肼/利福平治疗；胃肠不适，抗生素相关性结肠炎，药物热（1%），瘙痒伴或不伴皮疹（1%），HIV 阳性患者过敏样反应，意识模糊，血小板减少（1%），白细胞减少（1%），溶血性贫血，短暂**肝功能异常**。**“流感样综合征”**（发热、寒战、头痛、骨痛、气短）见于不规则服用或在停药一段时间后再次 qd 服用利福平。**尿液、泪水、汗液、隐形眼镜变为橙棕色**。可致药源性红斑狼疮（Ln 349：1521，1977）	治疗前查肝功能。若有症状需复查。可有**多种明显的药物间相互作用，见表 22**
卫非特（Rifater®）－复方片剂（见不良反应）	体重≥55kg，6 片 1 次给药，qd	po（餐前 1h）	每片含异烟肼 50mg、利福平 120mg 和吡嗪酰胺 300mg。用于最初 2 个月治疗（吡嗪酰胺 25mg/kg）。目的是给药方便及提高依从性（AnIM 122：951，1995），但费用增加 1.58 倍。不良反应同各药单用	同单一药物，吡嗪酰胺 25mg/kg
链霉素（IV/IM 针剂）	15mg/kg IM qd，0.75 ~ 1g/d×最初 60 ~ 90d，然后 1g 2 ~ 3 次/周［15mg/（kg · d）］qd，1 次给药	RES：3.9%（2.7% ~ 7.6%）IM（或 IV）	总体不良反应 8%。**耳毒性**：前庭功能障碍（眩晕）；感觉异常；头晕和恶心（2 ~ 3 次/w 给药者均较少出现）；耳鸣及高频失听（1%）；肾毒性（罕见）；周围神经病变（罕见）；过敏性皮疹（4% ~ 5%）；药物热。X－Gen 制药公司有供，联系电话 607－732－4411。文献综述：Ⅳ－CID 19：1150，1994。qd 或 tid 给药其毒性相似（CID 38：1538，2004）	每月查听力 1 次。老年患者若情况稳定，在治疗开始时及此后每周查血清肌酐或尿素氮

[1] 注意：AIDS 合并肠病患者可致抗分枝杆菌药物吸收不良。有关不良反应的综述，见 AJRCCM 167：1472，2003。

[2] RES = 结核分枝杆菌的耐药百分比。

缩写见第 2 页。* 注：所有推荐剂量仅针对成人（除非特别注明）及肾功能正常者。[1] DOT = 直接督导治疗。

[§] 平均耐药率（范围）（拉美裔、亚裔及 < 10 岁的患者较高）

表 12B（2） 抗分枝杆菌药物的剂量及不良反应

药物（商品名）[1]	常规剂量*	给药途径/原发耐药率（RES），美国[2,§]	不良反应、毒性及预防措施	监控
二线药物［较一线药物使用不便和（或）疗效差］				
阿米卡星（Amikin）（IV 针剂）	7.5～10mg/kg qd［对细胞外病原体有杀菌作用］	RES：（估计 0.1%）IV 或 IM 500mg/支	见表 10B，104 页和 109 页 qd 或 tid 给药，毒性相似（CID 38：1538，2004）	每月查听力。患者若情况稳定，每周查血清肌酐或尿素氮
贝达喹啉（Sirturo）（100 mg，片剂）	直接督导治疗（DOT）：400 mg qd，2 周，之后 200 mg，每周 3 次，22 周，与食物一起服用。必须和其他抗痨药联合使用	和其他抗痨药无交叉耐药；必须和其他抗痨药联合应用，以防耐药突变的选择	常见：恶心、呕吐、关节痛、头痛、高尿酸血症。转氨酶升高。贝达喹啉在临床试验中是多药联合治疗方案中的一部分，因此副反应常见，但难以判断其作用	中度 QTc 延长（在 24 周疗程中平均为 10～16s）。有潜在风险导致胰腺炎、肌病、心肌损伤、严重肝毒性
硫酸卷曲霉素（Capastat sulfate）	1g/d［15mg/(kg·d)］qd，1 次给药	RES：0.1%（0～0.9%）IM 或 IV	肾毒性（36%）、耳毒性（听力障碍 11%）、嗜酸性粒细胞增多、白细胞减少、皮疹、发热、低钾血症、神经肌肉传导阻滞	每月查听力。每 2 周查血清肌酐或尿素氮
环丙沙星（Cipro）（250、500、750mg 片剂）	750mg bid	po 500mg 或 750mg 缓释片，IV 200～400mg/支	结核并非 FDA 批准的环丙沙星适应证。环丙沙星血清目标浓度 4～6μg/ml，中位剂量需要 800mg（AJRCCM 151：2006，1995）。治疗中断率 6%～7%。环丙沙星耐受性佳（AJRCCM 151：2006，1995）。在纽约已分离出耐氟喹诺酮的结核分枝杆菌（Ln 345：1148，1995）。不良反应见表 10A，100 页和表 10B，107 页。	无
氯法齐明（Lamprene）（50、100mg 胶囊）	50mg/d（无需监督）+ 300mg 每月一次（在监督下）或 100mg/d	po 50mg（进餐时服用）	皮肤：色素沉着（红褐斑）75%～100%，干燥症 20%，瘙痒 5%。胃肠道：腹痛 50%（极个别严重至需腹腔镜探查），脾梗塞（极罕见），肠梗阻（极罕见），胃肠出血（极罕见）。眼：结膜刺激，视网膜晶体沉积	无

药物（商品名）[1]	常规剂量 *	给药途径/原发耐药率（RES），美国[2, §]	不良反应、毒性及预防措施	监 控
环丝氨酸 （Seromycin） （250mg 片剂）	750 ~ 1000mg/d [15 mg/(kg·d)]，2~4 次/d [对细胞内和细胞外病原菌均具抑菌作用]	RES：0.1%（0~0.3%） po 250mg 胶囊	抽搐，**精神异常**（接受 1.0g/d 治疗者 5% ~10%），头痛，嗜睡，反射亢进；脑脊液蛋白及压力升高，**周围神经病**。应同时予维生素 B_6 100mg（或更多）qd。癫痫患者禁用	无
氨苯砜 （Dapsone） （25、100mg 片剂）	100mg/d	po 100mg 片剂	血液：多数患者血红蛋白下降（1 ~2g/dL）和网织红细胞增多（2% ~12%）。葡萄糖 6 - 磷酸脱氢酶（G6PD）缺乏者可发生溶血。同时服用阿扎那韦增加溶血风险（AAC 56：1081，2012）。**高铁血红蛋白血症**。神经系统：周围神经病（罕见）。胃肠道：恶心、呕吐。肾脏：蛋白尿、肾病综合征。麻风患者治疗中（半数在第 1 年）出现麻风结节性红斑	无
乙硫异烟胺 （Trecator - SC） （120、250mg 片剂）	500 ~ 1000mg/d [15 ~ 20mg/(kg · d)] 1 ~ 3 次/d [仅对细胞外病原菌有抑菌作用]	RES：0.8%（0~1.5%） po 250mg 片剂	**胃肠道刺激**：（大剂量时发生率高达 50%）；甲状腺肿大；周围神经病（罕见）；惊厥（罕见）；情感改变（罕见）；糖尿病控制困难；皮疹；肝炎；紫癜；口腔炎；男性乳房发育；月经不规律。应与食物或抑酸剂同服；同时服维生素 B_6 50 ~ 100mg/d；每月查 AST。可能致畸胎	
莫西沙星 （Avelox）（400mg 片剂）	400mg qd	po 400mg 片剂，IV	非 FDA 批准的适应证。与利福平合用降低莫西沙星的血清浓度（CID 45：1001，2007）	无
氧氟沙星 （Floxin） （200，300，400mg 片剂）	400mg bid	po 400mg 片剂，IV	非 FDA 批准的适应证。总体不良反应 11%，4% 因不良反应停药。胃肠道：恶心 3%、腹泻 1%。**中枢神经系统**：失眠 3%、头痛 1%、头晕 1%	

缩写见第 2 页。* 所有推荐剂量仅针对成人（除非特别注明）及肾功能正常者。[†]DOT = 直接督导治疗

[§] 平均耐药率（范围）（拉美裔、亚裔及 < 10 岁的患者较高）

表 12B（3） 抗分枝杆菌药物的剂量及不良反应

药物（商品名）[1]	常规剂量*	给药途径/原发耐药（RES），美国[2,§]	不良反应、毒性及预防措施	监 控
二线药物（续）				
对氨基水杨酸（PAS，Paser）（钠盐或钾盐）（4g 胶囊）	4～6g bid[200mg/(kg・d)]［仅对细胞外病原菌有抑菌作用］	RES：0.8%（0～1.5%）po 450mg 片剂（见说明）	胃肠道刺激（10%～15%）；致甲状腺肿大（罕见）；抑制凝血酶原活性（罕见）；葡萄糖 6－磷酸脱氢酶（G6PD）介导的溶血性贫血（罕见），药物热，皮疹，肝炎，肌痛，关节痛。阻碍肝酶诱生，可能降低异烟肼的肝毒性。药品可从 CDC［电话（404）639－3670］和 Jacobus 制药公司［电话（609）921－7447］获得	无
利福布丁（Mycobutin）（150mg 胶囊）	300mg/d（预防或治疗）	po 150mg 片剂	多肌痛、多关节痛、白细胞减少、粒细胞减少。与克拉霉素合用可致前葡萄膜炎；勿用 600mg 剂量（NEJM 330：438，1994）。有报道 300mg/d 可致葡萄膜炎（AnIM 12：510，1994）。尿色变红，皮肤变黄（假性黄疸）	无
利福喷丁（Priftin）（150mg 片剂）	开始 2 个月 600mg 2 次/w，然后 600mg/w	po 150mg 片剂	与其他利福布丁类相似（见利福平、利福布丁）。高尿酸血症见于21%服用者。导致体液红一橙色。注意：每周给药一次治疗的患者利福平耐药率升高（Ln 353：1843，1999）	无
沙利度胺（Thalomid）（50，100，200mg 胶囊）	100～300mg po qd（严重的麻风结节性红斑可用至 400mg po qd）	po 50mg 片剂	**孕妇禁用。导致严重致命性先天缺陷。男性和女性患者均必须采用工具避孕（妊娠药物分类 X）。常引起困倦或嗜睡。可能导致周围神经病**（AJM 108：487，2000）。综述见 Ln 363：1803，2004	只能从参加过“沙利度胺教育和处方安全系统（S. T. E. P. S.）”培训的药剂师处获得该药

缩写见第 2 页。 * 所有推荐剂量仅针对成人（除非特别注明）及肾功能正常者 †DOT＝直接督导治疗

§平均耐药率（范围）（拉美裔、亚裔及＜10 岁的患者较高）

表 13A（1） 寄生虫感染的治疗*

- 从 CDC 药品服务处可以获得的药物包括青蒿琥酯、乙胺嗪、美拉胂醇、硝呋替莫、葡萄糖酸锑钠以及舒拉明。从制药企业和专业实验室可以获得的药物包括奎纳克林、双碘喹啉、氯硝柳胺、巴龙霉素、二氟尼特、烟曲霉素、米替福新、三氯苯达唑以及螺旋霉素。关于获取药物的联系方式详见表 13D。
- 如下资源可从位于亚特兰大的美国疾病控制与预防中心处获得。网址是 www. cdc. gov。除疟疾外，寄生虫病的综合咨询电话：（+1）（770）488－7775（日间），（+1）（770）488－7100（非工作时间）。CDC 药物服务处工作时间东部标准时间上午 8∶00～下午 4∶30；电话（+1）（404）639－3670；传真：（+1）（404）639－3717。见 www. cdc. gov/laboratory/drugservice/index. html/

  疟疾：预防建议（+1）（770）488－7788；治疗（+1）（770）488－7788；或非工作时间（+1）（770）488－7100；网址：www. cdc. gov/malaria
- **注意：所有剂量均为肾功能正常的成人剂量（除非另有说明）**。许多推荐的治疗方案并未获得 FDA 批准。
- 对于注册药物，建议查阅包装内说明书以核对剂量和不良反应。偶尔，注册后资料可能改变原有剂量，与包装说明有所不同。
- **儿童剂量参考：**Treat Guide Med Lett 5（Supp 5）:1，2007。

病原体	推荐方案		说　明
	首选药物	备选药物	
原虫—肠道（非致病性：哈氏内阿米巴 E. hartmani，迪斯帕阿米巴 E. dispar，结肠内阿米巴 E. coli，布氏嗜碘内阿米巴 Iodamoeba bustschlii，微小内蜒阿米巴 Endolimax-nana，迈氏唇鞭毛虫 Chilomastix mesnili）			
结肠肠袋虫 Balantidium coli	**四环素** 500mg po qid×10d	**甲硝唑** 750mg po tid×5d	另一备选药物：双碘喹啉 650mg po tid×20d
人芽囊虫 Blastocystis hominis 尚不确定是否需要治疗（见说明），参考 J Clin Gastro 44：85，2010	**甲硝唑** 1.5g po 顿服 qd×10d（安慰剂对照试验参见 J Travel Med 10：128，2003）或 750mg po tid×10d	**备选：双碘喹啉**（iodoguinol）* 650mg po tid×20d，或 **TMP－SMX（双剂量）** 1 片 bid×7d，或硝唑尼特 500mg po bid×3d	致病作用尚有争议，可能只提示接触污染食物/水源

*关于药物来源：参见表 13，155 页。

表 13A（1） 寄生虫感染的治疗*

病原体	推荐方案		说　明
	首选药物	备选药物	
微小隐孢子虫和人隐孢子虫 Cryptosporidium parvum & hominis 疗效欠佳 参考：Curr Opin Infect Dis 23：494，2010	**免疫功能正常—无 HIV 感染：** **硝唑尼特** 500mg po bid ×3d（较昂贵）	**HIV 感染伴免疫缺陷**：有效的抗反转录病毒治疗是最佳治疗。**硝唑尼特**和安慰剂比较，临床或寄生虫指标无改善。补救方案：（**阿奇霉素** 600 mg，po，qd + **巴龙霉素** 1 mg，po，bid）4 周；继用巴龙霉素 8 周（JID 178：900，1998）	**硝唑尼特**：液体制剂已获准用于儿童的治疗；500mg 的片剂获准用于免疫功能正常的成人。参考：CID 40：1173，2005 **人隐孢子虫**与感染后眼部和关节疼痛、复发性头痛和头晕相关（CID 39：504，2004）
卡耶塔圆孢球虫 Cyclospora cayetanensis；圆孢球虫病 cyclosporiasis（Clin Micro Rev 23：218，2010）	免疫功能正常患者：TMP－SMX（双剂量）1 片 po bid ×7～10d。其他选择：见说明	艾滋病患者：TMP－SMX（双剂量）1 片 po qid ×3～4 周。其他选择：见说明	若磺胺过敏：**环丙沙星** 500mg po bid ×7d，但疗效不稳定。个别报道硝唑尼特有效 HIV 患者中有胆道疾病报道
脆弱双核阿米巴 Dientamoeba fragilis 见 AJTMH 82：614，2010；Clin Micro Infect 14：601，2008	**双碘喹啉***（iodoguinol）650mg po tid ×20d 或**巴龙霉素***（Paromomycin）25～35mg/(kg·d) po 分 3 次给药 ×7d	**若治疗失败：四环素** 500mg po qid ×10d + **双碘喹啉*** 650mg po tid ×10d 或（双碘喹啉*＋巴龙霉素*）	**甲硝唑**的治疗失败率较高
溶组织内阿米巴 Entamoeba histolytica；**阿米巴病**。综述：Ln 361：1025，2003；NEJM 348：1563，2003			
无症状包囊携带者	**巴龙霉素***（英国称 aminosidine）25～35mg/(kg·d) po 分 3 次给药 ×7d 或**双碘喹啉***650mg po tid ×20d	**二氯尼特糠酸酯***（Furamide）500mg po tid ×10d	注意：哈氏内阿米巴（E. hartmanni）和迪斯帕内阿米巴（E. dispar）无致病性

病原体	推荐方案		说　　明
	首选药物	备选药物	
腹泻/痢疾患者： 轻/中症。可以口服治疗	**甲硝唑** 500～750mg po tid ×7～10d 或 **替硝唑** 2g po qd ×3d，随后改用：		阿米巴结肠炎可酷似溃疡性结肠炎；阿米巴瘤可酷似结肠腺癌 **硝唑尼特** 500mg po bid ×3d 可能有效（JID 184：381，2001 & Tran R Soc Trop Med & Hyg 101：1025，2007）
	巴龙霉素 *25～35mg/(kg·d) po 分3次给药 ×7d 或**双碘喹啉** *650mg po tid ×20d 以清除肠道内包囊。见说明		
重症或肠外阿米巴感染，如：肝脓肿	（**甲硝唑** 750mg IV 后改 po tid ×10d 或**替硝唑** 2g qd ×5d），随后**巴龙霉素** *25～35mg/(kg·d) po 分3次给药 ×7d 或**双碘喹啉** *650mg po tid ×20d		**肠外阿米巴病血清学试验阳性（存在抗体）**
兰氏贾第鞭毛虫；贾第虫病 Giardia lamblia；giardiasis	（**替硝唑** 2g po 1次）或（**硝唑尼特** 500mg po bid ×3d）或（阿苯哒唑 400mg qd，餐中服，×5d）。甲硝唑和巴龙霉素是备选药物	**甲硝唑** 250mg po tid ×5d（胃肠道不良反应发生率高）。见说明 妊娠期治疗：**巴龙霉素** *25～35mg/(kg·d) po 分3次给药 ×5～10d	**难治患者：（甲硝唑 750mg po + 奎纳克林 100mg po）**均 tid ×3周（CID 33：22，2001）或呋喃唑酮 100mg po qid ×7d。 **硝唑尼特**，参考：CID 40：1173，2005

* 关于药物来源：参见表13D，155页。

表 13A（2） 寄生虫感染的治疗*

病原体	推荐方案		说明
	首选药物	备选药物	
原虫—肠道（续）			
贝氏囊等孢球虫旧称贝氏等孢球虫 Isospora belli AIDS 参见：MMWR 58（RR－4）:1，2009	**免疫功能正常的患者：TMP－SMX（双剂量）** 1 片 po bid×7～10d； **免疫功能不全的患者：TMP－SMX（双剂量）** qid×最多 4 周。若 CD4 细胞＜200，则治疗可能无效，需抗反转录病毒治疗	**环丙沙星** 500mg po bid×7d 是二线备选治疗（AnIM 132:885，2000） 或**乙胺嘧啶** 50～75mg/d＋**亚叶酸** 10～25mg/d po	**AIDS 患者长期抑制治疗；TMP－SMX（双剂量）** 1 片 3 次/周或 1 片 po qd 或（**乙胺嘧啶** 25mg/d po＋**亚叶酸** 10mg/d po）或选择二线治疗：**环丙沙星** 500mg po 3 次/周
微孢子虫病 眼：贺伦脑微孢虫，兔脑微孢虫 Encephalitozoon hellum or cuniculi，角膜微孢子虫 Vittaforma（Nosema）corneae，眼微孢子虫 Nosema ocularum	对 HIV 患者：抗反转录病毒治疗是关键 **阿苯哒唑** 400mg po bid×3w＋ 烟曲霉素滴眼液（见说明）	在 HIV 阳性患者，有报道**烟曲霉素***滴眼液对贺伦脑微孢子虫有效（见说明） 角膜微孢子虫感染可能需行角膜移植	获取烟曲霉素：电话 800－292－6773 或网址 www.leiterrx.com。中性粒细胞减少和血小板减少为严重不良事件 诊断：多数实验室用改良三色染色法，虫种鉴定需要电子显微镜检查。荧光抗体（FA）和 PCR 方法正在建立 儿童剂量参考：PIDJ 23:915，2004
肠道（腹泻）：比氏肠微孢虫，肠有膈微孢虫 Enterocytozoon bieneusi，Encephalitozoon（Septata）intestinalis	**阿苯哒唑** 400mg po bid×3w； 儿童剂量：15mg/（kg·d），分 2 次给药×7d，对**肠有隔微孢虫**有效。烟曲霉素同样有效	有报道口服**烟曲霉素 20mg po tid** 对比氏**肠微孢虫**有效（NEJM 346:1963，2002）——见说明	
全身播散性：贺伦脑微孢虫；兔脑微孢虫或肠有膈微孢虫 E. hellum，cuniculi or intestinalis；普孢科 Pleistophora sp.，其他见说明	**阿苯哒唑** 400mg po bid×3w	普孢科（Pleistophora sp.）无确切治疗	对气管普孢虫试用**伊曲康唑＋阿苯哒唑**（NEJM 351:42，2004） 其他病原体：小泡短粒虫及阿尔及尔微粒虫（algerae）（NEJM 351:42，2004）
原虫—肠道外 阿米巴脑膜脑炎［Clin Infect Dis 51:e7，2010（Bazamuthia）］			
棘阿米巴（Acanthamoeba sp.）——无确切治疗。综述：FEMS Immunol Med Micro 50:1，2007	**喷他脒 IV＋磺胺嘧啶＋氟胞嘧啶＋（氟康唑或伊曲康唑）** 治疗有效（FEMS Immunol Med Micro 50:1，2007）。2 例儿童对口服 **TMP－SMX＋利福平＋酮康唑** 治疗有效（PIDJ 20:623，2001）		治疗棘阿米巴角膜炎：米替福新或伏立康唑

病原体	推荐方案		说　明
	首选药物	备选药物	
狒狒巴拉姆希阿米巴（Balamuthia mandrillaris）	［**喷他脒**＋**阿苯哒唑**＋（**氟康唑**或**伊曲康唑**）］或［**脂质体二性霉素 B**＋**磺胺嘧啶**＋（**阿奇霉素**或**克拉霉素**）］。见 CID 51：e7，2010		米替福新的疗效有个案报道
福氏耐格里阿米巴（Naegleria fowleri）。病死率 > 95%。参考：MMWR 57：576，2008	**两性霉素 B** 1.5mg/(kg·d) 分 2 次给药 ×3d；然后 1mg/(kg·d) ×6d + 1.5mg/d 鞘内给药 ×2d；然后 1mg/d 鞘内给药 qod ×8d		治疗耐格里属：两性霉素 B ＋阿奇霉素在体外及小鼠模型中有协同作用（AAC 51：23，2007）两性霉素 B＋氟康唑＋利福平可能有效（Arch Med Res 36：83，2005）
双核匀变虫（Sappinia diploidea）	**阿奇霉素**＋**喷他脒**＋**伊曲康唑**＋**氟胞嘧啶**（JAMA 285：2450，2001）		
微小田鼠巴贝虫（Babesia microti）和**分歧巴贝虫病** NEJM 366：366：2397，2012	**治疗轻/中度病例：阿托伐醌** 750mg po bid ＋**阿奇霉素** 600mg po 第一天，然后 250－1000mg po qd）×7～10d。如果复发，治疗 6 周，并且血涂片阴转后 2 周	**治疗重度巴贝虫病：（克林霉素** 600mg po tid）＋（**奎宁** 650mg po tid）×7～10d。成人可予**克林霉素 IV**，1.2g bid	在无脾患者可引起致命性感染 对免疫功能不全者，治疗 6 周或以上（CID 46：370，2008）。如果寄生虫血症 ≥10%，考虑血液置换（Tranf Med Rev 16：239，2002）
利什曼病（Leishmaniasis）建议会诊——CDC 电话：（+1）770－488－7775。参考：LnID 7：581，2007；CID 43：1089，2006）			
皮肤型 轻症病例（＜4 个病灶，病灶均不大于 5cm，不影响外观，未累及关节）。否则应视为中度严重病例	**轻症病例**（＜4 个病灶，病灶均不大于 5cm） **热疗巴龙霉素** * 软膏 bid ×20d（研究中）；冷冻治疗（液氮冷冻治疗 3 次）；病灶内锑剂注射，每次 20mg/kg，每周一次 ×8～10w。半数以上可自行好转，但有时可能在 6 个月以上（PLoS Negl Trop Dis 4：e268，2010） 热疗见 www. ther mosurgery. com	中度严重病例 **葡萄糖酸锑钠** *（Pentostam）或**葡甲胺锑盐**（Glucantime）：20mg/(kg·d) IV 或 IM ×20d。溶于 5% 葡萄糖 120ml 点滴大于 2h 备选：（对于墨西哥利什曼原虫、巴拿马利什曼原虫、硕大利什曼原虫）**氟康唑** 200mg po qd ×6 周或者（对于墨西哥利什曼原虫）酮康唑 600mg po qd ×30d	口服治疗，局部用巴龙霉素和其他局部治疗仅适用于黏膜播散可能性很小的患者。禁用于巴西利什曼原虫和圭亚那利什曼原虫皮肤病变。非专利五价锑仿制药的质量和安全性差别较大

* 关于药物来源：参见表 13D，155 页。

表 13A（3） 寄生虫感染的治疗*

病原体	推荐方案		说　明
	首选药物	备选药物	
原虫一 肠道外（续）			
黏膜型（鼻咽黏膜利什曼病） 通常由巴西利什曼原虫（L. brasiliensis）引起	**五价锑***（Sb）20mg/(kg·d) IV 或IM×28d 或**两性霉素 B 脂质体**（方案有差异），总累计剂量 20～60mg/kg 或**两性霉素 B** 0.5～1mg/kg IV qd 或 qod 至总剂量 20～40mg/kg	缺乏好的备选药物；口服米替福新疗效不稳定。**米替福新*** 2.5mg/(kg·d)（最大剂量 150mg/d）po（分为三次）×28d（AJTMH 81:387，2009）	
内脏利什曼病一黑热病 新大陆和旧大陆 杜氏利什曼原虫：印度、非洲 婴儿利什曼原虫：地中海地区 恰加斯利什曼原虫：新大陆	**脂质体两性霉素 B** FDA 批准用于免疫功能正常的宿主：3mg/kg qd，第 1～5 天及第 14、21 天；备选方案：3mg/kg IV qd，第 1～5 天及第 10 天或 10mg/kg，第 1、2 天	**标准两性霉素 B** 1mg/kg IV qd×15～20d 或 qod×8w（总剂量 15～20mg/kg）或**米替福新*** 2.5mg/(kg·d)（最大剂量 150mg/d）po×28d 或**五价锑剂*** 20mg/(kg·d) IV 或 IM×28d	HIV 患者可能需要终生抑制治疗：二性霉素 B，q2～4w
疟疾（疟原虫）一注意：CDC 疟疾信息－预防/治疗（770）488－7788。非工作时间：770－488－7100。美国免费电话：1－855－856－4713。美国 CDC 提供亚种鉴定和耐药性检测参考：JAMA 297:2251，2264 & 2285，2007. 网址：www.cdc.gov/malaria；www.who.int/health－topics/malaria.htm。有关快速诊断试验综述参见 CID 54:1637，2012			

病原体	推荐方案 首选药物	推荐方案 备选药物	说　明
预防—药物＋个人防护：纱窗，蚊帐，30%～35% DEET 皮肤驱蚊剂（DEET 浓度不超过 50%）（Med Lett 54：75，2012），百灭宁喷洒衣物、蚊帐。国别疟疾风险参见美国 CDC 黄皮书			
对于无氯喹耐药恶性疟原虫（P. falciparum）的地区：中美洲（巴拿马运河以西），加勒比海沿岸，韩国，中东（大部分地区）	**氯喹** 500mg（300mg 基质）/w，po（于旅行前 1～2 周开始，旅行期间和旅行后 4 周内），或**阿托伐醌－氯胍（AP）**成人片剂 1 片/d（旅行前 1d、旅行期间和旅行后 7d 内）。在仅有间日疟流行的国家的未妊娠的成人预防间日疟原虫有另一选择：**伯氨喹（PQ）**30mg 基质/d po。G6PD 阴性旅行者预防间日疟原虫有效率 ＞92%（CID 33：1990，2001） 注意：**氯喹**可使银屑病加重	**儿童氯喹剂量**：8.3mg/kg（5mg/kg 基质）po 1 次/周，最大剂量 300mg（基质）；或**阿托伐醌－氯胍**按体重（儿童片剂）：11～20kg，1 片；21～30kg，2 片；31～40kg，3 片；＞40kg，成人片剂 1 片。均每日一次 **成人：多西环素或氯喹**，如下	妊娠期氯喹安全。**无氯喹耐药恶性疟原虫地区在减少**：见 CDC 或 WHO 氯喹耐药恶性疟疾的最新分布图 **多西环素不良反应**：念珠菌阴道炎，胃炎
氯喹耐药恶性疟原虫的地区 CDC 预防信息：（770）488－7788 或网址：www. cdc. gov / malaria 和 LnID 6：139，2006	**阿托伐醌** 250mg－**氯胍** 100mg 复合片（**马拉隆，Malarone**），1 片/d 与食物同服，旅行前 1～2d、旅行期间和旅行后 7d 内。儿童剂量见脚注[4]。**妊娠勿用**。时间＜1 周的短途旅行推荐应用 Malaron，由于价格较高，难以在长途旅行推广。当地人群：数个国家有间断的预防和治疗妊娠期疟疾的项目，Fansidar 1 粒，po，在整个妊娠期服用 3 次。（Expert Rev Anti Infect Ther 8：589，2010）	成人及 8 岁以上儿童[1]：**多西环素** 100mg/d po。旅行前 1～2d、旅行期间和旅行后 4 周内服用。**或** **甲氟喹（MQ）**[1] 250mg（228mg 基质）每周口服 1 次，旅行前 1～2 周，旅行期间和旅行后 4 周内（见说明） 儿童剂量见脚注[1] 多西环素不良反应：光过敏，念珠菌阴道炎，胃炎	**妊娠：目前甲氟喹是最佳选择。马拉隆**资料不充分。**避免使用多西环素和伯氨喹** **伯氨喹：若有葡萄糖 6－磷酸脱氢酶（G6PD）缺乏，可致溶血性贫血** 若有心脏传导异常、癫痫或精神异常（如抑郁症、精神病），**不推荐用甲氟喹** 美国以外甲氟喹：每片 275mg，含 250mg 基质。若使用，可以在旅行前 3 周开始服用以保证耐受性

[1] **儿童预防剂量**（参考 CID 34：493，2002）：**甲氟喹**的每周剂量，按公斤**体重**：＜15kg＝5mg/kg；15～19kg＝1/4 成人剂量；20～30kg＝1/2 成人剂量；31～45kg＝3/4 成人剂量；＞45kg＝成人剂量。**阿托伐醌/氯胍**的每日单次剂量，按公斤**体重**，用儿童片剂（62.5mg 阿托伐酯及 25mg 氯胍）：5～8kg 1/2 片；8～10kg 3/4 片；11～20kg 1 片；21～30kg 2 片；31～40 kg 3 片；≥41 kg 成人片剂 1 片。**多西环素**，年龄＞8～12 岁：2mg/(kg·d)，最大 100mg/d。持续每日给药至离开流行区后 4 周。不良反应：光过敏、恶心、念珠菌阴道炎。

* 关于药物来源，参见表 13D，155 页。

表 13A（4） 寄生虫感染的治疗*

病原体	推荐方案		说　明
	首选药物	备选药物	
原虫—肠道外/疟疾（疟原虫）（续）			
疟疾治疗－诊断依靠显微镜检。备选方法：快速抗原检测（Binax NOW）：恶性疟原虫检出率96%～100%，其他疟原虫50%（CID 49：908，2009；CID 54：1637，2012）。种属鉴定需要显微镜检。抗原阳性也可持续至有效治疗开始后1个月以上			

临床严重程度/疟原虫种属	感染地区	推荐方案（药物）		说　明
		成人	儿童	
非复杂性/恶性疟原虫（或种属未确定）	中美洲，巴拿马运河西岸，海地，多米尼加共和国及中东多数地区－**对氯喹敏感**	**氯喹** 1g 盐（600mg 基质）po，6h 后 0.5g，然后每日 0.5g×2d。总量：2500mg 盐	**儿童：氯喹** 10mg 基质/kg po；然后在 6、24 及 48h 后 5mg 基质/kg。总量：25mg 基质/kg	**儿童剂量绝不能超过成人剂量奎喹＋甲氟喹延长 QT 间期**
疟疾快速诊断试验（Binax NOW）CID 54：1637，2012	对氯喹耐药或耐药情况不详。注意：如果疟原虫血症＞5%或 Hb＜7，按重症疟疾治疗	成人：**阿托伐醌－氯胍** 1g－400mg（4 片成人片）po qd×3d，与食物同服；〔**硫酸奎宁** 650mg po，tid，3d（如在东南亚则为 7d）〕＋〔（**多烯环素** 100mg，po，bid）或（**四环素** 250mg po，qid）或**克林霉素** 20mg/（kg·d），分 3 次，7d〕；或**蒿甲醚－苯芴醇**片剂（20mg 蒿甲醚/120mg 苯芴醇）：4 片 po（开始及 8 小时后），然后 bid×2d（共 6 次给药），与食物同服或**甲氟喹** 750mg po×1 次，6～12h 后 500mg po×1 次，作为成人治疗的次选方案。甲氟喹由于神经精神反应作为二线药物。并且在东南亚耐药	**儿童**：（**硫酸奎宁** 10mg/kg po tid）＋〔**克林霉素** 20mg/（kg·d），分 3 次给药〕——均×7d **甲氟喹盐**：15mg/kg×1 次，然后在6～12h后10mg/kg。均 po **蒿甲醚－苯芴醇*** ● 5～15kg：先服 1 片（20mg/120mg），8h 后再服 1 片，然后 1 片 q 12h×2d ● 15～25kg：先服 2 片（40mg/240mg），8h 后再服 2 片，然后 2 片 q 12h×2d ● 25～35kg：先服 3 片（60mg/360mg），8h 后再服 3 片，然后 3 片 q 12h×2d ● ＞35kg：与成人剂量相同	**妊娠期和儿童**：可用克林霉素代替多西环素/四环素：20mg/（kg·d）po 分次 tid×7d 在美国，硫酸奎宁只有奎纳克林 324mg 的胶囊，用于儿童治疗服用困难 **儿童阿托伐醌－氯胍剂量**（均 1 次/d×3 d），按体重：5～8 kg：2 片儿童片；9～10 kg：3 片儿童片；11～20 kg：1 片成人片；21～30 kg：2 片成人片；31～40 kg：3 片成人片；＞40 kg：4 片成人片 **妊娠**：奎宁＋克林霉素 **注意：口服蒿甲醚－苯芴醇已获 FDA 批准。**IV 蒿甲醚可以 CDC 药品服务处获取，见表 13D，155 页

临床严重度/疟原虫种属	感染地区	推荐方案（药物）		说　　明
		成人	儿童	
非复杂性/三日疟原虫或诺氏疟原虫（JID 199：1107 & 1143，2009）	所有地区——**对氯喹敏感**	**氯喹**：成人及儿童用法如上。在南太平洋需警惕诺氏疟原虫：形态类似三日疟原虫，但致病像恶性疟原虫（CID 46：165，2007）	**蒿甲醚－苯芴醇***（20/120mg 一片）4 片 po×1 次，8h 后再服 1 次，然后 q12h×2d（与食物同服）或**阿托伐醌——氯胍**（1000/400mg）4 片成人片 po qd×3d	
非复杂性/间日疟原虫及卵圆形疟原虫	**对氯喹敏感**（除巴布亚新几内亚及印度尼西亚对氯喹耐药）	**氯喹**：同上+**伯氨喹啉基质**：30mg po qd×14d 每片伯氨喹磷酸盐片含盐 26.3mg 和基质 15mg。30mg 基质药为 2 片伯氨喹磷酸盐片	**儿童**：**氯喹**同上＋**伯氨喹啉基质** 0.5mg po qd×14d	加伯氨喹啉可清除肝脏内潜伏病原体 **用伯氨喹啉前筛查有无葡萄糖 6－磷酸脱氢酶（G6PD）缺乏**；如 G6PD 阳性，伯氨喹啉剂量为 45mg po 1 次/周×8 周。**注：严重反应罕见。**妊娠期间避免用伯氨喹啉
非复杂性/间日疟原虫	**对氯喹耐药**：巴布亚新几内亚及印度尼西亚	**硫酸奎宁**+（**多西环素或四环素**）+**伯氨喹啉**，司上或**蒿甲醚－苯芴醇**片剂（剂量同恶性疟）	**甲氟喹**+**伯氨喹啉**，同上 **儿童**（<8 岁）：**硫酸奎宁**单用×7d 或**甲氟喹**单用。如后者治疗失败，加**多西环素或四环素**	急性罕见。肺损伤及其他严重合并症：LnID 8：449，2008

*关于药物来源：参见表 13D，155 页。

表 13A（5） 寄生虫感染的治疗*

病原体	推荐方案		说明
	首选药物	备选药物	

原虫－肠道外/疟疾（疟原虫）/疟疾治疗（续）

临床严重程度/疟原虫种属	感染地区	推荐方案（药物）		说明
		首选药物—成人	备选药物及儿童	
非复杂性疟疾/妊娠期备选药物 参考：LnID 7：118 & 136，2007	氯喹敏感地区	**氯喹**，同上		如利大于弊，可用多西环素或四环素。缺少妊娠患者应用阿托伐醌－氯胍的对照研究 如为间日疟或卵圆形疟原虫，妊娠后查 G6PD 缺乏，给予伯氨喹啉 30mg po qd×14d
	氯喹耐药恶性疟原虫	**硫酸奎宁＋克林霉素**，同上	如治疗失败或不耐受，用**硫酸奎宁＋多西环素**	
	氯喹耐药间日疟	**硫酸奎宁** 650mg po tid×7d		
	妊娠期间歇经验性治疗	为降低母婴发病率及病死率，妊娠期可给药 3 次：磺胺多辛 500mg＋乙胺嘧啶 25mg（Fansidar）po		
重症疟疾，即有意识受损，严重贫血，肾衰，肺水肿，ARDS，DIC，黄疸，酸中毒，痫性发作，寄生原虫血症＞5%。以上一项或多项 **几乎均为恶性疟原虫** 参考：NEJM 358：1829，2008；Science 320：30，2008	所有地区 注意：青蒿琥酯有效但未获 FDA 批准，特殊情况下可从 CDC 获取 很难获取 IV 奎尼丁，紧急情况下也许能从美国礼来公司得到	**葡萄糖酸奎尼丁**溶于生理盐水：10mg/kg（盐）IV 1h 以上，然后 0.02mg/（kg·min）持续点滴或 24mg/kg IV 4h 以上，然后 12mg/kg 4h 以上，q8h。继续给药至原虫血症＜1%且能口服硫酸奎宁。**硫酸奎宁** 650 mg po tid×3 d（东南亚×7d）加 **多西环素**（100mg IV q12h×7d）或**克林霉素**（10mg/kg IV 首剂，然后 5mg/kg IVq8h×7d）	**儿童：葡萄糖酸奎尼丁** IV－mg/kg 的剂量同成人 **加** （**多西环素**：若＜45kg，4mg/kg IV q12h；若≥45kg，剂量同成人）或**克林霉素**，剂量同成人 **青蒿琥酯***：在 0、12、24 及 48h，予 2.4mg/kg IV，随后予多西环素 1 周，见说明	静脉使用奎尼丁期间：监测血压、心电图（QTc 间期延长）及血糖（低血糖） 如寄生原虫血症＞10%，考虑血液置换 患者能口服时改口服硫酸奎宁＋（多西环素或克林霉素） **脑型疟疾不推荐用糖皮质激素**。 若奎尼丁无供应，或患者不耐受或寄生原虫血症高，**静脉用青蒿琥酯***可从 CDC 疟疾部门获得（批准后运送时间为 8h）（参考：CID 44：1067 & 1075，2007） 妊娠患者则予克林霉素

病原体	推荐方案		说　　明
	首选药物	备选药物	
疟疾－自行治疗：仅用于高危人群。携带足够的推荐治疗药物（以避免假药）仅在实验室诊断疟疾明确和无可靠药物供应时使用	蒿甲醚－苯芴醇（20/120mg）4片po×1次，8h后再给药一次，然后q12h×2d（与食物同服）或**阿托伐醌－氯胍**成人片剂4片（1g/400mg）po qd×3d	**儿童**：用**阿托伐醌－氯胍**成人片，连续3d：11～20kg，1片；21～30kg，2片；31～40kg，3片；>40kg，4片 关于儿童蒿甲醚－苯芴醇的剂量，见非复杂性恶性疟，144页	不用于肾功能不全患者。不用于体重<11kg者、孕妇或哺乳者 **蒿甲醚－苯芴醇**的商品名：Riamet（欧洲）和Coartem（美国和其他地区）
卡氏肺孢子菌肺炎（Pneumocystis carinii pneumonia，PCP）。新名称是耶氏肺孢子菌 Pneumocystis jiroveci（**发音 yee－row－vek－ee**）。参考：JAMA 301：2578，2009			
非急性患者，能够口服药物 $PaO_2>70mmHg$ 检测血清1，3 B－D Glucan 诊断PCP准确性很高（JCM 50：7，2012）	**TMP－SMX（双剂量）**2片po q8h×21d或**氨苯砜**100mg po qd＋**甲氧苄啶**5mg/kg po tid×21d	（**克林霉素**300～450mg po q6h ＋ **伯氨喹啉**15mg基质po qd）×21d或**阿托伐醌**悬浮剂750mg po bid进餐时服×21d	已鉴定出磺胺甲噁唑的靶酶（Dihydropteroate合成酶）基因变异。尚不清楚变异是否导致对TMP－SMX或氨苯砜＋TMP耐药（EID 10：1721，2004）。氨苯砜参考：CID 27：191，1998 **21d后，AIDS患者应予长期抑制治疗（见下文一治疗后的抑制治疗）**
	注：通常糖皮质激素用于病重患者（$PaO_2<70mmHg$）才同时使用（见下文）		

*关于药物来源，参见表13D，155页。

表 13A（6）　寄生虫感染的治疗*

病原体	推荐方案		说　明
	首选药物	备选药物	
原虫—肠道外/疟疾（疟原虫）/治疗疟疾（续）			
急性患者，不能口服药物 $PaO_2<70mmHg$。仍然不清楚治疗 PCP 时是否需要开始抗反转录病毒治疗（ART）（CID 46：634，2008）	［**泼尼松**（在 TMP－SMX 给药前 15～30min）：40mg po bid×5d，然后 40mg qd×5d，然后 20mg po qd×11d］＋［**TMP－SMX** 按 TMP 计算15mg/(kg·d) IV,分次给药 q6～8h×21d］	**泼尼松**用法同首选治疗方案＋［(**克林霉素** 600mg IV q8h)＋(**伯氨喹啉**30mg 基质 po qd)］×21d 或 **喷他脒** 4mg/(kg·d) IV×21d。卡泊芬净在动物模型有活性（CID 36：1445，2003）	**21d 后，AIDS 患者应予长期抑制治疗（见－治疗后抑制治疗）** **PCP 可在无 HIV 感染及糖皮质激素治疗时发生**（CID 25：215 & 219，1997） 需治疗 4～8d 后方可确定治疗失败并换用克林霉素＋伯氨喹啉或喷他咪（JAIDS 48：63，2008），或加用卡泊芬净（Transplant 84：685，2007）
	可用 IV 甲泼尼龙（剂量减少 25%）替代口服泼尼松		
一级预防及治疗后抑制治疗	［**TMP－SMX（双剂量或单剂量）**，1 片 po qd 或双剂量 1 片 3 次/w］或（**氨苯砜** 100mg po qd）。当 CD4 细胞计数＞200/μl×3 个月时停药（NEJM 344：159，2001）	（**喷他脒** 300mg 溶于 6ml 无菌水，雾化吸入，4 次/w）或（**氨苯砜** 200mg po＋**乙胺嘧啶** 75mg po＋**亚叶酸** 25mg po—**均为 1 次/w**）**或阿托伐醌** 1500mg po qd，进餐时服	TMP－SMX（双剂量）方案对弓形虫和其他细菌感染有交叉保护作用。氨苯砜＋乙胺嘧啶对弓形虫感染有保护作用。阿托伐醌混悬剂 1500mg qd 与氨苯砜 qd（NEJM 339：1889，1998）及喷他脒吸入（JID 180：369，1999）同样有效
刚地弓形虫 Toxoplasma gondii（参考文献：Ln 363：1965，2004）			
免疫功能正常的患者（儿童剂量，见参考文献）			
伴淋巴结肿大的急性患者	除非有严重/持续性症状或重要器官受损的证据，否则无特殊治疗		
输血后（实验室事故）感染	按照活动性脉络膜视网膜炎治疗		
活动性脉络膜视网膜炎；脑膜炎；糖皮质激素或细胞毒性药物引起的抵抗力下降	（**乙胺嘧啶** 200mg po qd×1d，然后 50～75mg qd）＋［**磺胺嘧啶**（见脚注[2]）1～1.5g po qid］＋（**亚叶酸** 5～20mg 3 次/w）——**见说明** 用药至症状/体征消失后 1～2 周；乙胺嘧啶停药后继续用亚叶酸 1 周		先天性弓形虫病，成人弓形虫脑膜炎，以及脉络膜视网膜炎，**加泼尼松 1mg/(kg·d)，分两次给药，**直到脑脊液蛋白浓度下降，或危及视力的炎症消退。根据全血细胞计数结果调整亚叶酸剂量

病原体	推荐方案		说　明
	首选药物	备选药物	
孕妇急性感染 参考：CID 47:554，2008	**若妊娠<18 周：若羊水 PCR 阴性予螺旋霉素*** 1g po q8h，至 16～18 周；阳性按下列方案治疗 **若妊娠>18 周和胎儿感染（经羊水 PCR 阳性证实）：乙胺嘧啶** 50mg po q12h × 2d，然后 50mg/d + **磺胺嘧啶** 75mg/kg po 1 次，然后 50mg/kg q12h（最大剂量 4g/d）+ **亚叶酸** 10～20mg po/d；至少治疗 4 周或至分娩		在商业实验室筛查患者的血清 IgG/IgM。IgG^+/IgM^- = 既往曾经感染过；IgG^+/IgM^+ = 血清学阳转。建议咨询 Palo Alto 医学基金会弓形虫血清学实验室：650－853－4828 或 toxlab@pamf.org
胎儿/先天性	处理较为复杂。乙胺嘧啶 + 磺胺嘧啶 + 亚叶酸联合治疗——见说明		详见 Ln 363:1965，2004。**建议专科会诊**
获得性免疫缺陷综合征（AIDS）			
脑弓形虫病 参考：MMWR 58（RR-4）1，2009	（**乙胺嘧啶**200mg po × 1次，然后75mg/d po）+［**磺胺嘧啶**（按体重给药：体重<60kg，1g；体重≥60kg，1.5g）po q6h］+（**亚叶酸**10～25mg/d po）至体征/症状消失后至少6周，然后抑制治疗（见下文）或 **TMP－SMX** 10/50mg/(kg·d) po 或 IV 分次，q12h × 30d（AAC 42:1346，1998）	［**乙胺嘧啶 + 亚叶酸**（剂量同左）］+ 以下药物之一：（1）**克林霉素** 600mg po 或 IV q6h 或（2）**TMP-SMX** 5/25mg/(kg·d) po 或 IV bid 或（3）**阿托伐醌** 750mg po q6h 症状/体征消失后治疗 4～6 周，然后抑制治疗	严重磺胺过敏的患者用备选药物治疗 若大脑有多发环形增强病变（CT 或 MRI），>85% 的患者对 7～10d 的经验性治疗有效；若无效，建议脑活检 即使无炎症，乙胺嘧啶也能穿透脑组织；亚叶酸可预防乙胺嘧啶的血液学毒性
一级预防，AIDS 患者—弓形虫抗体 IgG 阳性，CD4 细胞计数 <100/μl	［**TMP－SMX**（**双剂量**），1 片 po qd 或 3 次/w］或［**TMP－SMX**（**单剂量**），1 片 po qd］	［（**氨苯砜** 50mg po qd）+（**乙胺嘧啶** 50mg po/w）+ **亚叶酸** 25mg po/w］或 **阿托伐醌** 1500mg po qd	预防卡氏肺孢子菌的药物对弓形虫同样有效。参考：MMWR 58（RR-4）：1，2009。**其他备选**：（氨苯砜 200mg po + 乙胺嘧啶 75mg po + 亚叶酸 25mg po）每周 1 次

[2] 磺胺类药治疗弓形虫病。磺胺嘧啶目前市场有供应。磺胺异噁唑疗效差很多。

*关于药物来源，参见表 13D，155 页。

表 13A（7） 寄生虫感染的治疗*

病原体	推荐方案		说　明
	首选药物	备选药物	
原虫－肠道外/锥虫病（续）			
脑弓形虫治疗后抑制治疗	（**磺胺嘧啶** 2～4g po 分为 2～4 次/d）＋（**乙胺嘧啶** 25～50mg po qd）＋（**亚叶酸** 10～25mg po qd）。如 CD4 细胞计数 >200/μl ×3 个月，停药	（**克林霉素** 600mg po q8h）＋（**乙胺嘧啶** 25～50mg po qd）＋（**亚叶酸** 10～25mg po qd）或**阿托伐醌** 750mg po q6～12h	乙胺嘧啶＋磺胺嘧啶能预防卡氏肺孢菌肺炎及弓形虫；克林霉素＋乙胺嘧啶仅能预防弓形虫。预防卡氏肺孢菌肺炎需加其他药物
阴道毛滴虫（Trichomonas vaginalis）	见表 1，26 页，阴道炎		
锥虫病（Trypanosomiasis）。参考：Ln 362：1469，2003。**注意：治疗非洲锥虫病的药物可从 WHO 免费获取。有关药物来源信息见表 13D，155 页**			
西非睡眠病（布氏锥虫冈比亚亚种 Trypanosoma brucei gambiense）			
早期：血液/淋巴－未累及中枢神经系统	**喷他脒** 4mg/(kg·d) IM 或 IV ×7～10d	在美国，免费从 CDC 获取药物：**舒拉明** 100mg IV（试验剂量）；然后于第 1、3、7、14 及 21 天予 1g IV	
晚期：脑炎	**依氟鸟氨酸** 100mg/kg q6h IV ×14d（CID 41：748，2005）。从 WHO 药物服务处获取药物（simarrop@who.int 或致电 +41 22 791 1345）最好和硝呋替莫合用，见说明栏	**美拉胂醇*** 2.2mg/(kg·d) IV ×10d。美拉胂醇/硝呋替莫合用比单用美拉胂醇疗效更好（JID 195：311 & 322，2007）	依氟鸟氨酸 400mg/(kg·d) IV 分次 q12h ×7d＋硝呋替莫 15mg/(kg·d) po 分次 q8h ×10d，合用比依氟鸟氨酸标准剂量效果好（CID 45：1435 & 1443，2007；Ln 374：56，2009）
东非睡眠病（布氏锥虫罗得西亚亚种 T. brucei rhodesiense）			
早期：血液/淋巴	**舒拉明*** 100mg IV（试验剂量），然后于第 1、3、7、14 及 21d 予 1g IV	儿童：舒拉明* 10～15mg/(kg·d) IV，第 1，3，7，14 和 21 天使用。	舒拉明和美拉胂醇：可从 CDC 药品服务处或 WHO 免费获取（见表 13D）
晚期：脑炎泼尼松龙可预防脑炎	**美拉胂醇*** 2～3.6mg(kg·d) IV ×3d；7d 后重复给药 3.6mg/kg；又 7d 后再次重复给药 3.6mg/kg	美拉胂醇 2.2 mg/(kg·d) IV ×10 d（PLoS NTD 6：e1695，2012）	早期疾病在等待舒拉明时，给予喷他脒 4mg/(kg·d) IV 或 IM，1～2 个剂量，喷他脒不透过血脑屏障

病原体	推荐方案		说　明
	首选药物	备选药物	
克氏锥虫（T. cruzi）— **恰加斯病**或急性美洲锥虫病 参考：Ln 375 : 1388，2010；LnID 10 : 556，2010 慢性病：见说明	**苄硝唑** * 5 ~ 7mg/(kg · d)，po 分次 bid ×60d 注意：与食物同服以减轻胃肠道副作用。 **妊娠忌用**	**硝呋替莫** * 8 ~ 10mg/(kg · d)，po 分次 qid 餐后服×120d。11 ~16 岁：12.5 ~ 15mg/(kg · d)，po 分次 qid ×90d。<11 岁儿童：15 ~ 20mg/(kg · d)，po 分次 qid ×90d	心脏移植后免疫抑制治疗会诱发慢性恰加斯病活动；可通过器官移植或输血感染（CID 48 : 1534，2009）
线虫——肠道（圆虫）。嗜酸性粒细胞增多？考虑类圆线虫病、弓蛔虫病和丝虫病：CID 34 : 407，2005；42 : 1781 & 1655，2006 – 见表 13C			
简单异尖线虫（Anisakis simplex）（**异尖线虫病**）CID 51 : 806，2010。其他：抹香鲸异尖线虫，迷惑伪新地线虫	内镜或外科手术摘除虫体 抗简单异尖线虫 IgE 抗体试验可助诊断。无驱虫治疗	个案报告称阿苯达唑可能有效（Ln 360 : 54，2002；CID 41 : 1825，2005）	生食鲱鱼、鲑鱼、鲭鱼、鳕鱼、鱿鱼可患异尖线虫病。生食鳕鱼、大比目鱼、红鲷鱼感染伪新地线虫（Pseudoterranova）也有类似病症
拟蚓蛔线虫 Ascaris lumbricoides（**蛔虫病**）Ln 367 : 1521，2006	**阿苯达唑** 400mg po qd ×3d 或**甲苯达唑** 100mg po qd ×3d	**伊维菌素**（Iveremectin） 150 ~ 200μg/kg po ×1 次	单次给药的效果综述：JAMA 299 : 1937，2008
菲律宾毛细线虫（Capillaria philippinensis）（**毛细线虫病**）	**阿苯达唑** 400mg po bid ×10d	**甲苯达唑** 200mg po bid ×20d	优先选用阿苯达唑
蠕形住肠线虫（Enterobius vermicularis）（**蛲虫**）	**甲苯达唑** 100mg po ×1 次，2 周后重复	**双氢萘酸噻嘧啶** 11mg/kg 基质（最大剂量 1g）po ×1 次；2 周后重复或**阿苯达唑** 400mg po ×1 次，2 周后重复	不良反应见表 13B，154 页
筒线虫病（Gongylonemiasis）成虫位于口腔黏膜	外科切除	**阿苯达唑** 400mg/d po ×3d	参考：CID 32 : 1378，2001；J Helminth 80 : 425，2006
钩虫（美洲板口线虫及十二指肠钩口线虫 Necator americanus & Ancylostoma duodenale）	**阿苯达唑** 400mg po qd ×3d	**甲苯达唑** 100mg po bid ×3d 或**双氢萘酸噻嘧啶** 11mg/(kg · d)（最大剂量 1g）po qd ×3d	注意：伊维菌素无效。可无嗜酸性粒细胞增多，但粪中可查见虫卵（NEJM 351 : 799，2004）
粪类圆线虫（Strongyloides stercoralis）（**粪类圆线虫病**）（感染量大见说明）	**伊维菌素** 200μg/(kg · d) po ×2d	**阿苯达唑** 400mg po bid ×7d；效果欠佳	**感染量大时**，15d 后重复。感染量大时：可予畜牧用伊维菌素皮下或直肠给药（CID 49 : 1411，2009）

*关于药物来源，参见表 13D，155 页。

表 13A（8） 寄生虫感染的治疗*

病原体	推荐方案		说　明
	首选药物	备选药物	
线虫—肠道（圆虫）（续）			
东方毛圆线虫（Trichostrongylus orientalis）蛇形毛圆线虫	**双氢萘酸噻嘧啶** 11mg/kg（最大剂量 1g）po ×1 次	**阿苯达唑** 400mg po ×1 次	**甲苯达唑** 100mg po bid ×3d
毛首鞭形线虫（Trichuris trichiura）(**鞭虫**)（Ln 367：1521，2006）	**阿苯达唑** 400mg po qd ×3d 常难治，可能需要多个疗程	**甲苯达唑** 100mg po bid ×3d 或 500mg ×1 次或**伊维菌素** 200μg/kg po qd ×3d	**甲苯达唑** 500mg 和**伊维菌素** 200μg/kg 单次给药的治愈率为 55%（CID 51：1420，2010）
线虫－肠道外（圆虫）			
巴西钩口线虫（Ancylostoma braziliense）及犬钩口线虫（Ancylostoma caninum）：引起**皮肤幼虫移行症**（狗和猫钩虫）	**阿苯达唑** 400mg po bid ×3 ~7d（Ln ID 8：302，2008）	**伊维菌素** 200μg/kg po qd ×1 ~2d（体重 <15kg 的儿童禁用）	狗和猫钩虫引起的也称"匐行疹"。伊维菌素治愈率 81% ~100%（1 次给药）~97%（2 ~3 次给药）（CID 31：493，2000）
广州管圆线虫（Angiostrongylus cantonensis）（管圆线虫病）；引起嗜酸性粒细胞性脑膜炎	轻中度感染：多次腰穿（如果必要）和镇痛药。泼尼松 60mg/d ×14d 可减轻头痛，减少腰穿次数	加用**阿苯达唑** 15mg/（kg · d）+泼尼松 60mg/d 均 ×14d，可减轻头痛及腰穿次数	**阿苯达唑需同泼尼松一起使用**，见 TRSMH 102：990，2008。鄂口线虫属和贝利蛔线虫属也可导致嗜酸细胞脑膜炎
浣熊蛔虫（Raccoon roundworm）；嗜酸细胞脑膜炎	尚无药物证实有效。试用口服**阿苯达唑**，儿童：25 ~50mg/(kg · d)；成人：400mg po bid，与糖皮质激素合用。治疗一个月		关于激素的参考文献：CID 39：1484，2004。嗜酸细胞脑膜炎的其他病因：鄂口线虫属和贝利蛔线虫属
麦地那龙线虫（Dracunculus medinensis）**几内亚蠕虫**（Guinea worm）（CMAJ 170：495，2004）	数日内缓慢去除即将穿出皮肤的虫体	无有效药物。口服镇痛药、抗炎药，局部用杀菌剂/抗生素软膏以减轻症状并便于在几天里手法轻柔地将虫体去除	
丝虫病（Filariasis）。丝虫发育需沃尔巴克菌属。**用多西环素 100 ~200mg/d ×(4 ~6) 周可降低沃尔巴克菌和微丝蚴数量**，但对成虫无效			

病原体	推荐方案		说　明
	首选药物	备选药物	
淋巴丝虫病（**象皮病**）：班氏吴策丝虫（Wuchereria bancrofti）或马来布鲁丝虫（Brugia malayi）或帝汶布鲁丝虫（B. timori）参考：Curr Opin Inf Dis 21：673，2008（沃尔巴克菌的作用）	**乙胺嗪**[*3]（DEC）：［6mg/（kg·d）po，分3次，×14d或6mg/（kg·d）×14d或逐渐加量，首日50mg po；第2日，50mg tid；第3日，100mg po tid，第4至12日，12～6mg/kg po分次tid］+**多西环素**200mg/d×6周	合用阿苯达唑和乙胺嗪（DEC）引起人们兴趣；没有试验研究比较合用与单用DEC的效果。**多西环素**200mg/d×6周加**DEC+阿苯达唑**减少微丝蚴血症（CID 46：1385，2008）	**注意：若同时患盘尾丝虫病，乙胺嗪可引起不可逆性的眼损害**。治疗目标是减少成虫的数量（阿苯达唑400mg po+伊维菌素200mg/kg po）或DEC 6mg/kg po减少微丝蚴，但对成虫无效
皮肤			
罗阿丝虫病：（Loiasis：Loa loa）眼丝虫病	乙胺嗪（DEC）[*3]首日，50mg；第2日，50mg tid；第3日，100mg tid；第4～21日，8～10mg/（kg·d），分3次给药，如果合并盘尾丝虫病应先予治疗盘尾丝虫病	若DEC治疗2个疗程后仍有症状，则加用**阿苯达唑**200mg po bid×21d	若血液中微丝蚴超过5000条/ml，DEC可致脑病。可先予阿苯达唑数日±糖皮质激素，然后再用DEC
旋盘尾丝虫（Onchocerca volvulus）（**盘尾丝虫病**）—河盲症（AJTMH 81：702，2009）	先给**多西环素**200mg/d×6周，然后**伊维菌素**：150μg/kg po单次给药；每6～12个月重复1次直至无症状	禁用DEC	旋盘尾丝虫和罗阿丝虫可同时存在。检查外周血涂片；若罗阿丝虫微丝蚴存在，在用DEC治疗罗阿丝虫之前，先用伊维菌素治疗旋盘尾丝虫
体腔丝虫病			
常现曼森丝虫（Mansonella perstans）（棘唇线虫病）	在随机试验中，多西环素200mg po qd×6周将67/69位患者血液中的微丝蚴清除（NEJM 361：1448，2009）	**阿苯达唑**大剂量×3周	认为多西环素的疗效是由于对沃尔巴克共生菌抑制 伊维菌素对该虫种无效。参考：Trans R Soc Trop Med Hyg 100：458，2006
链尾曼森丝虫（Mansonella streptocerca）	**伊维菌素**150μg/kg×1次	可能需用抗组胺药物或糖皮质激素以抑制由于虫体崩解引发的过敏反应。慢性瘙痒性色素脱失病变，可与麻风混淆。可无症状	

[3] 虫体崩解所致过敏反应可能需用抗组胺药或糖皮质激素。

* 关于药物来源，参见表13D，155页。

表 13A（9） 寄生虫感染的治疗*

病原体	推荐方案		说　明
	首选药物	备选药物	
线虫—肠道外（圆虫）/丝虫病（续）			
奥氏曼森丝虫（Mansonella ozzardi）	**伊维菌素** 200μg/kg ×1 次可能有效，资料有限但别无他择	通常无症状。也有报道关节痛、瘙痒和淋巴结肿大。死亡虫体可能引起过敏反应	
恶丝虫病：**犬恶丝虫**			
犬恶丝虫（D. immitis），犬心脏蠕虫	无有效药物；外科手术除虫是惟一选择		可在肺动脉堆积引起“钱币”样损害，嗜酸性粒细胞增多罕见
丝薄恶丝虫（D. tenius）（浣熊） 熊恶丝虫（D. ursi）（熊） 匍行恶丝虫（D. repens）（狗、猫）	无有效药物	恶丝虫可移行到结膜、皮下组织、阴囊、乳房、四肢	
棘颚口线虫（Gnathostoma spinigerum）			
皮肤幼虫移行症	**阿苯达唑** 400mg po qd 或 bid ×21d	**伊维菌素** 200μg/(kg · d) po ×2d	皮肤幼虫移行症的其他病原体：钩口线虫属见 148 页
嗜酸性粒细胞性脑膜炎	支持治疗；注意有无脑出血	个案报道糖皮质激素的使用。阿苯达唑和伊维菌素利弊参半 EIN 17：1174，2011	嗜酸性细胞性脑膜炎的其他病原体：**管圆线虫属**（148 页）和**贝利蛔线虫属**（148 页）
弓蛔虫病（Toxocariasis）：（Ann Trop Med Parasit 103：3，2010）	**由于感染是自限性的，治疗目的是缓解症状，例如使用糖皮质激素和抗组胺药；使用抗蠕虫药有争议**		
内脏幼虫移行症	**阿苯达唑** 400mg po bid ×5d ± **泼尼松** 60mg/d	**甲苯达唑** 100～200mg po bid ×5d	严重肺、心或中枢神经系统疾病可能需要糖皮质激素（Clin Micro Rev 16：265，2003）。幼虫移行综合征鉴别诊断：犬弓首线虫（Touocara canis），猫弓首线虫（T. catis），钩口线虫，颚口线虫，迭宫绦虫
眼部幼虫移行症	病程最初 4 周：（**泼尼松** 30～60mg po qd ＋ 眼球囊下注射**氟羟泼尼松龙** 40mg/周）×2 周（有时需外科手术）		服抗蠕虫药不增加疗效。4 周以后治疗几乎无效。有人用糖皮质激素（Clin Micro Rev 16：265，2003）

病原体	推荐方案		说明
	首选药物	备选药物	
旋毛形线虫（Trichinella spiralis）（**旋毛虫病**）—肌肉感染（综述：Clin Micro Rev 22：127，2009）	**阿苯达唑** 400mg po bid ×8 ~ 14d	**甲苯达唑** 200 ~ 400mg po tid × 3d，然后 400 ~ 500mg po tid × 10d	妊娠期间，慎用阿苯达唑/甲苯达唑。IgE 升高，CPK 升高，ESR 0，嗜酸性粒细胞显著增多：>5000/μl
	同时**泼尼松** 40 ~ 60mg po qd		
吸虫（Flukes）**肝，肺，肠道**。吸虫均以钉螺类为中间宿主。经分布在植被，鱼类或甲壳动物上的囊尾蚴入侵而感染			
华支睾吸虫（Clonorchis sinensis）（肝吸虫）	**吡喹酮** 25mg/kg po tid ×2d 或**阿苯达唑** 10mg/(kg · d) po ×7d		儿童剂量相同
分支双腔吸虫（Dicrocoelium dendriticum）	**吡喹酮** 25mg/kg po tid ×1d		进食生的或未熟的羊肝感染（CID 44：145，2007）
布氏姜片吸虫（Fasciola buski）（肠道吸虫）	**吡喹酮** 25mg/kg po tid ×1d		儿童剂量相同
肝片形吸虫（fasciola hepatica）（绵羊肝吸虫）巨片吸虫	**三氯苯达唑** * 单次给药，12 ~ 24h 后可重复，10mg/kg po ×1 次，单剂 10mg/kg po 对控制地方病有效（PLoS Negl Trop Dis 6（8）：e1720）		备选药物：**硫氯酚** *，成人和儿童：30 ~ 50mg/kg（最大剂量 2g/d）隔日 ×10 ~ 15 次。在 CDC 药品目录中，但疗效不详
异形吸虫（Heterophyes）（肠道吸虫） 横川后殖吸虫（Metagonimus yokogawai）（肠道吸虫） 结合次睾吸虫（Metorchis conjunctus，北美洲肝脏吸虫） 鲑隐孔吸虫（Nanophyetus salmincola）	**吡喹酮** 25mg/kg po tid ×1d		
麝猫后睾吸虫（Opisthorchis viverrini）（肝脏吸虫）	**吡喹酮** 25mg/kg po tid ×2d		
并殖吸虫（Paragonimus sp.）（肺吸虫）	**吡喹酮** 25mg/kg po tid ×2d 或**三氯苯达唑** * 10mg/kg po，12 ~ 24h 内给药 2 次		儿童剂量相同

*关于药物来源，参见表 13D，155 页。

表 13A（10） 寄生虫感染的治疗*

病原体	推荐方案		说明
	首选药物	备选药物	
吸虫（Flukes）肝，肺，肠道（续）			
埃及血吸虫(Schistosoma haematobium);**泌尿生殖系统血吸虫病**(NEJM 346:1212,2002)	**吡喹酮** 40mg/kg po，1 日内服完（40mg/kg 1 次或 20mg/kg 2 次）		儿童剂量相同
间插血吸虫（Schistosoma intercalatum）	**吡喹酮** 20mg/kg po，1 日内服完（1 次或分 2 次）		儿童剂量相同
日本血吸虫（Schistosoma japonicum）；**东方血吸虫**（NEJM 346：1212，2002）	**吡喹酮** 60mg/kg po ×1d（20mg/kg，3 次）		儿童剂量相同。60% ~90% 患者治愈
曼氏血吸虫（Schistosoma mansoni）**（肠道血吸虫病）** **可能对吡喹酮耐药** （JID 176：304，1997） （NEJM 346：1212，2002）	**吡喹酮** 40mg/kg po，1 日内服完（40mg/kg 1 次或 20mg/kg 2 次）		吡喹酮：儿童与成人剂量相同。60% ~90% 患者治愈 有报道吡喹酮 50mg/kg po 1 次给药 + 泼尼松 ×6 个月，成功治疗骨髓神经根病（CID 39：1618，2004）
湄公血吸虫(Schistosoma mekongi)	**吡喹酮** 60mg/kg po ×1d（20 mg/kg，po 3 次）		儿童剂量相同
血吸虫毒血症；片山热（Katayama fever）	**吡喹酮** 20mg/kg po bid 联合短疗程大剂量激素。4 ~6 周后重复给药（Clin Micro Rev 16：225，2010）		接触疫水 4 ~6 周后血吸虫开始产卵，人体开始出现反应
绦虫（Cestodes）带绦虫（Tapeworms）			
细粒棘球绦虫（Echinococus granulosus）（棘球蚴病）（LnID 12：871，2012；Inf Dis Clin No Amer 26：421，2012）	**肝包虫**：荟萃分析支持对无并发症的单个肝脏囊肿可行经皮吸引 - 注射 - 再吸引术（PAIR）+阿苯达唑。引流前及引流后：**阿苯达唑**（体重≥60kg）400mg po bid 或（体重 <60kg）15mg/(kg·d)，分次，bid，进餐时服用。穿刺（P）和针吸（A）引流囊内容物后 1 ~2d 注入（I）高渗盐水（15% ~30%）或无水乙醇，等待 20 ~30min，最后灌洗后，然后再吸出（R）。**阿苯达唑持续给药至少 30d**。治愈率 96%，而手术切除治愈率 90%。关于阿苯达唑的文献：Acta Tropica 114：1，2010		
多房棘球绦虫（Echinococus multilocularis）（泡状棘球蚴病）（COID 16：437，2003）	**阿苯达唑**疗效尚未明确证实，可试用治疗棘球蚴病的剂量。惟一可靠的治疗是扩大手术切除，需要足够的手术技术。术后治疗及无法手术的病例：使用阿苯达唑数年（Acta Tropic 114：1，2010）		

病原体	推荐方案		说明
	首选药物	备选药物	
肠道绦虫（Intestinal tapeworms）			
阔节裂头绦虫（Diphyllobothrium latum，鱼），犬复孔绦虫（Dipylidium caninum，犬），肥胖带绦虫（Taenia saginata，牛肉绦虫），链状带绦虫（Taenia solium，猪肉绦虫）	**吡喹酮** 5 ~ 10mg/kg po ×1 次（儿童及成人）	氯硝柳胺 * 2g po ×1 次	氯硝柳胺由 Expert Compounding Pharm 公司生产，见表 13D
缩小膜壳绦虫（Hymenolepis diminuta，鼠）和微小膜壳绦虫（H. nana，人）	**吡喹酮** 25mg/kg po ×1 次（儿童及成人）	氯硝柳胺 * 2g po qd ×7d	
神经猪囊尾蚴病（NCC）： 猪带绦虫幼虫 参考：AJTMH 72：3，2005	**注意：如有肠道猪带绦虫，予吡喹酮** 5 ~ 10mg/kg po ×1 次（儿童及成人）		
脑实质 NCC CT/MRI 显示“活”包囊 荟萃分析：治疗可使包囊消失、减少癫痫发作和复发 参考：AnIM 145：43，2006	［**阿苯达唑**：体重 ≥60kg 者 400mg bid 进餐时服或体重 <60kg 者 15mg/(kg · d)，分 2 次服（最大剂量 800mg/d）+ **地塞米松** 0.1mg/(kg · d) ± 抗癫痫药］均 ×(10 ~ 30) d，抗癫痫药可能需用 1 年	［**吡喹酮** 100mg/(kg · d)，分 3 次给药 po ×1d，然后 50mg/(kg · d)，分 3 次给药 + **地塞米松** 0.1mg/(kg · d) ± 抗癫痫药］均 ×29d 见说明	阿苯达唑治疗使癫痫发作减少 46%（NEJM 350：249，2004）；吡喹酮杀灭包囊虫的活性较弱；糖皮质激素降低血清吡喹酮水平；美国国立卫生院报告用甲氨蝶呤 ≤20mg/周，可减少糖皮质激素用量（CID 44：449，2007）
“退变”包囊	**阿苯达唑 + 地塞米松，如上**		**治疗改善相关癫痫的预后**
死亡钙化包囊	**无治疗指征**		
蛛网膜下腔 NCC	（**阿苯达唑 + 糖皮质激素**，如上）+ 药物治疗前若存在脑积水先行脑室分流术。见 Expert Rev Anti Infect Ther 9：123，2011		
脑室内 NCC	**无论有无梗阻，均可选择神经内镜取出病灶。若无法手术，可用阿苯达唑 + 地塞米松，密切观察注意有无 CSF 梗阻**		

*关于药物来源，参见表 13D，155 页。

表 13A（11） 寄生虫感染的治疗*

病原体		推荐方案：首选药物	推荐方案：备选药物	说 明
裂头蚴病（拟曼氏迭宫绦虫 Spirometra mansonoides）幼虫包囊；感染源为蛙/蛇		外科切除。无需抗寄生虫药物治疗。皮下包块可予酒精注射		
体外寄生虫 参考：CID36 : 1355，2003；Ln 363 : 889，2004。**注意：由于有潜在神经毒性和再生障碍性贫血的风险，不推荐使用立氯化苯（lindane）**				
疾 病	**病原体**			
头虱 Med Lett 51 : 57，2009	人头虱	**苄氯菊酯** 1% 洗液：洗发液洗头，干后 10min 给药；9～10d 后重复一次。**或** **马拉硫磷 0.5% 洗液（Ovide）**：涂于干头发上保留 8～12h，然后用洗发液洗净。给药 2 次，相隔 7～9d。**或** 多杀菌系：0.9% 悬液用于感染部位，10min 后洗净，必要时 7d 后重复	**伊维菌素** 200μg/kg po 1 次；以后每隔 7d 重复 1 次 × 3 次，报道有效（JID 193 : 474，2006） **马拉硫磷**：有报告称使用 1～2 次，每次 20min，98% 有效（Ped Derm 21 : 670，2004）。含乙醇，易燃	**苄氯菊酯**：治愈率 78%。多梳头并无益处，会增加耐药性。5% 扑灭司林疗效较 1% 制剂并无优势 **多杀菌素**有效，但昂贵。参考：NEJM 367 : 1687 & 1750，2012；Pediatrics 126 : 392，2010.
阴虱	耻阴虱	**阴毛：苄氯菊酯或马拉硫磷**，与头虱相同	**眼睑：凡士林糊剂** 外用 qid × 10d，或 1% **黄色氧化汞** qid × 14d	
体虱	人体虱	没有用于人体的药物。体虱在衣服的缝隙处寄生、产卵。丢弃衣服；如果不能丢弃，用 1% 马拉硫磷粉剂或 0.5% 扑灭司林粉剂处理衣服。在流浪者收容所使用伊维菌素治疗曾获得成功（第 0、7、14 天各 12mg po）（JID 193 : 474，2006）		
疥疮	疥螨			

病原体	推荐方案		说　明
	首选药物	备选药物	
免疫功能正常患者 参考：MMWR 59（RR－12）：89，2010；NEJM 362：717，2010	**苄氯菊酯** 5% 霜剂（ELIMITE）敷于指（趾）甲下。涂于从下颏到脚趾的整个皮肤。保留 8～14h。1～2 周后重复给药。可安全用于 2 个月以上的婴儿	**伊维菌素** 250μg/kg po×1 次。若症状持续，上述剂量再次给药	修剪指甲。洗手后须再次涂抹药膏。治疗密切接触者，衣物清洗后热烘干。除去疥螨后瘙痒仍可能持续 2 周
AIDS 和人 T 淋巴细胞病毒（HTLV）感染者（CD4＜150/mm^3）、虚弱或残障的患者（**挪威疥疮**—见说明）	挪威疥疮：用 5% **苄氯菊酯软膏**涂抹 qd×7d，然后 2 次/w 直至痊愈加服伊维菌素（剂量见备选药物栏）	**伊维菌素** 200μg/kg po 第 1、2、8、9、15d（可能还要第 22、29d）＋苄氯菊酯软膏	AIDS 患者的挪威疥疮：广泛结痂皮。可似银屑病。无瘙痒 高度接触传染—隔离！
蝇蛆病 苍蝇幼虫所致	通常表现为皮肤/皮下小结节伴中央斑点。治疗：用凡士林、指甲油、美容霜或腊肉封住凹陷处，阻止气体交换以抑制其生长。当幼虫爬出时，将其去除		

*关于药物来源，参见表 13D，155 页。

表 13B（1）　抗寄生虫药物的剂量及主要不良反应

剂量随适应证而变化。为方便起见，药物按寄生虫分类；有些药物用于多种寄生虫，如阿苯达唑。

类别、药品、通用药名（商品名）	常用成人剂量	不良反应/说明
抗原虫药		
肠道寄生虫		
呋喃二氯散NUS（Furamide）	500mg po tid × 10d	来源：见表 13D，155 页。腹胀，恶心/呕吐，腹泻
双碘喹啉（Yodoxin）	成人：650mg po tid［或 30 ~ 40mg/(kg · d)，分次 tid］；儿童：40mg/(kg · d)，分次 tid	引起恶心、腹部痉挛、皮疹、痤疮，但均较罕见。不能耐受碘剂者忌用（含 64% 结合碘）。可造成碘疹（斑疹或丘疹）和（或）甲状腺肿大
甲硝唑	不良反应均相似，参见表 10B，107 页及表 10A，102 页甲硝唑	
硝唑尼特（Alinia）	成人：500mg po q12h。儿童 4 ~ 11 岁：200mg 悬液 po q12h。进餐时服用。昂贵	腹痛 7.8%，腹泻 2.1%。综述：CID 40∶1173，2005；Expert Opin Pharmacother 7∶953，2006。头痛；巩膜黄染罕见（治疗结束后消失）
巴龙霉素（Humatin） 英国称为 Aminosidine，IV	可用到 750mg qid（250mg 片剂）。见表 13D	系与新霉素相似的氨基糖苷类药物。当伴有炎症性肠病时，药物吸收可导致耳/肾毒性。剂量超过 3g/d，可出现恶心、腹部痉挛、腹泻
奎纳克林NUS（阿的平 Atabrine，Mepacrine）	100mg po tid。美国已不再供应；2 家药房可提供： （1）康涅狄格州 电话：（+1）203 - 785 - 6818 （2）加利福尼亚州 电话：800 - 247 - 9767	有精神病或银屑病病史者禁忌。皮肤黄染。头晕，头痛，呕吐，中毒性精神病（1.5%），溶血性贫血，白细胞减少，血小板减少，荨麻疹，皮疹，发热，轻微双硫仑样反应
替硝唑（Tindamax）	250 ~ 500mg 片剂，进餐时服。方案随适应证而异	化学结构同甲硝唑，但耐受更好。有癫痫发作及周围神经病的报道 **不良反应**：金属异味 4% ~ 6%，恶心 3% ~ 5%，纳差 2% ~ 3%

类别、药品、通用药名（商品名）	常用成人剂量	不良反应/说明
抗原虫药：非肠道寄生虫/肠道外寄生虫		
锑剂[NUS] 葡萄糖酸锑钠（Pentostam）CDC 或葡甲胺锑（Glucantime—法国商品名）	静脉使用：包装浓度锑 100mg/ml。使用前将特定剂量溶于 50ml 5% 葡萄糖溶液中配制。10min 以上推注	**最初 10d 不良反应**：头痛、疲乏，脂肪酶/淀粉酸升高，胰腺炎临床表现，10d 后：ALT/AST/碱性磷酸酶/血磷升高 **注意：30% ~60% 有可逆性 T 波改变。有 QTc 间期延长的风险** **肾脏排泄：肾功能不全时调整用量。肝脏代谢；肝功能不全时减少用量**
蒿甲醚 - 苯芴醇，po（Coartem，已获 FDA 批准）	片剂含 20mg 蒿甲醚和 120mg 苯芴醇。与食物同服。可碾碎后以少许水溶后服下。	能延长 QTc：禁用于以下患者：先天性长 QTc、有猝死家族史或长 QTc 家族史，或需服可延长 QTc 的药物（见表 10A，100 页，氟喹诺酮下面的内容）。蒿甲醚诱导 CYP3A4 且蒿甲醚和苯芴醇均经 CYP3A4 代谢（药物间相互作用见表 22A，217 页）。> 30% 成人有不良反应：头痛、厌食、眩晕、关节痛和肌痛
青蒿琥酯，IV 参考：NEJM 358 : 1829，2008	从 CDC 疟疾管理部门可以获得。在第 0、12、24 和 48h，2. 4mg/kg IV	比奎宁有效，比奎尼丁安全。CDC 联系电话：770 - 488 - 7758；非工作时间 770 - 488 - 7100。肝肾功能不全时无需调整剂量。无已知的药物相互作用
阿托伐醌（Mepron） 参考：AAC 46 : 1163，2002	悬液：1 茶匙（750mg）po bid 750mg/5 ml	9% 的患者因不良反应被迫停药；皮疹 22%，胃肠道不适 20%，头痛 16%，失眠 10%，发热 14%
阿托伐醌 + 氯胍（Malarone） 用于预防恶性疟原虫感染；对间日疟资料少	**预防**：1 片 po（250mg + 100mg）qd，进餐时服 **治疗**：4 片 po（1000mg + 400mg）qd，进餐时服 × 3d 成人片剂：250/100mg；儿童片剂 62. 5/25mg 儿童剂量：预防见 139 页脚注[1]；治疗见 142 页说明	治疗试验的不良反应：成人——腹痛 17%，恶心/呕吐 12%，头痛 10%，眩晕 5%；1% 的患者停药。无症状 ALT/AST 轻度升高。儿童——咳嗽、头痛、厌食、呕吐、腹痛。药物相互作用见表 22。G6PD 缺乏症患者可安全使用 可压碎药片并加入牛奶或其他营养液中给儿童服用 肾功能不全：肌酐清除率 < 30ml/min 者禁忌

注：CDC 药品服务处有供应的药物以“CDC”表示，电话（+1）（404）639 - 3670［或 - 2888（传真）］。**某些不易获得的药品获取渠道信息可参考表 13D，155 页。**

表 13B（2） 抗寄生虫药物的剂量及主要不良反应

类别、药品、通用药名（商品名）	常用成人剂量	不良反应/说明
抗原虫药：非肠道寄生虫/肠道外寄生虫（续）		
苄硝唑	7.5mg/(kg·d) po，100mg 片剂	50%的患者光过敏。胃肠道：腹痛，恶心/呕吐/厌食。中枢神经系统：定向力障碍、失眠、抽搐/癫痫、感觉异常、多发性神经炎。妊娠禁用
磷酸氯喹（Aralen）	剂量不定——见疟疾预防和治疗，143～144 页	轻微不良反应：厌食/恶心/呕吐、头痛、眩晕、视物模糊，深色皮肤患者有瘙痒。重要不良反应：类风湿关节炎患者长期服用可导致视网膜病，能加重银屑病。可阻断对狂犬病疫苗的反应。癫痫患者禁用
氨苯砜 见"高铁血红蛋白血症"说明部分	100mg po qd	用 TMP－SMX 后出现皮疹的患者通常可耐受。是导致获得性高铁血红蛋白血症的常见病因（NEJM 364：957，2011）。该药代谢产物使血红素中的二价铁变为三价铁（不能运送氧气）。三价铁在血中正常不超过1%；10%则出现发绀；30%～40%造成头痛，乏力，心率增快，头晕；60%造成酸中毒和昏迷；三价铁血症达70%～80%患者可死亡。G6PD 活性下降是危险因素。治疗：亚甲蓝 1～2mg/kg 推注 5min，单次
依氟乌氨酸[NUS]（Ornidyl） （WHO 或 CDC 药物服务处）	200mg/kg IV（慢点）q12h×7d，治疗非洲锥虫病	1/2 的患者腹泻、呕吐、腹痛，1/2 的患者贫血/白细胞减少、癫痫发作、脱发、黄疸、听力下降。妊娠禁用
烟曲霉素	眼药水＋口服，20mg po tid，Leiter's 公司电话：800－292－6773	不良反应：中性粒细胞减少、血小板减少
甲氟喹	疟疾预防：每周 1 片 250mg；疟疾治疗：1250mg×1 次，或首服 750mg，6～8 小时后再服 500mg 在美国，250mg 片＝228mg 基质；美国以外，275mg 片＝250mg 基质	不良反应约 3%。轻微：头痛、易激惹、失眠、虚弱、腹泻。可发生中毒性精神病及癫痫。不能与奎宁、奎尼丁或卤泛曲林同用。罕见：QTc 间期延长和中毒性表皮坏死松解（Ln 349：101，1997）。由于有神经精神不良反应，患者不可自行用药
美拉胂醇（CDC） （Mel B，Arsobal）	成人剂量参见锥虫病 儿童剂量：0.36mg/kg IV，然后每 1～5d 逐渐增加剂量，至 3.6mg/kg，总共给药 9～10 次	治疗后脑病 2%～10%，总病死率为 50%，因治疗而死亡的风险为 8%～14%。泼尼松龙 1mg/(kg·d) po 可减少脑病。其他：心脏损害、白蛋白尿、腹痛、呕吐、周围神经病、赫克斯海默（Herxheimer）样反应、瘙痒

类别、药品、通用药名（商品名）	常用成人剂量	不良反应/说明
米替福新（Impavido）（Expert Rev Anti Infect Ther 4：177，2006）	100～150mg［约2.25mg/（kg·d）］po，分次，tid×28d 皮肤利什曼病：2.25mg/kg po qd×6w	参考表13D，155页。**妊娠禁用；致畸**。不良反应因疾病而异：黑热病患者，呕吐可达40%，腹泻17%；“晕动病”，头痛和肌酐升高。每日剂量>150mg可致严重胃肠道不良反应（Ln 352：1821，1998）
硝呋替莫（Lampit）（CDC）（德国拜耳药厂生产）	8～10mg/（kg·d）po，每日分4次给药×90～120d	40%～70%患者出现不良反应。胃肠道：腹痛、恶心/呕吐。中枢神经系统：多发性神经炎（1/3）、定向力障碍、失眠、抽搐、癫痫。皮疹。G6PD缺乏者溶血
喷他脒（NebuPent）	每月用气雾剂300mg。也可肌注	低血压、低钙血症、低血糖继而高血糖，胰腺炎。中性粒细胞减少（15%），血小板减少。肾毒性。其他：恶心/呕吐、肝功异常、皮疹
磷酸伯喹	26.3mg（=15mg基质）。成人剂量：每天30mg基质po	G6PD缺乏患者可致溶血性贫血伴血红蛋白尿，尤其是非洲人和亚洲人。高铁血红蛋白症。如患者禁食，可发生恶心/腹痛（CID 39：1336，2004）。**妊娠禁用**
乙胺嘧啶（Daraprim，Malocide）也可与周效磺胺组成复方，商品名 Fansidar（25～500mg）	100mg po，然后25mg/d 消耗亚叶酸（leucovorin）	主要问题在血液系统：巨幼红细胞贫血、白细胞减少、血小板减少。予亚叶酸5mg/d可减轻骨髓抑制，且不影响抗弓形虫病效果。若予大剂量乙胺嘧啶，亚叶酸增至10～50mg/d 乙胺嘧啶+磺胺嘧啶可因肉毒碱缺乏引起精神变化（AJM 98：112，1993）。其他：皮疹、呕吐、腹泻、口干
葡萄糖酸奎尼丁 心脏毒性 参考：LnID 7：549，2007	1～2h内IV负荷剂量10mg（相当于6.2mg奎尼丁基质）/kg，然后匀速静脉滴入0.02mg/（kg·min）。有可能从礼来制药公司获得捐赠	奎尼丁/奎宁的不良反应相类似：①静脉推注可引起致死性低血压；②高胰岛素血症性低血糖，尤其在孕妇；③如果QTc间期延长>基础值的25%，减慢静滴奎尼丁的速度；④用药3天后因肾清除功能和分布容积下降，减少剂量30%～50%

注：“CDC”表示CDC药品服务处有供应，电话（+1）（404）639－3670［或－2888（传真）］。**某些不易获得的药品信息可参考表13D，155页。**

表 13B（3）　抗寄生虫药物的剂量及主要不良反应

类别、药品、通用药名（商品名）	常用成人剂量	不良反应/说明
抗原虫药：非肠道寄生虫/肠道外寄生虫（续）		
硫酸奎宁（Qualaquin）（300mg 盐 =250mg 基质）	324mg 片剂。美国无静脉注射制剂。口服治疗氯喹耐药的恶性疟：624mg po tid ×3d，然后（四环素 250mg po qid 或多西环素 100mg bid）×7d	金鸡纳中毒；耳鸣、头痛、恶心、腹痛、视物模糊。罕见：血恶病质、药物热、哮喘、低血糖。500 例患者中 <1% 发生一过性失明（AnIM 136：339，2002）。**QTc 延长、重症肌无力、视神经炎及 G6PD 缺乏者禁忌使用**
螺旋霉素（Rovamycin）	1g po q8h（见说明）	可有胃肠道和过敏反应。咨询 Palo Alto 医学基金会弓形虫属血清实验室：电话 650 -853 -4828 后可免费获取，或从美国 FDA：电话 301 -796 -1600 索药
磺胺嘧啶	1 ~1.5g po q6h	见表 10C，106 页，磺胺药的不良反应
周效磺胺与乙胺嘧啶复方（Fansidar）	含 500mg 周效磺胺和 25mg 乙胺嘧啶	两药的平均半衰期都很长：周效磺胺 169h，乙胺嘧啶 111h，可每周给药 1 次。在非洲，曾间断给药用于孕妇的疟疾预防（ITP_p），在妊娠的 3 个时间点应用。可显著降低 HIV + 的妇女疟疾造成的母婴死亡。见 Expert Rev Anti Infect Ther 8：589，2010。 有报道因 Stevens - Johnson 综合征和中毒性表皮坏死松解而死亡。肾脏排泄—有肾脏损害的患者慎用
治疗线虫、吸虫和绦虫的药物		
阿苯达唑（Albenza）	剂量随适应证而不同，与食物同服；脂肪餐增加吸收	**妊娠药物分类 C**；妊娠试验阴性后给药。腹痛，恶心/呕吐，脱发，血清转氨酶升高。白细胞减少罕见
硫氯酚（CDC）	成人和儿童：30 ~40mg/kg（最大剂量 2g/d）po qod ×10 ~15 次	光过敏，皮肤反应，荨麻疹，胃肠道不适
乙胺嗪（海群生 Hetrazan）（CDC）	治疗丝虫病	头痛，眩晕，恶心，发热。成虫死亡可致宿主炎症反应：发热、荨麻疹、哮喘、胃肠道不适（Mazzotti 反应）。**妊娠 - 禁用**

类别、药品、通用药名（商品名）	常用成人剂量	不良反应/说明
伊维菌素（Stromectol，Mectizan）3mg 片剂和用于注水头虱的 0.5% 溶剂	粪类圆线虫剂量：200μg/kg po ×2 次 盘尾丝虫病：150μg/kg po ×1 次 疥疮：200μg/kg po ×1 次；如为艾滋病患者，14 天后重复给药一次	轻微不良反应：发热、瘙痒、皮疹。治疗盘尾丝虫病可致痛性淋巴结肿大，头痛，骨/关节痛。可因成虫死亡引起宿主炎症反应：发热，荨麻疹，哮喘，Mazzotti 反应（见上）
甲苯达唑（Vermox）	剂量因适应证而不同	引起腹痛，恶心，腹泻罕见。妊娠和 2 岁以下的儿童禁忌
吡喹酮（Biltricide）	剂量因寄生虫种而异；见表 13A	轻微不良反应：眩晕/嗜睡，恶心/呕吐，皮疹，发热。惟一禁忌是眼囊虫病。有导致脑囊虫病症状加重潜在风险。抗惊厥药和糖皮质激素可诱导药物代谢；西咪替丁 400mg po tid 可抵消疗效。严重肝病时需减量
双羟萘酸噻嘧啶（非处方药）	口服悬液。所有年龄的剂量：11mg/kg（最大剂量 1g）×1 次	罕见胃肠道不适，头痛，眩晕，皮疹
舒拉明（Germanin）（CDC）	药粉用 5 ml 水配成 10% 溶液，在 30min 内使用。初次使用先予试验剂量 0.1g IV。尽量避免妊娠期使用	不能通过血脑屏障；对中枢神经系统感染无效 不良反应：呕吐、瘙痒、荨麻疹、发热、感觉异常、蛋白尿（若出现管型，停药）。肾脏、肝脏疾病患者勿用。有因循环衰竭致死亡的报道
三氯苯咪唑（Egaten）（CDC）	用于治疗肝片状吸虫感染：10mg/（kg · d）po，1 次。可于 12 ~24h 后再次给药。250mg 片剂	不良反应 ≥10%：出汗和腹痛 不良反应 1% ~10%：虚弱、胸痛、发热、恶心、呕吐 注意：存在 G6PD 缺乏或肝功能受损时慎用

注："CDC" 表示 CDC 药品服务处有供应，电话（+1）（404）639 –3670［或 –2888（传真）］。**某些不易获得的药品信息可参考表 13D，155 页。**

表 13C 引起嗜酸性粒细胞增多症的寄生虫（旅行者嗜酸性粒细胞增多症）

常见且强烈（嗜酸性粒细胞 >5000/ul）	中至重度 - 早期感染	蚴移行期；无或轻度 - 慢性感染期	其　他
类圆线虫属（免疫功能受损宿主不出现） 淋巴丝虫病 弓蛔虫（Toxocaria）（幼虫皮肤移行症）	蛔虫 钩虫 支睾吸虫（Clonorchis） 并殖吸虫（Paragonimus）	后睾吸虫属	血吸虫病 囊虫病 鞭虫属 血管圆线虫属 非淋巴丝虫病 颚口线虫属 毛细线虫属 毛圆线虫属

表 13D 不易获取的抗寄生虫药物来源

来　源	所提供药品	联系方式
CDC 药品服务处	青蒿琥酯，乙胺嗪，美拉胂醇，硝呋替莫，葡萄糖酸锑钠，舒拉明	www. cdc. gov/laboratory/drugservice/index. html （+1）404 - 639 - 3670
WHO	治疗非洲睡眠病所用药物	simarrop@ who. int；（+41）794 - 682 - 726；（+41）227 - 911 - 345 francoj@ who. int；（+41）796 - 198 - 535；（+41）227 - 913 - 313
制药公司，专业实验室，其他机构		
Expert Compounding Pharmacy	米帕林，双碘喹啉，氯硝柳胺	www. expertpharmacy. org 1 - 800 - 247 - 9767；（+1）818 - 988 - 7979
Fagron Compounding Pharmacy 之前称 Gallipot 公司	米帕林，双碘喹啉，巴龙霉素，呋喃二氟散	www. fagron. com 1 - 800 - 423 - 6967；（+1）651 - 681 - 9517

来　　源	所提供药品	联系方式
Leiter's Pharmacy	烟曲霉素	www.leiterrx.com 1-800-292-0773
Paladin Labs	米替福新	www.paladin-labs.com
Victoria Apotheke Zurich	巴龙霉素，三氯苯达唑	www.pharmaworld.com (+41) 43-344-6060
Fast Track Research	米替福新（按适应证治疗皮肤型或皮肤黏膜型利什曼原虫时可能免费）	jberman@fasttrackresearch.com
Palo Alto Medical Foundation, Toxoplasma Serology Lab	螺旋霉素	(+1) 650-853-4828

表 14A（1） 抗病毒治疗方案*

HIV，参见表 14D；肝炎，参见表 14F 和表 14G

病毒/疾病	药物/剂量	不良反应/说明
腺病毒：是引起呼吸道感染的病因，包括儿童和年轻人的致命性肺炎。移植患者感染后病死率为60%（CID 43：331，2006）。移植患者膀胱炎的常见原因。腺病毒－14 与健康年轻成人的重症肺炎相关［MMWR 56（45）：1181，2007］**临床表现包括**：发热、肝酶升高、白细胞减少、血小板减少、腹泻、肺炎或出血性膀胱炎	严重肺炎病例或 HSCT[1] 后： **西多福韦** • 5mg/(kg·w)×2w，然后每 2 周 1 次，+**丙磺舒** 1.25g/m^2，在用西多福韦前 3 小时和静滴后 3 和 9 小时给药 • 或 1mg/kg IV 3 次/w 对腺病毒所致出血性膀胱炎：（CID 40：199，2005；Transplantation. 2006；81：1398）膀胱内给**西多福韦**（5mg/kg加入 100ml 生理盐水滴注入膀胱）	在 3/8 免疫缺陷儿童（CID 38：45，2004）和 8/10 HSCT 儿童治疗成功（CID 41：1812，2005） 病毒载量下降预示对西多福韦有效 利巴韦林疗效差异较大，似乎仅对血清型 C 有效。阿糖腺苷和更昔洛韦在体外对腺病毒有活性，但临床资料极为匮乏。一种新的腺病毒株"titi 猴腺病毒"（TMAdV）从一只猿猴传播到一位研究者，并随后感染其家人。PLoS Pathog 2011 Jul 14；7：e1002155
冠状病毒－SARS 冠状病毒（严重急性呼吸窘迫综合征） 2003 年春天在中国南方分离到的一种新型冠状病毒（NEJM 348：1953 & 1967，2003）传播到中国香港和 32 个国家；蝙蝠似乎是 SARS 病毒主要的宿主库（PANS 102：14040，2005）	**以支持治疗为主**，尝试过或正在评价治疗方法有：（见说明） • 利巴韦林：无效 • 干扰素 α±糖皮质激素：小规模病例系列 • 聚乙二醇干扰素－α 对猴类有效 • 北京一家医院报道小剂量糖皮质激素有效，大剂量糖皮质激素使严重的真菌感染增加 • 吸入一氧化氮能改善氧合和 X 线胸片表现（CID 39：1531，2004）	**通过密切接触传播**：有效的感染控制措施（**口罩［需经常更换］**、护目镜、防护衣、手套）是阻止传播的关键 其他冠状病毒（HCOV－229E、OC43、NL63 等）可能是儿童喉炎、哮喘加重和其他呼吸道感染的病因（CID 40：1721，2005；JID 191：492，2005）。可能与川崎病有关（JID 191：489，2005）
肠病毒－脑膜炎：无菌性脑膜炎的最常见原因。快速脑脊液 PCR 检测准确；可减低新生儿的住院费用，缩短住院时间（Peds 120：489，2007）	**目前无推荐的常规治疗**；而 Pleconaril（VP 63843）仍在研究中	21 例新生儿肠病毒无菌性脑膜炎的双盲安慰剂对照研究证实无效（PIDJ 22：335，2003）。不能缓解症状，但能减轻严重头痛（AAC 2006 50：2409－2414）

病毒/疾病	药物/剂量	不良反应/说明
出血热病毒感染：优秀文献综述：Med Lab Observer，May 2005 P. 16；Lancet Infectious Disease Vol 6 No 4		
刚果－克里米亚出血热（HF）（CID 39：284，2004） 蜱传播；症状包括：恶心/呕吐、发热、头痛、肌痛和木僵（1/3）。体征：结膜充血、肝肿大、出血点（1/3）。实验室检查：血小板和白细胞降低，ALT、AST、LDH 和 CPK 增高（100%）	口服利巴韦林，初始负荷剂量 30mg/kg，然后 15mg/kg q6h×4d，然后 7.5mg/kg×6d（WHO 推荐）（见说明）。综述见 Antiviral Res 78：125，2008	3/3 名巴基斯坦的医护人员完全康复（Ln 346：472，1995）。在伊朗，69 例确诊刚果－克里米亚出血热病例使用利巴韦林治疗，61 例（89%）存活（CID 36：1613，2003）。土耳其的一项研究发现，利巴韦林治疗可缩短住院时间（7.7d *vs* 10.3d），但病死率和需要输血率两者无区别（J Infection 52：207～215，2006）
埃博拉/马尔堡出血热（中非） 2005 年 5 月 3 日在安哥拉发生暴发流行，308 例中死亡 277 例（NEJM 352：2155，2005；LnID 5：331，2005）。1998－2000 年在刚果和 2004－2005 年在安哥拉发生马尔堡出血热大流行（NEJM 355：866，2006）	**无有效的抗病毒治疗**（J Virol 77：9733，2003）	大猩猩和黑猩猩可因接触其他动物尸体而被感染（Science 303：387，2004）。有报道非洲的水果蝙蝠和埃及果蝇携带马尔堡出血热病毒（PloS ONE 2：e764，2007）。在加篷共和国随机选取 220 个村落的 4349 名健康志愿者，检测结果发现血清抗体阳性率为 15%。阳性者均无感染埃博拉病毒的症状。儿童血清阳性率随年龄增长而升高，15 岁以后进入平台期，血清阳性个体的分布与水果蝙蝠所在区域有关。PLoS ONE（Feb 9）；5：e9126，2010
合并肺综合征：汉坦病毒肺综合征，"Sin nombre 病毒"	**尚未证实利巴韦林有效**（CID 39：1307，2004）。早期诊断和支持治疗（常在 ICU）是治疗成功的关键	在接触啮齿动物后，急性起病，表现为发热、头痛、肌痛、干咳、血小板减少、非心源性肺水肿伴呼吸功能不全
伴肾综合征：拉沙热、委内瑞拉出血热、朝鲜出血热、萨比亚出血热、阿根廷出血热、玻利维亚出血热、鸠宁病毒、马秋博病毒	**口服利巴韦林**，首剂负荷量 30mg/kg，随后15mg/kg q6h×4d，然后 7.5mg/kg×6d（WHO 推荐）（见说明）	毒性低，有溶血的报道，停药后恢复。对白细胞、血小板和肝肾功能无显著影响。接触者的处理见 CID 36：1254，2003

[1]HSCT＝造血干细胞移植。

＊注：所有推荐剂量仅针对成人（除非特别注明）及肾功能正常者。（缩写见第 2 页）

表 14A（2） 抗病毒治疗方案*

病毒/疾病	药物/剂量	不良反应/说明
出血热病毒感染（续）		
登革热和登革出血热（DHF）：www.cdc.gov/ncidod/dvbid/dengue/dengue-hcp.htm 去热带或亚热带的旅游者出现发热、出血、血小板减少或血液浓缩伴休克时要考虑登革热（潜伏期通常为4~7d）。诊断靠分离病毒和血清学检查。血清送至CDC（Tel：787-706-2399）	**无抗病毒治疗的资料**。补液治疗，严密监测血流动力学。用胶体治疗有效：有一项研究建议使用6%羟乙基淀粉（NEJM 353：9，2005）。综述：Semin Ped Infect Dis 16：60-65，2005	在2001—2004年CDC确诊的77例中，近期（2周）去加勒比海岛屿旅游者占30%，亚洲占17%，中美洲占15%，南美洲占15%（MMWR 54：556，June 10，2005）。5例严重DHF患者，治疗用不含登革热抗体的免疫球蛋白500mg/kg IV qd×3~5d，血小板计数迅速升高（CID 36：1623，2003）。2011年FDA新批准的检验：DENV IgM抗体ELISA捕获试验，与西尼罗病毒有交叉反应。仅用于临床表现符合登革热的病例
西尼罗病毒（见AnIM 104：545，2004） 是一种黄病毒，通过蚊虫、输血、器官移植（NEJM 348：2196，2003；CID 38：1257，2004）和哺乳（MMWR 51：877，2002）传播。鸟类（超过200种）是主要宿主，人和马是偶发宿主。美国的流行仍在继续	**至今尚无有效的治疗**，2个临床试验正在进行： （1）干扰素α-N3（CID 40：764，2005）。（这种治疗已不被看好） （2）静脉用免疫球蛋白：来自以色列的免疫球蛋白含有高效价的抗西尼罗病毒抗体（JID 188：5，2003；Transpl Inf Dis 4：160，2003）。与NIH联系，301-496-7453；见www.clinicaltrials.gov/show/NCT00068055 综述见Lancet Neurology 6：171-181，2007	通常表现为非特异性发热性疾病，但1/150病例可有脑膜脑炎、无菌性脑膜炎或脊髓灰质炎样麻痹（AnIM 104：545，2004；JCI 113：1102，2004）。远期后遗症常见（神经肌肉无力和精神症状）（CID 43：723，2006） 诊断靠血清或脑脊液中的IgM抗体升高或CSF的PCR检测（与州卫生部/CDC联系）。目前美国常规检测供血源中的西尼罗病毒抗体。11/17例患者血脂肪酶升高（NEJM 352：420，2005）
黄热病	**无抗病毒治疗的资料** **预防用疫苗使用指南**：（MMWR 51：RR17，2002）	由于易感人群城市化，黄热病在非洲和南美洲再次出现（Lancet Inf 5：604，2005）。疫苗有效（JAMA 276：1157 1996）。在HIV患者，特别是低病毒载量，高CD4细胞计数的患者，疫苗安全有效（CID 48：659，2009）。使用17D病毒株经细胞培养制备的一种纯化灭活的全病毒疫苗经一项剂量递减Ⅰ期研究证实安全，且使用2次即可产生中和抗体（NEJM 2011 Apr 7；364：1326）

病毒/疾病	药物/剂量	不良反应/说明
基孔肯雅热（Chikungunya fever）是一种由伊蚊传播的自限性虫媒病毒疾病。可能发生大流行	**无抗病毒治疗**。纯化的人多价 CHIKV 免疫球蛋白对鼠有治疗作用（JID 200：516，2009）	临床表现：高热、严重肌痛和头痛、斑丘疹、偶有血小板减少。出血罕见。诊断靠特异性 IgM 抗体升高
严重发热伴血小板减少综合征病毒（SFTSV）	**缺少治疗方案**	在中国发现的一种新布尼亚科病毒。最初认为是无形体（anaplasma）感染，血清学证实为一种新病毒。可能是通过长角血蜱叮咬传播（NEJM 2011；364：1523－32）
肝炎病毒感染	参见表 14F（甲型和乙型肝炎）和 14G（丙型肝炎）中系列表格	

＊注：所有推荐剂量仅针对成人（除非特别注明）及肾功能正常者。（缩写见第 2 页）

表 14A（3） 抗病毒治疗方案*

病毒/疾病	药物/剂量	不良反应/说明
疱疹病毒感染		
巨细胞病毒（CMV） 经 HAART 治疗后，HIV 相关的 CMV 感染和死亡显著下降。初始治疗即应优先考虑开始抗反转录病毒治疗	除某些移植患者，一般不推荐一级预防见下文。CD4 细胞 <100/mm³ 的患者，若血浆 CMV DNA 滴度增高可抢先治疗。有学者推荐用**缬更昔洛韦** 900mg po qd（CID 32：783，2001）。如果 HAART 后 CD4 细胞增加 >100/mm³ 6 个月，作者建议可以停止一级预防（MMWR 53：98，2004）	发生 CMV 病的风险与血浆 CMV DNA 拷贝数相关：CMV DNA 拷贝数每增加 1 个 Log_{10}，CMV 病的风险增加 3.1 倍（JCI 101：497，1998；CID 28：758，1999） 接受一级预防的移植患者中，耐药率为 5%（J Antimicrob Chemother 65：2628. 2010）
结肠炎、食管炎、胃炎 诊断有赖于在溃疡底部或边缘活检组织中（Clin Gastro Hepatol 2：564，2004）找到 CMV 包涵体和其他病理特征	用**更昔洛韦**，治疗同视网膜炎，但诱导治疗阶段需延长至 3～6 周。维持治疗尚无统一意见，可能不需要，除非复发。较视网膜炎更难预测疗效。**缬更昔洛韦亦同样有效**。如果患者能耐受口服，同时症状未重到影响药物的吸收时，可改为口服缬更昔洛韦。长期 CMV 病毒抑制依赖抗反转录病毒治疗 **备选**：**西多福韦** 5mg/kg IV，1 次/w×2w，随后 1 次/2w。每次用药前 3h 口服 2g **丙磺舒**，结束用药后 2h 和 8h 各口服 1g，需 IV 生理盐水水化	
脑炎和脑室炎：治疗方法尚不确定，考虑应该同治疗视网膜炎一样。在用更昔洛韦维持治疗时病情仍有可能进展。见 Herpes 11（suppl. 12）：95A，2004		
腰骶部多发神经根病：诊断靠测定 CSF 中的 CMV DNA	**更昔洛韦**治疗方案同视网膜炎。可用**膦甲酸钠** 40mg/kg IV q12h。如果可能序贯**缬更昔洛韦**治疗。维持治疗直至 CD4 细胞 >100/mm³ 持续 6 个月 **备选**：**西多福韦** 5mg/kg IV，1 次/w×2w，随后 1 次/2w。每次用药前 3h 口服 2g **丙磺舒**，结束用药后 2h 和 8h 各口服 1g，需 IV 生理盐水水化	约 50% 有效，生存时间延长（5.4 周上升至 14.6 周）（CID 27：345，1998）。耐药性可通过基因型来检测
多发性单神经炎	未定	由血管炎引起，抗病毒治疗可能无效

病毒/疾病	药物/剂量	不良反应/说明
肺炎 主要见于器官移植者（特别是骨髓移植），**HIV 感染者罕见**。AIDS 患者仅在有组织学证据且没有分离到其他病原时才治疗。在 ICU 的免疫正常患者 CMV 的再活动率很高，住院时间延长，病死率增加（JAMA 300：413，2008）	**更昔洛韦/缬更昔洛韦**，同视网膜炎。骨髓移植患者联合 CMV 免疫球蛋白治疗	骨髓移植患者动态检测 pp65 抗原，对早期诊断 CMV 间质性肺炎有帮助，如果在抗原阳性 6 天内用更昔洛韦治疗效果好（Bone Marrow Transplant 26：413，2000） 预防性治疗见表 15E

*注：所有推荐剂量仅针对成人（除非特别注明）及肾功能正常者。（缩写见第 2 页）

表 14A（4） 抗病毒治疗方案*

病毒/疾病	药物/剂量		不良反应/说明
疱疹病毒感染（续）			
CMV 视网膜炎 是 CD4 细胞计数 <50/mm³ 的 AIDS 患者导致失明的最常见原因 19/30（63%）例非活动性 CMV 视网膜炎的患者，HAART 的反应好（CD4 细胞上升 ≥60/mm³），出现免疫重建性玻璃体炎（视力下降、飞蚊症伴球后节炎症——玻璃体炎、视乳头炎、黄斑变性），平均在 HAART 治疗后 43 周发生（JID 179：697，1999） 无论眼球周围注射糖皮质激素还是短程全身使用糖皮质激素，糖皮质激素治疗可以减轻免疫重建性玻璃体炎的炎症反应，而 CMV 视网膜炎并不复发	**对于短期危及视力的病损：** **更昔洛韦**眼内植入用药和**缬更昔洛韦** 900mg po qd **对于外周病损：** **缬更昔洛韦** 900mg po q12h × 14～21d，然后维持治疗 900mg po qd	**更昔洛韦** 5mg/kg IV q12h × 14～21d，然后**缬更昔洛韦** 900mg po qd **或** **膦甲酸钠** 60mg/kg IV q8h 或 90mg/kg IV q12h × 14～21d，然后 90～120mg/kg IV qd **或** **西多福韦** 5mg/kg IV ×2w，然后 5mg/kg IV 隔周一次；每次给药必须 IV 生理盐水进行水化，并口服丙磺舒 **或** 重复玻璃体内注射**福米韦生**（仅复发时用，不用于初治）	鉴别诊断：HIV 视网膜病、单纯疱疹病毒视网膜炎、水痘带状疱疹病毒视网膜炎（罕见，很难诊断） 在诱导缓解期，po 缬更昔洛韦作用相当于 IV 更昔洛韦（NEJM 346：1119，2002） 不能单独应用更昔洛韦眼内植入治疗，因为 6 个月时对侧眼发生 CMV 视网膜炎的风险约 50%，发生脏器 CMV 病的风险性约 31%。全身治疗可降低风险，当对侧眼发生视网膜炎，则常有更昔洛韦耐药突变（JID 189：611，2004） **推荐同时进行全身用药治疗！** 由于独特的作用机制，**福米韦生**对耐药病毒可能有效 在诊断视网膜炎后一年内，视网膜脱离的发生率为 50%～60%（Ophthal 111：2232，2004） IV 更昔洛韦（GCV）和膦甲酸钠（FOS）的疗效相当，GCV 可避免 FOS 的肾毒性，而 FOS 可避免 GCV 的骨髓抑制。虽然缬更昔洛韦的骨髓毒性可能与 GCV 相似，**但口服缬更昔洛韦应取代 GCV 和 FOS**
停止维持治疗的患者应定期进行眼科检查，以早期发现复发！	**治疗后抑制** （预防）如果 CD4 细胞 <100/mm³，**缬更昔洛韦** 900mg po qd		接受 ART 患者，若 CD4 细胞 >100/mm³ 超过 6 个月，可以停药

病毒/疾病	药物/剂量	不良反应/说明
移植患者的 CMV：见表 15E。接受 CMV 抗体阳性的供者器官的抗体阴性的受者，以及抗体阳性的受者，服用**缬更昔洛韦**预防 CMV 感染，均效果很好（Ln 365 : 2105, 2005）。Pharm Ther 35 : 676, 2010。在肺移植患者中，延长用药 1 年比短期用药预防效果更好（Ann Intern Med 152 : 761, 2010）。妊娠期 CMV：孕早期静脉注射单剂高价免疫球蛋白 200IU/kg，减少婴儿 1 岁时 CMV 感染的并发症。（CID 55：497, 2012）		
EB 病毒（EBV）－单核细胞增多症（LnID 3 : 131, 2003）	**不治疗**。有扁桃体梗阻，CNS 并发症或脾破裂危险时用糖皮质激素	异形淋巴细胞的病因：EBV、CMV、甲肝病毒、乙肝病毒、弓形虫、麻疹、流行性腮腺炎和药物（Int Pediatr 18:20, 2003）
人类疱疹病毒 HHV－6 是玫瑰疹（幼儿急疹）和其他儿童发热的病因（NEJM 352 : 768, 2005）。在移植患者可引起发热和皮疹（JID 179, 311, 1999）。110 例美国 HSCT 患者中有 47% 感染再次活动，可延缓单核细胞和血小板重建（CID 40 : 932, 2005）。免疫功能正常的成年患者脑膜炎与此有关，诊断依靠 CSF 的 PCR 检测阳性。**更昔洛韦**治疗可以使病毒载量下降（CID 40 : 890 & 894, 2005）。膦甲酸钠能改善血栓性微血管病（Am J Hematol 76 : 156, 2004）		
人类疱疹病毒 HHV－7 感染普遍（>90% 的人群在 3 岁时已被感染）。与人类疾病无相关性。通过 CD4 受体感染 CD4 淋巴细胞，通过唾液传播		
人类疱疹病毒 HHV－8 是卡波济肉瘤、Castleman's 病和体腔淋巴瘤的病因，在撒哈拉沙漠以南的非洲地区，与糖尿病有关（JAMA 299 : 2770, 2008）	**无抗病毒治疗**。抗 HIV 治疗可能有效	局部病变：放射治疗、激光或局部病灶内化疗 全身病变：化疗。更昔洛韦（Blood 103 : 1632, 2004）与缬更昔洛韦（JID 2006）治疗 Castleman's 病有效

* 注：所有推荐剂量仅针对成人（除非特别注明）及肾功能正常者。（缩写见第 2 页）

表 14A（5） 抗病毒治疗方案*

病毒/疾病	药物/剂量	不良反应/说明
单纯疱疹病毒（HSV1 型和 2 型）		
Bell's 麻痹（面瘫） 单纯疱疹病毒是最常见的病原，其他病原体包括：水痘 - 带状疱疹病毒、HHV - 6 和莱姆病	出现麻痹后尽快治疗： **泼尼松** 1mg/kg po 分次 bid ×5d，然后减量至 5mg bid，再口服 5 天（总计 10 天） 备选：**泼尼松**（剂量见上） + **伐昔洛韦** 500mg bid po ×5d	前瞻、随机、双盲、安慰剂对照试验：比较泼尼松龙、阿昔洛韦、（泼尼松龙 + 阿昔洛韦）和安慰剂。泼尼松龙的效果最好：安慰剂恢复率 85%，泼尼松龙 96%，阿昔洛韦 + 泼尼松龙 93%（NEJM 357：1598 & 1653，2007）。**大规模荟萃分析证实：单用糖皮质激素有效，单用抗病毒药物无效；糖皮质激素 + 抗病毒药物并不比单用糖皮质激素更有效**（JAMA 302：985，2009）
脑炎 （优秀综述 CID 35：254，2002），英国的经验（EID 9：234，2003；Eur J Neurol 12：331，2005；Antiviral Res：71：141 - 148，2006）	**阿昔洛韦** 10mg/kg IV（静滴 >1 小时）q8h ×14 ~ 21d <12 岁儿童剂量增至 20mg/kg q8h。肥胖患者按体重计算的剂量不清楚。为减少大剂量的肾毒性风险，每次给药均静滴 1 小时以上应当是合理的	HSV - 1 是散发性脑炎的最常见病因。存活和神经后遗症的恢复与开始治疗时的精神状态有关。**早诊断和早治疗极为重要**。用阿昔洛韦治疗使病死率从 >70% 下降至 19%。PCR 法检测 CSF 中 HSV - 1 DNA 的诊断特异性为 100%，敏感性 75% ~ 98%。8/33（25%）的患者在起病第三天 CSF 的 PCR 阴性，PCR 阴性与 CSF 蛋白低和 WBC < $10/mm^3$ 有关（CID 36：1335，2003），但 3 天后全部阳性。有报道 7/27（27%）例儿童治疗成功后复发。复发与初始治疗阿昔洛韦总剂量低有关（复发组 285 ± 82mg/kg *vs* 462 ± 149mg/kg，*P* < 0.03）（CID 30：185，2000；Neuropediatrics 35：371，2004）
生殖器疱疹：性病治疗指南 2010：MMWR 59（RR - 12），2010		
原发（初次发作）	**阿昔洛韦**（Zovirax 或仿制药）400mg po tid ×7 ~ 10d 或	提前2d 症状和体征好转，提前4d 病变愈合，局部病毒排放缩短7d。不能预防复发，仅重症患者用5mg/kg IV q8h ×5 ~ 7d
	伐昔洛韦（Valtrex）1000mg po bid ×7 ~ 10d 或	是阿昔洛韦的酯剂，吸收好，生物利用度比阿昔洛韦高3 ~ 5倍
	泛昔洛韦（Famvir）250mg po tid ×7 ~ 10d	代谢为具有活性的喷昔洛韦，不良反应和抗病毒活性与阿昔洛韦相同，**泛昔洛韦** 250mg po tid **与阿昔洛韦** 200mg 5 次/d **相当**

病毒/疾病	药物/剂量	不良反应/说明
复发	**阿昔洛韦** 800mg po tid ×2d 或 400mg po tid ×5d 或 **泛昔洛韦** 1000mg po bid ×1d 或 125mg po bid ×5d 或 **伐昔洛韦** 500mg po bid ×3d 或 1g/d po ×5d HIV 患者的治疗见说明	HIV 患者反复发作： **阿昔洛韦** 400mg po tid ×5 ~ 10d 或 **泛昔洛韦** 500mg po bid ×5 ~ 10d 或 **伐昔洛韦** 1g po bid ×5 ~ 10d
每日慢性抑制治疗	**在反复复发的患者（如：>6 次/年），维持抑制治疗能降低 70% ~ 80% 生殖器疱疹的反复发作（例如，复发 > 6 个月/年）。有很多无症状暴发的报道** **阿昔洛韦** 400mg po bid，或**泛昔洛韦** 250mg po bid，或**伐昔洛韦** 1g pc qd，患者如发作 < 9 次/年，可用 500mg po qd，如果在服用伐昔洛韦 500mg/d 时复发，改用伐昔洛韦 1g po qd HIV 患者的治疗见说明	HIV 患者的维持抑制治疗： **阿昔洛韦** 400 ~ 800mg po bid 或 tid 或 **泛昔洛韦** 500mg po bid 或 **伐昔洛韦** 500mg po bid
生殖器，免疫功能正常		
原发性龈口炎（儿童）	**阿昔洛韦** 15mg/kg po 5 次/d ×7d	随机双盲安慰对照临床试验显示有效（BMJ 314：1800，1997）
角膜结膜炎和复发上皮角膜炎	**三氟尿苷**（Viroptic）1% 溶液 1 滴 q2h（最多 9 滴/天），最长治疗 21 天（见表 1，13 页）	对照试验显示有效率优于疱疹净。阿昔洛韦抑制治疗（400mg bid）可使 HSV 眼炎的复发率由 32% 降到 19%（NEJM 339：300，1998）
Mollaret's 复发性"无菌性"脑膜炎（常由 HSV -2 引起）（Ln 363：1772，2004）	无抗病毒治疗的临床对照试验结果，常自然缓解。如果治疗，使用**阿昔洛韦** 15 ~ 30mg/(kg · d) IV 或**伐昔洛韦** 1 ~ 2g po qid	PCR 检测 CSF 中 HSV 阳性可确诊（EJCMID 23：560，2004）。每天给予维持治疗可能减少复发，但尚无临床试验证实。口服伐昔洛韦参见 JAC 47：855，2001

＊注：所有推荐剂量仅针对成人（除非特别注明）及肾功能工常者。（缩写见第 2 页）

表 14A（6）　抗病毒治疗方案*

病毒/疾病	药物/剂量	不良反应/说明
单纯疱疹病毒（HSV 1 型和 2 型）（续）		
黏膜皮肤（生殖器疱疹见上页）		
口唇疱疹“发热水疱”： **正常宿主** 见 Ann Pharmacotherapy 38：705，2004；JAC 53：703，2004	在病损出现前，出现前驱症状（刺痛和烧灼感）就开始治疗 **药物**　**剂量**　**症状缩短** **口服**　伐昔洛韦　2g po q12h ×1d　↓1d 泛昔洛韦[2]　500mg po bid ×7d　↓2d 阿昔洛韦[NFDA]　400mg po 5 次/d（醒时 q4h）×5d　↓1/2d **局部**　1%喷昔洛韦霜　q2h 白天 ×4d　↓1d 5%阿昔洛韦霜[3]　6 次/日（q3h）×7d　↓1/2d	喷昔洛韦（J Derm Treat 13：67，2002；JAMA 277：1374，1997；AAC 46：2848，2002）。二十二烷醇（J Am Acad Derm 45：222，2001）。5%阿昔洛韦霜（AAC 46：2238，2002）。口服泛昔洛韦（JID 179：303，1999）。局部用醋酸氟氢松（0.05% Lidex gel）q8h ×5d 与泛昔洛韦联合应用，与单用泛昔洛韦相比，病损范围缩小，疼痛减轻（JID 181：1906，2000）
疱疹性指头炎（Herpes whitlow）	见表 1，28 页	
口唇或生殖道疱疹：免疫缺陷宿主		
（包括 AIDS 患者）和 ICU 危重患者/会阴或面部有大的坏死溃疡（见说明）	**阿昔洛韦** 5mg/kg IV（静滴 1h 以上）q8h ×7d（250mg/m^2），或 400mg po 5 次/d ×14～21d（如疑有阿昔洛韦耐药，见说明），或 **泛昔洛韦**：在 HIV 感染者，500mg po bid ×7d，用于治疗生殖道疱疹复发，或 **伐昔洛韦**[NA1]：在 HIV 感染者 500mg po bid ×5～10d，用于治疗生殖道疱疹复发，或 500mg po bid 慢性维持抑制治疗	**耐阿昔洛韦的 HSV：静脉注射膦甲酸钠** 90mg/kg IV q12h ×7d。维持抑制治疗用泛昔洛韦（500mg po bid）、伐昔洛韦（500mg po bid）或阿昔洛韦（400～800mg po bid）可减少病毒排放和临床复发

病毒/疾病	药物/剂量	不良反应/说明
妊娠期和生殖道单纯疱疹	阿昔洛韦在妊娠早期是安全的。在分娩时应用阿昔洛韦减少新生儿单纯疱疹的风险/严重性疗效尚无证据。相反，剖宫产能降低有活动性病损的产妇传染给婴儿的风险。参考 Obstet Gyn 106：845，2006	
猴疱疹（疱疹 B 病毒）：**猴咬伤**（CID 35：1191，2002）	**暴露后预防**：伐昔洛韦 1g po q8h × 14d，或阿昔洛韦 800mg po 5 次/日 ×14d **治疗**：①无中枢神经系统症状：阿昔洛韦 12.5～15mg/kg IV q8h，或更昔洛韦 5mg/kg IV q12h；②有中枢神经系统症状：更昔洛韦 5mg/kg IV q12h	有病例报道人被猴咬伤、抓伤或猴的唾液污染眼睛后，可发生致命性脊髓炎和出血性脑炎。早期的症状包括：发热、头痛、肌痛和弥漫性淋巴结肿大，潜伏期 2～14 天（EID 9：246，2003）。阿昔洛韦和更昔洛韦的体外活性不如其他核苷类药物（喷昔洛韦或 5－乙基脱氧尿苷可能更有效，但需要临床资料验证）（AAC 51：2028，2007）

[2] FDA 仅批准用于 HIV 患者。

[3]批准用于免疫缺陷患者。

＊注：所有推荐剂量仅针对成人（除非特别注明）及肾功能正常者。（缩写见第 2 页）

表 14A（7） 抗病毒治疗方案*

病毒/疾病	药物/剂量	不良反应/说明
疱疹病毒感染（续）		
水痘带状疱疹病毒（VZV）		
水痘：疫苗显著降低了水痘的发病率和病死率（NEJM 352 : 450，2005；NEJM 353 : 2377，2005；NEJM 356 : 1338，2007）。VZV 疫苗指南［MMWR 56（RR-4），2007］		
正常宿主（水痘）		
儿童（2～12 岁）	**一般不推荐药物治疗**。发生中重度水痘的高危健康人群可以口服**阿昔洛韦**，如：年龄＞12 岁；有慢性皮肤病或肺病；长期应用水杨酸制剂（Reye 综合征的风险增加），**阿昔洛韦**剂量：20mg/kg po qid × 5d（在出现皮疹 24h 内开始）	阿昔洛韦能减缓病情，减少新发皮疹数量，缩短儿童病程：从 9 天缩短至 7.6 天（PIDJ 21 : 739，2002）。儿童阿昔洛韦的口服剂量不能超过 80mg/(kg · d) 或 3200mg/d
青少年、成人	**阿昔洛韦** 800mg po 5 次/d × 5～7d（在出现皮疹 24h 内开始）或**伐昔洛韦**[NFDA-1] 1000mg po tid × 5d。**泛昔洛韦**[NAI] 500mg po tid 也可能有效但缺乏数据	发热、皮疹愈合和症状持续时间均缩短（AnIM 130 : 922，1999）
肺炎或妊娠后期的水痘	**阿昔洛韦** 800mg po 5 次/日或 10mg/kg IV q8h × 5d。对胎儿和母亲的利弊不明。多数专家推荐治疗，特别是在妊娠后期。有专家主张联合应用水痘－带状疱疹免疫球蛋白	孕妇患水痘肺炎的病死率为 41%，阿昔洛韦可降低肺炎的发生率，减轻病情（JID 185 : 422，2002）。若对水痘易感的母亲在接触水痘－带状疱疹患者后 10d 内出现呼吸道症状，开始用阿昔洛韦

病毒/疾病	药物/剂量	不良反应/说明
免疫缺陷宿主	**阿昔洛韦** 10～12mg/kg（500mg/m^2）IV（静滴 1h 以上）q8h ×7d	有报道使用英夫利昔单抗治疗类风湿关节炎时，发生原发性播散性水痘（J Rheum 31：2517，2004），持续静滴大剂量阿昔洛韦［2mg/(kg·h)］成功治疗 1 例重度出血性水痘（NEJM 336：732，1997），AIDS 患者的病死率高（43%）（Int J Inf Dis 6：6，2002）
预防—暴露后预防 未接种疫苗者水痘仍可致死［MMWR 56（RR－4）：1－40，2007］	**CDC 推荐的预防**：20 岁以上的成年人占水痘全部病例不到 5%，但死亡却占半数以上，因此 CDC 针对该年龄段推荐更为积极的措施：**第一，水痘带状疱疹免疫球蛋白（VZIG）**（125 U/10kg，IM，最大剂量 625U，最小剂量 125U）推荐作为暴露后预防，针对并发症高风险的易感人群（免疫功能低下人群，如 HIV、恶性肿瘤、孕妇和用糖皮质激素治疗者），暴露后尽快注射（＜96h）。如果出现水痘，要尽快开始用**阿昔洛韦**治疗（出现皮疹 24h 内），如下文。有些高危患者可用阿昔洛韦抢先治疗。**第二**，易感成人应接种疫苗。无水痘病史或病史不详的成人检测抗体（10%～30%抗体阴性），抗体阴性者接种疫苗。**第三**，易感儿童必须接种疫苗。常规推荐在 12～18 个月前接种，但在任何年龄均可接种	

* 注：所有推荐剂量仅针对成人（除非特别注明）及肾功能正常者。（缩写见第 2 页）

表 14A（8） 抗病毒治疗方案*

病毒/疾病	药物/剂量	不良反应/说明
疱疹病毒感染/水痘带状疱疹病毒（VZV）（续）		
带状疱疹（Shingles）（见 NEJM 342：635，2000 & 347：340，2002）		
正常宿主 >50 岁的患者治疗最有效（疱疹后神经痛的治疗，见 CID 36：877，2003） 免疫接种后带状疱疹发病率下降至原先的 1/25（MMWR 48：R-6，1999）	**［注：临床试验显示治疗的益处：只有在出现皮疹 3 天内开始治疗才有效］** **伐昔洛韦** 1000mg po tid×7d（肾衰者需调整剂量）（见表 17）**或**	在>50 岁的患者，伐昔洛韦减轻疱疹后神经痛较阿昔洛韦更迅速：带状疱疹后相关疼痛时间的中位数，伐昔洛韦组是 38 天，阿昔洛韦组是 51 天（AAC 39：1546，1995），两药的毒性相似（Arch Fam Med 9：863，2000）
新疫苗降低带状疱疹和疱疹后神经痛发生（NEJM 352：2271，2005；JAMA 292：157，2006）。综述见 J Am Acad Derm 58：361，2008	**泛昔洛韦** 500mg tid×7d，肾衰者需调整剂量（见表 17）**或**	同安慰剂相比，>50 岁患者用泛昔洛韦治疗皮损愈合快，缩短疱疹后神经痛（PHN）时间：泛昔洛韦组 PHN 63 天，安慰剂组 163 天。在减轻急性期疼痛和 PHN 方面，泛昔洛韦与阿昔洛韦相仿（J Micro Immunol Inf 37：75，2004）
	阿昔洛韦 800mg po 5 次/d×7～10d	4 项安慰剂对照的临床试验的荟萃分析（691 例）显示，阿昔洛韦缓解疼痛的速度约为安慰剂的 2 倍，在 3 和 6 个月时减轻疱疹后神经痛（CID 22：341，1996），>50 岁患者的疼痛缓解中位时间分别为 41d 和 101d
	>50 岁的患者加用**泼尼松**，以减轻带状疱疹急性期的不适，但不能减少疱疹后神经痛的发生率。剂量：第 1～7 天 30mg po bid，第 8～14 天 15mg bid，第 15～21 天 7.5mg bid	泼尼松联合阿昔洛韦能改善生活质量（减轻急性期疼痛，改善睡眠与恢复正常活动）（AnIM 125：376，1996）。对照试验证实加巴喷丁、5%利多卡因贴剂和阿片类止痛剂对控制疱疹后神经痛有效（Drugs 64：937，2004；J Clin Virol 29：248，2004）。去甲阿米替林和阿米替林疗效相同，但去甲阿米替林耐受性好（CID 36：877，2003）。抗病毒药物治疗对疱疹后神经痛的作用未被证实（Neurol 64：21，2005），8/15 例患者用阿昔洛韦 10mg/kg IV q8h×14d，随后用伐昔洛韦 1g po tid×1 个月，疼痛有改善（Arch Neur 63：940，2006）

病毒/疾病	药物/剂量	不良反应/说明
免疫功能低下宿主		
病情不严重	**阿昔洛韦** 800mg po 5 次/d × 7d（也可选择：**泛昔洛韦** 750mg po qd 或 500mg po bid 或 250mg po tid × 7d，或**伐昔洛韦** 1000mg po tid × 7d，但 FDA 尚未批准这两药的该适应证）	如果病情进展，改静脉注射 使用 TNF-α 抑制剂治疗的类风湿关节炎患者是 VZV 的高危人群，皮疹较重，但疱疹后神经痛轻（JAMA 301：737，2009）
病情严重：>1 个脊神经支配区的皮肤受累、三叉神经或广泛受累	**阿昔洛韦** 10 ~ 12mg/kg IV（静滴 1h 以上）q8h × 7 ~ 14d，老年患者减量至 7.5mg/kg。如果出现肾毒性而患者病情改善，剂量减至 5mg/kg q8h	是 HIV 感染患儿 HAART 治疗后免疫重建时最常见的表现（J All Clin Immun 113：742，2004） 治疗必须在 72h 内开始。既往用过阿昔洛韦的 HIV 感染者会发生耐阿昔洛韦的 VZV。**膦甲酸钠**治疗（40mg/kg IV q8h × 14 ~ 26d）5 例患者，其中 4 例治疗成功，但 2 例分别在第 7 和 14 天复发（AnIM 115：19，1991）

*注：所有推荐剂量仅针对成人（除非特别注明）及肾功能正常者。（缩写见第 2 页）

表 14A（9） 抗病毒治疗方案*

流感（甲型和乙型）

- 参考：http://www.cdc.gov/flu/weekly;http://www.cdc.gov/flu/professionals/antivirals/recommendations.htm
- 指南：美国免疫接种建议委员会（ACIP）：MMWR 60（RR-1）：Jan 21，2011；美国感染性疾病学会（IDSA）：CID 48:1003-1032，2009
- 2009 年春季**新型猪流感甲型 H1N1** 开始流行（Science 325:197，2009）。**流感快速检测在猪流感患者的假阴性率超过 50%。在流行期间，单纯根据症状即应开始治疗。**在流感流行季节，对于具有典型症状的发热患者，不进行病毒检测立即直接给予抗病毒治疗有效而经济（CID 49:1090，2009）
- 疫苗信息（http://www.cdc.gov/h1n1flu/recommendations.htm）
- **奥司他韦：警告：口服溶液可能引起意识模糊**（NEJM 361:1912，2009）
- **高致病性禽流感（H5N1）**在东亚与东南亚家禽中流行（主要在鸡和鸭）。截至 2006 年 8 月 30 日，10 个国家共报道 246 例实验室确诊病例，144 例死亡（见 www.cdc.gov/flu/avian）。有人传染人的报道；大多数病例与禽类有过直接接触；10～19 岁年轻人病死率最高（73%），总体病死率为 56%，与高病毒载量和细胞因子风暴有关（Nature Medicine 12:1203，2006）。**从人分离的病毒对金刚烷胺/金刚乙胺耐药。**如疑为禽流感 H5N1 感染，推荐用奥司他韦。在小鼠模型中发现，为获得最大疗效，需要增加奥司他韦的剂量和疗程（JID 192；665，2005；Nature 435:419，2005）

病毒/疾病	敏感（推荐药物/剂量）	耐药	不良反应/说明
新型甲型流感 H1N1（猪流感）	**奥司他韦** 75mg po bid×5d（也批准用于治疗 1～12 岁儿童，剂量 2mg/kg 至总量 75mg bid×5d）* 或 **扎那米韦** 2 喷吸入（5mg/喷）bid×5d * 病理性肥胖患者，奥司他韦的剂量增加至 150 mg po bid。重症流感患者考虑给予大剂量（150mg bid）和长疗程治疗（如≥10d）（MMWR 58:749，2009） 孕妇大剂量的安全性还不确定（http://www.who.int/csr/resources/publications/swineflu/clinical_management_h1n1.pdf）	金刚烷胺和金刚乙胺（100% 耐药）	警告：扎那米韦粉剂不要用雾化器或机械通气吸入（**MedWatch 上有死亡的报道**） **严重的危及生命的患者可考虑静脉使用帕拉米韦**（Biocryst/Shinoygi 公司：研发中）600mg/d IV qd 至少 5d。如果需要可以致电 205-989-3262 或网址：http://www.biocryst.com/e_ind。帕拉米韦是研发中的神经氨酸酶抑制剂，对甲型和乙型流感，包括猪流感 H1N1 有效。Ⅲ期临床试验显示，单剂量 IV（300mg 和 600mg）的疗效并不亚于奥司他韦（75mg bid×5d），症状缓解时间分别为 78h、81h 和 81.8h。第二个非对照研究中，流感并发症高危患者每日 IV 帕拉米韦一次，所有 37 例患者的症状缓解中位时间是 68.6h。另一项安慰剂对照研究发现，帕拉米韦减轻症状（发热）及缩短病毒排放时间均显著优于安慰剂（Antimicrob Agents Chemother 54:4568，2010）

病毒/疾病	药物/剂量	耐药	不良反应/说明
甲型流感 H1N1（季节性） 2011－2012 年美国季节性流感病毒疫苗所采用的病毒株与 2010－2011 年疫苗相同。其中包含 A/California/7/2009（H1N1），A/Perth/16/2009（H3N2）以及 B/Brisbane/60/2008 样抗原成分。甲型流感（H1N1）疫苗是从 2009 年暴发流行 H1N1 病毒株制备的	**奥司他韦** 75mg po bid×5d（也批准用于治疗 1～12 岁儿童，剂量 2mg/kg 至总量 75mg bid ×5d）**扎那米韦** 2 喷吸入（5mg/喷）bid×5 天	金刚烷胺和金刚乙胺（>95% 耐药）	**IV 帕拉米韦**是治疗严重感染的备选方案（同上文） COPD 或哮喘患者，**使用扎那米韦有支气管痉挛的潜在风险**。若在出现症状后 30～36h 内给药，症状持续时间缩短约 50%（1～2 天）。治疗前症状持续的时间影响疗效；在出现发热后最初 12h 内使用奥司他韦，病程缩短的中位数为 74.6h（JAC 51：123，2003），且降低发生肺炎的风险（Curr Med Res Opin 21：761，2005）

缩写见第 2 页。注：所有推荐剂量仅针对成人（除非特别说明）及肾功能正常者。

表 14A（10） 抗病毒治疗方案*

病毒/疾病	敏感（推荐药物/剂量）	耐药	不良反应/说明
流感（甲型和乙型）（续）			
甲型流感 H3N2 甲型流感 H3N2V（猪变异株）	**奥司他韦或扎那米韦**（同上文）	金刚烷胺和金刚乙胺（100% 耐药）	**帕拉米韦**是治疗严重感染的备选方案（同上文）。新甲型流感 H3N2V 变异株报道于 2011 年末（MMWR 60：1－4，2011）。由猪传给人。多数患者为＜10 岁儿童。神经氨酶抑制剂治疗有效
乙型流感	**奥司他韦或扎那米韦**（同上文）	无资料	**帕拉米韦**是治疗严重感染的备选方案（同上文）
H5N1（禽流感）	**奥司他韦或扎那米韦**（同上文）	**金刚烷胺和金刚乙胺**	**帕拉米韦**是治疗严重感染的备选方案（同上文） 有报道，奥司他韦治疗 H5N1 儿童患者，耐药率高达 18%，数例患者的疗效差。迄今扎那米韦的耐药少
预防 **甲型流感和乙型流感**	≥13 岁者接种疫苗，对于疫苗接种 2 周内、在流行的高峰期或暴发期，以及不能接种疫苗的高危人群，给予**奥司他韦** 75mg po qd，或**扎那米韦** 2 喷吸入（5mg/喷）qd ×5d（CID 2009；48：1003－1032）。季节性 H1N1 感染以耐奥司他韦的病毒株为主时，不要用奥司他韦预防（相似人群应该推荐预防接种）		对鸡蛋过敏者严禁预防接种

病毒/疾病	药物/剂量	不良反应/说明
麻疹 在美国麻疹的发病率处于最低水平（55/10 万），而发展中国家麻疹的发病率要高很多（CID 42：322，2006）。美国的输入性麻疹病例在增加（MMWR 57：169，2008）。未预防接种者患病率高（CID 47：1143，2008）。发展中国家的疫苗保护效力让人担心（Lancet 373：1543，2009）		
儿童	不治疗，或**维生素 A** 20 万U/d po ×2d	维生素 A 可以减轻麻疹病情
成人	不治疗，或**利巴韦林** 20～35mg/(kg·d) IV ×7d	可减轻成人麻疹的严重性（CID 20：454，1994）

病毒/疾病	药物/剂量	不良反应/说明
人类偏肺病毒（HMPV）		
是一种副黏液病毒，在各年龄组的患者中均可分离到，病情从轻的支气管炎/支气管痉挛到肺炎。在 HSCT 患者可引起致死性肺炎（Ann Intern Med 144：344，2006）	**未证实抗病毒治疗有效**（IV 利巴韦林个案报道的疗效不一）	6%~21% 呼吸道感染的儿童可以分离到人类偏肺病毒（NEJM 350：443，2004）。与 RSV 重叠感染可导致严重的支气管炎（JID 191：382，2005）。核酸检测已获批准，用于检测 12 种呼吸道病毒（xTAG Respiratory Viral Panel，Luminex Molecular Diagnostics）
猴痘（Orthopox virus）（见 LnID 4：17，2004）		
与有病的草原狗接触引起流行。病原可能来自进口的冈比亚巨鼠（MMWR 42：642，2003）	**未证实抗病毒治疗有效。**西多福韦在体外和小鼠模型有效。（AAC 46：1329，2002；Antiviral Res 57：13，2003）（可能的新药参见 Virol J 4：8，2007）	潜伏期为 12 天，然后有发热、头痛、咳嗽，淋巴结肿大和头部、躯干及四肢出现疱丘疹，逐渐发展为脓疱疹、脐状丘疹和结痂。医疗机构内传播罕见（CID 40：789，2005；CID 41：1742，2005；CID 41：1765，2005）
诺如病毒（诺瓦克样病毒或 NLV）		
绝大多数的非细菌性胃肠炎的流行由此病毒引起	**无需抗病毒治疗。**补充液体。由污染食物或通过污染的表面由粪口接触传染	突然出现的恶心、呕吐和（或）水样腹泻，持续 12～60h。含乙醇的手消毒液对预防诺如病毒有效（J Hosp Inf 60：144，2005）

缩写见第 2 页。注：所有推荐剂量仅针对成人（除非特别说明）及肾功能正常者。

表 14A（11） 抗病毒治疗方案*

病毒/疾病	药物/剂量	不良反应/说明
乳头瘤病毒：疣		
外生殖器疣	**可由病人自己实施的治疗：** **普达非洛**（0.5%溶液或凝胶）：局部涂 bid ×3d，第 4 天停用，上述循环重复 4 个疗程，或 用 5% **咪喹莫特霜**：局部涂 qd，每周 3 次 ×16 周 **需由医务人员实施的治疗：** 液氮冷冻，每 1～2 周重复；或 10%～25% **鬼臼酯树脂**安息香酊剂，如需要每周重复一次，或 **三氯醋酸**（TCA）：如需要每周重复，或手术切除	**普达非洛**：经济和安全（孕妇安全性未确定）。用药后局部轻度刺激 **咪喹莫特**：轻度－中度发红和刺激。局部咪喹莫特治疗外阴上皮内恶性肿瘤有效（NEJM 358：1465，2008）。孕妇安全性未确定 **冷冻治疗**：水疱和局部皮肤坏死常见 **鬼臼酯树脂**：局部皮肤必须等待干燥后方可接触衣服。可刺激周围皮肤 **TCA**：具有腐蚀性。可引起附近正常皮肤严重的疼痛。可用肥皂水或苏打水中和
宫颈疣	会发展成肿瘤，需随访	建议妇科会诊
阴道疣	用液氮冷冻治疗或 TCA	
尿道疣	用液氮冷冻治疗或 10%～25% **鬼臼酯树脂**安息香酊剂	
肛门疣	用液氮冷冻治疗或 TCA 或手术切除	建议肛门镜检查以发现直肠疣
皮肤乳头状瘤	局部用 **α-乳白蛋白，油酸**（取自人乳）局部涂 qd ×3 周	同安慰剂比较，病损缩小，复发减少（$P < 0.001$）（NEJM 350：2663，2004），需要进一步研究

病毒/疾病	药物/剂量	不良反应/说明
微小病毒 B19（红细胞病毒 B19）。综述：NEJM 350：586，2004，临床表现多种多样，**常见症状性感染的治疗选择**：		
感染性红斑	只需对症治疗	诊断方法：测定 IgM 和 IgG 抗体滴度。血 PCR 检测微小病毒可能更好 IVIG 的剂量无统一标准：建议 400mg/kg IV ×5～10d 或 1000 mg/kg IV ×3d 既往有溶血性贫血的患者贫血最严重 骨髓检查有红细胞成熟受阻，有巨大原红细胞
关节炎/关节痛	非甾体抗炎药（NSAID）	
一过性造血停滞	输血和吸氧	
胎儿水肿	宫内输血	
伴贫血慢性感染	IVIG 和输血	
不伴贫血的慢性感染	IVIG 可能有效	
乳头多瘤空泡病毒/多瘤病毒		
进行性多灶性白质脑病（PML） 在免疫功能缺陷患者由 JC 病毒导致的严重脱髓鞘疾病	对 JC 病毒没有特殊治疗，2 种一般治疗： （1）HIV 患者：HAART。西多福韦可能有效 （2）停止或减少免疫抑制治疗	用干扰素 α-2b、阿糖胞苷和拓扑替康（Topotocan）治疗失败。免疫抑制剂那他珠单抗（natalizumab）暂时撤市，因为有报道它与 PML 相关。西多福韦的报道互相矛盾。多数经 HAART 治疗后好转
BK 病毒诱发免疫缺陷患者的肾病和出血性膀胱炎	如可能降低免疫抑制强度，基于个案报道数据，如果肾功能不全加重建议抗病毒治疗： （1）先用**氟喹诺酮** （2）IVIG 500mg/kg IV （3）**来氟米特**（Leflunomide）100mg po qd ×3 d，然后 10～20mg po qd （4）**西多福韦**只用于以上全耐药时（剂量见表 14B）	用 PCR 监测尿和（或）血浆的病毒“载量”。有报道西多福韦对 BK 病毒出血性膀胱炎可能有效（CID 49：233，2009）

缩写见第 2 页。注：所有推荐剂量仅针对成人（除非特别说明）及肾功能正常者。

表 14A（12） 抗病毒治疗方案*

病毒/疾病	药物/剂量	不良反应/说明
狂犬病（见表 20B，215 页，见 MMWR 54：RR－3：1，2005；2006 年美国 CDC 预防和控制指南，MMWR/55/RR－5，2006）		
全世界每年有 5 万狂犬病病例，在美国大多数病例感染途径不明，无被疯狗咬伤或接触史（CID 35：738，2003）。70% 与两种罕见的蝙蝠有关（EID 9：151，2003）。1 例器官捐献者早期狂犬病感染了 4 个受者（2 个肾、肝和动脉），所有受者全部死于狂犬病，平均在移植后 13 天（NEJM 352：1103，2005）	**病死率 100%，只有在发病前或症状出现前接受过狂犬病疫苗者存活**（CID 36：61，2003）。1 例 15 岁女孩被蝙蝠咬后 1 个月患狂犬病，经 7d 的药物人工冬眠（＋其他治疗），患者存活，并没有接受免疫预防（NEJM 352：2508，2005）	在小鼠，糖皮质激素能增加病死率，缩短潜伏期。出现症状以后，所有治疗均无效，包括狂犬病疫苗、狂犬病免疫球蛋白、狂犬病病毒中和抗体、利巴韦林、干扰素 α 和凯特明
呼吸道合胞病毒（RSV） 是新生儿/婴儿最主要死亡原因。核酸试验已经批准用于检测 12 种呼吸道病毒（xTAG Respiratory Viral Panel，Luminex Molecular Diagnostics） 参见：CID 56：258，2013（免疫缺陷宿主）	补液、吸氧。不推荐常规用利巴韦林。利巴韦林治疗可以稍微改善氧饱和度，但不能减少机械通气或住 ICU 的时间。且费用高，需雾化给药，有潜在的毒性（儿科红皮书，2006）。ALN－RSV01 可通过干扰 RNA，阻断病毒核衣壳蛋白表达。85 例健康志愿者的研究证明该药与安慰剂相比可显著减少 RSV 感染（Proc Natl Acad Sci USA 107：8800，2010）	在成人，需住院治疗的肺炎中 RSV 占 10.6%，COPD 中占 11.4%，哮喘患者中占 7.2%，＞65 岁的慢性心衰患者中占 5.4%（NEJM 352：1749，2005）。在军队新兵中，11% 症状明显的呼吸道疾病由 RSV 导致（CID 41：311，2005）。帕利珠单抗（Synagis）15mg/kg IM 1 次/月（11 月至次年 4 月），应根据不同地区报告的病例调整用药时间，而非固定剂量（Pediatrics 126：e116，2010）
RSV 的预防，在下列人群： （1）＜24 个月的幼儿，如患有由于早产导致的慢性肺病（既往称支气管－肺发育异常），需要吸氧的，或 （2）早产儿（孕龄＜32 周），RSV 流行季节开始时不足 6 个月，或 （3）某些先天性心脏病的儿童	**帕利珠单抗**（呼吸道合胞病毒单抗）（Synagis）15mg/kg IM，每月一次，从 11 月至次年 4 月 参考：儿科红皮书，2006	高昂的费用限制了该药的使用，但 2004 年美国约有 10 万婴儿使用该药（PIDJ 23：1051，2004）。显著减少先天性心脏病的儿童因 RSV 住院（Expert Opin Biol Ther 7：1471－1480，2007）

病毒/疾病	药物/剂量	不良反应/说明
鼻病毒（普通感冒） 见 Ln 361：51，2003 1/2 的社区获得性肺炎的儿童发现有鼻病毒，致病机制不详（CID 39：681，2004） 明显有下呼吸道感染的儿童鼻病毒的分离率高（Ped Inf Dis 28：337，2009）	无抗病毒治疗指征（Ped Ann 34：53，2005） 对症治疗： • 溴化异丙阿托品喷鼻剂（2 次喷鼻/tid） • 氯马斯汀 1.34mg 1～2 片 po bid～tid（OTC） 避免锌制剂（见说明）	减轻症状：与安慰剂相比溴化异丙阿托品喷鼻剂可减轻流涕和喷嚏（AnIM 125：89，1996）。氯马斯汀（抗组织胺药）可减轻喷嚏和流涕，但 6%～19% 的患者出现鼻干、口干和咽干（CID 22：656，1996）。在双盲安慰剂对照临床试验中，发病 24h 内口服**普来可那立**（pleconaril）可缩短 1d 病程，减轻感冒症状（$P<0.001$）（CID 36：1523，2003）。紫锥菊精油无效（CID 38：1367，2004 & 40：807，2005），不再应用。由于三种治疗感冒的非处方药（例如 Zicam）含有锌，有报道可造成永久性嗅觉丧失，故公共卫生专家建议停止使用（www.fda.gov/Safety/Med Watch/Safety Information/Safety Alertsfor Human Medical Products/ucm166996.htm）
轮状病毒：世界各地婴儿和儿童腹泻的首位病因，每年导致 50 万儿童死亡	无抗病毒治疗药物，但口服补液能挽救生命。在埃及儿童中进行的一项研究显示，**硝噻醋柳胺 7.5mg bid×3d**，可将病程从 75h 缩短到 31h，但未监测轮状病毒和其他指标（Lancet 368：100 & 124，2006）。目前尚未推荐常规应用（Lancet 368：100，2006）	两种减毒活疫苗安全有效（85% 和 98%），可以预防轮状病毒腹泻，减少住院（NEJM 354：1 & 23，2006）。ACIP 建议婴儿接种两种疫苗之一，RV1 或 RV5［MMWR 58（RR02）：1，2009］
SARS-冠状病毒：见 156 页		
天花（NEJM 346：1300，2002）	天花疫苗（暴露后 4 天内）+西多福韦［剂量不明确，但可能与治疗 CMV 相似（5mg/kg IV，1 次/周，疗程 2w，然后隔周给药）。必须同时水化并口服丙磺舒；与 CDC 联系：770－488－7100］	
接触性牛痘（JAMA 288：1901，2002）	疫苗接种：进展性牛痘—牛痘免疫球蛋白可能有效。欲获得免疫球蛋白，与 CDC 联系：770－488－7100（CID 39：759，776 & 819，2004）	
西尼罗病毒：见 157 页		

缩写见第 2 页。注：所有推荐剂量仅针对成人（除非特别说明）及肾功能正常者。

表 14B（1） 抗病毒药物（非 HIV）

药物名称 通用名（商品名）	剂量/给药途径*	说明/不良反应
巨细胞病毒（CMV）（见《桑福德 HIV/AIDS 治疗指南》）		
西多福韦（Vistide）	5mg/kg IV 每周 1 次 ×2 周，然后隔周 1 次。**每次注射西多福韦前要用生理盐水进行水化，每次输注西多福韦前必须使用丙磺舒：**每次输西多福韦前 3 小时口服丙磺舒 2g，然后分别在输液后 2 和 8 小时 各服 1g。每次用药前必须监测肾功能（血清肌酐和尿蛋白）（详见包装说明）。肌酐 >1.5 mg/dl、CrCl ≤ 55ml/min 或尿蛋白 ≥ 100mg/dl 时禁用	**不良反应：肾毒性；**剂量依赖性近端肾小管损伤（Fanconi 样综合征）：蛋白尿、糖尿、碳酸氢盐尿、磷酸尿、多尿（肾性尿崩症 Ln 350:413，1997）、酸中毒和肌酐升高。应用生理盐水水化，使用丙磺舒，延长用药间隔等措施时方可用药，但是肾毒性仍然多见。其他毒性：恶心 69%、发热 58%、脱发 27%、肌痛 16%、丙磺舒过敏 16%、中性粒细胞减少 29%。有虹膜炎和玻璃体炎的报道；也能降低眼压 **黑框警告：**≤2 次用药即可发生肾功能不全。使用其他肾毒性药物的患者严禁使用。监测有无白细胞减低。动物试验具有致癌性和致畸性，造成精子数目减少，生育能力下降。FDA 只批准治疗 HIV 患者的 CMV 视网膜炎 **说明：**不应超过推荐的剂量、给药频率或输液速度。治疗过程中如肾功能有变化，必须减量或停药。如血清 Cr 增加 0.3 ~ 0.4mg/dl，西多福韦需从 5mg/kg 降至 3mg/kg。如 Cr 较基线值增加 0.5mg/dl，或尿蛋白 +++，则需停药（尿蛋白 ++ 需密切观察并考虑停药）
膦甲酸钠（Foscavir）	诱导治疗：90mg/kg IV q12h，1.5 ~ 2h 以上输注 **或** 60mg/kg IV q8h，1h 以上输注 维持治疗：90 ~ 120mg/kg IV qd，2h 以上输注 肾功能不全需调整剂量（见表 17A）	用输液泵控制输液速度。**不良反应：最主要毒性反应是肾功能不全（1/3 的患者）**——肌酐升高、蛋白尿、肾性尿崩，低血钾、低血钙和低血镁。联合使用其他肾毒性药物，膦甲酸钠的肾毒性增加［两性霉素 B、氨基糖苷类、喷他脒（严重的低钙血症尤为突出）］。充分水化可减轻毒性。其他：头痛（均为轻度）、乏力（100%）、恶心（80%）、发热（25%）；中枢神经系统：癫痫；血液系统：白细胞减少、贫血；肝脏：肝功能异常；神经病；阴茎和口腔溃疡

药物名称 通用名（商品名）	剂量/给药途径 *	说明/不良反应
更昔洛韦（Cytovene）	IV：5mg/kg q12h×14d（诱导治疗），5mg/kg IV qd 或 6mg/kg 5 次/周（维持治疗） 肾功能不全需调整剂量（见表 17A）	**不良反应：黑框警告**：动物试验发现全血细胞减少、致癌性、致畸性和无精症。中性粒细胞绝对计数低于 500/mm^3 占 15%、血小板减少 21%、贫血 6%、发热 48%。胃肠道不良反应 50%：恶心、呕吐、腹泻、腹痛占 19%；皮疹 10%。视网膜脱离 11%（可能由基础疾病所致）。意识混乱、头痛、精神障碍和癫痫。中性粒细胞减少对中性粒细胞集落刺激因子（G－CSF 或 GM－CSF）有反应，与齐多夫定或硫唑嘌呤合用可增加严重骨髓抑制的发生。32%的患者停药/中断治疗，主要因为中性粒细胞减少。避免血管外渗
	口服：1g tid 进餐时（脂肪餐）（250mg、500mg 胶囊）	血液学不良反应较静脉用药少见。粒细胞减少 18%、贫血 12%、血小板减少 6%；胃肠道和皮肤的不良反应与静脉用药相同。视网膜脱离 8%
更昔洛韦（Vitrasert）	眼内植入给药，4.5mg	**不良反应**：迟发视网膜脱离（7/30 眼），不能预防健侧眼的 CMV 视网膜炎和 CMV 的脏器播散。**说明**：推荐每 6 个月眼内植入给药一次
缬更昔洛韦（Valcyte）	900mg（450mg/片×2）po bid×21d（诱导治疗），随后用 900mg po qd。进餐时服用。 肾功能不全需调整剂量（见表 17A）	是更昔洛韦的前体，生物利用度优于口服更昔洛韦，餐中服用生物利用度为 60% **不良反应**：与更昔洛韦类似
疱疹病毒（非 CMV） **阿昔洛韦** （Zovirax 或仿制药）	剂量：各种适应证的剂量用法见表 14A 400mg、800mg 片剂， 200mg 胶囊 200mg/5ml 口服悬液 5% 软膏和霜剂 静脉注射液 肾功能不全需调整剂量（见表 17A）	**口服**：通常耐受性良好，偶有腹泻、眩晕和关节痛。皮疹、乏力、失眠、发热、月经异常、痤疮、咽痛、肌肉痉挛和淋巴结肿大少见 **静注**：静脉炎，静脉注射处可引起血管损伤。中枢神经系统不良反应 1%：嗜睡、震颤、意识混乱、幻觉、谵妄、癫痫、昏迷，停药后可恢复。肾脏不良反应 5%：肌酐升高、血尿。大剂量时可在肾小管内形成结晶引起阻塞性肾病（快速输注、脱水、肾功能不全和增加剂量时风险增大）。预先充分水化可预防这类肾毒性。肝脏不良反应：ALT、AST 升高。少见的不良反应有：中性粒细胞减少、皮疹、出汗、低血压、头痛、恶心

缩写见第 2 页。注：所有推荐剂量仅针对成人（除非特别说明）及肾功能正常者。

表 14B（2）　抗病毒药物（非 HIV）

药物名称 通用名（商品名）	剂量/给药途径 *	说明/不良反应
疱疹病毒（非 CMV）（续）		
泛昔洛韦（Famvir）	125mg、250mg 和 500mg 片剂 剂量随适应证而不同（见说明书和表 14A）	代谢成喷昔洛韦。**不良反应**：与阿昔洛韦类似，包括头痛、恶心、腹泻和头晕，但发生率与安慰剂无区别。服药不受进食限制，如 CrCl < 60ml/min 应减量。（见包装说明和表 14A，160 页和表 17A，211 页）。餐前、餐后服药均可
喷昔洛韦（Denavir）	1% 霜剂，局部用药	出现症状时涂于疱疹性唇炎复发部位。白天 q2h，治疗 4d。耐受性良好
三氟尿苷（Viroptic）	1% 溶液：1 滴 q2h（最多 9 滴/d），直到角膜愈合重新覆盖上皮细胞，然后减量再治 7d（1 滴 q4h，至少 5 滴/d），总疗程不超过 21d	轻度烧灼感 5%、眼睑水肿 3%、斑点状角膜病和基质水肿。治疗 HSV 角结膜炎和复发性上皮性角膜炎
伐昔洛韦（Valtrex）	500mg、1g 片剂 剂量根据适应证和肾功能而定（见说明书、表 14A 和表 17A）	是阿昔洛韦的酯化物前体，吸收良好，生物利用度比阿昔洛韦高 3 ~5 倍 **不良反应**与阿昔洛韦类似（见 JID 186 : 540，2002）。进展期 HIV 患者和移植受者，在临床试验中给予伐昔洛韦 8g/d 后，有发生血栓性血小板减少性紫癜/溶血尿毒综合征的报道

药物名称 通用名（商品名）	剂量/给药途径*	说明/不良反应
肝炎		
阿德福韦酯（Hepsera）	10mg po qd（CrCl 正常）；如果肾功能不全，见表 17A 10mg 片剂	阿德福韦酯是阿德福韦的前体。是无环核苷酸类似物，浓度在 0.2 ~ 2.5mmol/L（IC_{50}）时具有抗 HBV 活性。Cmax 和半衰期见表 9。对耐拉米夫定的 YMDD 变异株有效并且体外试验对恩替卡韦耐药株具有活性。为最大限度减少耐药，药物说明书中建议联合拉米夫定治疗耐拉米夫定的耐药病毒，如果治疗中病毒载量一直 > 1000 拷贝/ml，考虑更改治疗方案。主要经肾排泄——调整剂量。不受进食影响。不良反应很少。**黑框警告**：核苷类似物能致乳酸酸中毒/肝脂肪变性，停药可造成乙型肝炎急性加重。停药后仍需密切监测。10mg/d 的剂量具有潜在的迟发肾毒性。需要监测肾功能，特别是既往有肾损害或其他危险因素。妊娠级别 C。停药肝炎可能加重，25% 的患者在停药 12 周内 ALT 升高 10 倍，再次治疗通常有效或自限，但可发生肝功能失代偿
博赛泼维（Victrelis）	用于 HCV 基因 I 型 800mg po tid（与食物同服），与 pegIFN + 利巴韦林联用*	*用 pegIFN + 利巴韦林 4 周后再加用此药。根据疗效调整治疗（详见表 14A） 常见不良反应：乏力、贫血、恶心、呕吐、头痛、味觉障碍。难以与 peg IFN 和利巴韦林的副反应相鉴别
恩替卡韦（Baraclude）	0.5mg qd。对于难治性或拉米夫定或替比夫定耐药，1mg /d 片剂：0.5mg，1mg 口服溶液：0.05mg/ml 空腹口服	是一种核苷类似物，对 HBV 有活性，包括耐拉米夫定的变异株。不良反应很少：22% 的患者有头痛、乏力、眩晕和恶心。有脱发、过敏反应的报道。可能造成乳酸酸中毒，**黑框警告**：停药后乙型肝炎有可能加重。HIV 重叠感染的患者不要单药治疗；可出现 M134 突变（NEJM 356：2614，2007）。肾功能不全时需要调整剂量（见表 17，211 页）

缩写见第 2 页。注：所有推荐剂量仅针对成人（除非特别说明）及肾功能正常者。

表 14B（3） 抗病毒药物（非 HIV）

药物名称 通用名（商品名）	剂量/给药途径 *	说明/不良反应
肝炎（续）		
干扰素 α 有干扰素 α－2a（Roferon－A，罗扰素）**和干扰素 α－2b**（Intron－A，肝乐能）**两种**	治疗丙型肝炎：常用罗扰素或肝乐能 300 万 IU，每周三次，皮下注射	现在已经有预充的注射剂、溶液和粉针剂，副作用与剂型有关 **黑框警告**：不良事件包括可能导致或加重神经精神损害、自身免疫疾病、缺血事件和感染，一旦怀疑则停止治疗 **不良反应**：流感样症状常见，特别是治疗的第一周：发热 98%、乏力 89%、肌痛 73%、头痛 71%；**胃肠道不良反应**：厌食 46%、腹泻 29%；CNS 不良反应：头晕 21%。出血性或缺血性卒中。皮疹 18%，可发展为 Stevens Johnson 综合征或剥脱性皮炎。半数患者有重度乏力和精神症状（J Clin Psych 64:708，2003）（有抑郁、焦虑、情绪不稳定和激动）；有抑郁病史者可考虑预防性使用抗抑郁药物。脱发、TSH 升高、自身免疫性甲状腺疾病伴甲亢或甲低。血液系统不良反应：白细胞减少 49%、血红蛋白下降 27%、血小板减少 35%。上市后观察，有报道在同时使用干扰素/利巴韦林促红细胞生成素治疗的患者中可发生抗体介导的纯红再障。高达 1/3 的患者可发生急性可逆性听力丧失和（或）耳鸣（Ln 343:1134，1994）。有视神经病变的报道（视网膜出血、棉絮状渗出、色觉下降）（AIDS 18:1805，2004）。根据个体的疗效或不良反应，可能需要调整剂量（或停药），不同的产品、适应证（如丙型肝炎或乙型肝炎）和治疗模式（单药或联合治疗），剂量可能不同。（如果联合治疗，仔细阅读每个产品和利巴韦林的说明）
聚乙二醇干扰素 α－2b（PEG－Intron，佩乐能）	0.5～1.5 μg/kg 皮下注射，每周一次	
聚乙二醇干扰素 α－2a（Pegasys，派罗欣）	180 μg 皮下注射，每周一次	
拉米夫定（3TC）（Epivir－HBV）	治疗乙型肝炎的剂量：100mg po qd 肾功能不全需调整剂量（见说明） 片剂 100 mg，口服溶液 5mg/ml	**黑框警告**：较治疗 HIV 使用的剂量低，所以用药前一定要除外 HIV 重叠感染；乳酸酸中毒/肝脂肪变性；停药后肝脏疾病可能急性加重。治疗过程中可能出现耐拉米夫定的 YMDD 突变 **不良反应**：见表 14D

药物名称 通用名（商品名）	剂量/给药途径 *	说明/不良反应
利巴韦林 （Rebetol，Copegus）	与干扰素联合治疗丙型肝炎 200mg 胶囊和口服溶液 40mg/ml（Rebetol）或 200mg 和 400mg 片剂（Copegus） （剂量见说明）	**黑框警告**：利巴韦林单药治疗丙型肝炎无效；溶血性贫血可诱发心脏事件；致畸性/胎儿毒性（**妊娠级别 X**）。停药后药物在血中仍可存在 6 月，所以妇女或其性伴侣应避孕至少停药后 6 个月。仅批准用于 CCr > 50ml/min 的患者。严重心脏病患者或某些血红蛋白病患者也禁用。有导致 ARDS 的报道（Chest 124 : 406，2003） **不良反应**：溶血性贫血（需要减量或停药）、牙齿/牙周疾病，以及所有联合干扰素治疗的不良反应（见上文）。上市后观察到的不良反应有：视网膜脱离、听力下降和过敏反应。特殊的治疗方案见表 14A。剂量取决于：干扰素的使用、体重、HCV 基因型，根据不良反应（特别是溶血的程度，有/或没有心脏病的标准不同）调整剂量（或停药）。例如，与肝乐能（干扰素 α－2b）联合，Rebetol 的初始剂量根据体重制定：体重≤75kg，400 mg am & 600 mg pm；体重 > 75kg，600 mg am & 600 mg pm；但是与聚乙二醇干扰素联合，利巴韦林的剂量是 400 mg am & 400 mg pm（进餐时）。与聚乙二醇干扰素 α－2a 联合，Copegus 联合聚乙二醇干扰素 α－2a 治疗基因 2、3 型患者时剂量小（800mg/d，分二次服，疗程 24 周）而治疗基因 1、4 型（体重 < 75kg，1000mg/d，分二次服；体重≥75kg，1200mg/d，分二次服，疗程 48 周）时剂量大。HIV/HCV 重叠感染患者，任何基因型，剂量均为 800mg/d。（详见各产品说明，包括有/或没有心脏病的初始剂量和剂量调整的标准）
特拉匹维（Incivek）	用于治疗 HCV 基因 Ⅰ 型 750mg q8h（餐中服），与干扰素和利巴韦林联用	必须与 Peg 干扰素/利巴韦林联用，联合治疗 12 周后停药。根据治疗反应调整用药。常见不良反应：皮疹（包括罕见的 Stevens－Johnson 综合征），瘙痒、恶心、纳差、头痛、疲乏、贫血、失眠和抑郁。很难与干扰素/利巴韦林的不良反应区别
替比夫定（Tyzeka）	600mg po qd，与进食无关 肾功能不全需调整剂量，Ccr < 50 ml/min（见说明） 600mg 片剂，口服溶液 100mg/5ml	口服的核苷类似物，批准用于治疗乙型肝炎。与拉米夫定比较，替比夫定的有效率更高，抑制病毒更强（NEJM 357 : 2576，2007）。**黑框警告**：乳酸酸中毒/肝脂肪变性，停药后乙型肝炎可能急性加重。通常耐受性好，线粒体毒性较其他核苷类药物低，未观察到剂量限制的毒性（Ann Pharmacother 40 : 472，2006；Medical Letter 49 : 11，2007）。有肌痛、肌病横纹肌溶解和周围神经病的报道。治疗 e 抗原阳性的患者，1 年基因型耐药率为 4.4%，2 年增至 21.5%。同拉米夫定一样能筛选出 YMDD 突变。与拉米夫定联合应用疗效不如单药治疗（Hepatology 45 : 507，2007）

缩写见第 2 页。注：所有推荐剂量仅针对成人（除非特别说明）及肾功能正常者。

表 14B（4） 抗病毒药物（非 HIV）

药物名称 通用名（商品名）	剂量/给药途径 *	说明/不良反应
甲型流感，流感的治疗和预防越来越复杂。最近，大多数流行的病毒株耐金刚烷类药物（金刚烷胺和金刚乙胺），而其他毒株耐神经氨酸酶抑制剂，如奥司他韦，而对金刚烷敏感。扎那米韦的耐药性非常罕见，但该药的吸入剂型使用有限制。在病毒快速变异的地区，要密切关注公共卫生机构的指南。在必要情况下重症流感患者可考虑联合治疗、大剂量和（或）长疗程治疗（MMWR 58：749－752，2009；NEJM 358：261－273，2008）		
金刚烷胺（Symmetrel）或 **金刚乙胺**（Flumadine）	**金刚烷胺** 100mg 胶囊，片剂，口服溶液或糖浆 50mg/ml。治疗或预防：100mg bid；如果年龄≥65 岁，100mg qd；Ccr≤50ml/min 时减量 **金刚乙胺** 100mg 片剂，糖浆 50mg/5ml。治疗或预防：100mg bid，或老年护理中心患者、严重肝脏疾病患者和 Ccr≤10ml/min 者 100mg qd。对于儿童，金刚乙胺仅批准用于预防	**不良反应/毒性**：中枢神经系统（神经紧张、焦虑、精力不集中和头晕）。服用金刚乙胺者 6% 出现症状，服用金刚烷胺者为 14%。通常在第 1 周后症状减轻，停药后消失。有胃肠道副反应（恶心、厌食）。有些严重不良反应如谵妄、幻觉、癫痫发作，与肾功能不全导致血浆药物浓度升高有关，特别是老年患者、有癫痫病史或精神病史者。活性仅限于甲型流感病毒
甲型和乙型流感——下述两种药物，均需在出现症状 48h 内开始治疗		
扎那米韦（Relenza） 用于≥7 岁患者（治疗），或≥5 岁（预防）	通过专门设计的吸纳器吸入药物粉雾。每个药泡含 5mg 扎那米韦。**治疗**：口腔吸入 2 个药泡（10mg）bid×5d。**预防**：口腔吸入 2 个药泡（10mg）qd×10d（家庭成员中有发病时）到 28d（社区有流行时）	吸入剂可有效抑制甲型和乙型流感神经氨酸酶活性，从而抑制呼吸道上皮细胞病毒释放。4%～17% 吸入药物吸收入血。经肾排泄，少量重吸收，肾功能不全者无需减量。不良反应轻微：<3%，咳嗽、鼻窦炎、腹泻、恶心和呕吐。**在有无气道疾病史者中均有发生呼吸系统不良事件的报道，因此有呼吸系统基础病的患者应避免使用**。有导致变态反应和神经精神事件的报道 **警告：扎那米韦粉剂不能用雾化器或机械通气吸入**（MedWatch 有死亡的报道）。已经有注射用扎那米韦，如果需要可以紧急申请研发中的新药使用，网址：http://www.fda.gov/Drugs/DevelopmentApprovalProcess/HowDrugsareDevelopedandApproved/ApprovalApplications/InvestigationalNewDrugIN-DApplication/default.htm

药物名称 通用名（商品名）	剂量/给药途径*	说明/不良反应
奥司他韦（Tamiflu，达菲）用于≥1 岁患者（治疗或预防）	成人：**治疗**：75mg po bid×5d；重症患者或肥胖患者，用过大剂量 150mg po bid，但此用法未获得 FDA 批准。**预防**：75mg po qd×10 日～6 周。（儿童基于体重的剂量见说明书）。Ccr ≤ 30ml/min 调整剂量。30mg，45mg，75mg 胶囊，口服溶液的药粉	作为活性成分 GS 4071 的乙基酯，口服胃肠道吸收良好（生物利用度 80%）。半衰期为 6～10h；原药从肾排出。不良反应包括：腹泻、恶心、呕吐和头痛。餐中服用可减轻恶心。严重的皮肤反应（中毒坏死性表皮松解，Stevens－Johnson 综合征，多形性红斑）罕见。有谵妄和行为异常的报道（CID 48：1003，2009）
呼吸道合胞病毒（RSV）		
帕利珠单抗（Synagis）用于预防高危儿童 RSV 感染	15mg/kg IM 在整个 RSV 流行季节每月一次， 100mg/瓶/一次注射	是直接作用于病毒表面 F 糖蛋白的单克隆抗体；不良反应少，偶见 ALT 升高。过敏反应 <1/10万患者，急性过敏反应 <1/1000。上市后报道：上呼吸道感染、中耳炎、发热、血小板减低和注射部位感染。在高危婴儿或儿童效果优于多克隆免疫球蛋白

缩写见第 2 页。注：所有推荐剂量仅针对成人（除非特别注明）及肾功能正常者。

表 14B（5） 抗病毒药物（非 HIV）

药物名称 通用名（商品名）	剂量/给药途径 *	说明/不良反应
疣（见 CID 28：S37，1999）说明书上的治疗方案仅适用外生殖器和（或）肛周尖锐湿疣（指征、用法和年龄限制详见其药品说明书）		
干扰素 α－2b（Intron A）	100 万 IU 注射于病变的基底部，每周三次，隔日进行，疗程 3 周，每次最多注射 5 个病变	干扰素可引起流感样症状和其他全身反应，88% 的患者至少有一种不良反应 **黑框警告**：干扰素 α 类药物可引起或加重神经精神疾病，自身免系统疾病，缺血，感染性疾病
干扰素 α－N3（Alferon N）	在疣的基底部注射 0.05ml，每次注射药物总量不超过 0.5ml，每周 2 次，疗程 8 周	流感样症状和过敏反应。对鼠源 IgG、鸡蛋蛋白和新霉素过敏者禁用
咪喹莫特（Aldara）	5% 霜剂，睡觉时薄涂患处，6～10h 后洗净，每周三次，最长 16 周	红斑、瘙痒、烧灼感和糜烂。流感样症状，晒伤的易感性增加（避免紫外线）
普达非洛（Condylox）	0.5% 凝胶或溶液，bid，治疗 3d，停药 4d，可以循环用药 4 个疗程	局部反应－能引起溃疡。50% 患者可出现疼痛、烧灼感和炎症。根据说明书只用于浅表病变的治疗
赛儿茶素（Veregen）	15% 药膏。每个疣涂 0.5cm 长度的药膏，tid，直到病变愈合，但疗程不超过 16 周	局部反应，可以导致溃疡、包茎、尿道狭窄和二重感染

缩写见第 2 页。注：所有推荐剂量仅针对成人（除非特别注明）及肾功能正常者。

表 14C　可治性致病病毒的推荐治疗方案一览

病　毒	抗病毒药物													
	阿昔洛韦	金刚烷胺	替诺福韦 拉米夫定 恩替卡韦 阿德福韦	特拉匹维 博赛泼维	西地福韦	泛昔洛韦	膦甲酸	更昔洛韦	PEG干扰素 干扰素α或	奥司他韦	利巴韦林	金刚乙胺	伐昔洛韦	缬更昔洛韦	扎那米韦
腺病毒	−	−	−	−	+	−	−	±	−	−		−	−	±	−
BK 病毒	−	−	−	−	+	−	−	−	−	−	−	−	−	−	−
巨细胞病毒	±	−	−	−	+++	±	+++	+++	−	−	−	−	±	+++	−
乙肝病毒	−	−	+++	−	−	−	−	−	+++	−	±	−	−	−	−
丙肝病毒	−	−	−	+++ *	−	−	−	−	+++ *	−	+++ *	−	−	−	−
单纯疱疹病毒	+++	−	−	−	++	+++	++	++	−	−	−	−	+++	++	−
甲型流感 乙型流感	−	± * *	−	−	−	−	−	−	− −	+++*** ++	−	± * *	−	−	+++ ++
JC 病毒	−	−	−	−	+	−	−	−	−	−	−	−	−	−	−
呼吸道合胞病毒	−	−	−	−	−	−	−	−	−	−	+	−	−	−	−
带状疱疹病毒	+	−	−	−	+	++	++	+	−	−	−	−	+++	+	−

* 若为基因 1 型，干扰素 + 利巴韦林联合博赛泼维或特拉匹维是一线治疗；＊＊ 由于耐药率高，CDC 不推荐使用；＊＊＊在 2008 年，H1N1（非猪流感）高水平耐药，猪流感 H1N1 敏感。

− ＝无活性；± ＝可能有活性；+ ＝有活性，三线治疗（临床疗效最弱）；++ ＝有活性，二线治疗（临床疗效弱）；+++ ＝有活性，一线治疗（临床通常有效）

表 14D 成人的初治抗反转录病毒治疗（HIV/AIDS）

（更多信息见《桑福德 HIV/AIDS 治疗指南》2013）

美国卫生与公众服务部（DHHS）定期公布最新指南最新发布于 2012 年 9 月的指南，以及对孕妇和儿童抗反转录病毒治疗（ART）的推荐意见均可在 NIH 官网上可以找到，见 http://www.aidsinfo.nih.gov。这些文件对于推荐意见及其解释、药物特点和 ART 使用中注意事项给出了详细的信息。

新指南包括：（1）无症状病人无论 CD4 计数均推荐开始治疗，除非存在推迟治疗的原因；CD4 计数低则推荐强度增大；（2）新增了 HIV 与老年病人和 ART 成本相关章节［现在见表 6（1）］；（3）更新了合并结核病人开始 ART 的推荐意见。对于 CD4 <50/mm^3 病人，ART 应在抗痨治疗 2 周内开始（AⅠ）。

- 对于 CD4≥50/mm^3 并且临床判断病情危重者（包括 Karnofsky 评分低、体质指数［BMI］低、血红蛋白低、白蛋白低、脏器功能不全或结核病危重），专家组建议在抗痨 2～4 周内开始 ART（BⅠ：CD4 50～200/mm^3，BⅢ：CD4 >200/mm^3）。
- 对于 CD4≥50/mm^3，ART 可以延至抗痨治疗 2～4 周后开始，但须在 8～12 周内开始（AⅠ：CD4 50～500/mm^3，BⅢ：CD4 >500/mm^3）。注意：任何 ART 开始后均可能出现免疫重建综合征（IRS 或 IRIS），可能需要药物干预。

下面是指导治疗的有关概念：

- **治疗目的是最大限度地抑制病毒复制，重建并维持有效的免疫反应，以预防或推迟 HIV 相关疾病。**
- **抑制病毒在检测下限以下是所有患者的治疗目标，无论其疾病分期或既往治疗的次数和方案。**
- **控制 HIV RNA 载量越低，耐药突变的累积就越少，疗效越持久。**
- **为达到最大限度、最持久的病毒抑制，需联合多个强效的抗反转录病毒药物，并且保证患者依从性好。**
- **病毒学失败的定义是病毒载量经确证 >200 拷贝/ml。**
- **治疗方案必须根据患者和病毒情况个体化制订。在开始治疗前，应检测病毒耐药性（基因耐药）。抗反转录病毒药物的毒副作用短期内可影响依从性，长期可能对健康造成严重的负面影响。仔细检查每位患者的危险因素，注意抗反转录病毒药物之间，以及与同时合用的其他药物之间的相互作用，还应根据体重、肝肾功能不全和潜在的药代动力学相互作用来调整剂量。**

A. **何时开始治疗？**（见 www.aidsinfo.nih.gov）

指南	任何症状或 CD4 <200/μl	CD4 200～350/μl	CD4 350～500/μl	CD4 >500/μl
美国国际艾滋病协会 IAS－USA：JAMA 308：387，2012	治疗	治疗	治疗	考虑治疗* *早期治疗无明显伤害
美国卫生与公众服务部 DHHS：www.aidsinfo.nih.gov	治疗	治疗	治疗	治疗* *推荐强度随 CD4 计数减少而增大

HIV 生活周期和抗反转录病毒药物作用位点示意图

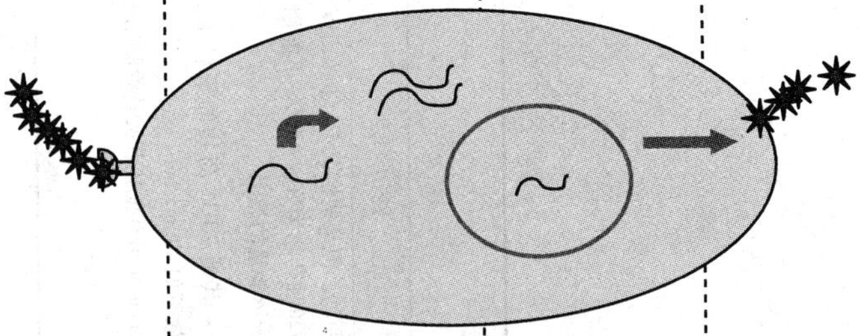

融合/进入	反转录	整合	成熟
恩夫韦地 马拉维若	**核苷类反转录酶抑制剂** 齐多夫定 司他夫定 扎西他滨 双脱氧肌苷 阿巴卡韦 拉米夫定 替诺福韦 恩曲他滨 **非核苷类抗反转录酶抑制剂** 奈韦拉平 依非韦伦 地拉夫定 依曲韦林 利匹韦林	埃替格韦/ cobicistat 拉替拉韦	**蛋白酶抑制剂** 沙奎那韦 利托那韦 茚地那韦 奈非那韦 福沙那韦 洛匹那韦 阿扎那韦 替拉那韦 达仑那韦

表 14D（2） 成人的初治抗反转录病毒治疗（HIV/AIDS）

B. **初治 HIV 成人患者进行 ART 治疗的建议。**（更多更新及补充信息参考 HIV－1 感染成人和青少年抗反转录病毒药物使用指南，见 www. aidsinfo. nih. gov。）

- 特定方案及随后的关于药物特性、常用剂量、不良反应和附加说明的表格见本书 D 部分
- 药物的选择受多种因素的影响，例如：
  - 合并症（如 PI 对脂代谢的影响、肝脏或肾脏疾病，等）
  - 妊娠（如避免使用依非韦仑尤其在妊娠早期神经管形成阶段，——妊娠 D 级）
  - HIV 状况（如 CD4 计数 >250/μl 的女性和 CD4 计数 >400/μl 的男性避免用奈韦拉平）
  - 病毒耐药检测的结果（所有患者开始 ART 前均推荐进行耐药检测）
  - 潜在的药物相互作用或药物不良反应；特别关注耐受性（即便是轻度的不良反应也能显著影响依从性）
  - 服药方便

初治患者 ARV 的初始联合方案

选择 A 列的一个药物 + B 列的一个 NRTI 联合方案

	A	B	说　明
首先方案	NNRTI • 依非韦仑（600mg 每日临睡前） **利托那韦增强型 PI** • 阿扎那韦/利托那韦（300/100 qd） • 达仑那韦/利托那韦（800/100 qd） **整合酶抑制剂** • 雷特格韦（400 bid） • 埃替格韦/cobicistat（150/150qd）	替诺福韦/FTC（300/200 qd） FTC = **恩曲他滨** FTC + 替诺福韦 = Truvada FTC + 替诺福韦 + 依非韦仑 = Atripla FTC + 替诺福韦 + 埃替格韦/Cobi = Stribild	复合剂型服药便利，但某些情况下（例如因肾病需调整剂量时），还是处方单独药物为好。ATV/r 不能用于药物剂量 > 20mg/d omeprazole 等量的患者 有关雷特格韦 + 其他 NRTI 药物的资料很少。雷特格韦 800mg qd 的疗效不如 400mg bid 无埃替格韦/cobicistat 与其他核苷类药物联用的资料

	A	B	说　明
次选方案	NNRTI • 利匹韦林（25 qd） • 依曲韦林（200mg bid 或 400mg qd） **利托那韦增强型 PI** • 夫沙那韦/利托那韦（1400/100 qd） • 洛匹那韦/利托那韦（400/100 qd） • 沙奎那韦/利托那韦（1000/100 bid）	（接受程度由高至低） 替诺福韦/FTC（300/200 qd） 阿巴卡韦/3TC（600/300 qd） 齐多夫定/3TC（300/150 bid） FTC + 替诺福韦 + 利匹那韦 = Complera/Eviplera	首选剂型是奈韦拉平缓释片 Viramune XR 400mg 利匹韦林最好用于病毒载量 < 100 000 的患者。利匹韦林不可与任何质子泵抑制剂一起使用 洛匹那韦/利托那韦用于妊娠妇女时不可每日给药 1 次（必须分两次给药）。 治疗前即存在耐 NNRTI 突变（例如 K103N）的部分患者可选择依曲韦林或利匹韦林。建议请相关专家会诊 奈韦拉平与 ABC 合用需谨慎，由于两药均可致特异性过敏反应 沙奎那韦可造成 QTc 延长 增强型 PI 每天给药一次或两次 和非增强型 PI 相比通常应首选增强型 尼非那韦通常是妊娠妇女的次选药物，其抗病毒活性较弱 关于 MVC 以及 ZDV/3TC 以外的 nRTIs 资料很少
可接受方案	NNRTI • 奈韦拉平（400 qd） **非增强型 PI** • 夫沙那韦（1400 bid） • 阿扎那韦（400 qd） •（尼非那韦）*（1250 bid） **利托那韦增强型 PI** • 沙奎那韦/利托那韦（1000/100 bid） **CCR5 抑制剂** • 马拉维若（300 bid）* * * * 剂量受药物相互作用影响	**（接受程度由高至低）** 替诺福韦/FTC（300/200 qd） 阿巴卡韦/3TC（600/300 qd） 齐多夫定/3TC（300/150 bid） ddI（300）+3TC（300）或 FTC（200）	

C. **妊娠期间用药必须向专家咨询**。治疗开始时间和药物选择必须个体化。应进行病毒耐药性检测，药物长期的作用尚不清楚。有些药物有危险性和禁忌证（见表 8A）。其他信息与替代治疗的选择见 www. aidsinfo. nih. gov

表 14D（3） 成人的初治抗反转录病毒治疗（HIV/AIDS）

D. **不宜选择的抗反转录病毒治疗方案**（据 www. aidsinfo. nih. gov 相关资料改编）

1. **不推荐方案**

方案	不推荐理由	例外
a. NRTI 单药治疗	很快产生耐药并且抗病毒活性差	ZDV 可能减少围产期母婴传播。参考围产期指南：www. aidsinfo. nih. gov 和表 8B，《桑福德 HIV/AIDS 治疗指南》
b. 两种 NRTI 药物组合	耐药性产生及抗反转录病毒活性均比标准药物组合方案差	ZDV 可能减少围产期母婴传播。参考围产期指南：www. aidsinfo. nih. gov 和表 8B，《桑福德 HIV/AIDS 治疗指南》
c. 三种 NRTI 药物组合	三种 NRTI 联合方案已被临床试验证实病毒反应差：（替诺福韦 + 拉米夫定 + 阿巴卡韦）和（双脱氧肌苷 + 拉米夫定 + 替诺福韦）和其他药物	（齐多夫定 + 拉米夫定 + 阿巴卡韦）或者（齐多夫定 + 拉米夫定 + 替诺夫韦）可以在别无选择时使用
d. 两种增强型 PI	使用两种及以上的利托那韦增强型 PI 不增加抗 HIV 活性，反而增加额外毒性	无例外
e. 两种 NNRTI	增加副作用概率。依曲韦林和奈韦拉平以及依曲韦林和依非韦伦间存在药物相互作用	无例外

2. 在抗反转录病毒治疗方案中不推荐使用的药物或药物组合

a. 作为单一非增强型 PI 使用的沙奎那韦硬胶囊或片剂（Invirase）、达仑那韦、或替拉那韦	生物利用度仅为 4%；抗反转录病毒活性差	无例外
b. 司他夫定 + 双脱氧肌苷	毒性反应出现率高：周围神经病，胰腺炎和线粒体毒性（乳酸酸中毒）。 妊娠期使用：乳酸酸中毒、肝脂肪变、± 胰腺炎	此组合强效的抗反转录病毒活性可以部分抵消其毒性。仅在预计利大于弊时使用
c. 妊娠期或可能妊娠的妇女使用依非韦仑	灵长类动物中有致畸作用。 **妊娠期使用安全分级 D – 可导致胎儿伤害**	仅在无其他药物可选时使用；主要风险为妊娠早期（胎儿神经管形成的妊娠第 4 – 6 周）。注意：服用 ART 或其他药物的女性不能依靠单纯口服避孕药进行有效避孕（妊娠期各药物的安全性和毒性参见 www.aidsinfo.nih.gov）
d. 司他夫定 + 齐多夫定	拮抗作用	无例外
e. 阿扎那韦 + 茚地那韦	高胆红素血症风险相加	无例外
f. 恩曲他滨 + 拉米夫定	同一个作用位点和耐药机制	无例外
g. 阿巴卡韦 + 替诺福韦	快速产生 K65R 耐药突变；失去疗效	若方案中有齐多夫定则可避免 K65R 耐药突变；可用作抢救性治疗，但不作为首选治疗方案
h. 替诺福韦 + 双脱氧肌苷	CD4 细胞增加减少；产生 K65R 耐药突变风险	慎重选用，可能增加 ddI 浓度和严重 ddI 毒性反应
i. 阿巴卡韦 + 双脱氧肌苷	初治病人中资料匮乏	慎重选用

表 14D（4） 成人的初治抗反转录病毒治疗（HIV/AIDS）

E. **抗反转录病毒药物的部分特点**（CPE = CSF 渗透效力）

1. **核苷类或核苷酸类的抗反转录酶抑制剂（NRTIs）的部分特点**

所有药物均有黑框警告：乳酸酸中毒/肝脂肪性变的危险性。同时需注意 ARV 治疗所引起的脂肪重新分布/堆积的风险。关于复方制剂，见每个药物成分的警告。

CPE *（中枢神经系统渗透效力）值：1 = 低渗透；2 ~ 3 = 中等渗透；4 = 高渗透至中枢神经系统（Letendre，et al，CROI 2010，abs #430）

通用名/商品名	药物剂型	成人常用剂量 & 食物影响	口服吸收%	血清 T1/2，小时	细胞内 T1/2，小时	CPE *	清 除	主要不良反应/说明（见表 14E）
阿巴卡韦（ABC，Ziagen）	300mg/片或 20mg/ml 口服液	300mg po bid 或 600mg po qd，进食无妨	83	1.5	20	1	肝内代谢，82% 的代谢产物经肾排泄	**过敏反应**：发热、皮疹、恶心/呕吐、不适、腹泻、腹痛、呼吸道症状（剂量为 600mg/d 时，严重不良反应会增加）。出现过敏，**不要再次用药！**电话报告：800 – 270 – 0425。**使用前检测 HLA-B * 5701。见表 14E 的说明** 研究结果对 ABC/3TC 方案治疗病毒载量≥10 万的患者引发担心 （www3. niaid. nih. gov/news/newsreleases/2008/actg5202bulletin. htm）。最新报道显示，有其他心血管危险因素的患者心血管事件的风险可能增加（D：A：D 研究组 Lancet，2008；updated CROI 2009，LB 44 abst）

通用名/商品名	药物剂型	成人常用剂量&食物影响	口服吸收%	血清 T1/2，小时	细胞内 T1/2，小时	CPE *	清　除	主要不良反应/说明（见表 14E）
阿巴卡韦（ABC）/拉米夫定（3TC）（Epzicom，Kivexa）	薄膜包裹的片剂：ABC 600mg + 3TC 300mg	1 片 qd（不推荐）	（参见各自的说明）					（见各自的说明） 注：**黑框警告** ABC 有过敏反应和其他不良反应。只用于包括这 3 种药的方案。黑框警告—用于病毒载量 > 10 万拷贝/ml 患者的资料有限。由于抗病毒活性较低，不推荐作为初始治疗
阿巴卡韦/拉米夫定/齐多夫定（Trizivir，三协唯）	薄膜包裹的片剂：ABC 300mg + 3TC 150mg + ZDV 300mg	1 片 po bid（体重 < 40kg，CrCl < 50ml/min 或肝功能不全者不推荐使用）						
双脱氧肌苷（ddI；Videx 或 Videx EC）	125、200、250、400mg 肠溶胶囊；100、167、250mg 制备口服溶液用粉剂	≥ 60kg：常用 400 mg 肠溶胶囊 po qd，餐前 1/2h 或餐后 2h。不要将胶囊咬碎 < 60kg：250mg 肠溶胶囊 po qd，食物会降低血药水平。见说明	30 ~ 40	1.6	25 ~ 40	2	50% 由肾排泄	**胰腺炎**，周围神经病、乳酸酸中毒和肝脂肪性变（罕见，但可致命，特别是孕妇联合司他夫定时）。有视网膜和视神经改变**通常避免 ddI 和 TDF 联合应用，如果一定要合用**，双脱氧肌苷肠溶胶囊的剂量由 400mg 减至 250mg qd（体重 < 60kg 的成人剂量由 250mg 减至 200mg）。**联合用药时需要监测，因为毒性可能增加，且疗效下降。可能导致 CD4 细胞数降低**。可能和非肝硬化性门脉高压相关

表 14D（5） 成人的初治抗反转录病毒治疗（HIV/AIDS）

通用名/商品名	药物剂型	成人常用剂量 & 食物影响	口服吸收%	血清 T1/2，小时	细胞内 T1/2，小时	CPE *	清　除	主要不良反应/说明（见表 14E）
E. 抗反转录病毒药物的部分特点（CPE = CSF 渗透效力）								
1. 核苷类或核苷酸类的抗反转录酶抑制剂（NRTIs）的部分特点（续）								
恩曲他滨（FTC，Emtriva）	200mg 胶囊；10mg/ml 口服液	200mg po qd，进食无妨	93（胶囊），75（口服液）	大约为 10	39	3	86% 由肾脏排泄，少量生物转化，14% 由粪便排出	耐受良好：偶见头痛，恶心、呕吐和腹泻，皮疹少见。皮肤色素沉着。 和拉米夫定的结构稍有不同（5－F 取代）。**有报道停用 FTC 后乙肝加重**。乙肝患者停用 FTC 后至少监测数月，一旦出现乙肝加重部分患者可能需要其他抗乙肝病毒治疗
恩曲他滨/替诺福韦酯（Truvada）	薄膜包裹的片剂：FTC 200mg + TDF 300mg	1 片 po qd 用于 CrCl≥50ml/min 者，进食无妨	92/25	10/17	－	参见各自说明	主要由肾脏	见各自的说明 **黑框警告—停用 FTC 后，乙肝加重**；但却是合并乙肝患者的最佳治疗
恩曲他滨/替诺福韦/依非韦仑（Atripla）	薄膜包裹的片剂：FTC 200mg + TDF 300mg + 依非韦仑 600mg	1 片 po qd，空腹，最好在睡前。禁用于 CrCl <50ml/min 者	（参见各自的说明）					<18 岁的患者不推荐使用。（见每种药的警告）。有停药后**乙肝加重**的报道；部分患者需要抗乙肝治疗（首选的抗乙肝治疗） **妊娠级别 D**－可引起胎儿伤害。妊娠或育龄妇女避免使用
恩曲他滨/替诺福韦/利匹韦林（Complera/EVIPLERA）	FTC 200mg + TDF 300mg + RPV 25mg，片剂	每日一次，进餐时服用	（参见各自的说明）					参见各自的说明。最好用于 HIV RNA <10 万拷贝/ml 的病人。禁与 PPI 药物合用。

通用名/商品名	药物剂型	成人常用剂量 & 食物影响	口服吸收%	血清 T1/2，小时	细胞内 T1/2，小时	CPE *	清　除	主要不良反应/说明（见表 14E）
拉米夫定（3TC，Epivir）	150、300mg 片剂；10mg/ml 口服液	150mg po bid 或 300mg po qd，进食无妨	86	5 ~ 7	18	2	肾脏排泄，少量代谢	**使用治疗 HIV 的剂量，而不是治疗乙肝的剂量。**通常耐受良好。**停用 3TC 后有乙肝加重的风险。**乙肝患者停药后至少监测数月；一旦乙肝加重，部分患者需要抗 HBV 治疗
拉米夫定/阿巴卡韦（Epzicom）	薄膜包裹的片剂：3TC 300mg + ABC 600mg	1 片 po qd，进食无妨 不推荐用于 CrCl < 50ml/min 或肝功不全者	86/86	5 ~ 7/1.5	16/20	参见各自说明	主要由肾排泄/代谢	见各自的说明：**注：ABC 有过敏反应的黑框警告**（用 600mg 剂量时严重不良反应更常见），以及 3TC 关于乙肝的警告。使用前检测 HLA－B * 5701
拉米夫定/齐多夫定（Combivir，双肽芝）	薄膜包裹的片剂：3TC 150mg + ZDV 300mg	1 片 po bid，不推荐用于 CrCl < 50ml/min 或肝功能不全者。进食无妨	86/64	5 ~ 7/0.5 ~ 3	－	参见各自说明	主要由肾排泄/代谢为葡萄糖醛酸化物后经肾排泌	见各自的说明：**黑框警告**：停用 3TC 的患者乙肝加重

表 14D（6）　成人的初治抗反转录病毒治疗（HIV/AIDS）

通用名/商品名	药物剂型	成人常用剂量 & 食物影响	口服吸收%	血清 T1/2，小时	细胞内 T1/2，小时	CPE *	清　除	主要不良反应/说明（见表 14E）
E. 抗反转录病毒药物的部分特点（CPE = CSF 渗透效力）								
1. 核苷类或核苷酸类的抗反转录酶抑制剂（NRTIs）的部分特点（续）								
司他夫定（d4T，Zerit）	15、20、30、40mg 胶囊；1mg/ml 口服液	≥60kg：40mg po bid ＜60kg：30mg po bid 进食无妨	86	1.2～1.6	3.5	2	40% 由肾排泄	因为不良反应，DHHS 不推荐作为初始治疗。**是所有的 NRTIs 中脂肪萎缩、高脂血症和乳酸酸中毒发生率最高的**。还可引起胰腺炎、周围神经病（见双脱氧肌苷的说明）
替诺福韦酯（TDF，Viread）——一种核苷酸	300mg 片剂	CrCl ≥50ml/min：300mg po qd，进食无妨；高脂饮食增加吸收	39（餐中服） 25（空腹服）	17	＞60	1	肾排泄	头痛、恶心/呕吐。**有引起肾功能不全的报道**：用药前检查肾功能。（CrCl＜50ml/min 的患者需减量）。避免与肾毒性药物同时使用。一项研究发现，TDF 与 PI 联合（大多数是洛匹那韦/利托那韦）较与 NNRTI 联合，在 48 周时肾功能不全的发生率高（JID 197：102，2008）。如果与 ddI 联合使用，ddI 必须减量，但最好避免这种联合（见 ddI 的说明）。阿扎那韦、洛匹那韦/利托那韦可增加 TDF 血浓度：需监测 TDF 的不良反应。**黑框警告－停用 TDF 后有乙肝加重的报道**。乙肝患者停药后要监测数月，一旦出现乙肝加重，部分患者需用抗 HBV 治疗

通用名/商品名	药物剂型	成人常用剂量 & 食物影响	口服吸收%	血清 T1/2，小时	细胞内 T1/2，小时	CPE *	清　除	主要不良反应/说明（见表 14E）
齐多夫定（ZDV，AZT，Retrovir）	100mg 胶囊，300mg 片剂，10mg/ml 静脉注射液，10mg/ml 口服糖浆	300mg po q12h，进食无妨	64	1.1	11	4	代谢成葡萄糖醛酸化合物由尿排除	骨髓抑制、胃肠道不耐受、头痛、失眠、不适和肌病

2. 非核苷类抗反转录酶抑制剂（NNRTIs）的部分特征

通用名/商品名	药物剂型	成人常用剂量 & 食物影响	口服吸收%	血清 T1/2，小时	细胞内 T1/2，小时	CPE *	清　除	主要不良反应/说明（见表 14E）
地拉夫定（Rescriptor）	100、200mg 片剂	400mg po tid 进食无妨	85	5.8	3		细胞色素 P450 代谢（3A 抑制剂），尿中排泄 51%（原药 <5%），44% 由粪便排出	严重皮疹需停药者占 4.3%，AST/ALT 升高、头痛。**不推荐使用该药**

表 14D（7） 成人的初治抗反转录病毒治疗（HIV/AIDS）

通用名/商品名	药物剂型	成人常用剂量 & 食物影响	口服吸收%	血清 T1/2，小时	细胞内 T1/2，小时	CPE *	清 除	主要不良反应/说明（见表 14E）
E. 抗反转录病毒药物的部分特点（CPE = CSF 渗透效力）								
2. 非核苷类抗反转录酶抑制剂（NNRTIs）的部分特征（续）								
依非韦仑（Sustiva）（**妊娠级别 D 类药物**）	50、100、200mg 胶囊；600mg 片剂	600mg po qd，睡前空腹。食物可增加血清浓度，使不良反应的危险增加	42	40 ~ 55，见说明	3		细胞色素 P450 2B6 代谢（3A 的诱导剂和抑制剂），14% ~ 34% 以葡萄糖醛酸代谢产物由尿排出。16% ~61% 由粪便排出	严重皮疹需停药者占 1.7%。常见的各种中枢神经系统不良反应：嗜睡、多梦、意识模糊和激动。可引起严重的精神症状。某些 CYP2B6 的多态性能预测标准剂量下血浆浓度异常升高（CID 45:1230，2007）。可造成大麻类物质检测假阳性。**妊娠级别 D 级药物—可引起胎儿伤害—孕妇或可能怀孕的妇女避免使用。**（注：没有任何单一避孕措施是完全可靠的）。组织半衰期很长。**如要停药，先停依非韦仑，1 ~2 周后再停其他药**。因为 1 ~2 天后血液和（或）组织中只有依非韦仑，存在产生依非韦仑耐药的风险。对于之前联用 NRTI 方案停药患者，若可以，有专家在停用依非韦仑后加用一种 PI 类药物以填补血中仅有依非韦仑的空白（CID 42:401，2006）
依曲韦林（Intelence）	100mg 片剂	200 mg bid，餐后	不详（空腹时服用减少全身吸收）	41	2		经 CYP3A4（诱导剂）和 2C9、2C19（抑制剂）代谢。经粪便排出体外（>90%），原药占大多数	用于耐 NNRTIs 或其他药物的 HIV－1 患者。体外试验对大多数这样的分离株有效。皮疹常见，但严重皮疹罕见。具有潜在的多种药物相互作用。通常多个突变才导致高度耐药（有关特殊突变和影响详见《桑福德 HIV 指南》表 3C，16 页）。由于药物的相互作用，不要与强化的替拉那韦、非强化的 PIs 或其他 NNRTIs 合用

通用名/商品名	药物剂型	成人常用剂量 & 食物影响	口服吸收%	血清 T1/2，小时	细胞内 T1/2，小时	CPE *	清　除	主要不良反应/说明（见表 14E）
奈韦拉平（Viramune；Viramune XR）	200mg 片剂；50mg/5ml 口服混悬液 XR 400mg 片剂	200mg po qd × 14 天，然后 200mg po bid（见说明和黑框警告）。进食无妨 **若应用 Viramune XR，在加量至 400mg/d 之前，仍应采用 200mg qd 的剂量进行导入**	>90	25～30	4		细胞色素 P450（3A4，2B6）诱导剂，80% 以葡萄糖醛酸代谢产物由尿，10% 由粪便排出	**黑框警告—致命性的肝毒性**，CD4 >250 的女性尤其敏感，包括孕妇。这类患者避免使用。除非明确利大于弊（www.fda.gov/cder drug/advisory/nevirapine.htm）。如要使用，必须严密监测。CD4 >400 的男性严重肝毒性风险也增加。严重皮疹需停药者占 7%，**严重或致命性皮肤反应**占 2%。如疑有过敏反应切忌再用此药。2 周的导入期可减少皮肤反应。同依非韦仑一样，由于半衰期长，如果停用奈韦拉平，其他药物应继续用数天

表 14D（8） 成人的初治抗反转录病毒治疗（HIV/AIDS）

通用名/商品名	药物剂型	成人常用剂量 & 食物影响	口服吸收%	血清 T1/2，小时	细胞内 T1/2，小时	CPE *	清除	主要不良反应/说明（见表 14E）
E. 抗反转录病毒药物的部分特点（CPE = CSF 渗透效力）								
2. 非核苷类抗反转录酶抑制剂（NNRTIs）的部分特征（续）								
利匹韦林（Edurant；TMC 278）	25mg 片剂	25mg/d，餐中服	绝对生物利用度不详，空腹服药血药峰浓度下降 40%	50	未知		由 CYP 3A4 代谢，大多在肝脏分解，25% 由粪便排出	**每日剂量超过 50mg** 可造成 QTc 延长。常见不良反应包括抑郁，失眠，头痛以及皮疹。以下药物不能与利匹韦林联用：卡马西平，苯巴比妥，苯妥因，利福布丁，利福平，利福喷丁，质子泵抑制剂以及多个剂量的地塞米松。**固定剂量的利匹韦林 + TDF/FTC（Complera/Eviplera）复方制剂已获准上市。需要胃酸吸收，禁止同时服用 PPI**

3. **蛋白酶抑制剂（PIs）的部分特征**

所有的蛋白酶抑制剂：影响糖代谢：新发糖尿病或血糖失控；脂肪重新分布；血友病患者出血可能；高甘油三酯血症或高胆固醇血症。要慎重对待潜在的药物间相互作用和禁忌证。有报道少数患者服用蛋白酶抑制剂 QTc 延长；有些 PIs 在体外能阻断 HERG 通道（Lancet 365：682，2005）。

通用名/商品名	药物剂型	成人常用剂量 & 食物影响	口服吸收%	血清 T1/2，小时	CPE *	清　除	主要不良反应/说明（见表 14E）
阿扎那韦（Reyataz）	100、150、200、300mg 胶囊	400mg po qd 餐中服。对 ART 经治患者推荐用利托那韦强化的剂量治疗（阿扎那韦 300mg po qd + 利托那韦 100mg po qd），餐中服。强化的剂量也可以与依非韦仑 600mg po qd 或 TDF 300mg po qd 联合应用。如果与 ddI 粉剂合用，ddI 在餐前 2h 或餐后 1h 服用	口服生物利用度好；食物增加生物利用度和减低药代动力学变异。抗酸药、H_2 阻滞剂和质子泵抑制剂减少吸收。未强化的药物避免与 PPIs/H_2 阻滞剂合用。强化型药物可在使用低剂量的抗酸药的情况下服用，但需在 H_2 阻滞剂后 > 10h，或 PPI 后 > 12h 粉剂服用。（见 2008 药物说明书的改变）	约为 7h	2	细胞色素 P450 代谢（3A4、1A2 和 2C9 的抑制剂）和 UGT1A1 抑制剂。13% 由尿排出（原药 7%）。79% 由粪便排出（原药20%）	血脂升高的可能性低。无症状的高间接胆红素血症常见；黄疸更易出现于 Gilbert 综合征患者（JID 192：1381，2005）。头痛、皮疹、胃肠道症状。有 P－R 间期延长（Ⅰ度房室传导阻滞）的报道。既往有传导阻滞者慎用。依非韦仑和替诺福韦减低阿扎那韦的浓度：使用阿扎那韦/利托那韦方案；同时，阿扎那韦可增加替诺福韦的浓度—要注意不良反应。在经治患者服用替诺福韦同时需用 H_2 阻滞剂的情况下，可予阿扎那韦 400mg + 利托那韦 100 mg；避免应用 PPI。和其他 PI 相比，增加肾结石风险，$P < 0.001$。（CID 55：1262，2012）
达仑那韦（Prezista）	400mg、600mg 片剂	（达仑那韦 600mg + 利托那韦 100mg）po bid，餐中服 **[达仑那韦 800mg（400mg，2h）+ 利托那韦 100mg] po qd，餐中服（初治患者的首选方案）**	82% 吸收（与利托那韦同服），食物增加吸收	大约 15h（与利托那韦同服）	3	经 CYP3A 代谢，是 CYP3A 的抑制剂	一线治疗大多数采用每日一次的方案。含硫。有皮疹、恶心和头痛。禁忌与某些经 CYP3A 代谢的药物联合应用（见说明书）。肝功能不全者慎用（最近 FDA 警告，在治疗的早期偶尔发生肝功能不全）。最初的数月以及既往有肝病的患者需要严密监测。可导致激素避孕失败

表 14D（9） 成人的初治抗反转录病毒治疗（HIV/AIDS）

通用名/商品名	药物剂型	成人常用剂量 & 食物影响	口服吸收%	血清 T1/2，小时	CPE *	清除	主要不良反应/说明（见表 14E）
E. 抗反转录病毒药物的部分特点（CPE = CSF 渗透效力）							
3. 蛋白酶抑制剂（PIs）的部分特征（续）							
福沙那韦（Lexiva）	700mg 片剂；50mg/ml 口服混悬液	1400mg（2 片）po bid **或与利托那韦合用：** ［福沙那韦 1400mg（2 片）+ 利托那韦 200mg］po qd **或** ［福沙那韦 1400mg（2 片）+ 利托那韦 100mg］po qd **或** ［福沙那韦 700mg + 利托那韦 100mg］po bid	生物利用度尚不清楚。进食无妨	7.7 安泼那韦	3	水解成安泼那韦，然后由细胞色素 P450 转化（3A4 的底物、抑制剂和诱导剂）	安泼那韦的前体。含硫。潜在的严重药物相互作用（见说明书）。皮疹，包括 Stevens – Johnson 综合征。每日一次的方案：①不推荐用于既往使用过蛋白酶抑制剂的患者；②若联合依非韦仑，需要增加利托那韦的剂量（见说明书）。既往用过 PI 的患者建议使用强化的一天两次给药方案。和达仑那韦有交叉耐药风险
茚地那韦（Crixivan）	100、200、400mg 胶囊。储藏在有干燥剂的原装容器内	2 个 400mg 胶囊 po q8h（800mg）空腹或低脂饮食。可与双去氧肌苷肠溶片合用。［如果与利托那韦合用（例如茚地那韦 800mg + 利托那韦 100mg po q12h），无食物限制］	65	1.2 ~ 2	4	经细胞色素 P450（3A4 抑制剂）代谢	**维持水化。**有**肾结石**、恶心、轻度间接胆红素升高（类似 Gilbert 综合征的黄疸）、ALT/AST 升高、头痛、虚弱、视物模糊、金属味和溶血。尿中 WBC 增加（> 100/HP）与肾炎或肾髓质钙化、肾皮质萎缩有关

通用名/商品名	药物剂型	成人常用剂量 & 食物影响	口服吸收%	血清 T1/2，小时	CPE *	清除	主要不良反应/说明（见表 14E）
洛匹那韦 + 利托那韦（Kaletra，克力芝）	（洛匹那韦 200mg + 利托那韦 50mg），和（洛匹那韦 100mg + 利托那韦 25mg）片剂。片剂不需要冷藏。 口服溶液：（洛匹那韦 80mg + 利托那韦 20mg）/ml，冷藏，室温（≤25℃）可保存 2 个月	2 片（洛匹那韦 400mg + 利托那韦 100mg）po bid。与依非韦仑、奈韦拉平或未强化的福沙那韦联合治疗非初治患者时，可能需要加大剂量。（与其他药合用可能需要调整剂量，见表 17A）	不受食物影响	5 ~ 6	3	经细胞色素 P450（3A4 抑制剂）代谢	恶心/呕吐/腹泻（与齐多夫定合用时加重）、ALT/AST 升高、胰腺炎。口服溶液含 42% 乙醇。洛匹那韦 + 利托那韦可以 4 片每日口服 1 次（洛匹那韦 800mg + 利托那韦 200mg），但不用于经治患者，及同时使用依非韦仑、奈韦拉平、安泼那韦或奈非那韦的患者
奈非那韦（Viracept）	625、250mg 片剂；50mg/g 口服粉剂	2 片 625mg 的片剂（1250mg）po bid，餐中服	20 ~ 80 食物能增加药物的吸收，减少吸收变异	3.5 ~ 5	1	经细胞色素 P450（3A4 抑制剂）代谢	腹泻。禁忌联合应用经 CYP3A4 代谢的药物因有致命性毒性风险。由于疗效较低，不推荐用于初始方案。**以前关于增加甲磺酸乙酯（一种致癌物）的担心已得到解决。孕妇使用可以接受，尽管其疗效比多数其他主要 ARV 药物要逊色**

表 14D（10） 成人的初治抗反转录病毒治疗（HIV/AIDS）

E. 抗反转录病毒药物的部分特点（CPE = CSF 渗透效力）

3. 蛋白酶抑制剂（PIs）的部分特征（续）

通用名/商品名	药物剂型	成人常用剂量 & 食物影响	口服吸收%	血清 T1/2，小时	CPE *	清除	主要不良反应/说明（见表 14E）
利托那韦（Norvir）	100mg 胶囊；600mg/7.5ml 溶液。胶囊需冷藏，溶液不需冷藏。室温可保存 1 个月	不推荐足量应用（见说明）**除少数情况外，主要使用小剂量的利托那韦强化其他 PI 的药代动力学**	食物能增加吸收	3 ~ 5	1	经细胞色素 P450 代谢。3A4 和 2D6 的强抑制剂	恶心/呕吐/腹泻，四肢和口周感觉异常，肝炎，胰腺炎，味觉异常，磷酸肌酶和尿酸升高。**黑框警告** – 潜在致命性的药物间相互作用。与很多药物有相互作用，见表 22A – 22B
沙奎那韦（Invirase – 硬胶囊或片剂）**+ 利托那韦**	沙奎那韦 200mg 胶囊，500mg 薄膜包裹片剂；利托那韦 100mg 胶囊	[沙奎那韦 2 片（1000 mg）+ 利托那韦 1 片（100mg）] po bid，进餐时	单独用时吸收不稳定，用利托那韦强化后吸收更加可靠	1 ~ 2	1	经细胞色素 P450 代谢（3A4 抑制剂）	恶心、腹泻、头痛、ALT/AST 升高。避免利福平与 SQV + RTV 联合应用：增加肝炎的风险。**黑框警告** – 沙奎那韦只能与利托那韦合用 **新警告**：应用沙奎那韦硬胶囊（Invirase 剂型，可造成 QTc 间期延长）
替拉那韦（Aptivus）	250mg 胶囊。未开封药瓶置冰箱冷藏，开瓶后 2 个月内使用。100mg/ml 溶液	[500mg（2 个 250mg 胶囊）+ 利托那韦 200mg] po bid，进餐时 溶液： 成人：5 ml 口服溶液 + 利托那韦 200mg，bid 儿童：（2 ~ 18 岁）根据体重或体表面积计算剂量	吸收率低。高脂餐餐中服可增加吸收。含有铝、镁离子的抗酸药可减少吸收	5.5 ~ 6	1	细胞色素 P450 代谢（3A4 抑制剂），与利托那韦合用时大部分药物由粪便排出	含硫成分。**黑框警告 – 有致命性/非致命性颅内出血、肝炎、致命性肝衰竭的报道**。肝病患者要慎用，特别是乙型肝炎和丙型肝炎。Childs – Pugh B 和 C 级的患者禁用。要监测肝功能。有些药物禁忌合用（见说明书）。**用于既往治疗过的患者或对多种 PI 耐药的患者**。替拉那韦不能与依曲韦林联合应用，前者可使依曲韦林浓度下降 76%

4. 融合抑制剂的部分特征

通用名/商品名	药物剂型	成人常用剂量 & 食物影响	口服吸收%	血清 T1/2，小时	CPE *	消　除	主要不良反应/说明（见表 14E）
恩夫韦地（T20，Fuzeon）	单剂经无菌注射用水溶解后每瓶 90mg/ml。室温保存。打开溶化后需置冰箱，限 24 小时内使用	90mg/ml 皮下注射 bid，轮换注射部位，避开有炎症反应的部位注射	84	3.8	1	分解代谢为其构成氨基酸，可在体内被再利用。人体内清除途径尚不清楚。不影响 CYP3A4、CYP2D6、CYP1A2、CYP2C19、或 CYP2E1 底物的代谢	98%有注射部位的局部反应，4%需停药；红斑/硬节 80%～90%、结节/囊肿约 80%。**有过敏反应的报道**［发热、皮疹、寒战、恶心/呕吐、血压下降和（或）AST/ALT 升高］——一旦出现，禁忌再次用药。包括背景治疗方案在内，周围神经病 8.9%，失眠 11.3%，食欲下降 6.3%，肌痛 5%，淋巴结肿大 2.3%，嗜酸性粒细胞增多约 10%。细菌性肺炎发病率升高：对于治疗失败的方案，再加用该药单药治疗的疗效很弱（NEJM 348：2249，2003）

表 14D（11） 成人的初治抗反转录病毒治疗（HIV/AIDS）

通用名/商品名	药物剂型	成人常用剂量 & 食物影响	口服吸收%	血清 T1/2，小时	CPE *	消 除	主要不良反应/说明（见表 14E）
E. 抗反转录病毒药物的部分特点（CPE = CSF 渗透效力）							
5. CCR -5 辅助受体拮抗剂的部分特征							
马拉维若（Selzentry）	150mg、300mg 薄膜包裹的片剂	与进食无关： -150mg bid，如果合用的药物中包括 CYP3A 抑制剂，包括 PIs（除了替拉那韦/利托那韦）和地拉夫定（有/无 CYP3A 诱导剂） -300 mg bid，联合用药无显著相互作用时，包括 NRTIs、替拉那韦/利托那韦和奈韦拉平 -600 mg bid，如果合用的药物中有 CYP3A 诱导剂包括依非韦仑（无 CYP3A 强效抑制剂）	口服 300mg 时估计约 33%	14 ~ 18	3	经 CYP3A 和 P - 糖蛋白代谢。代谢产物（经 CYP3A 代谢）经粪便排出体外的量超过经尿液排出量	**黑框警告 - 肝脏毒性**，可能先表现为皮疹、嗜酸细胞和 IgE 增高。注：MVC 试验没有发现肝脏毒性。加于黑框警告缘于对 CCR5 类药物效应的担心。缺乏肝/肾功能不全的资料；但肝/肾功能不全时，使用应谨慎，因可增加血压下降的风险 目前批准用于多重耐药的经治患者。**使用前应行病毒嗜性检测，明确是否为 CCR -5 嗜性病毒，因为治疗失败与存在 CXCR -4 或混合嗜性病毒有关**

6. **整合酶抑制剂的部分特征**

通用名/商品名	药物剂型	成人常用剂量 & 食物影响	口服吸收%	血清 T1/2，小时	CPE *	消　除	主要不良反应/说明（见表 14E）
拉替拉韦（Isentress）	400mg 薄膜包裹的片剂	400 mg po bid，进食无妨	不清楚	约 9	3	经 UGT1A1 进行葡萄糖苷酸化，经粪便和尿排出体外。（因此不需要利托那韦强化）	用于初治患者和多重耐药的经治患者。通常耐受好。恶心、腹泻、头痛和发热的概率与安慰剂相似。有磷酸肌酶增高和横纹肌溶解的报道，与药物的关系不清楚。对既往有抑郁症的患者需警惕加重抑郁症耐药的基因屏障低有 CPK 增高、肌炎、横纹肌溶解症的报道。Stevens Johnson 综合征罕见
埃替格韦/Cobicistat + FTC/TDF（Stribild）	ELV 150 mg + Cobi 150 mg + FTC 200 mg + TDF 300 mg	每日 1 片口服，单独或餐中服	<10%	12.9（Cobi），3.5（ELV）	不详	**埃替格韦**代谢大部分经 CYP3A 酶介导。埃替格韦也经 UGT1A1/3 进行葡萄糖苷酸化。 Cobicistat 经 CYP3A 代谢，少部分经 CYP2D6 代谢	用于初治患者和多重耐药的经治患者。通常耐受性好。Cobicistat 通过抑制近端肾小管酶使血肌酐水平增加约 0.1mg/dl；这不导致真正 GFR 下降，但若用 MDRD 或 Cockcroft Gault 估算 GFR 时可出现 GFR 下降的假象。常见不良反应和在利托那韦（Cobi）和替诺福韦/FTC 观察到的不良反应类似

CPE *（**中枢神经系统渗透效力**）值：1 = 低渗透；2 ~ 3 = 中等渗透；4 = 高渗透入中枢神经系统（Letendre，et al，CROI 2010，abs #430）

表 14E（1）　抗反转录病毒药物及其不良反应

（www. aidsinfo. nih. gov）

又见 www. aidsinfo. nih. gov；联合应用请参考单个制剂的说明

药物名称：通用名（商品名）	最常见的不良反应	最重要的不良反应
核苷类反转录酶抑制剂（NRTI）所有核苷/核苷酸反转录酶抑制剂的黑框警告：潜在致命性的。乳酸酸中毒/肝脂肪变性，同时亦警告已观察到有脂肪重新分布和免疫重建综合征（包括迟发性自身免疫综合征）		
阿巴卡韦（Ziagen）	头痛 7～13%，恶心 7～19%，腹泻 7%，不适 7%～12%	**黑框警告—过敏反应（HR）**8%，据报道常伴不适、发热、胃肠道不适、皮疹、困倦和呼吸道症状；肌痛、关节痛、水肿和感觉异常较少见。**若怀疑 HR，立即停用。严禁再次应用，可能致命。**严重 HR 在每日一次给药时可能更常见。高加索人群 **HLA－B*5701 等位基因**预示 HR 的风险增加；除外 B*5701 阳性的患者后，HR 的发病率显著下降（NEJM 358:568，2008；CID 46:1111－1118，2008）。DHHS 指南建议检测 B*5071，含阿巴卡韦的方案只能用于 HLA－B*5701 检测阴性患者；所有人群均要警惕。有报道合用阿巴卡韦可能增加心肌梗死的风险 JID 201:318，2010。其他研究未发现心肌梗死风险增加（CID 52:929，2011）。FDA 进行的一项临床随机试验的荟萃分析也未显示心肌梗死风险增加（www. fda. gov/drugs/drugsafety/ucm245164. htm）。尽管如此，建议小心合用阿巴卡韦时仍建议关注可能改变的危险因素增加风险可能
双脱氧肌苷（ddI）（Videx）	腹泻 28%，恶心 6%，皮疹 9%，头痛 7%，发热 12%，高尿酸血症 2%	**胰腺炎 1%～9%，黑框警告—致命性或非致命性胰腺炎**在使用 ddl 的患者均有发生，特别是联合使用 d4T 或 d4T＋羟基脲。孕妇用 ddI＋d4T 可有致命性乳酸酸中毒。周围神经病 20%，其中 12% 需减量与利巴韦林合用时毒性增加。由于毒性增加和可能减低疗效，应尽量不和 TDF 合用（但可能需要减少 ddI 用量）；可能导致 CD4 细胞计数下降。视网膜病变或视神经病变罕见。糖尿病和横纹肌溶解在上市后有报道。是否增加心肌梗死的风险正在研究中（www. fda. gov/CDER;JID 201:318，2010）。上市后有非肝硬化性门脉高压的报告，可出现腹水、静脉曲张、脾肿大。另见 Clin Infect Dis 49:626，2009；Amer J Gastroenterol 104:1707，2009

药物名称：通用名（商品名）	最常见的不良反应	最重要的不良反应
恩曲他滨（FTC）（Emtriva）	耐受性良好。头痛、腹泻、恶心、皮疹、皮肤色素沉积	潜在的乳酸酸中毒（与其他 NRTIs 相同）。**黑框警告－有报道停药可使乙肝加重－乙肝患者停药后需临床/实验室监测数月**。如果停用 FTC，可能需要抗 HBV 治疗
拉米夫定（3TC）（Epivir）	耐受性良好。头痛 35%，恶心 33%，腹泻 18%，腹痛 9%，失眠 11%（均与 ZDV 合用）。胰腺炎在儿童更常见	**黑框警告**—必须用治疗 HIV 的剂量，而不是治疗乙肝的剂量。**停药可使乙肝加重。乙肝患者停用拉米夫定后需临床/实验室监测数月**。如果停用 3TC，可能需要抗 HBV 治疗
司他夫定（d4T）（Zerit）	腹泻、恶心、呕吐、头痛	**周围神经病** 15%～20%，胰腺炎 1%，较其他 NRTIs 更易产生乳酸酸中毒、肝脂肪变性和脂肪萎缩/脂肪营养不良。**黑框警告—d4T＋ddI 联合应用可造成致命性和非致命性胰腺炎。由于毒性增大和可能减低疗效，一般应避免和 TDF 合用（但需减少 ddI 用量）；可引起 CD4 细胞计数减少。罕有视网膜病变或视神经病变。上市后观察有报道引起糖尿病和横纹肌溶解症。孕妇使用 d4T＋ddI 可引起致命性乳酸酸中毒/肝脂肪性变**。致命性和非致命性乳酸酸中毒和严重肝脂肪变性可发生于服用 d4T 患者。在有肝病危险因素患者中使用需格外谨慎。但即使在无危险因素的患者也可发生乳酸酸中毒。同时服用利巴韦林可增加毒性。乳酸酸中毒可引起的运动无力，临床表现酷似吉兰巴雷综合征（包括呼吸衰竭）（罕见）
齐多夫定（ZDV，AZT）（Retrovir）	恶心 50%，厌食 20%，呕吐 17%，**头痛 62%**。亦有报道虚弱、失眠、肌痛、指甲色素沉着。巨红细胞增多症可见于任何剂量的治疗方案中	**黑框警告—血液学毒性、肌病。贫血**（Hb＜80g/L，1%），中性粒细胞减少（＜750/mm^3，1.8%）。如内源性血清促红细胞生成素水平≤500mIU/ml，则用促红细胞生成素－α 治疗贫血有效。与利巴韦林合用可能增加毒性不建议和利巴韦林合用。在 HIV/HCV 共感染患者接受齐多夫定和 α 干扰素 ± 利巴韦林时可发生肝功能失代偿

表 14E（2） 抗反转录病毒药物及其不良反应

药物名称：通用名（商品名）	最常见的不良反应	最重要的不良反应
核苷酸类反转录酶抑制剂（NtRTI）所有核苷/核苷酸反转录酶抑制剂的黑框警告：潜在致命性的。乳酸酸中毒/肝脂肪变性。同时亦警告已观察到有脂肪重新分布和免疫重建综合征（包括迟发性自身免疫性综合征）（续）		
替诺福韦酯（TDF）（Viread）	腹泻 11%，恶心 8%，呕吐 5%，腹胀 4%（通常可以耐受）	**黑框警告—有报道停用替诺福韦后，乙肝恶化。**如果停药需要严密监测。如果停用 TDF，可能需要抗 HBV 治疗。有**替诺福韦诱导**包括范可尼综合征在内的**肾损伤**的报道（CID 37:e174，2003；J AIDS 35:269，2004；CID 42:283，2006）。有 TDF + ddl 致范可尼综合征和尿崩症的报道（AIDS Reader 19:114，2009）。TDF 可使肾脏功能中度下降，较其他 NRTIs 为重（CID 51:296，2010）且其影响在 TDF 合用 PI 时比合用 NNRTI 更明显。（JID 197:102，2008；AIDS 26:567，2012）。在一项随访超过 1 万名 HIV 感染者的研究发现，TDF 使用和蛋白尿风险增加、肾功能加速下降及慢性肾功能不全显著相关（AIDS 26:867，2012）。监测 Ccr 血磷和尿检，特别是既往有肾功能不全和同期使用有肾毒性药物的患者。如果 CrCl <50 ml/min，减量至每 48h 一次。 TDF 似乎也增加骨质丢失风险。在一项 ACTG 比较治疗临床试验的一个亚组分析发现，随机至 TDF - FTC 组患者在 96 周时比 ABC - 3TC 组的脊柱和髋骨矿物质密度（BMD）低（JID 203:1791，2011）。对于既往有病理性骨折史、有骨质疏松或骨质丢失风险的患者应考虑监测 BMD
非核苷类反转录酶抑制剂（NNRTI）。说明书上警告 ART 可致脂肪重新分布和免疫重建综合征		
地拉夫定（Rescriptor）	恶心、腹泻、呕吐、头痛	**皮疹** 18%；大多数病例可以继续用药或再次用药。Stevens - Johnson 综合征和多形性红斑罕见报道，不足 5% 的患者有肝酶升高

药物名称：通用名（商品名）	最常见的不良反应	最重要的不良反应
依非韦仑（Sustiva）	**中枢神经系统不良反应 52%**；症状包括头晕、失眠、嗜睡、注意力不集中、精神症状和异常梦境；在第 1 或第 2 次给药后症状加重，2～4 周后好转；停药率 2.6%。皮疹 26%（对照组 17%）；口服抗组胺药后常能改善；停药率 1.7%。用 CEDIA DAU 多层 THC 法检测尿液可出现大麻类毒品检测假阳性反应。代谢物可致苯二氮䓬类药物尿检呈假阳性（CID 48：1787，2009）	**警告**：CNS 不良反应可影响驾驶和其他危险活动。有严重的神经精神症状的报道，包括严重忧郁（2.4%）和自杀倾向（0.7%）。肝酶升高。有发生暴发性肝功能衰竭的报道见 FDA 警告标签。**有在灵长类动物中致畸作用的报道，妊娠级别 D—可引起胎儿损害，禁用于孕妇或有可能妊娠的妇女**。注意：没有任何一种避孕方法是完全可靠的。建议同时应用避孕套和第二种避孕方法，直至停用 EFV 后 12 周。禁用某些经 CYP3A4 代谢的药物。与经 CYP 代谢的药物可能发生相互作用。CYP－2B6 G516T 等位基因纯合子的患者药物代谢缓慢，导致毒性增加，耐受性下降。该等位基因在黑人和妇女较常见（CID 42：408，2006） Stevens－Jonson 综合征和多形性红斑在上市后观察中有报道
依曲韦林（Intelence）	皮疹 9%，通常为轻中度，可自行缓解；临床试验中 2% 的患者因皮疹而停药。女性更常见。恶心 5%	严重皮疹（多形性红斑，中毒性表皮松解或 Stevens－Johnson 综合征）有报道。过敏反应可以为皮疹，全身症状和脏器功能不全包括肝衰竭（见 FDA 警告标签）。潜在的 CYP450 介导的药物相互作用。在上市后观察中有横纹肌溶解症发生的报道
奈韦拉平（Viramune）	**皮疹** 37%：常发生在治疗的最初 6 周内发生。按照推荐，14d 的导入期可使皮疹的风险下降（见表 14D）。女性出现严重皮疹的风险增高 7 倍（CID 32：124，2001）。50% 在停药 2 周内缓解，80% 在 1 个月内缓解。停药率为 6.7%	**黑框警告—有严重的致命性皮肤反应的报道**：Stevens－Johnson 综合征、中毒性表皮坏死以及伴有嗜酸性粒细胞增多和全身症状的超敏反应或药疹（DRESS）（ArIM 161：2501，2001）。对于严重的皮疹，要立即停药，不能再用。在一项临床试验中，应用泼尼松有增加皮疹的危险。 **黑框警告—有致命性肝脏毒性的报道**，2/3 发生在最初治疗的 12 周内。总的肝炎发生率为 1%。既往有 ALT 或 AST 升高，和（或）慢性乙肝或丙肝病史的患者更易发生（Hepatol 35：182，2002）。CD4 细胞计数 >250 的女性，包括孕妇，危险性增加。避免用于这类患者，除非别无选择。CD4 细胞计数 >400 的男性风险也增加。严密监测患者（临床症状和肝功能），特别是治疗的最初 12 周内。 如果临床出现肝毒性、严重皮肤或超敏反应，立即停药，严禁再用

表 14E（3） 抗反转录病毒药物及其不良反应

药物名称：通用名（商品名）	最常见的不良反应	最重要的不良反应
非核苷类反转录酶抑制剂（NNRTI）。（续）		
利匹韦林（Edurant）	头痛（3%），皮疹（3%；0.1% 导致停药），失眠（3%），抑郁症（4%）。精神障碍导致停药 1%。有发现肝酶增高	可诱导 CYP3A 或增加胃 pH 值的药物能减低血浆利匹韦林浓度，应避免联合使用。这些药物可包括一些抗癫痫药物、利伯霉素、PPIs、地塞米松和贯叶连翘。大剂量发生 QTc 延长；和其他可引起 QTc 延长的药物同时应用须慎重。可导致抑郁症包括自杀倾向或自杀意念。总体上，似乎比依非韦仑引起神经精神副反应少
蛋白酶抑制剂（PI） 糖代谢异常、血脂异常和脂肪重新分布综合征均为潜在的问题。服用 PI 的患者骨质减少和骨质疏松的风险可能增加。HIV 阳性的血友病患者服用 PI 治疗时，有自发性出血的报道。也有使用 PI 发生风湿类并发症的报道（An Rheum Dis 61：82，2002）。有些 PIs 有潜在的 QTc 延长（Lancet 365：682，2005）。**所有的 PI 类均要警惕**：与其他经 CYP3A 或其他酶清除的药物联合应用，可使血药浓度升高，引起严重的毒性反应，应禁止合用。同其他类药物一样，治疗可导致免疫重建综合征，可以包括早发或迟发的自身免疫综合征，注意自发性或诱发分娩，因为一项法国的队列研究发现接受利托那韦增强的 PIs 的孕妇比接受其他抗反转录病毒药物者早产风险增加，在将其他危险因素考虑在内后此风险仍然存在（CID 54：1348，2012）		
阿扎那韦（Reyataz）	60% 的患者出现无症状性高间接胆红素血症，黄疸 7% ~9% ［特别在 Gilbert 综合征（JID 192：1381，2005）］。中重度不良反应：腹泻 1% ~3%、恶心 6% ~14%、腹痛 4%、头痛 6%、皮疹 20%	有 PR 间期延长（Ⅰ度房室传导阻滞 5% ~6%）的报道，Ⅱ度房室传导阻滞罕见。有 QTc 延长和扭转性室速的报道（CID 44：e67，2007）。有急性间质性肾炎（Am J Kid Dis 44：E81，2004）和尿路结石（阿扎那韦结石）的报道（AIDS 20：2131，2006；NEJM 355：2158，2006）。可导致 HBV 或 HCV 重叠感染患者的转氨酶升高。有报道可发生严重皮肤反应（Stevens－Johnson 综合征，多形性红斑，和中毒性表皮坏死松解症，或 DRESS 综合征）
达仑那韦（Prezista）	与其他药物联用时，头痛 15%、恶心 18%、腹泻 20%、淀粉酶增高 17%。皮疹 10%；停药率 0.5%	肝炎 0.5%，部分有生命危险。HBV 或 HCV 重叠感染或其他肝功能不全患者要谨慎使用。监测临床症状和肝功能。Stevens－Johnson 综合征，中毒性表皮坏死松解症、多型性红斑。潜在的药物相互作用。可导致激素类避孕药失败。内含硫制剂

药物名称：通用名（商品名）	最常见的不良反应	最重要的不良反应
福沙那韦（Lexiva）	皮疹约20%（中重度3%～8%），恶心，头痛，腹泻	Stevens－Johnson综合征和溶血性贫血罕见。是安泼那韦的前体药，含硫。上市后有血管神经性水肿和肾结石的报道。有增加MI风险（见FDA警告标签）。血管水肿、口腔感觉异常、心肌梗死和肾结石在上市后有报道发生。使用超出推荐剂量后有LFTs增高报道；既往有肝功能异常存在的患者其风险增加。有安泼那韦导致急性溶血性贫血的报道
茚地那韦（Crixivan）	间接胆红素升高10%～15%（≥2.5mg/dl），伴显性黄疸类似Gilbert's综合征（JID 192：1381，2005）。恶心12%，呕吐4%，腹泻5%。金属味。有甲沟炎和脚趾甲嵌甲的报道（CID 32：140，2001）	**肾结石**。由于茚地那韦结晶沉积于肾小管集合系统中，肾结石在成人发生率为12%，儿童的发生率更高。充分水化可降低风险（每天至少饮水1400ml）（AAC 42：332，1998）。有报道无症状性白细胞尿与肾小管间质性肾炎/肾皮质萎缩有关。有3例严重肝炎的报道（Ln 349：924，1997）。溶血性贫血也有报道
洛匹那韦/利托那韦（Kaletra）	胃肠道：**腹泻**14%～24%、恶心2%～16%。每日一次给药腹泻更多见	血脂异常高达20%～40%。累积使用可能增加心肌梗死风险（JID 201：318，2010）。有报道可导致PR间期延长，2度或3度心脏传导阻滞。上市后观察有报道QTc延长和扭转性室速发生；在先天性QTc延长或其他QTc延长、扭转性室速风险的患者应避免使用。肝功能失代偿的肝炎；既往有肝病的患者用药要特别谨慎。胰腺炎。下肢炎性水肿（AIDS 16：673，2002）。有Stevens-Johnson综合征和多形性红斑的报道。需注意口服溶液浓度高新生儿服用口服液有中毒风险（含乙醇和丙二醇）
奈非那韦（Viracept）	轻中度**腹泻**20%。燕麦麸片、钙剂或口服止泻剂（如洛哌丁胺、苯乙哌啶/硫酸阿托品）治疗腹泻有效	潜在药物相互作用。粉剂含苯丙氨酸

表 14E（4） 抗反转录病毒药物及其不良反应

药物名称：通用名（商品名）	最常见的不良反应	最重要的不良反应
蛋白酶抑制剂（PI）（续）		
利托那韦（Norvir）（除少数情况外，主要用于提高其他抗反转录病毒药物的浓度，原因是足量的利托那韦毒性和药物相互作用多）	**胃肠道**：口内常有苦味，用巧克力奶、安素或 Advera 送服可减轻苦味；恶心 23%，减少初始时剂量可减少恶心；呕吐 13%，腹泻 15%。唇周感觉异常 5% ~6%。剂量超过 100mg bid 时胃肠道不良反应和血脂异常增加	**黑框警告**—有许多重要的药物相互作用—抑制 P450 CYP3A 和 CYP2D6 系统—可危及生命（见表 22A）。数例报道在同时使用利托那韦和皮质类固醇患者发生医源性库兴综合征。包括吸入、硬膜外注射、或单剂肌内注射皮质类固醇。Stevens – Johnson 综合征、中毒性表皮坏死性过敏反应罕见。有 I 度（及更严重）房室传导阻滞和胰腺炎的报道。包括致死性的肝毒性。治疗中须严密监测 LFTs，尤其是既往存在肝病者，包括乙肝、丙肝
沙奎那韦（Invirase：硬胶囊/片剂）	**腹泻**、腹部不适、恶心、头痛	**黑框警告—沙奎那韦只能与利托那韦联合使用**。避免与大蒜胶囊合用（可以减低沙奎那韦的浓度），与质子泵抑制剂合用时要谨慎（显著增加沙奎那韦的浓度），服用沙奎那韦/利托那韦可以延长 QTc 间期，罕见情况可引起 2 度或 3 度房室传导阻滞；扭转性室速有过报道禁用于 QTc 延长者或服用其他药物或存在其他疾病状态（如低钾、低镁）有 QTc 间期延长风险时（www.fda.gov/drugs/Drugsafety/ucm230096.htm，2011年5月25日网上发布）。禁用于完全性房室传导阻滞的患者，或未起搏器植入的高风险患者。在既往有肝病或同时服用利福平的患者可发生肝毒性。罕有 Stevens Johnson 综合征
替拉那韦（Aptivus）	恶心和呕吐、腹泻、腹痛。皮疹 8% ~14%，女性更常见。在服用炔雌醇的女性中皮疹发生率 33%。明显脂代谢影响	**黑框警告—可导致肝炎以及致死性肝功能衰竭**。有乙肝或丙肝重叠感染者肝毒性增加。可致皮肤光敏反应。禁用于 Child – Pugh B 或 C 级的肝功能不全患者。**（可抑制血小板聚集）可导致与致死性/非致死性颅内出血**。有出血风险患者须小心使用。有明显药物相互作用风险。含硫和 Vit E
融合抑制剂		

药物名称：通用名（商品名）	最常见的不良反应	最重要的不良反应
恩夫韦地（T20，Fuzeon）	局部注射部位反应（98%至少有一处注射部位反应，4%因此停药）（疼痛和不适、硬结、红斑、结节和囊肿、瘙痒和淤斑）。腹泻32%、恶心23%、乏力20%	增加细菌性肺炎的发生率（每100例患者年发生3.2次肺炎），**过敏反应**≤1%（皮疹、发热、恶心和呕吐、寒战、畏寒、低血压和肝脏转氨酶升高）；再次用药也可出现。有报道停药后仍持续存在皮肤色斑内含有恩夫韦地肽的淀粉样物质皮肤沉积的发生（J Cutan Pathol 39:220，2012）
CCR5 辅助受体拮抗剂		
马拉维若（Selzentry）	和其他背景ARV药物一起：咳嗽13%、发热12%、皮疹10%、腹痛8%。眩晕、肌痛、关节痛。上呼吸道感染风险增加。HSV感染风险增加	**黑框警告—肝毒性**。可先有过敏表现（皮疹、嗜酸细胞增多或IgE水平增高）。在合并感染乙肝或丙肝的患者应用须谨慎。心肌缺血/梗死1.3%。可导致血压下降、体位性晕厥，尤其是在肾功能不全患者中。和CYP3A诱导剂/抑制剂有显著相互作用。长期使用恶性肿瘤发生风险不明。Stevens-Johnson综合征在上市后有报道。初治患者临床试验的安全性通常较好（JID 201:803，2010）
整合酶抑制剂		
拉替拉韦（Isentress）	腹泻、头痛、失眠、恶心。在重叠感染HBV或HCV患者LFT升高更常见	可发生过敏反应。皮疹、Stevens-Johnson综合征、中毒性表皮坏死松解症的发生均有报道。有报道肝功能衰竭、CK增高、肌病和横纹肌溶解症（AIDS 22:1382，2008）。4例抑郁症的患者服药出现抑郁症加重；经调整精神科用药后均能继续服用拉替拉韦（AIDS 22:1890，2008）。咀嚼片含苯丙氨酸
埃替格韦（Stribild）	恶心和腹泻是最常见的两种不良反应。同时使用cobicistat致血清肌酐上升0.1~0.15mg/dl（和近端肾小管酶抑制有关，不是真正GFR的降低）	黑框警告和利托那韦、替诺福韦一样。罕有乳酸酸中毒综合征。由于肾毒性，禁用于治疗前eGFR < 70 ml/min的患者。连续监测血清肌酐、尿蛋白和尿糖。如果血肌酐比基线水平升高 >0.4 mg/dl应停药

表 14F 甲型肝炎和乙型肝炎的治疗

甲型肝炎（Ln 351：1643，1998）

1. **药物/剂量**：无治疗推荐。如果 2 周内暴露，IVIG 0.02 ml/kg IM，单次，有效。随机试验发现甲肝疫苗与 IVIG 同样有效，越来越成为最佳治疗（NEJM 357：1685，2007）。
2. **不良反应/说明**：40% 慢性丙型肝炎重叠感染甲型肝炎的患者会发生暴发性肝衰竭（NEJM 338：286，1998）。

乙型肝炎的治疗

乙型肝炎何时开始治疗

HBeAg 状态	HBV DNA：“病毒载量”	ALT	纤维化＊	治疗＊＊ IFN＝干扰素； NUC＝核苷（酸）类似物	说明
+	>20, 000	<2×ULN	F0－F2	观察	此时治疗有效性低；活检有助于决定是否治疗。如果是老年或者有肝癌家族史，倾向治疗
+	>20, 000	<2×ULN	F3－F4	治疗：IFN 或 NUC	**失代偿肝硬化不用 IFN**
+	>20, 000	>2×ULN	任何	治疗：IFN 或 NUC	IFN 具有较高的 HBeAg 和 HBsAg 阴转概率
–	<2000	<1×ULN	任何	观察	如果是 F4，可能需要治疗；**失代偿肝硬化不用 IFN**
–	2000～20, 000	<2×ULN	F0－F2	观察	
–	2000～20, 000	<2×ULN	F3－F4	治疗：NUC 或（IFN）	如果 HBeAg 阴性，NUC 更好；疗程难以确定，可定在一年以上，可能要长期治疗（不确定）
–	>20, 000	>2×ULN	任何	治疗：NUC 或 IFN	如果 HBeAg 阴性，NUC 更好；长期治疗（不确定）

摘自 AASLD 乙型肝炎治疗指南（www.aasld.org）；Lok/McMahon，Hepatology. 2009；50. P1－36

＊肝活检或纤维化评价有助于决定何时治疗以及怎样治疗

＊＊治疗选择见下文

治疗方案：单药治疗通常就足够了，联合治疗用于 HIV 共感染

	药物/剂量	说明
首选方案	**聚乙二醇干扰素** α－2a 180μg sc qw，或 **恩替卡韦** 0.5mg po qd，或 **替诺福韦** 300mg po qd	聚乙二醇干扰素：治疗 48 周 恩替卡韦：如果出现拉米夫定耐药，不要使用恩替卡韦 恩替卡韦/替诺福韦：出现 HBeAg 向 HBeAb 血清转换后至少治疗 24～48 周。HBeAg 阴转患者的长期治疗尚未确定。肾功能不全需要调整剂量
备选方案	**拉米夫定** 100mg po qd，或 **替比夫定** 600mg po qd，或 **恩曲他滨** 200mg po qd（研究中），或 **阿德福韦** 10mg po qd	除联合治疗外，这些药物很少使用。由于耐药发生率高，使用时一定要限制为短程治疗。不推荐作为一线治疗。阿德福韦大多数情况已被替诺福韦所替代
HIV－HBV 共感染的首选方案	Truvada（替诺福韦 300mg ＋恩曲他滨 200mg）po qd＋其他抗 HIV 药物	如果可能，应是所有患者充分抑制 HIV 和 HBV 治疗的一部分。持续治疗尚未确定

表 14G　丙型肝炎治疗方案和疗效

1. **丙型肝炎（HCV）治疗：** HCV 治疗的适应证必须考虑相对和绝对禁忌证。疗效反映出特定阶段疗程根据基因型确定。推荐治疗中和治疗后进行随诊
2. **治疗适应证：** 假定用聚乙二醇干扰素（Peg－IFN）＋利巴韦林治疗：要求治疗的患者，急性 HCV 感染，病理活检：慢性肝炎和显著的纤维化，冷球蛋白血症性血管炎，冷球蛋白血症性肾小球肾炎，稳定期 HIV 感染，失代偿肝病，可接受的血液学参数，肌酐＜1.5mg/dl（GFR＞50ml/min）

表 14G (2)

3. **治疗的禁忌证**：假定用聚乙二醇干扰素（Peg－IFN）＋利巴韦林治疗 ml/min
   a. **相对禁忌证**：血红蛋白＜10g/dl，中性粒细胞绝对计数＜1000/mm^3，血小板＜5 万/ml，血液透析或 GFR＜50，药物和酒精滥用，预期并发症较多，未治疗的精神疾患，例如抑郁，稳定的自身免疫疾病，地中海贫血和镰状细胞贫血，HIV 共感染（CD4＜200，正使用齐多夫定）
   b. **绝对禁忌证**：未控制的活动的严重精神疾患，例如抑郁，肝功能失代偿（脑病、出凝血疾病、腹水）；严重的未控制的内科疾病（糖尿病、心力衰竭、冠心病、高血压、结核和肿瘤）；未治疗的甲状腺疾病；妊娠、哺乳、可能妊娠；活动的未治疗的自身免疫病；HIV 共感染（CD4＜100，正使用去羟肌苷）
4. **疗效**：治疗成功的预测因素包括：新近感染 HCV，基因 2 型或 3 型感染，有利的 IL－28B 单倍体，活检显示肝脏疾病不严重，HCV 病毒载量＜800,000
5. **疗效的定义**

无效	12 周时 HCV 病毒载量下降未能达到＞2log
无反应	24 周时未能清除 HCV RNA
部分反应	12 周时 HCV RNA 下降＞2log，但是 24 周时仍阳性
早期病毒学应答（EVR）	2 周时 HCV RNA 下降＞2log，24 周时阴性 **完全早期病毒学应答**：12 周和 24 周时均阴性
快速病毒学应答（RVR）	4 周时 HCV RNA 阴性，整个疗程中持续阴性
长期快速病毒学应答（eRVR）	新术语：直接作用药物（DAAs）。DAAs 治疗 4 周后阴转（例如，特拉匹韦治疗 4 周，博赛泼维治疗 8 周），在 12 周和 24 周时 HCV RNA 持续阴性
治疗反应的终点（ETR）	治疗结束时 HCV RNA 阴性
复发	治疗结束时阴性，但是治疗结束后 24 周之内病毒反弹
持续病毒学应答（SVR）	治愈！治疗结束时和治疗结束后超过 24 周持续阴性

6. **HCV 治疗方案**
   - 肝活检是确定 HCV 感染阶段的"金标准"，某些情况下有助于确定最佳治疗时机。不能进行活检时，常采用"非侵入"性方法评价进展期纤维化或肝硬化的相对可能性
   - 耐药检测：基因型耐药分析能确定与某些 DAAs 敏感性下降有关的多态性。**耐药检测不推荐常规用于未曾治疗的患者，而用于既往 DAAs 治疗失败的患者**
   - **关于治疗决策的重要信息**：新药在研发中。**最新资料显示不含 Peg－IFN 和（或）RBV 的新治疗方案很可能会取得成功，并在未来 1～2 年面世**。因此，决定初始治疗的时机需要个体化决断：患者目前的临床状况，病毒基因型，患者对 Peg－IFN/RBV 治疗的耐受性，在等待新疗法出现时，未来 5 年疾病进展的可能性。HCV 治疗的终极目标：没有干扰素，没有利巴韦林，只有直接作用药物（DAA）

基因型	方案
全部	• **聚乙二醇干扰素 α-2a**（派罗欣）180μg sq qw，或 • **聚乙二醇干扰素 α-2b**（佩乐能）1.5μg/kg sq qw
	联合
2，3 型	• 利巴韦林（RBV）400 mg bid（若用疗效指导治疗，RBV 的剂量同基因 1 型和 4 型）
1，4 型	• RBV 600 mg bid（体重 >75kg），或 • RBV 400 mg 每日上午 + 600 mg 每日下午（体重 <75kg）
	联合
仅 1 型	• **特拉匹韦**（Incivek）750 mg（2 片）po tid（餐中服用 - 非低脂餐），仅用 12 周 ■ 立即开始 Peg - IFN + RBV 推荐剂量治疗 ■ 必须在 12 周停止特拉匹韦，继续使用 Peg - IFN + RBV 完成其余的疗程
	或
仅 1 型	• **博赛泼维**（Victrelis）800 mg（4 片）po tid（餐中服用 - 谷物或小点心） ■ 开始治疗 4 周，随后采用 Peg - IFN + RBV 推荐剂量治疗 ■ 继续使用 Peg - IFN + RBV 完成整个疗程
警告：	• **不能使用特拉匹韦或博赛泼维单药治疗** • **特拉匹韦或博赛泼维不能减量** • **特拉匹韦与博赛泼维不能联合使用** • **由于共同的耐药途径，不要先后应用 2 种药物**

表 14G（3）

7. HCV 的疗程。SVR 的预测因素（CID 56：118，2013）

基因型	疗效指导治疗
2，3	• 如果 RVR：整个疗程 16 ~ 24 周 * ■ 根据疗程（16 或 24 周），在 40 或 48 周时检测 SVR • 如果 EVR：整个疗程 24 周 ■ 48 周时检测 SVR • 如果部分有效或无效，12 周时停止治疗（治疗失败）
4	• 如果 eRVR 或 EVR：整个疗程 48 周 ■ 72 周时检测 SVR • 如果部分有效或无效，分别在 24 周或 12 周时停止治疗
1 * *	• 如果 eRVR：继续治疗 24 周（含有博赛泼维时治疗 28 周） ■ 48 周时检测 SVR（含有博赛泼维时 52 周检测） • 如果 EVR：继续治疗 48 周 ■ 72 周时检测 SVR ■ 若无效、部分有效或者未完全 EVR：12 周时停止治疗

*16 周与 24 周的 SVR 率相近，但是 16 周的复发率较高，此时采用长疗程治疗（24 周）通常可以获得 SVR

* *假定使用直接作用药物（DAA），例如：特拉匹韦或博赛泼维。如果没有使用 DAA，疗程与基因 4 型相同

表 15A（1） 某些细菌感染的抗生素预防*

<table>
<tr><th>病因/疾病/情况</th><th>分类预防：药物/剂量/途径/疗程</th><th>说 明</th></tr>
<tr><td colspan="3">B 族链球菌病（GBS），新生儿：处理方法［CDC 指南，MMWR 59（RR－10）：1，2010］：</td></tr>
<tr><td colspan="2">孕妇－分娩期抗微生物预防措施：
1. 所有 35～37 周孕妇做阴道和直肠拭子 GBS 培养（除非已有其他预防用药指征，即在此次妊娠期有 GBS 菌尿症或过去分娩的婴儿有侵袭性 GES 感染：即使是这样，培养结果仍有助于进行药物敏感实验）。用输送培养基。GBS 可在室温存活长达 96 小时。培养阳性者分娩时需要用药治疗
2. 过去分娩的婴儿有侵袭性 GBS 感染，或者在本次妊娠期有 GBS 菌尿，在分娩时需要治疗
3. GBS 感染情况不详，但有以下任何情况者：（a）＜37 周的分娩［见 MMWR 59（RR－10）：1，2010 高危早产］或（b）羊膜早破≥18h，或（c）分娩时体温≥38.0℃。如怀疑羊膜炎，用能有效覆盖 B 组链球菌的广谱抗生素治疗
4. 如怀孕期间行分娩期 NAAT 培养 GBS 呈阳性需给予治疗
5. 如有以下情况无需治疗：孕 35～37 周的阴道/直肠拭子培养阴性或在分娩开始前羊膜腔完整时即行剖宫产者（应用标准外科预防）</td><td>分娩期预防新生儿早发 B 组链球菌病的方案：青霉素 G，首剂 500 万 U（负荷量）IV，然后 250 万～300 万 U IV q4h 至分娩
替代药物：氨苄西林，首剂 2g（负荷量）IV，然后 1g IV q4h 至分娩
青霉素过敏：
• 不是过敏反应高危患者：头孢唑啉，首剂 2g IV，然后 1g IV q8h 直至分娩
• β－内酰胺类药物过敏反应高危患者：
□ GBS 对红霉素和克林霉素敏感，或红霉素耐药但 D－试验（或同类）证实，对克林霉素敏感，无诱导性耐药：克林霉素 900mg IV q8h，至分娩
□ 如病原菌敏感性不详，不能除外对克林毒素的缺乏诱导耐药或患者对克林毒素过敏：万古霉素，1g IV q12h，至分娩</td></tr>
<tr><td>母亲接受了预防用药的新生儿</td><td>见 MMWR 59（RR－10）：1，2010</td><td></td></tr>
<tr><td>未足月的，胎膜早破的 GBS 阴性孕妇</td><td>（氨苄西林 2g IVq6h ＋红霉素 250mg IV q6h）48h 后阿莫西林 250mg po q8h ＋红霉素碱基 333mg po q8h ×5d，可降低婴儿的死亡率（JAMA 278：989，1997）
（注意：治疗存在的特殊感染，可能需要加用其他抗生素）</td><td>与安慰剂相比抗生素能减少婴儿呼吸窘迫综合征（50.6% 降至 40.8%，P＝0.03）和坏死性小肠结肠炎（5.8% 降至 2.3%，P＝0.03）；并延长妊娠时间（2.9～6.1d，P＜0.001）。一项大规模（4809 例）研究，口服红霉素与安慰剂相比改善新生儿的转归（单次分娩不良转归 11.2% vs 14.4%，P＝0.02），但用阿莫西林－克拉维酸复方药或阿莫西林和克拉维酸两药联合服用则不然（坏死性小肠结肠炎增多）（Ln 357：979，2001）。（见 ACOG 讨论，Ob Gyn 102：875，2003；Practice Bulletin in ObGyn 109：1007，2007；Rev Obstet Gynecol 1：11，2008；J Obstet Gynecol Can 31：863 & 868，2009）</td></tr>
<tr><td>脾切除后菌血症
可能病因：肺炎球菌（90%），脑膜炎球菌，B 型流感嗜血杆菌，肠杆菌属，金黄色葡萄球菌，二氧化碳噬纤维菌属，有铜绿假单胞菌的报道，罕见。（也是致死性疟疾、重症巴贝虫病的高危人群。）
参考：RedBook Online，2009，Amer Acad Pediatrics</td><td>免疫：确保按规定时间使用肺炎球菌、B 型流感杆菌和四价脑膜炎球菌疫苗
此外，患镰刀状细胞贫血和地中海贫血（也许还有其他情况）的无脾小儿，应每日进行抗微生物预防到至少 5 岁—见如下说明和镰刀细胞病。即便给予预防用药，仍可发生敏感病原体所致的败血症
（J Clin Path 54：214，2001）</td><td>到 5 岁前的抗微生物预防：阿莫西林 20mg/（kg・d）或青霉素 VK 125mg bid。5 岁以上：脾切除后儿童宜服用青霉素 VK 250mg bid 至少 1 年
有人建议预防用药至少 3 年或至少到 18 岁。坚持免疫接种。一旦出现发热，在准备就医的同时自行服用阿莫西林－克拉维酸。作为自行治疗用药，头孢呋辛可用于那些对头孢菌素不过敏而青霉素过敏者。呼吸氟喹诺酮类药物可作为对 β－内酰胺类过敏的患者的替代药
青霉素过敏：用 TMP－SMX 或克拉霉素，但在某些地区，肺炎球菌可能耐这两种药物，尤其是耐青霉素的菌株</td></tr>
</table>

表 15A（2）　某些细菌感染的抗生素预防*

病因/疾病/情况	分类预防：药物/剂量/途径/疗程	说　明
性暴露		
被强暴的幸存者［可能的病原及危险，见 MMWR 59（RR－10）：1，2010］。治疗的综述可见 NEJM 365：834，2011	（**头孢曲松** 250mg IM）＋（**甲硝唑** 2g po 单剂）＋［（**阿奇霉素** 1g po 单剂）或（**多西环素** 100mg po bid ×7d）］	• 关于法医学检查和标本检测、妊娠、身体创伤和心理援助，听取专家的建议 • 选择适合部位标本检查淋球菌和衣原体；湿封法检查阴道毛滴虫（及阴道拭子培养） • 血清学检测梅毒、乙型肝炎、HIV 及其他病原体。HCV 不易通过性行为传播，在高危情况下可检测（MMWR 60：945，2011） • 需要时给予 HIV 和乙肝暴露后初期处理（见表 15D） • 1～2 周后追踪检测性传播疾病，若未予预防治疗或出现症状需重新检测 • 需在第 6 周、3 个月、6 个月复查梅毒、HIV、HBV（必要时查 HCV） 注意： 头孢曲松治疗淋球菌优于头孢克肟，后者对咽喉部感染疗效差，头孢菌药物的敏感性下降逐渐出现；对头孢克肟敏感性降低的菌株较对头孢曲松敏感性降低更为常见（MMWR 60：873，2011）。若没有头孢曲松，可用头孢克肟 400mg po，单次（Derived from CDC STD treatment update MMWR 61：590，2012） 阿奇霉素优于多西环素，因为阿奇霉素对头孢菌素敏感性降低的某些淋球菌具有活性（MMWR 60：873，2011）。头孢菌素高度过敏的患者，阿奇霉素，2g po，单次，替代头孢曲松
接触特殊性病	见特殊病原体的综合指南，MMWR 59（RR－10）：1，2010	
梅毒暴露		对 3 个月内的性暴露进行假定性治疗，检测结果可能是阴性的，见表 1A，24 页。如果暴露发生 ＞90 天，给予经验性治疗（MMWR 59（RR-10）：1，2010）

病因/疾病/情况	分类预防：药物/剂量/途径/疗程	说　明
镰状细胞病　可能的病因：肺炎球菌（见上文：脾切除术后）参考：2009 Red Book Online，Amer Acad Pediatrics	5 岁以下儿童：**青霉素** V 125mg po bid ≥5 岁儿童：**青霉素** V 250mg po bid ［儿童备选药：阿莫西林 20mg/(kg·d)］	开始预防用药不要晚于 2 个月（Pediatrics 106：367，2000）。持续直到 5 岁，何时停止治疗需个体化。根据年龄接种疫苗，包括肺炎球菌、流感嗜血杆菌、脑膜炎球菌。治疗感染时，还要考虑可能有对青霉素不敏感的肺炎球菌

表 15B　成人患者外科感染的抗生素预防*

（CID 38：1706，2004；Am J Surg 189：395，2005；Med Lett 10：73，2012）

总体说明：

- 为获得最佳疗效，抗生素必须在手术切开 2h 内开始应用（NEJM 326：281，1992），建议大多数药物在手术切开 1h 内应用，万古霉素和氟喹诺酮类除外（JAC 58：645，2006；CID 38：1706，2004）。
- 多数情况下术前预防用药仅给单剂（Treat Guide Med Lett 7：47，2009）。
- 若手术时间超过预防用药的 2 个半衰期，术中需要补充用药（时间表见 CID 38：1706，2004）。
- 对高 BMI 患者常规的预防剂量可能达不到理想的血清组织浓度，但对临床影响尚不清楚（头孢唑啉见 Surgery 136：738，2004；万古霉素见 Eur J Clin Pharm 54：632，1998；依据体重给药见 CID 38，1706，2004）。
- 大多数情况下预防用药不超过 24h（CID 38，1706，2004）。
- 预防用药可导致危险，如艰难梭菌感染（CID 46：1838，2008）。
- 据报道，积极进行金黄色葡萄球菌鼻黏膜定植的筛查及应用氯己定（洗必泰）清洗鼻腔或鼻内应用莫匹罗星的措施，在 MRSA 低流行区域，可降低外科手术部位感染的发生率（NEJM 362：9，2010）避免洗必泰液皂接触眼睛。

万古霉素的应用：

- 万古霉素在很多预防用药指南中作为对 β-内酰胺类药物过敏或不耐受者的替代药。
- 对于术后甲氧西林耐药葡萄球菌感染发生率高或风险较高的患者，可加用万古霉素。

表 15B（2）　成人患者外科感染的抗生素预防*

- 与β－内酰胺类药物不同，万古霉素对革兰阴性菌无活性；**当考虑需要覆盖革兰阴性菌时，可能或必须加用体外敏感的药物**。对无过敏的患者，可选用头孢唑啉合用万古霉素，对β-内酰胺类药物不耐受的患者，应使用万古霉素加一种抗革兰阴性菌药物（如氨基糖苷类、氟喹诺酮或不过敏者可选氨曲南；当地的耐药情况和患者的具体情况会影响药物选择）
- 快速滴注万古霉素可导致低血压或其他由组胺释放引起的症状（J Cardiothor Vasc Anesth 5：574，1991）

手术类型	预　防	说　明
心血管手术		
心血管手术的抗生素预防仅在以下情况被证实有效： • 腹主动脉重建 • 下肢手术切口涉及腹股沟 • 任何血管手术置入人工假体/异物 • 因缺血行下肢截肢术 • 心脏手术 • 安装永久性心脏起搏器 （Circulation 121：458，2010）	**头孢唑啉** 1～2g IV 单剂或 q8h×1～2d，或**头孢呋辛** 1.5g IV 单剂或 q12h，总剂量 6g，或**万古霉素** 1g IV 单剂或 q12h×1～2d。体重＞90kg，万古霉素 1.5g IV 单次或 q12h×1～2d 鼻腔培养金黄色葡萄球菌阳性患者，手术前一天晚上和手术当天**鼻腔内应用莫匹罗星**，术后继续使用 bid×5d。有莫匹罗星耐药的报道（CID 49：935，2009）	临手术前注射 1 次与多次给药效果可能相同。置入心导管操作时不主张用抗生素。人工心脏瓣膜置换，通常在去除胸骨后引流导管后停药，或在停止体外循环后用第 2 次药，然后停用预防用药。在甲氧西林耐药金黄色葡萄球菌高流行的医院或高危患者（CID 38：1555，2004）或定植了 MRSA 的患者（CID 38：1706，2004）倾向用万古霉素预防。但万古霉素对革兰阴性杆菌没有作用，因此，建议加用头孢唑啉。荟萃分析未能显示心脏手术用万古霉素预防总体上优于β内酰胺类抗生素（CID 38：1357，2004）。同历史对照相比，1850 例患者鼻腔应用莫匹罗星可减少胸骨切口金黄色葡萄球菌感染（An Thor Surg 71：1572，2001）。在另外一个临床试验，鼻腔滴药只能降低鼻腔带菌者的院内金黄色葡萄球菌感染率（NEJM 346：1871，2002）。一个研究显示 0.12% 葡萄糖酸氯己定胶涂于鼻部可以减少深部外科伤口和下呼吸道的感染（JAMA 296：2460，2006）
胃、胆和结肠手术 **胃十二指肠/胆道**		
胃十二指肠，包括经皮肤内镜的胃造口术（仅高危者，见说明） 胆道，包括腹腔镜胆囊切除（仅高危者，见说明）	**头孢唑啉**（1～2g IV）或**头孢西丁**（1～2g IV）或**头孢替坦**（1～2g IV）或**头孢呋辛**（1.5g IV）单剂（有人用 q12h×2～3d）	胃十二指肠：高危是指肥胖、梗阻、胃酸减少，胃肠运动缓慢。荟萃分析支持在经皮内镜胃造口术使用（Am J Gastro 95：3133，2000） 胆道高危情况：年龄＞70 岁、急性胆囊炎、胆囊无功能、梗阻性黄疸或胆总管结石。胆管炎时应治疗感染，而不是预防（见表 1A，17 页）。（美国消化内镜协会的指南，见 Gastroint Endosc 67：791，2008）

手术类型	预　防	说　明
内镜逆行胆胰管造影 有争议：随机安慰剂对照研究结果单剂哌拉西林无帮助（AnIM 125：442，1996）（见说明）	无梗阻者不用。如果存在梗阻： **环丙沙星** 500～750mg po，操作前 2h 或**哌拉西林－他唑巴坦** 4.5g IV 操作前 1h	多数研究显示**获得有效引流**能预防 ERCP 后胆管炎或脓毒症，抗生素预防没有更多益处。当无法充分引流时，抗生素应用才有更大受益，荟萃分析显示抗生素可以减少菌血症，但不减少脓毒血症和胆管炎（Endocopy 31：718，1999） 2 项研究显示口服环丙沙星与头孢菌素同样有效，而且价廉，但氟喹诺酮耐药已经出现（CID 23：380，1996）。美国消化内镜协会的指南，见 Gastroint Endosc 67：791，2008
结直肠	择期手术的口服抗生素治疗（见说明） **静脉治疗**（急诊或择期）：**头孢唑啉** 1～2g IV＋**甲硝唑** 0.5g IV 或 **头孢西丁**或**头孢替坦** 1～2g IV（如有药）或**氨苄西林－舒巴坦** 3g IV 或 **厄他培南** 1g IV （研究发现厄他培南比头孢替坦有效，但与艰难梭菌感染略增加有关）（NEJM 355：2640，2006）	**口服药方案：新霉素＋红霉素**术前一天口服：①上午 10 时口服 4L 聚乙烯二醇电解质溶液（Colyte，GoLYTELY），2h 喝完；②进全流质饮食；③下午 1 时、2 时和晚上 11 时，口服新霉素 1g＋红霉素碱基 1g；④午夜后禁食 替代方案（研究得较少）：下午 1～6 时服 GoLYTELY 溶液，然后在下午 7 时和 11 时口服新霉素 2g＋甲硝唑 2g 口服同静脉用药同样有效，不需要口服加静脉同时用药，但实际常常这样用（Am J Sury 189：395，2005） 很多人使用静脉＋口服的方案处理择期手术（Am J Surg 189：395，2005），但近来对机械性肠道准备的关注下降，荟萃分析不支持机械性肠道准备对预防结肠择期手术后吻合口漏的效果（Cochr Database Syst Rev 1：CD001544，2009） 头孢唑啉剂量：多数专家推荐 2g，若体重＞120kg，用 3g，首剂后 4h，若手术仍在进行，重复给药
消化道破裂；见腹膜/腹膜炎，继发性，表 1，47 页		

表 15B（3）　成人患者外科感染的抗生素预防*

手术类型	预　防	说　明
头颈部手术（Ann Otol Rhinol Laryngol 101 Suppl：16，1992） **头孢唑啉** 2.0g IV（单剂）或加用**甲硝唑** 500mg IV（Treat Guide Med lett 7：47，2009）或［**克林霉素** 600～900mg IV（单剂）±**庆大霉素** 1.5mg/kg IV（单剂）］（见表 10D 根据体重计算）		在头颈部手术中抗微生物预防似乎仅对涉及口和咽黏膜的手术（如喉或咽肿瘤）有效，但即使预防，伤口感染率仍高（Head Neck 23：447，2001）。无污染的头颈部手术不需要预防
神经外科手术［215 例回顾性分析，预防用药不能降低颅内压监测引起的感染发生率（J Neurol Neurosurg Psych 69：381，2000）］		
清洁手术、无植入物；如开颅术	**头孢唑啉** 1～2g IV ×1 次；次选：**万古霉素** 1g IV ×1 次，体重 >90kg，1.5g IV ×1 次	参考：Ln 344：1547，1994
清洁、污染手术（经鼻窦或鼻/口咽部入路）	**克林霉素** 900mg IV（单剂）	英国推荐阿莫西林－克拉维酸 1.2g IV[NUS]或（头孢呋辛 1.5g IV + 甲硝唑 0.5g IV）
脑脊液分流手术	**头孢唑啉** 1～2g IV ×1 次；次选：**万古霉素** 1g IV ×1 次，体重 >90kg，1.5g IV ×1 次	荟萃分析提示预防有效（Cochrane Database 3：CD 005365）。一家医院随机研究发现，在甲氧西林耐药金黄色葡萄球菌流行地区万古霉素较头孢唑啉预防脑脊液分流感染更为有效（J Hosp Infect 69：337，2008）
妇产科手术（见 ACOG 妇产科实践手册 113：118，2009 获取附加措施和替代方法）		
经阴道或经腹腔子宫切除术	**头孢唑啉** 1～2g 或**头孢西丁** 1～2g 或**头孢替坦** 1～2g 或**头孢呋辛** 1.5g，均为术前 30min IV	一项研究发现头孢替坦效果优于头孢唑啉（CID 20：677，1995） 手术时间延长者，术中每 4～8h 追加 1 个剂量。也可选用氨苄西林－舒巴坦（CID 43：322，2006）。术前应治疗细菌性阴道炎

手术类型	预　防	说　明
胎膜早破或产程活跃的剖宫产术	**头孢唑啉**，1～2g，IV（见说明）	药物预防能减少子宫内膜炎和伤口感染的危险。传统方法是在脐带结扎后给予抗生素以防止婴儿暴露于抗生素。但近期研究建议在切开皮肤之前给予抗生素预防可减少外科伤口感染（Obstet Gynecol 115：187，2010；Amer J Obstet Gynecol 199：301. el and 310：el，2008）及子宫内膜炎（Amer J Obstet Gynecol 196：455. el，2007）
人工流产	妊娠不足3个月：**多西环素**300mg，po，手术前1h服用100mg+手术后服用200mg	荟萃分析显示抗生素预防对所有易感人群有益。也可用多西环素100mg手术前1h口服，手术后再服200mg（Ob Gyn 87：884，1996）
矫形外科手术		
髋关节成形术，脊椎融合术	同心脏手术	通常在撤除负压引流装置后停用。NSIPP工作小组建议手术后24h内停止用药（CID 38：1706，2004）
全关节置换（非髋关节）	**头孢唑啉**术前1～2g，IV（或追加1次），或**万古霉素**1g，IV。体重>90kg，1.5g IV单次	NSIPP工作小组建议手术后24h内停止用药（CID 38：1706，2004），近期研究提示，对于全膝关节置换的患者在松止血带前给予头孢呋辛1.5g（第2剂在6h后）效果不亚于在充气前给药。（CID 46：1009，2008）
闭合性骨折切开复位内固定	**头孢曲松**2.0g，IV或IM单剂	（荷兰创伤试验发现）创伤患者感染发生率为头孢曲松组3.6% vs 安慰剂组8.3%（Ln 347：1133，1996）。几种替代抗生素可降低感染危险性（Cochrane Database Syt Rev 2001；CD 000244）

表 15B（4） 成人患者外科感染的抗生素预防*

手术类型	预 防	说 明
保护性假关节与远期手术相关的血行感染的预防（仅用平板、针和螺钉的患者不是高危患者）	• 2003 年，美国矫形外科学会（AAOS）以及美国牙科学会和美国泌尿科学会发布了声明：建议对可能出现菌血症的植入关节手术需给予抗生素预防（J Am Dental Assn 134:895，2003；J Urol 169:1796，2003）。文件中对导致菌血症的操作危险度进行了分层，分析患者植入关节后感染危险性增加的影响因素（包括所有植入后 2 年内的患者），并提供了抗生素选择策略（见 Med Lett 47:59，2005 和 Infect Dis Clin N Amer 19:931，2005 的一篇综述） • 2009 年 2 月美国矫形外科学会声明列举了易患感染的高危因素，推荐对所有关节置换患者进行可能导致菌血症的侵入性操作时，应给予预防性抗生素（http://aaos.org/about/papers/advistmt/1033.asp） • 编者认为上述方法可能增加抗生素过度暴露危险，无确切益处。感染性心内膜炎预防指南也指出，日常生活也会导致一过性菌血症（Circultion 2007；116:1736） • 新近一项前瞻性病例对照研究发现，口腔手术预防应用抗生素的方案并不能降低髋/膝关节成形术感染（Clin Infect Dis 50:8，2010） • 植入人工关节的患者，感染需外科处理时，应在手术前开始治疗。应用抗葡萄球菌 β－内酰胺或万古毒素（根据药效实验）来预防组织感染或葡萄球菌定植是恰当的，因为它们是植入关节感染的常见致病菌。其他情况选取抗生素依个人判断。2003 年声明列举了选择用药的最佳信息。期待未来病例对照或其他实验研究能提供循证医学证据	
腹膜透析导管置入	**万古霉素**，单剂 1g，IV，置管前 12h 用	221 例患者置管后 14d 内有效减少腹膜炎：万古霉素 1%，头孢唑啉 7%，安慰剂 12%（$P=0.02$）（Am J Kidney Dis 36:1014，2000）
泌尿科手术/操作 • 见美国泌尿外科协会（AUA）最佳实验方案声明（J Urol 179:1379，2008），对特殊操作或情况的抗生素选择作了详细的推荐 • 针对泌尿系病原体的抗生素选择可根据所在地区的耐药情况来选择；TMP-SMX 和（或）氟喹诺酮类在革兰阴性菌感染的耐药率增加已引起关注		
膀胱镜检查	• 如果尿液无菌无需给予抗生素预防（但美国泌尿外科协会推荐具有高龄、免疫缺陷状态、解剖异常等高危因素的患者给予氟喹诺酮类或 TMP-SMX 预防感染） • 操作前治疗泌尿系感染，选取针对分离出的病原体有效的抗生素	

手术类型	预　防	说　明
膀胱镜操作	环丙沙星 500mg po（TMP-SMX 单剂量 po，可作为低耐药率患者的替代治疗）	操作包括输尿管镜检查、活检、电灼疗法、经尿道前列腺切除术（TURP）等，如条件允许应在操作前治疗泌尿系感染
经直肠前列腺活检	环丙沙星 500mg po，术前 12h 应用，12h 后重复一次（见说明）	环丙沙星组菌血症为 7%。而庆大霉素组为 37%（JAC 39：115，1997）对低危患者操作前 30～60min 可予左氧氟沙星 500mg；高危患者再给一个剂量（J Urol 168：1021，2002）。医生应建议患者尽早报告与感染相关的症状。术前预防用药应从药敏谱及流行菌株角度等来决定。虽然推荐可用第 2 代或第 3 代头孢菌素或单剂量庆大霉素，但已有产 ESBL 和耐庆大霉素细菌引起的感染（Urol 74：332，2009）
其他		
乳腺手术，疝修补术	术前头孢唑啉 1～2g IV	预防用药对清洁手术的好处不清楚（Treat Guide Med Lett 7：47，2009）。抗生素可能降低乳腺癌手术部位的感染（研究未包括即刻重建的患者），但与选择用药不同有很大关系［Cochrane Database Syst Rev 2006；(2)：CD 005360］。对于腹股沟疝修补术，一次研究发现应用 mesh 修补时预防用抗生素有益处（J Hosp Infect 62：427，2006）。但另一项研究结论为抗生素可降低对照人群或应用人工材料（mesh）进行疝修补的患者的感染发生率，但数据均不能作为广泛推广的有力证据［Cochrane Database Syst Rev 2007；(3)：CD 003769］

表 15C 基础心脏病患者预防细菌性心内膜炎的抗生素用药*

2007 年美国心脏学会（AHA）更新了指南（Circulation 116：1736－1754，2007 及 http://circ. ahajournals. org/cgi/reprint/116/15/1736），得到了美国感染性疾病学会的认可，新的指南较以往有较大改动

• 牙科操作后的抗生素预防用于因心内膜炎可能导致严重后果的患者。相关的预防通常不推荐用于胃肠道或泌尿生殖道操作。感染性心内膜炎的预防不再对消化道和泌尿生殖道的操作有特殊说明。本表格是新指南的提炼，了解详情请参阅原文。

接受预防感染性心内膜炎的患者选择				
与心内膜炎有关的心脏病高危情况	**牙科操作涉及以下情况**	**呼吸道损伤涉及以下情况**	**胃肠道或泌尿生殖道损伤**	**对于操作涉及皮肤和软组织感染**
人工瓣膜 既往感染性心内膜炎 先天性心脏病同时合并如下情况： • 人工材料完全修补后头 6 个月 • 人工材料部分修补并与缺损毗邻 • 未纠正的发绀性心脏病 • 手术构建的分流或通道 心脏移植术后发生的瓣膜病变	进行任何损伤牙龈组织、牙周区域或口腔黏膜的操作时，**需要进行预防**[‡]（方案见口腔操作预防用药表） 对于常规的麻醉注射（除非接触感染区域），牙齿 X 线，乳牙脱落，或放置校正装置，不需要预防	呼吸道黏膜切开**考虑预防**（见口腔预防用药表）或治疗明确感染灶 **推荐预防** （口腔菌群见口腔操作方案，如果有金黄色葡萄球菌可能，需要覆盖）	胃肠道或泌尿生殖道损伤通常不推荐预防，但**注意以下情况：** 对于肠球菌导致的泌尿系统感染： • 在泌尿生殖道操作前进行治疗 • 术前预防方案覆盖肠球菌[†] 对于已有胃肠道或泌尿生殖道感染的患者，或接受术前抗生素治疗预防感染或败血症的患者 • 术前方案应覆盖肠球菌[†]	治疗方案应覆盖葡萄球菌和 β-溶血性链球菌

[†] 有抗肠球菌活性的抗生素包括青霉素、氨苄西林、阿莫西林、哌拉西林和万古霉素等。如果条件允许，检测药敏（高耐药株，参见表 5）

[‡] 2008 年 AHA/ACC 针对瓣膜病的指南以“合理”反应循证的级别（Circulation 118：887，2008）

口腔操作的预防方案

情　况	药　物	方　案[1]
普通口服预防	阿莫西林	成人 2g，儿童 50mg/kg，术前 1h 口服
不能口服药物	氨苄西林[2]	成人 2g，儿童 50mg/kg IV 或 IM，术前 30min 内给药
对青霉素过敏	头孢氨苄[3] 或	成人 2g，儿童 50mg/kg，术前 1h 口服
	克林霉素或	成人 600mg，儿童 20mg/kg，术前 1h 口服
	阿奇霉素或克拉霉素	成人 500mg，儿童 15mg/kg，术前 1h 口服
对青霉素过敏而且不能口服药物	头孢唑啉[3] 或	成人 1g，儿童 50mg/kg IV 或 IM，术前 30min 内使用
	克林霉素	成人 600mg，儿童 20mg/kg IV 或 IM，术前 30min 内使用

[1] 儿童总剂量不应超过成人剂量，AHA 文件列举所有药物在操作前 30 ~ 60min 使用

[2] AHA 将头孢唑啉和头孢曲松作为备选

[3] 头孢菌素不能用于对青霉素或其他 β－内酰胺类药物有速发型过敏反应（荨麻疹、血管神经性水肿或过敏症）的患者。AHA 推荐将头孢曲松作为头孢唑啉的备选药物；其他第一代或第二代头孢菌素可以作为头孢氨苄的备选药物

表 15D　HIV－1、乙型肝炎和丙型肝炎病毒的暴露后处理 *

职业暴露于具有乙型/丙型肝炎和（或）HIV－1 传播危险的血液、阴道分泌物或其他可能感染的体液或组织（如针刺外伤）

职业暴露的免费咨询电话：呼叫（疾病控制中心接触后预防专线）1－888－448－4911［信息可见 www. aidsinfo. nih. gov］

一般处理步骤

1. 立即清洗伤口或冲洗黏膜（不建议应用腐蚀性药品或挤压伤口；缺乏关于消毒剂的资料）
2. 按照下列步骤评估风险：（a）暴露特点；（b）根据病史、危险行为、检测乙型/丙型肝炎和 HIV 确定/评价暴露源；（c）评估和检测暴露后个体的乙型/丙型肝炎和 HIV

暴露于乙型肝炎

暴露者 §	暴露源		
	HBsAg＋	HBsAg－	情况不明
未接受预防接种者	给予 HBIG 0.06ml/kg IM，并接种乙肝疫苗	接种乙肝疫苗	接种乙肝疫苗
接受预防接种者（抗体状况不详）	检测暴露者抗-HBs： 如抗体效价≥10mIU/ml，不需治疗 如抗体效价＜10mIU/ml，给予 HBIG＋1 个剂量的乙肝疫苗 * *	不需治疗	检测暴露者抗-HBs： 如抗体效价≥10mIU/ml，不需治疗 如抗体效价＜10mIU/ml，给予 HBIG＋1 个剂量的乙肝疫苗 * *

§ 先前感染过 HBV 者对再感染具有免疫力，不需进行暴露后预防

对已知注射疫苗有应答者（抗－HBs≥10 mIU/ml），不需要监测和再注射疫苗；对注射疫苗无应答者（抗-HBs＜10 mIU/ml），给予一个疗程的乙肝疫苗。假如暴露于 HBsAg 阳性的感染源或高度怀疑高危的感染源，预防用 HBIG 和 1 个疗程的乙肝疫苗或给予 2 个剂量的 HBIG 间隔一个月。对无应答者，给予 2 个疗程疫苗，2 个剂量的 HBIG 间隔一个月。对第一程预防接种无应答者，最好间隔一个月给予 2 个剂量的 HBIG

如果是高风险感染源，按 HBsAg 阳性处理

* * 随访评估疫苗的应答反应或记录注射疫苗的完整过程

乙型肝炎非职业暴露［见 MMWR 55（RR－11 和 RR－16），2006；MMWR 59（RR－10）：1，2010］

对于涉及血液或体液的非职业暴露推荐暴露后预防。暴露包括穿刺伤（如咬伤、针刺或黏膜暴露于 HBsAg 阳性血液或无菌体液）、性接触或与 HBsAg 阳性个体共用注射器，或受到性攻击，或受到 HBsAg 阳性罪犯的性虐待。如果有指征，免疫预防应在 24h 内进行，穿刺伤后 7d，或性接触后 14d，预防基本无效。全程接种乙肝疫苗。免疫过程需要完全，职业暴露预防指南可用于非职业暴露。对于以往接种过疫苗（有书面证明）但无免疫后抗体滴度的检测的人群，可以给予 1 剂增强疫苗，不用复查滴度。对于暴露源 HBsAg 情况不明而被暴露者已行免疫接种的情况不建议处理

丙型肝炎的暴露

对于被暴露者和暴露源检测抗－HCV，如果暴露源阳性或不详，而被暴露者阴性或不详，建议随诊被暴露者的 HCV－RNA（1～3 周后出现）和抗－HCV（90% 的人在 3 个月内出现），**无预防措施可推荐**；免疫球蛋白无效。监测早期感染，治疗可能会降低进展到慢性肝炎的风险，如果病毒血症持续 8～12 周，应给予聚乙二醇干扰素治疗（Gastro 130：632，2006 和 Hpt 43：923，2006）（见表 14G）。病例对照研究提示，HCV 传播的危险因素包括被曾用于动脉或静脉穿刺的针头扎伤、深部损伤、男性医务人员暴露源病毒载量 >10^6 拷贝/ml 时

表 15D（2） HIV－1、乙型肝炎和丙型肝炎病毒的暴露后处理*

HIV：**职业暴露的处理**［来自 CDC 推荐，见 MMWR 54（RR－9），2005 和 www.cdc.gov/mmwr/indrr_2005.html］

- 对于医务人员初次暴露 HIV 后的预防由临床判断决定。根据以下：
  1. 暴露源可能有 HIV 感染：此患者病史中存在高危因素——注射毒品、与 HIV 阳性者有性接触史，与多个性伴侣（同性或异性）发生无保护的性接触史，1978—1985 年接受过血制品史。临床症状提示有进展的 HIV 感染（不明原因的消瘦、盗汗、鹅口疮、脂溢性皮炎等）
  2. 暴露类型（来自感染源的针刺传播 HIV 的概率为 1/300～1/400）
  3. 有关暴露后预防效果的资料有限［Cochrane Database Syst Rev. Jan 24；（1）：CD002835，2007］
  4. 暴露后预防用药有明显的不良反应及潜在的药物之间相互作用

  具有潜在感染性的物质包括：血液、组织、精液、阴道分泌物、脑脊液、关节液、胸腔积液、腹腔积液、心包液、羊水，及其他可见的血性液体；低感染性的危险液体（除可见的血性液体外）：尿、呕吐物、粪便、唾液、鼻腔分泌物、泪液和痰
- **若感染源为 HIV 阳性，或者可能被感染并且暴露的情况确实，**应该立即开始服用抗反转录病毒药物（尽快或在数小时内）。如果暴露源 HIV 抗体阴性，可以停药，**暴露源疑似急性 HIV 感染时除外。不管暴露后是否用药，**医务人员 **3～4 周**后需要复查 HIV 抗体，**3 个月和 6 个月需再次复查**（大部分的血清抗体的阳转是出现在第 3 个月；延缓至 6 个月阳转的较罕见）。HIV－RNA 检测不用于医务人员职业暴露后 HIV 感染的诊断，因为 HIV-RNA 检测有假阳性（特别是在低效价时），并只被批准用于已证实的 HIV 感染患者［在暴露后的第一个 4～6 个月内，抗体可能还是阴性时，患者有急性 HIV 感染的症状（单核细胞增多症样综合征）时除外］
- HIV 职业暴露后预防用药通常是 **4 周，**并建议监测用药后不良反应。用药前要**完善血象、肝肾功能检查，并在 2 周后复查。**50%～75% HIV 职业暴露后预防用药的医务人员出现轻度的不良反应（恶心、腹泻、肌痛、头痛等）。但是有 1/2 因严重不良反应而停药。出现有关暴露后预防的问题时需向感染性疾病/HIV 专家咨询。**在特殊情况下需找专家协助，如妊娠、肾功能受损、暴露源为经治的 HIV 患者**

HIV 职业暴露后作暴露后预防的 3 个步骤：[最新 CDC 推荐，见 www. aidsinfo. nih. gov]

步骤 1：确定暴露编码（EC）

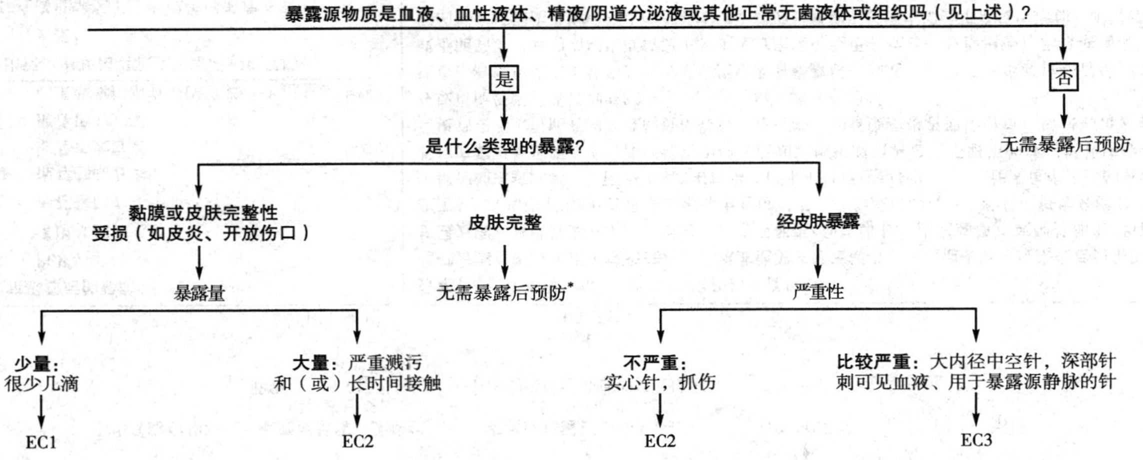

*当存在长时间大量接触时，需要考虑到意外情况

表 15D (3)　HIV－1、乙型肝炎和丙型肝炎病毒的暴露后处理 *

HIV 职业暴露后作暴露后预防的 3 个步骤（续）

步骤 2：确定 HIV 状况编码（HIV SC）

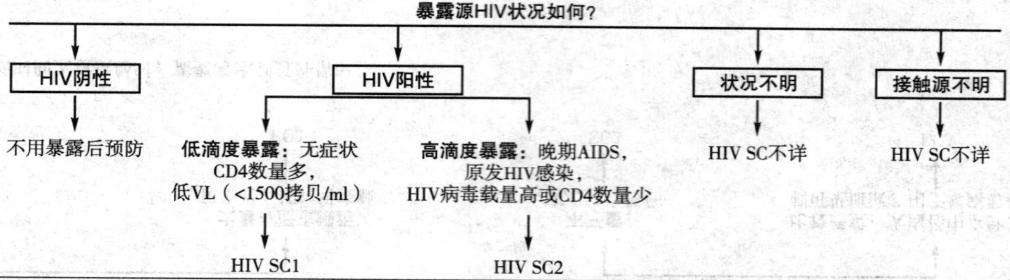

步骤 3：推荐决定暴露后的预防

EC	HIV SC	PEP
1	1	考虑基础方案[a]
1	2	推荐基础方案[a,b]
2	1	推荐基础方案[b]
2	2	推荐扩大方案
3	1 或 2	推荐扩大方案
1，2，3	不明	如果暴露提示有 HIV 危险，考虑基础方案[c]

[a] 根据与针刺伤比较，皮肤黏膜职业暴露后感染风险低

[b]或，考虑扩展治疗方案[1]

[c]以病例为基础，在高危情况下，考虑扩展治疗方案[1]

由国家临床医师暴露后预防热线提供的 24 小时紧急专家热线（预防热线）：1－888－448－4911（1－888－HIV－4911）和网站 http://www.ucsf.edu/hivcntr

方案：（治疗 4 周：每 2 周监测一次药物不良反应）

基础方案：齐多夫定＋拉米夫定，或恩曲他滨＋替诺福韦，或司他夫定＋拉米夫定为备选方案

扩展方案：基础方案＋下列方案之一：洛匹那韦/利托那韦（优先选择）或阿扎那韦/利托那韦（作为次选），或福沙那韦/利托那韦；依非韦仑也可用（孕妇或可能怀孕者除外－**妊娠分类 D**），但可能出现中枢神经系统问题。[**不能使用奈韦拉平；**严重不良反应包括在医务工作人员中报道的肝坏死]

其他方案可被采用。如可能，使用 2 种（已知）感染源患者目前不服用的或根据敏感性试验数据及服药史判定不太可能有耐药性的抗反转录病毒药物。如感染源患者使用过抗反转录病毒药物或暴露者正在或可能妊娠，要咨询专家

注意：有些权威人士认为扩展方案应用于所有暴露后的预防。在暴露源为经抗病毒治疗患者数目增加或不能确定暴露的确切程度情况下，扩展方案很可能更有优势。数据模型提示某些情况下完成基础方案的整个疗程优于提前终止的扩展方案。然而当暴露后扩展方案的不良反应增加时则需终止治疗

HIV -1 的非职业人群的暴露后预防

［来自 CDC 推荐，MMWR 54（RR 2），2005，见 www. cdc. gov/mmwr/indrr 2005. html］

由于 HIV 通过性接触或吸毒者共用注射器传播的危险可以达到或超过职业暴露针刺伤，在非职业暴露于 HIV 感染源的血液或其他可能受感染的体液（例如，生殖器/直肠分泌物、乳汁）的人群中都需进行暴露后预防。每次暴露于 HIV 的风险与具体行为有关（共用注射器和被动肛门性交，≥0.5%；而主动阴道或肛门性交的风险要低至 1/10，为 0.05% ~0.07%）。明显的或隐藏的创伤缺损可以使遭受性侵犯生存者的感染风险增加

DHHS 推荐，对在评价前≤72h 通过非职业暴露于 HIV +感染源风险的患者，使用一种抗反转录病毒**扩展方案**治疗 28d，**首选方案**［依非韦仑（禁用于怀孕或可能怀孕者 -**妊娠分类** D）+（拉米夫定或恩曲他滨）+（齐多夫定或替诺福韦）］或［洛匹那韦/利托那韦 +（拉米夫定或恩曲他滨）+齐多夫定］或备选方案之一［见表 14D 和 MMWR 54（RR -2）: 1，2005］。也有预防失败的报道，可能与暴露到预防的间隔较长有关，这些证据支持尽早进行暴露后预防

不确定情况：①没有证实扩展方案优于两种药物治疗方案；②尽管不推荐暴露后预防用于评估前暴露时间已超过 72h 的患者，但是在一些情况下也可能有效；③当感染源患者的 HIV 情况不详时，决定是否治疗和方案选择必须根据特定条件下对个体的评估

评估暴露于乙型肝炎和丙型肝炎（见前面的职业预防）和细菌性性传播疾病（见表 15A），有指征可以开始治疗。DHHS 对乙型肝炎和细菌病原暴露推荐见 MMWR 55（RR -11），2006。未曾接种或全程接种乙型肝炎疫苗无反应者，在皮肤黏膜暴露于乙型肝炎等阳性患者血液或体液后，应在 24h 内首先应用乙肝免疫球蛋白，同时接种乙肝疫苗，并随访全程。未曾接种或未全程接种疫苗者，皮肤黏膜暴露于乙型肝炎状态不明体液时，应该接种疫苗并完成全程接种。详见 MMWR 55（RR -11），2006，包括在其他情况下的推荐方案

表 15E 肾功能正常的成人接受造血干细胞移植（HCT）或实体器官移植（SOT）后主要机会性感染的预防*

一般说明：开展器官移植的医学中心应具备适应供者、移植受体和当地感染数据的机会性感染预防方案，采纳的方案仍需继续评估，与其他中心也可能存在差异，移植患者的处置需要在该地区内有经验的医师指导下进行。

参考文献：

造血干细胞移植：同美国感染性疾病学会（IDSA）提出的专家指南，较早期的指南有更新［MMWR 49（RR-10）：1，2000］，见 Biol Blood Marrow Transpl 15：1143，2009。指南中提供了下表未提及的其他感染的预防，并提供下述感染的详尽信息。

实体器官移植：有关实体器官移植的 CMV 感染处理推荐见 Transplantation 89：779，2010。实体器官移植后感染的时间曲线参考 Amer J Transpl 9（suppl 4）：S3，2009

机会性感染（风险）	移植类型	预防方案
巨细胞病毒（CMV）（受体 + 或供体 +/受体 -）	实体器官移植	**预防方法**： • **肾、肾/胰腺、胰腺**：缬更昔洛韦 900 mg 或 450 mg po qd×3～6 个月。低剂量参考：Pharm Ther 35：676，2010；CID 52：313，2011。但低剂量预防引发的失败率和耐药增加引起关注，特别是供体 +/受体 - 患者（CID 52：322，2011）；因此低剂量预防不建议用于供体 +/受体 - 患者。替代治疗：更替洛韦 IV 或 po • **肝**：更替洛韦 5 mg/kg IV qd 或 1 g po tid×3～6 个月。缬更替洛韦[NAI]900 mg po qd，该适应证并未得到 FDA 批准，但已被广泛应用可用于替代治疗选择 • **肺**：更昔洛韦 5 mg/kg IV qd（有人起始用此剂量 Bid 5～7d 再减为 qd）。或用缬更昔洛韦[NAI]900 mg po qd≥6 个月 有人选择性加用 CMV 免疫球蛋白 • **心脏**：更替洛韦 5 mg/kg IV qd 或 1 g po tid 或缬更替洛韦 900 mg po qd 持续 3～6 个月。有人选择性加用 CMV 免疫球蛋白 • **肠道**：更昔洛韦 5 mg/kg IV qd 或 1 g po tid 或缬更替洛韦 900 mg po qd 持续≥6 个月。有人选择性加用 CMV 免疫球蛋白 **优先治疗**：对于肾、肝、胰腺、心脏需在移植后至少 3 个月内每周监测 CMV 血症（PCR 或抗原血症），如检测到病毒血症需应用更替洛韦 5 mg/kg IV bid 或缬更替洛韦 900 mg po bid。持续治疗至病毒血症消失至少 2 周以上。再转为二线预防或起始优先治疗 **说明**： • 上述预防措施源自专家推荐，适用于实体器官移植的高危受体（Transplantation 89：779，2010） • 应用抗病毒预防后，CMV 感染发生延迟；对可能发生的 CMV 感染保持警惕并给予治疗 • 抗淋巴细胞治疗可增加 CMV 感染危险，需延长或重新给予预防措施或采用优先治疗 • 用于肺、心脏、肝脏或腹腺实体器官移植的 CMV 免疫球蛋白用法：150 mg/kg 于移植后 72 h 内及第 2、4、6、8 周给予，然后于第 12 周和第 16 周改为 100 mg/kg

机会性感染（风险）	移植类型	预防方案
	造血干细胞移植	**优先治疗**：通过 PCR 或 CMV 抗原血症监测，每周≥1 次（10～100d），若 CMV 病毒血症阳性则开始治疗 • **异基因干细胞移植**：更昔洛韦 5mg/kg IV bid ×7～14d（诱导期），然后每日一次（维持治疗），直到病毒学检测阴性（诱导治疗和维持治疗的总疗程至少 3 周） • **自体干细胞移植**：更昔洛韦 5mg/kg IV bid ×7d（诱导期），然后每日一次（维持治疗），直到病毒学检测阴性（诱导治疗和维持治疗的总疗程至少 2 周）。口服缬更昔洛韦[NAI]（诱导期：900mg po bid，维持治疗：900mg po qd）可替代静脉注射更昔洛韦，但该适应证尚未批准 **或选择** **预防的进展**：从回输到第 100d，更昔洛韦 5mg IV bid ×5～7d（诱导期），然后 5mg/kg qd（维持期） **迟发 CMV 再活动**：部分干细胞移植患者，在移植 100d 以后，仍需筛查 CMV 再活动，并给予抢先治疗（详见 Biol Blood Marrow Transpl 15：1143，2009）

表 15E（2）　肾功能正常的成人接受造血干细胞移植或实体器官移植后主要机会性感染的预防 *

机会性感染（风险）	移植类型	预防方案
乙型肝炎	实体器官移植	用具有抗 HBV 活性的药物进行抗病毒治疗，见表 14B，169 – 170 页。关于乙肝免疫球蛋白在肝移植中的应用，见 J Viral Hepatitis (suppl 1：37，2007)。移植后预防再感染的方案，参见 Liver Transplantation 14（Suppl 2)：S23，2008
	造血干细胞移植	对于抗 – HBc 阳性和抗 – HBs 阳性但无活动性肝炎病毒复制的患者，可监测肝脏功能及 HBV-DNA，给予优先抗病毒治疗。也可于移植前即给予抗病毒治疗预防（见其他指南 Biol Blood Marrow Transpl 15：1143，2009)。指南推荐拉米夫定 100 mg po qd 作为抗病毒手段
单纯疱疹	实体器官移植	阿昔洛韦 400mg po bid – 移植后早期开始（Clin Microbiol Rev 10：86，1997）
	造血干细胞移植	阿昔洛韦 250mg/m^2 IV q12h，或阿昔洛韦 400 ~ 800mg po bid，从预处理到移植成功或黏膜炎好转。对于需要长期抑制 HSV 的患者，为减少耐药性的产生，建议使用大剂量阿昔洛韦（800mg po bid）
曲霉菌	实体器官移植	肺/心脏 – 肺移植：虽无对照试验来决定最佳治疗方案，但雾化两性霉素 B 脂质制剂联合口服抗曲霉药的方案已被应用［Amer J Transpl 4（Suppl 10）：110，2004；Ann Pharmacother 44：546，2010］
	造血干细胞移植	泊沙康唑 200mg po tid 批准用于高危、严重免疫缺陷的患者（如造血干细胞移植合并移植物抗宿主病）的侵袭性曲霉或念珠菌感染预防。移植物抗宿主病患者的对照研究显示，泊沙康唑对预防侵袭性真菌感染的疗效与氟康唑大体相似，但对侵袭性曲霉菌感染的预防更好（NEJM 356：335，2007） 回顾性分析显示伏立康唑[NAI]可能对应用激素治疗的 GVHD 患者有效（Bone Marrow Transp 45：662，2010）但并未批准此适应证
念珠菌属	实体器官移植	肝脏：氟康唑 400mg po qd ×3 个月。高危患者（再移植，血透，SBP）见 Transpl 75：2023，2003. 氟康唑耐药见 Liver Transpl 12：850，2006
	自体干细胞移植	氟康唑 400mg po 或 IV qd，从第 0 天到移植物植入，中性粒细胞绝对计数持续 > 1000/mm^3 为止，或泊沙康唑 200mg po tid，批准用于高危患者（例如 GVHD 或长时间中性粒细胞缺乏），或米卡芬净 50mg IV qd

机会性感染（风险）	移植类型	预防方案
粗球孢子菌	任意	氟康唑 200 ~ 400mg po qd（Transpl Inf Dis 5 : 3，2003；Am J Transpl 6 : 340，2006）见 COID 21 : 415，2008，来自流行区的一个医学中心的经验，如对于血清学阳性但无活动性感染证据的患者，氟康唑 400 mg qd 在移植后第一年内应用，其后 200 mg qd
耶氏肺孢子菌（Pneumocystis jiroveci）	实体器官移植	TMP-SMX：单剂量 1 片 po qd 或双剂量 1 片 po qd 3 ~ 7 d/w。疗程：肾脏：6 个月 ~ 1 年［Amer J Transpl 9（Suppl 3）: S59，2009］；心脏、肺、肝脏：≥1 年至终生［Amer J Transpl 4（Suppl 10）: 135，2004］
	造血干细胞移植	TMP-SMX：单剂量 1 片 po qd 或双剂量 1 片 po qd 3d/w。从移植至移植后≥6 个月
弓形虫	实体器官移植	TMP-SMX：单剂量 1 片 po qd 或双剂量 1 片 po qd 3 ~ 7d/w，用至移植后 6 个月（见 Clin Micro Infect 14 : 1089，2008）
	造血干细胞移植	TMP-SMX：单剂量 1 片 po qd 或双剂量 1 片 po qd 3d/w，对于血清学阳性的移植受体需应用从移植用至移植后≥6 个月
克鲁斯锥虫	心脏	可能通过器官或输血传播（CID 48 : 1534，2009）。疑似寄生虫感染患者需检查外周血涂片（MMWR 55 : 798，2006）。免疫抑制过程中复发的风险不定（JAMA 298 : 2171，2007；JAMA 299 : 1134，2008；J Cardiac Fail 15 : 249，2009）。无论是供体还是受体，如果已知是恰加斯病，治疗选择请联系 CDC（电话：770 - 488 - 7775 或紧急情况时 770 - 488 - 7100）

表 16（1） 部分抗感染药物的儿科剂量*

［摘自（1）Nelson's Pocket Book of Pediatric Antimicrobial Therapy，2009，J. Bradley & J. Nelson，eds.，American Academy of Pediatrics，2009］

药 物	剂量以"mg/(kg·d) 或 mg/kg + 给药频次"表示[1]				
	体重 <2kg		体重 >2kg		年龄 >28 天
	年龄 0 ~ 7 天	年龄 8 ~ 28 天	年龄 0 ~ 7 天	年龄 8 ~ 28 天	
氨基糖苷类，IV 或 IM（监测浓度；有些剂量由妊娠时间 + 生存周数确定；见 Nelson's Pocket Book，p. 25）					
阿米卡星	7.5 q18 ~ 24h	7.5 q12h	10 q12h	10 q12h	10 q8h
庆大霉素/妥布霉素	2.5 q18 ~ 24h	2.5 q12h	2.5 q12h	2.5 q12h	2.5 q8h
氨曲南，IV	30 q12h	30 q8h	30 q8h	30 q6h	30 q6h
头孢菌素类					
头孢克洛					20 ~ 40 分成 tid
头孢羟氨苄					30 分成 bid（最大剂量 2g/d）
头孢唑啉	25 q12h	25 q12h	25 q12h	25 q8h	25 q8h
头孢地尼					7 q12h 或 14 qd
头孢吡肟	30 q12h	30 q12h	30 q12h	30 q12h	150 分成 q8h
头孢克肟					8 qd 或分成 bid
头孢噻肟	50 q12h	50 q8h	50 q12h	50 q8h	50 q8h（脑膜炎 75 q6h）
头孢西丁			20 q12h		80 ~ 160 分成 q6h
头孢泊肟					10 分成 bid（最大剂量 400mg/d）
头孢丙烯					15 ~ 30 分成 bid（最大剂量 1g/d）
头孢他啶	50 q12h	50 q8h	50 q12h	50 q8h	50 q8h
头孢布烯					4.5 bid
头孢唑肟					33 ~ 66 q8h
头孢曲松	25 qd	50 qd	25 qd	50 qd	50 qd（脑膜炎 100）

药物		剂量以“mg/(kg·d) 或 mg/kg + 给药频次”表示[1]				
		体重 <2kg		体重 >2kg		年龄 >28 天
		年龄 0 ~ 7 天	年龄 8 ~ 28 天	年龄 0 ~ 7 天	年龄 8 ~ 28 天	
头孢呋辛	IV	50 q12h	50 q8h	50 q8h	50 q8h	50 q8h（脑膜炎 80 q8h）
	po					10 ~ 15 bid（最大剂量 1g/d）
头孢氨苄						25 ~ 50 分成 q6h（最大剂量 4g/d）
氯碳头孢						15 ~ 30 分成 bid（最大剂量 0.8g/d）
氯霉素	IV	25 qd	25 qd	25 qd	15 q12h	12.5 ~ 25 q6h（最大剂量 2 ~ 4g/d）
克林霉素	IV	5 q12h	5 q8h	5 q8h	5 q6h	7.5 q6h
	po					
环丙沙星[2]	po					20 ~ 30 分成 bid（最大剂量 1.5g/d）
厄他培南	IV	无资料	无资料	无资料	无资料	15 q12h（最大剂量 1g/d）
亚胺培南[3]	IV			25 q12h	25 q8h	15 ~ 25 q6h（最大剂量 2 ~ 4g/d）
利奈唑胺		10 q12h	10 q8h	10 q8h	10 q8h	10 q8h 至 12 岁
大环内酯类						
红霉素	IV 和 po	10 q12h	10 q8h	10 q12h	13 q8h	10 q6h
阿奇霉素	po/IV	5 qd	10 qd	5 qd	10 qd	10 qd
克拉霉素	po					7.5 q12h（最大剂量 1g/d）
美罗培南	IV	20 q12h	20 q8h	20 q12h	20 q8h	60 ~ 120 分成 q8h（脑膜炎 120）
甲硝唑	IV 和 po	7.5 qd	7.5 q12h	7.5 q12h	15 q12h	7.5 q6h
青霉素类						
氨苄西林		50 q12h	50 q8h	50 q8h	50 q6h	50 q6h
氨苄西林 - 舒巴坦						100 ~ 300 分成 q6h
阿莫西林	po				30 分成 bid	25 ~ 50 分成 tid

表16（2） 部分抗感染药物的儿科剂量*

药 物	剂量以“mg/(kg·d) 或 mg/kg + 给药频次”表示[1]				
	体重 <2kg		体重 >2kg		年龄 >28 天
	年龄 0～7 天	年龄 8～28 天	年龄 0～7 天	年龄 8～28 天	
阿莫西林–克拉维酸 po			30 分成 bid	30 分成 bid	若 >12 周，45 或 90（阿莫西林/克拉维酸–HD）分成 bid
双氯西林					12～25 分成 q6h
美洛西林	75 q12h	75 q8h	75 q12h	75 q8h	75 q6h
萘夫西林，苯唑西林 IV	25 q12h	25 q8h	25 q8h	37 q6h	37 q6h（最大剂量 8～12g/d）
哌拉西林，哌拉西林–他唑巴坦 IV	50 q12h	100 q12h	100 q12h	100 q8h	100 q6h
替卡西林，替卡西林–克拉维酸 IV	75 q12h	75 q8h	75 q8h	75 q6h	75 q6h
替硝唑					>3 岁：50mg/kg，1 次给药
青霉素 G，U/kg IV	5 万U q12h	7.5 万U q8h	5 万U q8h	5 万U q6h	5 万U/(kg·d)
青霉素 V					25～50mg/(kg·d) 分成 q6～8h
利福平 IV，po	10 qd	10 qd	10 qd	10 qd	10 qd
磺胺异噁唑 po					120～150mg/(kg·d) 分成 q4～6h
TMP–SMX po，IV；尿路感染：TMP 含量 8～12 分成 bid；肺孢子菌病：TMP 含量 20 分成 q6h					
四环素 po（8 岁或以上）					25～50 分成 q6h（>7 岁）
多西环素 po，IV（8 岁或以上）					2～4 分成 bid，最大剂量 200（>7 岁）
万古霉素 IV	12.5 q12h	15 q12h	18 q12h	22 q12h	40 分成 q6–8h（肾功正常的情况下，有人用 15 mg/kg IV q6h），脑膜炎 60

[1] 脑膜炎患儿可能需要较大剂量：见 CID 39：1267，2004

[2] 除囊性纤维化、炭疽和复杂性尿路感染外，没有获准用于 18 岁以下患者

[3] 由于癫痫发作的风险增加，不推荐用于治疗儿童的中枢神经系统感染

* 缩写见第 2 页

表 17A（1） 肾功能受损的成人患者的抗感染药物剂量调整

- 肾功能衰竭时无需调整的药物清单，见表 17B
- 肾功能衰竭时，根据反映肾小球滤过率的肌酐清除率估算值进行剂量调整
- **对非肥胖和肥胖患者，建议用不同的方法计算肌酐清除率估算值**
  - 理想体重（IBW）的计算（kg）：
    - 男性：50kg +（身高超过 5 英尺*，每英寸* +2.3kg）
    - 女性：45kg +（身高超过 5 英尺*，每英寸* +2.3kg）
  - 肥胖定义为超过理想体重 20% 或体质指数（BMI）>30
- 肌酐清除率估算值的计算［参考文献，见 NEJM 354：2473，2006（非肥胖），AJM 84：1053，1988（肥胖）］
  - **非肥胖患者**——
    - 计算理想体重（kg），如上
    - 用下面的公式计算肌酐清除率的估算值

$$\frac{(140-\text{年龄})\times\text{理想体重（kg）}}{72\times\text{血清肌酐（mg/dL）}}=\text{男性肌酐清除率（ml/min）}$$
［再 ×0.85 为女性肌酐清除率］

  - **肥胖患者**——
    - 体重超过理想体重的 20% 或 BMI >30
    - 用下面的公式计算肌酐清除率的估算值

$$\frac{(137-\text{年龄})\times(0.285\times\text{体重（kg）}+12.1\times\text{身高}^2\text{（m）})}{51\times\text{血清肌酐（mg/dL）}}=\text{肥胖男性的肌酐清除率}$$

$$\frac{(146-\text{年龄})\times(0.287\times\text{体重（kg）}+9.74\times\text{身高}^2\text{（m）})}{60\times\text{血清肌酐（mg/dL）}}=\text{肥胖女性的肌酐清除率}$$

- 若 CrCl 估算值≥90ml/min，剂量见表 10C 和表 10D
- 以 mg/kg 计算剂量时，应该用哪一种体重？
  - 若体重超过理想体重不足 20%，所有药物均用患者的实际体重
  - **对于肥胖患者**（体重超过理想体重的 20% 或 BMI >30）
    - **氨基糖苷类**：理想体重 +0.4 ×（实际体重 - 理想体重）= 调整后的体重
    - **万古霉素**：无论肥胖与否，均用实际体重
    - **其他所有药物**：资料不足（Pharmacotherapy 27：1081，2007）
- 对于低效延时每日透析（SLEDD）超过 6～12h 者，按 CRRT 调整剂量。细节见 CID 49：433，2009；CCM 39：560，2011
- 综合性参考文献：Drug Prescribing in Renal Failure，5th ed. Aronoff，et al.（eds）（Amer College Physicians，2007 及药品包装说明）

---

* 译者注：5 英尺 =152.4cm，1 英寸 =2.54cm

表 17A（2） 肾功能受损的成人患者的抗感染药物剂量调整

抗微生物药	半衰期(肾功能正常/终末期肾病)小时	肾功能正常时的剂量	方 法（见脚注）	肾脏衰竭时的剂量调整 肌酐清除率估测值（CrCl，ml/min）			血液透析，腹膜透析	说明和 CRRT* 的剂量
				>50～90	10～50	<10		
抗细菌抗生素类								
氨基糖苷类抗生素：传统的每日多次给药——因肾脏疾病而调整								
阿米卡星	1.4～2.3/17～150	7.5mg/kg q12h 或 15mg/(kg·d) 1 次给药（见下）	I	7.5mg/kg qd，或 15mg/kg qd	30～50：7.5mg/kg qd CRRT 剂量相同 10～30：7.5mg/kg q48h	7.5mg/kg q72h	血液透析：7.5mg/kg AD 腹膜透析：丢失量 15～20mg/［透析液（L）·d］（见说明）	**高流量血液透析**膜导致氨基糖苷类以不可预测的速度清除，测定透析后血药水平以评估效价和毒性。腹膜透析的药代动力学变化很大——**检测血清药物水平**。腹膜透析的常用方法：透析液 2L/次，换液 4 次/d 或 8L/d（予 8L×20mg 丢失药量/L＝160mg，为阿米卡星每日 IV 补充量）
庆大霉素，妥布霉素（监测浓度）	2～3/20～60	1.7mg/kg q8h 每日 1 次给药，见下	I	5～7mg/kg qd 或 1.7～2.3mg/kg q8h	1.7mg/kg q12～48h CRRT 剂量相同 参考 SLEDD 剂量的说明	1.7mg/kg，q48～72h	血液透析：3mg/kg AD。监测浓度 腹膜透析：丢失量 3～4mg/［透析液（L）·d］	
奈替米星[NUS]	2～3/35～72	2mg/kg q8h 每日 1 次给药，见下	I	2mg/kg q8h 或 6.5mg/kg qd	2mg/kg q12～24h CRRT 剂量相同	2mg/kg q48h	血液透析：3mg/kg AD 腹膜透析：丢失量 3～4mg/［透析液（L）·d］	肥胖患者给药体重的调整：理想体重＋0.4×(实际体重－理想体重)（CID 25：112，1997）
链霉素	2～3/30～80	15mg/kg(最大剂量 1g) qd。每日1次给药,见下	I	15mg/kg qd	15mg/kg q24～72h CRRT 剂量相同	15mg/kg q72～96h	血液透析：7.5mg/kg AD 腹膜透析：丢失量 20～40mg/［透析液（L）·d］	**危重患者低效延时每日透析（SLEDD）时剂量**：SLEDD 开始前 30min 给药，6mg/kg IV q48h（每日 SLEDD，q48h）（AAC 54：3635，2010）

氨基糖苷类每日 1 次给药治疗：肾功能不全时的剂量调整（每日 1 次给药/正常肾功能，见表 10D）

肌酐清除率（ml/min）	>80	60~80	40~60	30~40	20~30	10~20	<10~0
药物	qd 给药（mg/kg）					q48h 给药（mg/kg）	q72h 给药，且透析后
庆大霉素/妥布霉素	5.1	4	3.5	2.5	4	3	2
阿米卡星/卡那霉素/链霉素	15	12	7.5	4	7.5	4	3
异帕米星[NUS]	8	8	8	8 q48h	8	8 q72h	8 q96h
奈替米星[NUS]	6.5	5	4	2	3	2.5	2

碳青霉烯类抗生素

多尼培南	1/18	500mg IV q8h	D&I	500mg IV q8h	≥30 ~ ≤50：250mg IV q8h >10 ~ <30：250mg IV q12h	无资料	无资料。CRRT 参考：AAC 55：1187，2011	
厄他培南	4/>4	1g qd	D	1g qd	0.5g qd（CrCl<30）	0.5g qd	血液透析：剂量与 CrCl<10ml/min 相同；若在血液透析前 6h 内给药，予 150mg 补充量，透析后给药	
亚胺培南（见说明）	1/4	0.5g q6h	D&I	250~500 mg q6~8h	250mg q6~12h CRRT 剂量:0.5~1g bid（AAC 49：2421，2005）	125~250mg q12h	血液透析：透析后给药 腹膜透析：按 CrCl<10ml/min 给药	CrCl<20ml/min 的患者若用药超过推荐量，癫痫发作的可能性增加。见包装说明，尤其是体重<70kg 的患者
美罗培南	1/6~8	1g q8h	D&I	1g q8h	1g q12h CRRT 剂量相同	0.5g qd	血液透析：透析后给药 腹膜透析：按 CrCl<10ml/min 给药	

缩写：调整方法：D=调整剂量，I=调整间隔；CAPD=持续非卧床腹膜透析；CRRT=连续肾脏替代疗法；HEMO=血液透析；AD=透析后；“补充”或“额外”剂量，指按 CrCl<10ml/min 给药，需要补充的透析的丢失量。

表 17A（3） 肾功能受损的成人患者的抗感染药物剂量调整

抗微生物药	半衰期（肾功能正常/终末期肾病）小时	肾功能正常时的剂量	方 法（见脚注）	肾脏衰竭时的剂量调整 肌酐清除率估测值（CrCl，ml/min）			血液透析，腹膜透析	说明和 CRRT 的剂量
				>50～90	10～50	<10		
抗细菌抗生素类（续）								
头孢菌素类抗生素：部分胃肠外给药的**头孢菌素类**的资料								
头孢唑啉	1.9/40～70	1～2g q8h	I	q8h	q12h CRRT 剂量相同	q24～48 h	血液透析：额外 0.5～1g AD 腹膜透析：0.5g q12h	
头孢吡肟	2.2/18	2g q8h（最大剂量）	D&I	2g q8h	2g q12～24h CRRT 剂量相同	1g qd	血液透析：额外 1g AD 腹膜透析：1～2g q48h	
头孢噻肟 头孢唑肟	1.7/15～35	2g q8h	I	q8～12h	q12～24h CRRT 剂量相同	qd	血液透析：额外 1g AD 腹膜透析：0.5～1g qd	终末期肾病患者头孢噻肟的代谢产物有活性。肝和肾功能皆衰竭者宜进一步减量
头孢替坦	3.5/13～25	1～2g q12h	D	100%	1～2g qd CRRT 剂量相同	1～2g q48h	血液透析：额外 1g AD 腹膜透析：1g qd	CRRT 剂量：750mg q12h
头孢西丁	0.8/13～23	2g q8h	I	q8h	q8～12h CRRT 剂量相同	q24～48h	血液透析：额外 1g AD 腹膜透析：1g qd	由于测定受干扰，可能造成血清肌酐升高的假象
头孢洛林	1.6/–	600mg IV q12h	D	600mg q12h	30～50：400mg q12h 15～30：300mg q12h	<15：200mg q12h	血液透析：200mg q12h	所有剂量均 IV 1h
头孢他啶	1.2/13～25	2g q8h	I	q8～12h	q12～24h CRRT 剂量相同	q24～48h	血液透析：额外 1g AD 腹膜透析：0.5g qd	由于 1/2 剂量被透析出去，透析后给药的最大剂量为 3g
头孢比普	2.9～3.3/21	500mg IV q8～12h	I	500mg IV q8～12h	≥30～≤50：500mg q12h >2h ≥10～<30：250mg q12h >2h	无资料	无资料	
头孢呋辛钠	1.2/17	0.75～1.5 g q8h	I	q8h	q8～12h CRRT 剂量相同	qd	血液透析：透析后给药 腹膜透析：按 CrCl <10ml/min 给药	

抗微生物药	半衰期(肾功能正常/终末期肾病)小时	肾功能正常时的剂量	方 法（见脚注）	肾脏衰竭时的剂量调整 肌酐清除率估测值（CrCl，ml/min）			血液透析，腹膜透析	说明和 CRRT 的剂量
				>50 ~ 90	10 ~ 50	<10		
氟喹诺酮类抗生素								
环丙沙星	3 ~ 6/6 ~ 9	500 ~ 750 mg po（或400mg IV）q12h	D	100%	50% ~ 75% CRRT 400mg IV qd	50%	血液透析：（250mg po 或 200 mg IV）q12h 腹膜透析：（250mg po 或 200mg IV）q8h	
加替沙星[NUS]	7 ~ 14/11 ~ 40	400mg po/IV qd	D	400mg qd	首剂 400mg，然后 200mg qd CRRT 剂量相同	首剂 400mg，然后 200mg qd	血液透析：200mg qd AD 腹膜透析：200mg qd	
吉米沙星	7/ >7	320mg po qd	D	320mg qd	160mg qd	160mg qd	血液透析：160mg qd AD 腹膜透析：160mg qd	
左氧氟沙星	6 ~ 8/76	750 mg qd IV，po	D&I	750mg qd	20 ~ 49：750 q48h	<20：首剂 750mg，然后 500mg q48h	血液透析/腹膜透析：按 CrCl <20ml/min 给药	CRRT 750mg 首剂，然后 500mg q48h，但未获 FDA 批准
氧氟沙星	7/28 ~ 37	200 ~ 400mg q12h	D	200 ~ 400mg q12h	200 ~ 400mg q24h CRRT 剂量相同	200mg qd	血液透析：按 CrCl < 10ml/min 给药，AD 腹膜透析：300mg qd	
大环内酯类抗生素								
克拉霉素	5 ~ 7/22	0.5 ~ 1g q12h	D	100%	75%	50% ~ 75%	血液透析：透析后给药 腹膜透析：无资料	CRRT 按 CrCl 10 ~ 50ml/min 给药
红霉素	1.4/5 ~ 6	250 ~ 500mg q6h	D	100%	100%	50% ~ 75%	血液透析/腹膜透析/CRRT：无资料	终末期肾病患者大剂量应用时有耳毒性

缩写：调整方法；D = 调整剂量，I = 调整间隔；CAPD = 持续非卧床腹膜透析；CRRT = 连续肾脏替代疗法；HEMO = 血液透析；AD = 透析后；“补充”或“额外”剂量，指按 CrCl < 10ml/min 给药，需要补充的透析丢失量。

表 17A（4） 肾功能受损的成人患者的抗感染药物剂量调整

抗微生物药	半衰期(肾功能正常/终末期肾病)小时	肾功能正常时的剂量	方法（见脚注）	肾脏衰竭时的剂量调整 肌酐清除率估测值（CrCl，ml/min） >50～90	10～50	<10	血液透析，腹膜透析	说明和 CRRT 的剂量
抗细菌抗生素类（续）								
其他抗细菌抗生素类								
黏菌素（多黏菌素E）根据105例患者的资料（AAC 55：3284，2011）所有剂量均为黏菌素碱基量（mg）	<6/≥48	负荷量和维持量见表10A，101页	D&I	3.5×［（1.5×CrCln）+30］×（体表面积 m^2/1.73m^2）=每日黏菌素碱基的总量，分次，q12h CrCln = 基于体表面积（BSA）的标准 CrCl（BSA）=身高^2/1.73^2			间断血液透析： • 计算剂量：3.5（30）= 105mg（CrCl=0） • 非透析日：每日剂量105mg，分次，bid • 透析日：由于血液透析可清除黏菌素，需补充50%的剂量 • 因此，透析日的总量是150mg，透析的最后1h给一半剂量，12h后给另一半剂量	CAPD：160 mg qd（未能找到最新CAPD的资料） CRRT：每日总剂量672mg，平均稳态浓度是3.5μg/ml。**因透析膜可清除药物，需要更大剂量**。原理：每日剂量=3.5μg/ml（目标浓度）×192 mg（1μg/ml浓度所需的剂量），例：3.5×192=672（AAC 55：3284，2011）
达托霉素	9.4/30	4～6mg/（kg·d）	I	4～6mg/（kg·d）	CrCl<30，4～6mg/kg q48h CRRT：8mg/kg q48h（CCM 39：19，2011）		血液透析和腹膜透析：6mg/kg q48h（如有可能在透析中或透析后给药）。若下次透析预计在72h后，可给予9mg/kg（AAC 55：1677，2011）	
利奈唑胺	5～6/6～8	600mg po或IV q12h	无	600mg q12h	600mg q12h CRRT 剂量相同	透析后600mg q12h	血液透析：按 CrCl<10ml/min给药 CAPD和CRRT：无需调整剂量	2种代谢产物蓄积—危险性不详（JAC 56：172，2005）

抗微生物药	半衰期(肾功能正常/终末期肾病)小时	肾功能正常时的剂量	方　法（见脚注）	肾脏衰竭时的剂量调整 肌酐清除率估测值（CrCl，ml/min）			血液透析，腹膜透析	说明和 CRRT 的剂量
				>50～90	10～50	<10		
甲硝唑	6～14/7～21	7.5mg/kg q6h	D	100%	100% CRRT 剂量相同	50%	血液透析：透析后按 CrCl <10ml/min 给药 腹膜透析：按 CrCl <10ml/min 给药	
呋喃妥因	0.5/1	50～100mg	D	100%	禁用	禁用	无适应证	
磺胺甲噁唑(SMX)	10/20～50	1g q8h	I	q12h	q18h CAVH 剂量相同	qd	血液透析：透析后追加 1g 腹膜透析：1g qd	
替考拉宁[NUS]	45/62～230	6mg/(kg·d)	I	qd	q48h CRRT 剂量相同	q72h	血液透析：按 CrCl <10ml/min 给药 腹膜透析：按 CrCl <10ml/min 给药	
泰利霉素	10/15	800mg qd	D	800mg qd	600mg qd (<30ml/min)	600mg qd	血液透析：600mg AD 腹膜透析：无资料	若 CrCl < 30ml/min，剂量减至 600mg qd。若肝肾功能皆衰竭，剂量 400mg qd
特拉万星	7～8/17.9	10mg/kg qd	D&I	10mg/kg qd	30～50：7.5mg/kg qd	<30：10mg/kg q48h	无资料	无资料
替莫西林		1～2g q12h	I	1～2g q12h	1～2g qd	1g q48h	血液透析：1g q48h AD 腹膜透析：1g q48h	

缩写：调整方法；D = 调整剂量，I = 调整间隔；CAPD = 持续非卧床腹膜透析；CRRT = 连续肾脏替代疗法；HEMO = 血液透析；AD = 透析后；“补充”或“额外”剂量，指按 CrCl <10ml/min 给药，需要补充透析的丢失量。

表 17A（5） 肾功能受损的成人患者的抗感染药物剂量调整

抗微生物药	半衰期（肾功能正常/终末期肾病）小时	肾功能正常时的剂量	方法（见脚注）	肾脏衰竭时的剂量调整 肌酐清除率估测值（CrCl，ml/min）			血液透析，腹膜透析	说明和 CRRT 的剂量
				>50～90	10～50	<10		
抗细菌抗生素类（续）								
甲氧苄啶（TMP）	11/20～49	100～200mg q12h	I	q12h	>30：q12h， 10～30：q18h CRRT 剂量相同	qd	血液透析：透析后给药 腹膜透析：qd	CRRT 剂量：q18h
TMP-SMX-双剂量（剂量按 TMP 计算）								
治疗（剂量按 TMP 计算）	同 TMP	5～20mg/(kg·d)，分次 q6～12h	D	剂量不调整	30～50： 剂量不调整 10～29： 减量 50%	不推荐；但若使用： 5～10mg/kg qd	不推荐；但若使用： 5～10mg/kg qd AD CRRT：5～7.5 mg/kg q8h	
TMP-SMX 预防	同 TMP	1 片 po qd 或 3 次/周	无调整	100%	100%	100%		
万古霉素[1]	6/200～250	1g q12h	D&I	1g q12h	1g q24～96h	1g q4～7d	血液透析：保持谷浓度在 15～20μg/ml，如果 1 天后透析，给予 15mg/kg，如果 2 天后透析，给 25mg/kg，如果 3 天后开始透析，给 35mg/kg（CID 53：124，2011）	CAVH/CVVH：500mg q24～48h。新的血透膜增加万古霉素的清除；**监测血药浓度**
青霉素类								
阿莫西林 氨苄西林	1/5～20 1/7～20	250～500mg q8h 250mg～2g q6h	I I	q8h q6h	q8～12h q6～12h	qd q12～24h	血液透析：透析后给药 腹膜透析：250mg q12h	静脉用阿莫西林在美国无供应 CRRT：按 CrCl 10～50ml/min 给药

抗微生物药	半衰期(肾功能正常/终末期肾病)小时	肾功能正常时的剂量	方法（见脚注）	肾脏衰竭时的剂量调整 肌酐清除率估测值（CrCl，ml/min）			血液透析，腹膜透析	说明和 CRRT 的剂量
				>50～90	10～50	<10		
阿莫西林/克拉维酸[2]	1.3(AM)/1 5～20/4	500/125mg q8h（见说明）	D&I	500/125mg q8h	250～500mg AM 成分 q12h	250～500mg AM 成分 qd	血液透析：按 CrCl<10ml/min 给药；透析后增加剂量	若 CrCl ≤ 30ml/min，勿用 875/125mg 或 1000/62.5mg 的阿莫西林/克拉维酸
阿莫西林缓释片	1.5/?	775mg qd		qd	CrCl < 30，无资料，避免使用			
氨苄西林/舒巴坦（AM/SB）	1（AM）/1（SB） 9（AM）/10（SB）	2g AM + 1g SB q6h	I	q6h	q8～12h	qd	血液透析：透析后给药 腹膜透析：2g AM/1g SB qd	CRRT 剂量：1.5 AM/0.75 SB q12h
氨曲南	2/6～8	2g q8h	D	100%	50%～75% CRRT 剂量相同	25%	血液透析：透析后加 0.5g 腹膜透析：按 CrCl<10ml/min 给药	属 β－内酰胺类抗生素
青霉素 G	0.5/6～20	50 万～400 万 U q4h	D	100%	75% CRRT 剂量相同	20%～50%	血液透析：透析后给药 腹膜透析：按 CrCl<10ml/min 给药	每百万 U 含 1.7mmol 钾。终末期肾病患者最大剂量 1 千万 U/d 癫痫发作的风险增加
哌拉西林	1/3.3～5.1	3～4g q4～6h	I	q4～6 h	q6～8h CRRT 剂量相同	q8h	血液透析：2g q8h + 透析后加 1g 腹膜透析：按 CrCl<10ml/min 给药	每克含 1.9mmol 钠

[1] 若肾功能衰竭，用 EMIT 检测药物浓度；RIA 或荧光免疫法测出的浓度偏高

[2] 克拉维酸是由肝脏清除而非肾脏。因此当复合药物的剂量减少时，可能出现克拉维酸不足。（JAMA 285：386，2001）

缩写：调整方法；D = 调整剂量，I = 调整间隔；CAPD = 持续非卧床腹膜透析；CRRT = 连续肾脏替代疗法；HEMO = 血液透析；AD = 透析后；“补充”或“额外”剂量，指按 CrCl<10ml/min 给药，需要补充的透析丢失量。

表 17A（6）　肾功能受损的成人患者的抗感染药物剂量调整

抗微生物药	半衰期（肾功能正常/终末期肾病）小时	肾功能正常时的剂量	方法（见脚注）	肾脏衰竭时的剂量调整 肌酐清除率估测值（CrCl，ml/min）			血液透析，腹膜透析	说明和 CRRT 的剂量
				>50～90	10～50	<10		
抗细菌抗生素类（续）								
哌拉西林（P）/他唑巴坦（T）	0.71～1.2（二者）/2～6	3.375～4.5g q6～8h	D&I	100%	2.25g q6h <20：q8h CRRT 剂量相同	2.25g q8h	血液透析：按 CrCl<10ml/min 给药+透析后加 0.75g 腹膜透析：4.5g q12h；CRRT：2.25g q6h	
替卡西林	1.2/13	3g q4h	D&I	1～2g q4h	1～2g q8h CRRT 剂量相同	1～2g q12h	血液透析：透析后追加 3.0g 腹膜透析：按 CrCl<10ml/min 给药	每克含 5.2mmol 钠
替卡西林/克拉维酸[2]	1.2/11～16	3.1g q4h	D&I	3.1g q4h	3.1g q8～12h CRRT 剂量相同	2.0g q12h	血液透析：透析后追加 3.1g 腹膜透析：3.1g q12h	见脚注[2]（见前页）
四环素类								
四环素	6～10/57～108	250～500mg qid	I	q8～12h	q12～24h CRRT 剂量相同	qd	血液透析/腹膜透析/CAVH：禁用	终末期肾病勿用
抗真菌抗生素类								
两性霉素 B 和两性霉素 B 脂质体	24h～15d/无变化	非脂质体： 0.4～1.0mg/(kg·d) ABLC：5mg/(kg·d) LAB：3～5mg/(kg·d)	I	qd	qd CRRT 剂量相同	qd	血液透析/腹膜透析/CRRT：无剂量调整	生理盐水输注降低两性霉素 B 毒性；与环孢素 A、氨基糖苷类或喷他脒合用增大风险
氟康唑	37/100	100～400mg qd	D	100%	50%	50%	血液透析：100% 推荐剂量，透析后给药 腹膜透析：按 CrCl<10ml/min 给药	CRRT：200～400mg qd

抗微生物药	半衰期(肾功能正常/终末期肾病)小时	肾功能正常时的剂量	方法（见脚注）	肾脏衰竭时的剂量调整 肌酐清除率估测值（CrCl，ml/min）			血液透析，腹膜透析	说明和 CRRT 的剂量
				>50～90	10～50	<10		
氟胞嘧啶	3～6/ 75～200	37.5mg/kg q6h	I	q12h	q12～24h CRRT 剂量相同	q24h	血液透析：透析后给药 腹膜透析：0.5～1.0g qd	目标是血清峰浓度 >25 μg/ml 且 <100μg/ml
伊曲康唑口服液	21/25	100～200mg q12h	D	100%	100% CRRT 剂量相同	50%	血液透析和腹膜透析：口服液 100mg q12～24h	
伊曲康唑 IV	21/25	200mg IV q12h	–	200mg IV bid	因载体（环糊精）蓄积，若 CrCl <30ml/min 时，勿用伊曲康唑 IV			
特比奈芬	36～200/?	250mg po qd	–	qd	尚未研究其应用，建议避免用该药			
伏立康唑 IV	非线性动力学	6mg/kg IV q12h ×2 次，然后 4mg/kg q12h	–	不变	若 CrCl <50ml/min 时，静脉制剂载体（环糊精）蓄积。改口服或停药 CRRT：4mg/kg po q12h			
抗寄生虫抗生素类								
喷他脒	3～12/ 7.3～18	4mg/(kg·d)	I	qd	qd CRRT 剂量相同	q24～36h	血液透析：4mg/kg q48h，透析后给药 腹膜透析：按 CrCl <10ml/min 给药	
奎宁	5～16/5～16	650mg q8h	I	650mg q8h	650mg q8～12h CRRT 剂量相同	650mg qd	血液透析：透析后给药 腹膜透析：按 CrCl <10ml/min 给药	有明显的组织蓄积

缩写：调整方法；D = 调整剂量，I = 调整间隔；CAPD = 持续非卧床腹膜透析；CRRT = 连续肾脏替代疗法；HEMO = 血液透析；AD = 透析后；“补充”或“额外”剂量，指按 CrCl <10ml/min 给药，需要补充的透析丢失量。

表 17A（7）　肾功能受损的成人患者的抗感染药物剂量调整

抗微生物药	半衰期（肾功能正常/终末期肾病）小时	肾功能正常时的剂量	方法（见脚注）	肾脏衰竭时的剂量调整 肌酐清除率估测值（CrCl，ml/min）			血液透析，腹膜透析	说明和 CRRT 的剂量
				>50～90	10～50	<10		
抗结核抗生素类（见 http://11ntcc.ucsd.edu/TB）								
阿米卡星/链霉素（见 205 页）								
Bedaquiline	24～30	不详	400 mg po，qd×2 周，然后 200 mg，每周三次×22 周	轻中度肾功能不全无需调整剂量，严重肾功能不全或终末期肾病需谨慎使用				
卷曲霉素		15mg/kg qd	I	15mg/kg qd	CrCl<30：15mg/kg	15mg/kg 透析后，3 次/周	血液透析：15mg/kg 透析后给药，3 次/周	
环丝霉素		10～15mg/（kg·d）分 2 次给药	I	10～15mg/（kg·d）分 2 次	CrCl 10～20：10～15mg/kg q12～24h	10～15mg/kg qd	血液透析：10～15mg/kg 透析后，3 次/周	
乙胺丁醇	4/7～15	15～25mg/kg qd	I	15～25 mg/kg qd	15mg/kg q24～36h CRRT 剂量相同 CrCl 10～20：15～25mg/kg q24～48h	15～25 mg/kg q48h	血液透析：20mg/kg，透析后 3 次/周 腹膜透析：25mg/kg q48h	如有条件，透析患者监测浓度
乙硫异烟胺	2.1/?	250～500mg q12h	D	100%	100%	50%	血液透析/腹膜透析/CRRT：无需剂量调整	
异烟肼	0.7～4/8～17	5mg/（kg·d）（最大剂量 300mg）	D	100%	100% CRRT 剂量相同	100%	血液透析：透析后给药 腹膜透析：按 CrCl<10ml/min 给药	

抗微生物药	半衰期(肾功能正常/终末期肾病)小时	肾功能正常时的剂量	方法(见脚注)	肾脏衰竭时的剂量调整 肌酐清除率估测值(CrCl, ml/min)			血液透析，腹膜透析	说明和 CRRT 的剂量
				>50～90	10～50	<10		
吡嗪酰胺	9/26	25mg/kg qd(最大剂量 2.5g qd)	D	25mg/kg qd	25mg/kg qd CRRT 剂量相同 CrCl 10～20：25mg/kg q48h	30mg/kg，3次/周	血液透析：25mg/kg 透析后，每周 3 次 腹膜透析：不减量	
利福平	1.5～5/1.8～11	600mg/d	D	600mg qd	300～600mg qd CRRT 剂量相同	300～600mg qd	血液透析：无需剂量调整 腹膜透析：按 CrCl <10ml/min 给药	代谢产物有生物活性
抗病毒药	关于**抗反转录病毒药**，见 CID 40:1559，2005							
阿昔洛韦，IV	2～4/20	5～12.4mg/kg q8h	D&I	100% q8h	100% q12～24h	50% qd	血液透析：透析后给药 腹膜透析：按 CrCl <10ml/min 给药	快速静脉输注可引起 Cr 上升 CRRT 剂量：5～10mg/kg qd
阿德福韦	7.5/15	10mg po qd	I	10mg qd	10mg q48～72h[3]	10mg q72h[3]	血液透析：每周 10mg 透析后给药	腹膜透析：无资料；CRRT：剂量?
金刚烷胺	12/500	100mg po bid	I	q12h	q24～48h	q7d	血液透和腹膜透析：按 CrCl <10ml/min 给药	CRRT：按 CrCl 10～50ml/min 给药
Atripla	见各药	200mg 恩曲他滨 + 300mg 替诺福韦 + 600mg 依非韦仑	I	若 CrCl <50，勿用				

西多福韦：**用药方法复杂**—见产品说明书

[3] 文献：Transplantation 80:1086，2005

缩写：调整方法；D = 调整剂量，I = 调整间隔；CAPD = 持续非卧床腹膜透析；CRRT = 连续肾脏替代疗法；HEMO = 血液透析；AD = 透析后；"补充"或"额外"剂量，指按 CrCl <10ml/min 给药，需要补充的透析丢失量。

表 17A（8） 肾功能受损的成人患者的抗感染药物剂量调整

抗微生物药	半衰期(肾功能正常/终末期肾病)小时	肾功能正常时的剂量	方法（见脚注）	肾脏衰竭时的剂量调整 肌酐清除率估测值（CrCl，ml/min） >50~90	10~50	<10	血液透析，腹膜透析	说明和 CRRT 的剂量
抗病毒药 关于抗反转录病毒药（续）								
诱导	2.5/不详	5mg/kg 1 次给药/周×2 周	–	5mg/kg 1 次给药/周	CrCl≤55ml/min 的患者勿用			主要是肾脏毒性。在中度/重度肾病患者中，尚无有效性、安全性及药代动力学方面资料
维持	2.5/不详	5mg/kg 2 周 1 次	–	5mg/kg 2 周 1 次	CrCl≤55ml/min 的患者勿用			
去羟肌苷片[4]	0.6~1.6/4.5	125~200mg q12h 缓冲片	D	200mg q12h	200mg qd	<60kg：150mg qd >60kg：100mg qd	血液透析：透析后给药 腹膜透析/CRRT：按 CrCl<10ml/min 给药	基于资料不完整，数据是估算的
		400mg qd 肠溶片	D	400mg qd	125~200 mg qd	勿用肠溶片	血液透析和腹膜透析：按 CrCl<10ml/min 给药	若<60kg 和 CrCl<10ml/min，勿用肠溶片
恩曲他滨（CAPS）	10/>10	200mg qd	I	200mg qd	30~49：200mg q48h 10~29：200mg q72h	200 mg q96h	血液透析：按 CrCl<10ml/min 给药	口服液见包装说明
恩曲他滨+替诺福韦	见各药	200~300mg qd	I	不变	30~50：1 片 q48h	CrCl<30：勿用		
恩替卡韦	128~149/?	0.5mg qd	D	0.5mg qd	0.15~0.25mg qd	0.05mg qd	血液透析和腹膜透析：0.05mg qd	透析后当日给药
泛昔洛韦	2.3~3/10~22	500mg q8h	D&I	500mg q8h	500mg q12~24h	250 mg qd	血液透析：透析后给药 腹膜透析：无资料	CRRT：不适用

<table>
<tr><th rowspan="2">抗微生物药</th><th rowspan="2">半衰期(肾功能正常/终末期肾病)小时</th><th rowspan="2">肾功能正常时的剂量</th><th rowspan="2">方 法
(见脚注)</th><th colspan="4">肾脏衰竭时的剂量调整
肌酐清除率估测值(CrCl, ml/min)</th><th colspan="2" rowspan="2">血液透析，腹膜透析</th><th rowspan="2">说明和 CRRT 的剂量</th></tr>
<tr><th>>50~90</th><th colspan="2">10~50</th><th><10</th></tr>
<tr><td rowspan="4">膦甲酸(CMV的剂量)根据每公斤体重肌酐清除率的估算值调整剂量</td><td rowspan="4">正常半衰期($T_{1/2}$)3h，终末半衰期18~88h。ESRD 的$T_{1/2}$很长</td><td colspan="9">CrCl [ml/(min·kg) ——仅用于膦甲酸]</td></tr>
<tr><td></td><td>>1.4</td><td>>1~1.4</td><td>>0.8~1</td><td>>0.6~0.8</td><td>>0.5~0.6</td><td>>0.4~0.5</td><td><0.4</td><td rowspan="3">更多细节见包装说明</td></tr>
<tr><td>诱 导：60mg/kg IV q8h×2~3 周</td><td>60 q8h</td><td>45 q8h</td><td>50 q12h</td><td>40 q12h</td><td>60 qd</td><td>50 qd</td><td>勿用</td></tr>
<tr><td>维持：90~120mg/(kg·d)IV</td><td>120 qd</td><td>90 qd</td><td>65 qd</td><td>105 q48h</td><td>80 q8h</td><td>65 q48h</td><td>勿用</td></tr>
<tr><td rowspan="3">更昔洛韦</td><td rowspan="3">3.6/30
IV：
po：</td><td>诱导：5mg/kg q12h IV</td><td>D&I</td><td>70~90：5mg/kg q12h
50~60：2.5mg/kg q12h</td><td colspan="2">25~49：2.5mg/kg qd
10~24：1.25mg/kg qd</td><td>1.25mg/kg 3 次/周</td><td colspan="2">血液透析：透析后给药
腹膜透析：按 CrCl<10ml/min 给药</td><td></td></tr>
<tr><td>维持：5mg/kg qd IV</td><td>D&I</td><td>2.5~5mg/kg qd</td><td colspan="2">0.6~1.25mg/kg qd</td><td>0.625mg/kg 3 次/周</td><td colspan="2">血液透析：0.6mg/kg 透析后给药
腹膜透析：按 CrCl<10ml/min 给药</td><td></td></tr>
<tr><td>1g tid po</td><td>D&I</td><td>0.5~1g tid</td><td colspan="2">0.5~1g qd</td><td>0.5g 3 次/周</td><td colspan="2">血液透析：0.5g 透析后给药</td><td></td></tr>
<tr><td>马拉维若</td><td>14~18/无资料</td><td>300mg bid</td><td></td><td>300mg bid</td><td colspan="2"></td><td></td><td colspan="2"></td><td>若同时用 CVP3A 抑制剂，不良反应风险升高</td></tr>
<tr><td>拉米夫定</td><td>5~7/15~35</td><td>300mg po qd</td><td>D&I</td><td>300mg po qd</td><td colspan="2">50~150mg qd</td><td>25~50mg qd</td><td colspan="3">血液透析：透析后给药
腹膜透析：按 CrCl<10ml/min 给药
CRRT：第 1 天 100mg，然后 50mg/d</td></tr>
</table>

[4] 参考文献：关于 NRTIs 和 NNRTIs：Kidney International 60：821，2001

缩写：调整方法；D = 调整剂量，I = 调整间隔；CAPD = 持续非卧床腹膜透析；CRRT = 连续肾脏替代疗法；HEMO = 血液透析；AD = 透析后；“补充”或“额外”剂量，指按 CrCl<10ml/min 给药，需要补充的透析丢失量。

表 17A（9） 肾功能受损的成人患者的抗感染药物剂量调整

抗微生物药	半衰期(肾功能正常/终末期肾病)小时	肾功能正常时的剂量	方法（见脚注）	肾脏衰竭时的剂量调整 肌酐清除率估测值（CrCl，ml/min）			血液透析，腹膜透析	说明和 CRRT 的剂量
				>50～90	10～50	<10		
抗病毒药 关于抗反转录病毒药（续）								
奥司他韦，治疗	6～10/>20	75mg po bid－治疗	I	75mg q12h	30～50：75mg bid <30：75mg qd	无资料	血液透析：非透析日 30mg[5] 腹膜透析：30mg 1 次/周	如 CrCl < 30ml/min：预防量为 75mg/d CRRT：75mg po bid
帕拉米韦（Peramivir）		600mg/d	D&I	600mg qd	31～49：150mg qd 10～30：100mg qd	100mg（单剂），然后 15mg qd	血液透析：100mg（单剂），然后透析后 2 小时 100mg（仅限于透析日）	CRRT：网址 http://www.cdc.gov/h1n1flu/eva/peramivir.htm
利巴韦林	CrCl < 50ml/min 的患者需慎用							
金刚乙胺	13～65/延长	100mg po bid	I	100mg bid	100mg qd～bid	100mg qd	血液透析和腹膜透析：无资料	几乎没有资料，慎用
司坦夫定，口服	1～1.4/5.5～8	30～40mg q12h	D&I	100%	50% q12～24h	≥60kg：20mg/d <60kg：15mg/d	血液透析：按 CrCl < 10ml/min 透析后给药 腹膜透析：无资料 CRRT：足量	
Stribild		1 片，qd		若 CrCl < 70ml/min：禁用	若 CrCl < 50ml/min：停药			

抗微生物药	半衰期(肾功能正常/终末期肾病)小时	肾功能正常时的剂量	方　法（见脚注）	肾脏衰竭时的剂量调整 肌酐清除率估测值（CrCl，ml/min）			血液透析，腹膜透析	说明和 CRRT 的剂量
				>50～90	10～50	<10		
替比夫定	40 ～ 49/无资料	600mg po qd	I	600mg qd	30～49:600mg q48h <30:600mg q72h	600mg q96h	血液透析：按 CrCl <10ml/min 透析后给药	
替诺福韦，po	17/?	300mg qd		300mg qd	30～49: 300mg q48h 10～29:300mg q72～96h	无资料	血液透析：300mg q7d 或血液透析后 12h[6]	
伐昔洛韦	2.5～3.3/14	1g q8h	D&I	1g q8h	1g q12～24h CRRT 剂量相同	0.5g qd	血液透析：透析后给药 腹膜透析：按 CrCl <10ml/min 给药	CAVH 剂量：按 CrCl 10～50ml/min 给药
缬更昔洛韦	4/67	900mg po bid	D&I	900mg po bid	450mg qd 至 450mg qod	勿用	见包装说明	
扎西他滨	2.0/ >8	0.75mg q8h	D&I	0.75mg q8h	0.75mg q12h CRRT 剂量相同	0.75mg qd	血液透析：透析后给药 腹膜透析：无资料	CRRT 剂量：按 CrCl 10～50ml/min 给药
齐多夫定	1.1～1.4/1.4～3	300mg q12h	D&I	300mg q12h	300mg q12h CRRT 剂量相同	100mg q8h	血液透析：按 CrCl <10ml/min 透析后给药 腹膜透析：按 CrCl <10ml/min 给药	

[5] 年龄 >1 岁的儿童血液透析时根据体重调整剂量（血透后给药）：≤15kg:7.5mg；16～23kg:10mg；24～40kg:15mg；>40kg:30mg（CID 50:127，2010）

[6]有急性肾功能衰竭和 Fanconi 综合征的报道。

缩写：调整方法；D = 调整剂量，I = 调整间隔；CAPD = 持续非卧床腹膜透析；CRRT = 连续肾脏替代疗法；HEMO = 血液透析；AD = 透析后；“补充”或“额外”剂量，指按 CrCl <10ml/min 给药，需要补充的透析丢失量。

表 17B 肾功能受损无需调整剂量的抗感染药物 *

抗细菌药物		抗真菌药物	抗结核药物	抗病毒药物	
阿奇霉素	米诺环素	阿尼芬净	乙胺丁醇	阿巴卡韦	洛匹那韦
头孢曲松	莫西沙星	卡泊芬净	异烟肼	阿扎那韦	奈非那韦
氯霉素	萘夫西林	伊曲康唑口服液	利福平	达仑那韦	奈韦拉平
环丙沙星缓释剂	多黏菌素 B	酮康唑	利福布丁	地拉夫定	雷特格韦
克林霉素	乙胺嘧啶	米卡芬净	利福喷丁	依非韦仑	利巴韦林
多西环素	利福昔明	伏立康唑，只限口服		恩夫韦地[1]	沙奎那韦
利奈唑胺	替加环素			福沙那韦	替拉那韦
				茚地那韦	

[1] 恩夫韦地：在 CrCl <35ml/min 的患者中没有研究，勿用。

表 18 抗感染药物和肝病：剂量调整

下列按字母顺序排列的抗细菌药物通过肝脏排泄/代谢，有肝脏疾病时**可能需要调整剂量**。限于篇幅不能详述，请查阅《医师案头参考》（PDR）或药品包装说明书。以下所列未尽所有：

抗细菌药物		抗真菌药物	抗病毒药物 §	
头孢曲松	萘夫西林	卡泊芬净	阿巴卡韦	茚地那韦
氯霉素	利福布丁	伊曲康唑	阿扎那韦	洛匹那韦/利托那韦
克林霉素	利福平	伏立康唑	达仑那韦	奈非那韦
夫西地酸	Synercid * *		地拉夫定	奈韦拉平
异烟肼	泰利霉素 ++		依非韦仑	金刚乙胺
甲硝唑	替加环素		恩夫韦地	利托那韦
	替硝唑		福沙那韦	Stribild

§ 抗反转录病毒药的参考文献：CID 40 : 174，2005　　* * 奎奴普丁－达福普汀　　++ 泰利霉素：肾和肝功能均衰竭时减量

表 19 成人持续非卧床腹膜透析（CAPD）相关性腹膜炎的治疗*

（Periton Dial Intl 20：393，2010）[2]

经验性腹腔内治疗：培养结果未知（MRSA 治疗见脚注[3]）

药物		残余尿量	
		<100ml/d	>100ml/d
头孢唑啉或万古霉素 + 头孢他啶	可在同一个袋子里混合	1g/袋，qd 1g/袋，qd	20mg/kg 体重/袋，qd 20mg/kg 体重/袋，qd

特异性腹腔内治疗的药物剂量 – 已知培养结果。注意：可用的口服药物很少

药物	间断用药（1 次/天）		持续用药（/升更换的透析液）	
	无尿	非无尿	无尿	非无尿
两性霉素 B	NA	NA	MD 1.5mg	NA
氨苄西林	250～500mg po bid	ND	无负荷剂量，维持剂量 125mg	ND
氨苄西林/舒巴坦	2g q12h	ND	LD 1g，MD 100mg	LD 1g，MD ↑25%
头孢唑啉	15mg/kg	20mg/kg	LD 500mg，MD 125mg	LD 500mg，MD ↑25%
头孢吡肟	1g/袋，qd	1.25g	LD 500mg，MD 125mg	LD 250mg，MD ↑25%
头孢他啶	1000～1500mg	ND	LD 500mg，MD 125mg	LD 500mg，MD ↑25%
环丙沙星	500mg po bid	ND	LD 50mg，MD 25mg	ND
达托霉素			LD 100mg，MD 20mg	LD 500mg，MD ↑25%
氟康唑	200mg qd	ND	200mg qd	ND
庆大霉素	0.6mg/kg	剂量上调 25%	不推荐	不推荐

特异性腹腔内治疗的药物剂量－已知培养结果。注意：可用的口服药物很少

药　物	间断用药（1次/天）		持续用药（/升更换的透析液）	
	无尿	非无尿	无尿	非无尿
亚胺培南	1g/袋，q12h		LD 250mg，MD 50mg	LD 250mg，MD↑25%
伊曲康唑	100mg q12h	100mg q12h	100mg q12h	100mg q12h
甲硝唑	250mg po bid	ND	250mg po bid	ND
甲氧苄啶－磺胺甲噁唑（TMP－SMX）	160/800mg po bid	ND	LD 320/1600mg po，MD 80/400mg po qd	ND
万古霉素	15～30mg/kg q3～7d	剂量上调25%	LD 1g；MD 25mg	LD 1g；MD↑25%

CAPD＝持续非卧床腹膜透析

拔除腹透管的指征：1）1个月内相同的致病菌引导致复发；2）5天内临床治疗失败；3）穿刺点和隧道感染；4）真菌腹膜炎；5）粪便菌群的腹膜炎（提示肠道穿孔）

[1]关于NRTIs和NNRTIs的参考文献：Kidney International 60：821，2001

[2]除非另外说明，所有剂量都是腹腔内给药

LD＝负荷剂量，MD＝维持剂量，ND＝没有资料，NA＝无需调整，用肾功能正常时的剂量

无尿＝尿量＜100ml/d，非无尿＝尿量＞100ml/d

[3]未提供针对MRSA的治疗。若革兰染色为革兰阳性球菌，加万古霉素

＊缩写见第2页

表 20A 破伤风的预防、伤口分型和免疫接种

伤口分类		
临床特征	有破伤风倾向	无破伤风倾向
创伤时间	>6h	≤6h
伤口外形	星状，撕脱	线形
深度	>1cm	≤1cm
创伤原因	枪弹伤、挤压伤、烧伤、冻伤	锋利创面（玻璃、刀）
坏死组织	有	无
污染物（污物、唾液等）	有	无

（摘自 ACS Bull. 69:22，23，1984，No. 10）

免疫接种时间安排

破伤风免疫接种史	污染的、有破伤风倾向的伤口		清洁的、无破伤风倾向的伤口	
	Td[1,2]	TIG	Td	TIG
不清楚或<3 次[3]	接种	接种	接种	不接种
3 次或更多	不接种[4]	不接种	不接种[5]	不接种

参考：摘自 MMWR 39:37，1990；MMWR 46（SS-2）:15，1997；MMWR 61:468，2012；接种疫苗，MMWR 60（RR-2）:1，2011；免疫接种时间，MMWR 61:1，2012. 13G020513005

[1] Td=破伤风和白喉类毒素（成人）；既往未接种 Tdap（白喉、百日咳、破伤风三联疫苗）的成人，如有免疫接种指征，给予一个剂量的 Td（MMWR 61:468，2012）

[2] <7 岁儿童，若无禁忌，均应接种 DTaP；≥7 岁者，首选 Td 而不是单纯予破伤风类毒素。如需加强免疫，单剂 Tdap 可以给予

[3]未完成免疫接种的患者必须接种

[4]若最后一次加强免疫距今>5 年，接种

[5]若最后一次加强免疫距今>10 年，接种

表 20B　狂犬病暴露后预防

所有伤口必须立即用肥皂和清水彻底清洗，动物实验显示 90% 保护率！[1]

暴露后预防指南，美国，2012

（MMWR 57（RR－3）：1，2008；http://wwwnc.cdc.gov/travel/yellowbook/2012/chapter－3－infectious－diseases－related－to－travel/rabies.htm）

动物类型	动物的评估和处置预防	建　议
犬、猫、白鼬	健康并能连续观察 10 天 狂犬病或疑似狂犬病 不详（逃逸）	动物出现症状再开始预防，然后立即开始 HRIG＋HDCV 或 RVA， 立即接种疫苗 咨询公共卫生机构
臭鼬、浣熊、蝙蝠＊、狐狸、丛林狼、多数食肉动物	视作狂犬病	立即接种疫苗
家畜、马、啮齿动物、兔（包括野兔）、松鼠、仓鼠、豚鼠、沙鼠、金花鼠、大鼠、小鼠、土拨鼠	视具体情况分析	咨询公共卫生机构 松鼠、仓鼠、豚鼠、沙鼠、金花鼠、大鼠、小鼠、其他小型啮齿类动物、兔和野兔咬伤**几乎不**需要狂犬病暴露后预防

＊美国近期大多数人狂犬病病例是因为接触（不是咬伤）银毛蝙蝠或偶因接触棕色大蝙蝠所致，但通过非接触性暴露于蝙蝠而感染狂犬病的风险极低（CID 48：1493，2009）。更多细节详见 CID 30：4，2000；JAVMA 219；1687，2001；CID 37：96，2003（旅行医学咨询）；Ln 363：959，2004；EID 11：1921，2005；MMWR 55（RR－5），2006

狂犬病暴露后免疫接种时间安排

若以前未接种疫苗

处　理	方　案[2]
局部伤口清洁	**应立即开始所有暴露后处理，用肥皂和水彻底清洗全部伤口**
人狂犬病免疫球蛋白（HRIG）	当日予 1 次，20U/kg。如伤口解剖条件许可，全部量应浸润在伤口周围，剩余的量应在臀部肌内注射。若计算的 HRIG 的量不够所有伤口注射，则用生理盐水稀释后伤口周围浸润注射。HRIG **不可**与疫苗使用**同一个注射器，不可**注射入**同一个解剖部位**，或在疫苗接种 7 天后才使用，因 HRIG 可能部分抑制活性抗体的生成，不应给予高于建议的剂量[3]

处 理	方 案[2]
疫苗	人类二倍体细胞疫苗（HDCV）、吸附狂犬病疫苗（RVA）或纯化鸡胚细胞疫苗（PCEC）1ml IM（**三角肌部位**[4]），于第 0、3、7、14 天分别注射 1 次[5]
若以前接种过疫苗[6]	
处 理	**方 案[2]**
局部伤口清洁	应立即开始所有暴露后处理，用肥皂和水彻底清洗全部伤口
HRIG	不需要给予 HRIG
疫苗	HDCV 或 PCEC，1ml IM（**三角肌部位**[4]），于第 0 和 3 天分别注射 1 次
正确的疫苗接种部位	
年龄组	**接种部位**
儿童和成人	**仅三角肌**[8]（**从来不在臀部**）
婴儿和幼儿	可用大腿外侧（大腿前外侧）（**从来不在臀部**）

1 摘自 MMWR 48：RR－1，1999；CID 30：4，2000；B. T. Matyas，Mass. Dept. of Public Health。

2 这些方案适用于所有年龄组，包括儿童。

3 在多数报道的暴露后处理失败中，惟一确定的不足是未用 HRIG 浸润伤口（CID 22：228，1996）。然而，东南亚报道的几例失败患者是遵循了 WHO 治疗方案的。（CID 28：143，1999）

4 **三角肌部位**是成人和年长儿童**惟一能**接受的疫苗接种部位。对于婴儿和幼儿，可用大腿外侧（大腿前外侧），**从来不应**在臀部接种疫苗。

5 既往推荐 5 次给药（第 0，3，7，14 和 28d），根据新的研究成果和 ACIP 的推荐，现主张 4 次给药。但是，对于免疫力受损的患者，给药方法仍为 5 次（第 0，3，7，14 和 28d）。暴露前预防仍为 3 次。（第 0，7，21 或 28d）[MMWR 59（RR-2），2010]

6 任何有暴露前接种 HDCV、RVA、PCEC 疫苗历史的人；以前在暴露后曾用 HDCV、RVA、PCEC 预防；或以前曾用其他类型的狂犬病疫苗接种且对以前的免疫确有抗体反应史的个体。

表 21　部分卫生医疗机构信息列表

机　　构	电话/传真	网　　站
抗寄生虫药物和寄生虫学资料（CID：37：694，2003）		
疾病控制与预防中心药事电话（CDC Drug Line）	工作日：404－639－3670 晚上、周末、节假日：404－639－2888	www. cdc. gov/ncidod/srp/drugs/drug－service. html
DPDx：寄生虫感染实验室		www. dpd. cdc. gov/dpdx/default. htm
Gorgas 热带医学课程		http://info. dom. uab. edu/gorgas
疟疾	日间：770－488－7788 其他：770－488－7100 免费电话：855－856－4713	www. cdc. gov/malaria
Expert Compound 药厂	800－247－9767/818－787－7256	www. uniquerx. com
世界卫生组织（WHO）		www. who. int
寄生虫与健康		www. dpd. cdc. gov/dpdx/HTML/Para_　Health. htm
生物恐怖		
疾病控制与预防中心	770－488－7100	www. bt. cdc. gov
美国感染性疾病学会	703－299－0200	www. idsociety. org
约翰·霍普金斯民用生物防御中心		www. jhsph. edu
匹兹堡大学医学中心生物安全中心		www. upmc－biosecurity. org
美国陆军感染性疾病医学研究所		www. usamriid. army. mil
乙型肝炎		
乙型肝炎基金		www. hepb. org，www. natap. org
丙型肝炎（CID 35：754，2002）		
疾病控制与预防中心		www. cdc. gov/ncidod/diseases/hepatitis/C
个人		http://hepatitis－central. com，www. natap. org
Medscape		www. medscape. com
HIV		
综合信息		
HIV 在线		http://hivinsite. ucsf. edu
约翰·霍普金斯艾滋病服务处		www. hopkins－aids. edu
药物相互作用		
约翰·霍普金斯艾滋病服务处		www. hopkins－aids. edu

机　构	电话/传真	网　站
利物浦 HIV 药物集团		www. hiv – druginteractions. org
其他		http://AIDS. medscape. com
机会性感染的预防/治疗；HIV 治疗		www. airdsinfo. nih. gov
免疫接种（CID 36:355，2003）		
疾病预防与控制中心，国家免疫项目	404 – 639 – 8200	www. cdc. gov/vaccines/
食品与药物管理局，疫苗不良事件	800 – 822 – 7967	www. fda. gov/cber/vaers/vaers. htm
国家免疫信息网	877 – 341 – 6644	www. immunizationinfo. org
流行性感冒疫苗，疾病预防与控制中心	404 – 639 – 8200	www. cdc. gov/vaccines/
疫苗安全研究所		www. vaccinesafety. edu
职业暴露，血源性病原体（HIV，乙型肝炎和丙型肝炎）		
国家临床医师暴露后热线	888 – 448 – 4911	www. ucsf. edu/hivcntr
药物所致 Q – Tc 间期延长		www. qtdrugs. org
性传播疾病		www. cdc. gov/std/treatment/TOC2002TG. htm
		幻灯片：http://www. phac-aspc. gc. ca/slm-maa/slides/index. html
旅游者信息：免疫、疟疾预防和其他		
美国热带医学和卫生学会（Amer. Soc. Trop. & Hyg.）		www. astmh. org
疾病预防与控制中心，综合信息	877 – 394 – 8747/888 – 232 – 3299	http://www. cdc. gov/travel/default. asp
疾病预防与控制中心，疟疾		www. cdc. gov/malaria
预防		http://www. cdc. gov/travel/default. asp
治疗	770 – 488 – 7788	www. who. int/health_topics/malaria
MD 旅游保健		www. mdtravelhealth. com
泛美卫生组织		www. paho. org
世界卫生组织（WHO）		www. who. int/home – page
疫苗与免疫资源（CID 36:355，2003）		
美国儿科学院		www. cispimmunize. org
疾病预防与控制中心，国家免疫项目		www. cdc. gov/vaccines/
国家免疫信息网		www. immunizationinfo. org

表 22A　抗感染药物的药物相互作用

重要性：±理论上存在但不确定；+可能重要；++肯定重要

查询 2 种以上药物之间相互作用，参见 http://www.drugs.com/drug_ interactions.html 和 http://www.healthline.com/druginteractions

抗感染药物（A）	其他药物（B）	作　用	重要性
阿巴卡韦	美沙酮	B 水平降低	++
金刚烷胺（Symmetrel）	乙醇（酒精）	中枢神经系统作用增强	+
	抗胆碱能药物及抗帕金森病药物（如安坦，东莨菪碱）	B 作用增强：口干，共济失调，视物模糊，口齿不清，中毒性精神病	+
	甲氧苄啶	A 和 B 水平均升高	+
	地高辛	B 水平升高	±
氨基糖苷类－经肠道外给药（阿米卡星，庆大霉素，卡那霉素，奈替米星，西索米星，链霉素，妥布霉素）	两性霉素 B	肾毒性增强	++
	顺铂（Platinol）	肾及耳毒性增强	+
	环孢菌素	肾毒性增强	+
	神经肌肉阻滞剂	呼吸暂停或呼吸麻痹增加	+
	袢利尿剂（如呋塞米）	耳毒性增强	++
	非甾体类抗炎药	肾毒性增强	+
	非极化肌肉松弛药	呼吸暂停增加	+
	放射影像造影剂	肾毒性增强	+
	万古霉素	肾毒性增强	+
氨基糖苷类－口服（卡那霉素，新霉素）	**口服抗凝药物（双香豆素，苯茚二酮，华法林）**	凝血酶原时间延长	+
两性霉素 B 及两性霉素 B 脂质制剂	抗肿瘤药	肾毒性危险增加	+
	洋地黄	若 K^+ 减少，B 毒性增强	+
	肾毒性药物：氨基糖苷类，西多福韦，环孢菌素，膦甲酸，喷他脒	A 的肾毒性增强	++
氨苄西林，阿莫西林	别嘌呤	皮疹频率增加	++
（复方）蒿甲醚＋苯芴醇	CYP3A 抑制剂：胺碘酮，阿扎那韦，伊曲康唑，利托那韦，伏立康唑	A 水平升高；QTc 间期延长	++
	CYP2D6 底物：氟卡尼，丙米嗪，阿米替林	B 水平升高；QTc 间期延长	++
阿扎那韦	见蛋白酶抑制剂和表 22B		

抗感染药物（A）	其他药物（B）	作　　用	重要性
阿托伐醌	利福平（也许包括利福布丁）	A 血清水平下降；B 水平升高	+
	甲氧氯普安	A 水平下降	+
	四环素	A 水平下降	++

唑类抗真菌药[+ = 发生；**空格** = 有研究，但未发现相互作用或无资料（可能在药厂资料库中）]

氟康唑	伊曲康唑	酮康唑	泊沙康唑	伏立康唑	其他药物（B）	作　　用	重要性
+	+				阿米替林	B 水平升高	+
+	+	+		+	钙通道阻滞剂	B 水平升高	++
	+			+	卡马西平（伏立康唑禁忌）	A 水平下降	++
+	+	+	+	+	环孢菌素	B 水平升高，肾毒性危险增加	+
	+	+			去羟肌苷	A 吸收减少	+
	+	+	+	+	依非韦仑	A 水平下降，B 水平升高	++ **（避免使用）**
	+	+	+		H_2 受体阻滞剂，制酸剂，硫糖铝	A 吸收减少	+
+	+	+	+	+	乙内酰脲类（苯妥英，苯妥英钠）	B 水平升高，A 水平下降	++
	+	+			异烟肼	A 水平下降	+
	+	+	+	+	洛伐他汀/辛伐他汀	有横纹肌溶解报道，B 水平升高	++
				+	美沙酮	B 水平升高	+
+	+	+	+	+	咪达唑仑/三唑仑，po	B 水平升高	++
+	+			+	口服抗凝剂	B 作用增强	++
+	+			+	口服降血糖药	B 水平升高	++
			+	+	匹莫齐特	B 水平升高 – **避免使用**	++
	+	+		+	蛋白酶抑制剂	B 水平升高	++
	+	+	+	+	质子泵阻滞剂	A 水平下降，B 水平升高	++
+	+	+	+	+	利福平/利福布丁（伏立康唑禁忌）	B 水平升高，A 血清水平下降	++
	+				利妥昔单抗	B 作用抑制	++
			+	+	西罗莫司（伏立康唑和泊沙康唑禁忌）	B 水平升高	++
+		+	+	+	他克莫司	B 水平升高伴有毒性	++
+		+			茶碱	B 水平升高	+
		+			曲唑酮	B 水平升高	++
+					齐多夫定	B 水平升高	+

表 22A（2） 抗感染药物的药物相互作用

抗感染药物（A）	其他药物（B）	作　用	重要性
唑类抗真菌药（续）			
Bedaquiline	利福平	A 水平下降	+ +
	酮康唑	A 水平升高	
卡泊芬净	环孢菌素	A 水平升高	++
	他克莫司	B 水平下降	++
	卡马西平，地塞米松，依非韦仑，奈韦拉平，苯妥英，利福霉素	A 水平下降，增加卡泊芬净剂量至 70mg/d	++
氯霉素	乙内酰脲类	B 毒性增强，眼球震颤，共济失调	++
	铁盐，维生素 B_{12}	对 B 反应下降	++
	蛋白酶抑制剂—HIV	A 和 B 水平均升高	++
克林霉素（Cleocin）	白陶土	A 吸收减少	++
	肌肉松弛药，如箭毒，巴氯芬，地西泮	呼吸麻痹频率/间期延长	++
	圣约翰麦芽汁	A 水平下降	++
Cobicistat	见 Stribild，下文		
环丝氨酸	乙醇	癫痫发作频率增加	+
	异烟肼，乙硫异烟胺	瞌睡/头晕的频率增加	+
氨苯砜	阿扎那韦	A 水平升高 – 避免使用	+ +
	去羟肌苷	A 吸收减少	+
	口服避孕药	B 药效下降	+
	乙胺嘧啶	骨髓毒性增强	+
	利福平/利福布丁	A 血清水平下降	+
	甲氧苄啶	A 和 B 水平均升高（高铁血红蛋白血症）	+
	齐多夫定	可能增加骨髓毒性	+
达托霉素	HMG – CoA 抑制剂（他汀类）	使用达托霉素时停用他汀类	++
地拉夫定（Rescriptor）	见非核苷酸类反转录酶抑制剂（NNRTIs）和表 22B		
去羟肌苷（ddI）（Videx）	别嘌醇	A 水平升高—**避免使用**	++
	顺铂，氨苯砜，异烟肼，甲硝唑，呋喃妥因，司坦夫定，长春新碱，扎西他滨	外周神经病变危险增加	+
	乙醇，拉米夫定，喷他脒	胰腺炎危险增加	+
	氟喹诺酮类	因螯合吸收减少	+

抗感染药物（A）	其他药物（B）	作　用	重要性
	在低 pH 吸收的药物：氨苯砜，茚地那韦，伊曲康唑/酮康唑，乙胺嘧啶，利福平，甲氧苄啶	吸收减少	+
	美沙酮	A 水平下降	++
	利巴韦林	ddI 代谢物增加—**避免使用**	++
	替诺福韦	A 水平升高（**减少 A 剂量**）	++
多尼培南	丙磺舒	A 水平升高	++
	丙戊酸	B 水平下降	++
多西环素	铝，铋，铁，镁离子	A 吸收减少	+
	巴比妥类，乙内酰脲类	A 血清半衰期下降	+
	卡马西平（Tegretol）	A 血清半衰期下降	+
	地高辛	血清 B 水平升高	+
	华法林	B 活性增强	++
依非韦仑（Sustiva）	见非核苷酸类反转录酶抑制剂（NNRTIs）和表 22B		
Elvitegravir	见 Stribild，下文		
厄他培南（Invanz）	丙磺舒	A 水平升高	++
	丙戊酸	B 水平下降	++
乙胺丁醇（Myambutol）	铝盐（包括去羟肌苷缓冲液）	A 和 B 吸收均减少	+
依曲韦林	**见非核苷酸类反转录酶抑制剂（NNRTIs）和表 22B**		

氟喹诺酮类

环丙沙星	加替沙星	吉米沙星	左氧氟沙星	莫西沙星	氧氟沙星	注：空格 = 有研究，无相互作用或无资料发现	作　用	重要性
	+		+	+		**抗心律失常药物（普鲁卡因酰胺，胺碘酮）**	Q－T 间期延长（torsade）	++
+	+		+	+	+	胰岛素，口服降血糖药	血糖升高或降低	++
+						咖啡因	B 水平升高	+
+					+	西咪替丁	A 水平升高	+
+					+	环孢霉素	B 水平升高	±
+	+		+	+	+	去羟肌苷	A 吸收减少	++

表 22A（3）　抗感染药物的药物相互作用

抗感染药物（A）						其他药物（B）	作　用	重要性
氟喹诺酮类（续）								
环丙沙星	加替沙星	吉米沙星	左氧氟沙星	莫西沙星	氧氟沙星	注：空格 = 有研究，无相互作用或无资料发现		
+	+	+	+	+	+	**阳离子：Al^{3+}，Ca^{2+}，Fe^{2+}，Mg^{2+}，Zn^{2+}（制酸剂，维生素，奶制品），枸橼酸盐/枸橼酸**	A 吸收减少（药物间有些不同）	++
+						美沙酮	B 水平升高	++
+			+		+	**非甾体类抗炎药**	中枢神经系统刺激/癫痫发作危险增加	++
+						苯妥英	B 水平升高或下降	+
+	+	+			+	丙磺舒	肾脏清除 A 减少	+
+						雷沙吉兰	B 水平升高	++
				+		利福平	A 水平下降（CID 45：1001，2007）	++
+	+	+	+		+	**硫糖铝**	**A 吸收减少**	++
+						茶碱	B 水平升高	++
+						甲状腺素	B 水平下降	++
+						替扎尼定	B 水平升高	++
+			+	+	+	华法林	凝血酶原时间延长	+
更昔洛韦（Cytovene）和**缬更昔洛韦**（Valcyte）						亚胺培南	有癫痫发作风险增高的报道	+
						丙磺舒	A 水平升高	+
						齐多夫定	A 水平下降，B 水平升高	+
庆大霉素						见氨基糖苷类—经肠道外给药		
亚胺培南和美罗培南						BCG	B 疗效降低——避免合用	++
						双丙戊酸	B 水平下降	++
						更昔洛韦	增加癫痫危险	++
						丙磺舒	A 水平升高	++
						丙戊酸	B 水平下降	++
茚地那韦						见蛋白酶抑制剂和表 22B		
异烟肼						**乙醇，利福平**	**肝损害危险增加**	++
						铝盐	吸收减少（空腹服用）	++
						卡马西平，苯妥英	B 水平升高伴恶心、呕吐，眼球震颤，共济失调	++
						伊曲康唑，酮康唑	B 水平下降	+

抗感染药物（A）			其他药物（B）	作　　用	重要性
			口服降血糖药	B 疗效降低	+
拉米夫定			扎西他滨	**相互干扰－切勿合用**	++
利奈唑胺（Zyvox）			肾上腺素能药物	高血压危险	++
			陈年、发酵、腌制或烟熏食物—酪胺增高	高血压危险	+
			克拉霉素	A 水平升高	++
			雷沙吉兰（MAO 抑制剂）	5－羟色胺综合征风险	+
			利福平	A 水平下降	++
			影响组胺能药物（SSRIs）	血清素综合征危险	++
洛匹那韦			见蛋白酶抑制剂		
大环内酯类[Ery＝红霉素；Azi＝阿奇霉素；Clr＝克拉霉素；**+**＝发生；**空格**＝有研究，无相互作用或无资料]					
红霉素	**阿奇霉素**	**克拉霉素**			
+		+	卡马西平	B 血清水平升高，眼球震颤，恶心，呕吐，共济失调	++（避免与红霉素合用）
+		+	西咪替丁，**利托那韦**	B 水平升高	+
+			氯氮平	B 血清水平升高，中枢神经系统毒性	+
		+	**秋水仙素**	**B 水平升高（潜在，致死）**	++（避免使用）
+			皮质类固醇	B 作用增强	+
+	+	+	环孢菌素	B 血清水平升高伴毒性	+
+	+	+	地高辛，洋地黄毒苷	B 血清水平升高（10% 的病例）	+
		+	依非韦仑	A 水平下降	++
+		+	麦角碱	B 水平升高	++
		+	利奈唑胺	B 水平升高	++
+		+	洛伐他汀/辛伐他汀	B 水平升高；横纹肌溶解	++
+			咪达唑仑，三唑仑	B 水平升高，镇静作用增强	+
+		+	苯妥英	B 水平升高	+
+	+	+	匹莫齐特	**Q－T 间期延长**	++
+		+	利福平，利福布丁	A 水平下降	+
+		+	他克莫司	B 水平升高	++
+		+	茶碱	B 血清水平升高伴恶心，呕吐，癫痫发作，窒息	++
+		+	丙戊酸	B 水平升高	+
+		+	华法林	凝血酶原时间可能延长	+
		+	齐多夫定	B 水平下降	+

表 22A（4） 抗感染药物的药物相互作用

抗感染药物（A）	其他药物（B）	作　用	重要性
马拉维若	克拉霉素	A 血清水平升高	++
	地拉夫定	A 水平升高	++
	伊曲康唑/酮康唑	A 水平升高	++
	奈法唑酮	A 水平升高	++
	蛋白酶抑制剂（替拉那韦/利托那韦除外）	A 水平升高	++
	抗癫痫药物：卡马西平，苯巴比妥，苯妥英	A 水平下降	++
	依非韦仑	A 水平下降	++
	利福平	A 水平下降	++
甲氟喹	β－肾上腺素能阻滞剂，钙通道阻滞剂，奎尼丁，奎宁	心律失常增加	+
	双丙戊酸，丙戊酸	B 水平降低伴癫痫发作	++
	卤泛群	Q－T 延长	++（避免使用）
美罗培南	见亚胺培南		
孟德立酸乌洛托品或马尿酸乌洛托品	乙酰唑胺，碳酸氢钠，噻嗪类利尿剂	尿 pH 升高，抗菌作用降低	++
甲硝唑，替硝唑	乙醇	双硫仑样反应	+
	环孢菌素	B 水平升高	++
	双硫仑（Antabuse）	急性中毒性精神病	+
	锂	B 水平升高	++
	口服抗凝剂	抗凝作用增强	++
	苯巴比妥，乙内酰脲	B 水平升高	++
米卡芬净	尼非地平	B 水平升高	+
	西罗莫司	B 水平升高	+
奈非那韦	见蛋白酶抑制剂和表 22B		
奈韦拉平（Viramune）	见 NNRTIs 和表 22B		
呋喃妥因	制酸剂	A 吸收减少	+

非核苷酸类反转录酶抑制剂（NNRTIs）：与蛋白酶抑制剂相互作用见表 22B

Del = 地拉夫定；Efa = 依非韦仑；Etr = 依曲韦林；Nev = 奈韦拉平

Del	Efa	Etr	Nev	禁忌联合应用（见药品说明书）：		
+		+		抗惊厥药：卡马西平，苯巴比妥，苯妥英		++
+		+		抗分枝杆菌药：利福布丁，利福平		++
+				抗精神病药：匹莫齐特		++

抗感染药物（A）				其他药物（B）	作　用	重要性
+	+	+		苯二氮䓬类：阿普唑仑，咪达唑仑，三唑仑		++
+	+			麦角胺		++
+	+	+		HMG 辅酶 A 还原酶抑制剂：洛伐他汀，辛伐他汀，阿托伐他汀，普伐他汀		++
+		+		圣约翰麦芽汁		++
				需调整剂量：		
+				苯丙胺	B 水平升高—**警惕**	++
+		+	+	抗心律失常药：胺碘酮，利多卡因及其他	B 水平升高或下降—**警惕**	++
+	+	+	+	抗惊厥药：卡马西平，苯巴比妥，苯妥英	A 和（或）B 水平下降	++
+	+	+	+	抗真菌药：伊曲康唑，酮康唑，伏立康唑，泊沙康唑	潜在 B 水平下降、A 水平升高	++（避免使用）
+			+	抗排异反应药物：环孢菌素，雷帕霉素，西罗莫司，他克莫司	B 水平升高	++
+			+	钙通道阻滞剂	B 水平升高	++
+		+	+	克拉霉素	B 代谢水平增高，A 水平升高	++
+		+	+	环孢菌素	B 水平升高	++
+		+		地塞米松	A 水平下降	++
+	+	+	+	西地那非，伐地那非，他达那非	B 水平升高	++
+			+	芬太尼，美沙酮	B 水平升高	++
+				抑制胃酸药：抑酸剂，H_2 受体拮抗剂，质子泵抑制剂	A 水平下降	++
	+	+	+	美沙酮，芬太尼	B 水平下降	++
	+		+	口服避孕药	B 水平升高或下降	++
+	+	+	+	蛋白酶抑制剂—见表 22B		
+	+	+	+	**利福布丁，利福平**	利福布丁水平升高或下降，A 水平下降－**警惕**	++
+	+	+	+	圣约翰麦芽汁	B 水平下降	
+		+	+	华法林	B 水平升高	++
喷他咪，IV				两性霉素 B	肾毒性风险升高	+
				与胰腺炎有关的药物，如乙醇，丙戊酸	胰腺炎风险增加	+
哌拉西林				头孢西丁	拮抗抗假单胞菌属	++
哌拉西林－他唑巴坦				甲氨蝶呤	B 水平升高	++
多黏菌素 B				箭麦麻痹剂	避免：神经肌肉阻滞剂	++

表 22A（5） 抗感染药物的药物相互作用

抗感染药物（A）	其他药物（B）	作　用	重要性
多黏菌素 E（Colistin）	箭毒麻痹剂	避免：神经肌肉阻滞剂	++
	氨基糖苷类，两性霉素 B，万古霉素	肾毒性风险增加	++
伯氨喹	氯喹，氨苯砜，异烟肼，丙磺舒，奎宁，磺胺药，TMP－SMX，其他	**葡萄糖 6－磷酸脱氢酶缺乏症患者溶血的危险增加**	++

蛋白酶抑制剂－抗 HIV 药物与抗反转录病毒药物间的相互作用见表 22B。仅为部分内容列表——查询药品说明书

阿扎那韦	达仑那韦	福沙那韦	茚地那韦	洛匹那韦	奈非那韦	沙奎那韦	替拉那韦	也见 http://aidsinfo.nih.gov 查询 2 种以上药物之间相互作用可参见：http://www.drugs.com/drug_interactions.htmd 和 http://www.healthline.com/druginteractions		
								镇痛药：		
							+	1. 阿芬太尼，芬太尼，氢可酮，曲马多	B 水平升高	+
	+			+		+	+	2. 可待因，氢吗啡酮，吗啡，美沙酮	B 水平下降（JAIDS 41：563，2006）	+
+	+	+	+	+	+		+	**抗心律失常药：胺碘酮，利多卡因，美西律，氟卡尼**	B 水平升高，**不能联合使用或慎用（见药品说明书）**	++
	+		+	+	+	+		**抗惊厥药：卡马西平，氧硝西泮苯妥英，苯巴比妥**	A 水平下降，B 水平升高	++
+		+	+				+	抗抑郁症药：所有三环类药	B 水平升高	++
+	+						+	抗抑郁症药：所有其他药	B 水平升高，避免用匹莫齐特	++
	+							抗抑郁症药：SSRIs	B 水平降低，避免使用	++
							+	抗组胺药	**不用**	++
+	+	+	+	+	+		+	**苯二氮䓬类：例如，地西泮（安定）、米达唑仑，三唑仑**	**B 水平升高——不用**	++
+	+	+	+	+	+	+	+	钙离子通道阻滞剂（全部）	B 水平升高	++
+	+			+	+	+	+	克拉霉素，红霉素	如果肾功能受损，B 水平升高	+
+	+			+	+		+	口服避孕药	A 和 B 水平下降	++
	+	+		+		+		皮质类固醇：泼尼松，地塞米松	A 水平下降，B 水平升高	+
+	+	+	+	+	+	+	+	环孢菌素	B 水平升高，检测血浓度	+
						+		地高辛	B 水平升高	++
+	+	+	+	+	+	+	+	麦角衍生物	**B 水平升高——不用**	++
		+	+		+	+		红霉素，克拉霉素	A 和 B 水平升高	+
			+		+	+		葡萄柚汁（>200ml/d）	茚地那韦水平下降，沙奎那韦水平升高	++

抗感染药物（A）								其他药物（B）	作　　用	重要性
+	+	+	+	+	+	+		H_2 受体拮抗剂	A 水平下降	++
+	+	+	+	+	+	+	+	**HMG 辅酶 A 还原酶抑制剂（他汀类药物）：洛伐他汀，辛伐他汀**	**B 水平升高——不用**	++
+								伊立替康	**B 水平升高——不用**	++
	+	+	+	+	+	+	+	酮康唑，伊曲康唑，伏立康唑？	A 水平升高，B 水平升高	+
	+	+	+	+	+	+	+	泊沙康唑	A 水平升高，B 无作用	++
				+			+	甲硝唑	可能发生双硫仑样反应，乙醇（酒精）	+
				+				苯妥英（JAIDS 36：1034，2004）	A 和 B 水平升高	++
+	+	+	+	+	+	+	+	**匹莫齐特**	**B 水平升高——不用**	++
+	+		+	+	+	+		质子泵抑制剂	A 水平下降	++
+	+	+	+	+	+	+	+	利福平、利福布丁	A 水平下降，B 水平升高（**避免使用**）	++（**避免使用**）
+	+	+	+	+	+	+	+	西地那非（Viagra），他达拉非，伐地那非	变异，B 水平有的升高有的下降	++
+	+	+	+	+	+	+	+	**圣约翰麦芽汁**	**A 水平下降——不用**	++
+	+	+	+	+	+	+	+	**西罗莫西，他克莫司**	**B 水平升高**	++
+								替诺福韦	B 水平下降——加用利托那韦	++
	+		+	+				茶碱	B 水平下降	+
+		+		+			+	华法林	B 水平升高	+
吡嗪酰胺								异烟肼，利福平	肝毒性危险可能增加	±
乙胺嘧啶								劳拉西泮	肝毒性危险增加	+
								磺胺类药，TMP－SMX	骨髓抑制危险增加	+
								齐多夫定	骨髓抑制危险增加	+
奎宁								地高辛	地高辛水平升高；毒性增加	++
								甲氟喹	心律失常增加	+
								口服抗凝剂	凝血酶原时间延长	++
奎奴普丁/达福普汀（Synercid）								抗 HIV 药：非核苷酸反转录酶抑制剂（NNRTIs）和蛋白酶抑制剂（PIs）	B 水平升高	++
								抗肿瘤药：长春新碱，多西他赛，紫杉醇	B 水平升高	++
								钙离子通道阻断剂	B 水平升高	++
								卡马西平	B 水平升高	++
								环孢菌素 A，他克莫司	B 水平升高	++

表 22A（6） 抗感染药物的药物相互作用

抗感染药物（A）	其他药物（B）	作　用	重要性
奎奴普丁/达福普汀（Synercid）（续）	利多卡因	B 水平升高	++
	甲泼尼龙	B 水平升高	++
	咪达唑仑，地西泮	B 水平升高	++
	他汀类药	B 水平升高	++
拉替拉韦（Raltegravir）	利福平	A 水平下降	++
利巴韦林	去羟肌苷	B 水平升高→毒性——避免使用	++
	司坦夫定	B 水平下降	++
	齐多夫定	B 水平下降	++
利福霉素（利福平，利福布丁）	氢氧化铝，酮康唑，吡嗪酰胺	A 水平下降	+
参考：ArIm 162：985，2002	阿托伐醌	A 水平升高，B 水平下降	+
由于利福平诱导的代谢增加，有些药物的血药浓度会下降，以下是其中一部分药物：血管紧张素转换酶抑制剂，氨苯砜，地西泮，地高辛，地尔硫䓬，多西环素，氟康唑，氟伐他汀，氟哌啶醇，莫西沙星，尼非地平，孕激素，三唑仑，三环类药物，伏立康唑，齐多夫定	β 肾上腺素能阻滞剂（美托洛尔，普萘洛尔）	B 作用降低	+
（Clin Pharmocokinet 42：819，2003）	卡泊芬净	B 水平下降（增加剂量）	++
	克拉霉素	A 水平升高，B 水平下降	++
	皮质类固醇	替换 B 的需要增加	++
	环孢菌素	B 作用降低	++
	地拉夫定	A 水平升高，B 水平下降—避免使用	++
	地高辛	B 水平下降	++
	丙吡胺	B 水平下降	++
	氟康唑	A 水平升高	+
	安泼那韦，茚地那韦，奈非那韦，利托那韦	A 水平升高（减少 A 剂量），B 水平下降	++
	异烟肼	异烟肼转化为毒性肼	++
	伊曲康唑，酮康唑	B 水平下降，A 水平升高	++
	利奈唑胺	B 水平下降	++
	美沙酮	血清水平降低（停药）	+
	奈韦拉平	B 水平下降，避免使用	++
	口服抗凝剂	难达最佳抗凝效果	++
	口服避孕药	有效性下降；出疹，怀孕	+
	苯妥英	B 水平下降	+
	蛋白酶抑制剂	A 水平下降，B 水平升高—慎用	++
	奎尼丁	B 作用降低	+

抗感染药物（A）	其他药物（B）	作　用	重要性
	雷特格韦	B 水平下降	++
	磺脲类	降血糖作用降低	+
	他克莫司	B 水平下降	++
	茶碱	B 水平升高	+
	TMP－SMX	A 水平下降	+
	妥卡尼	B 作用降低	+
金刚乙胺	见金刚烷胺		
利托那韦	见蛋白酶抑制剂和表 22B		
沙奎那韦	见蛋白酶抑制剂和表 22B		
司坦夫定	氨苯砜，异烟肼	周围神经病的危险可能增加	±
	利巴韦林	A 水平下降（避免使用）	++
	齐多夫定	相互作用，勿联合使用	++
Stribild（埃替拉韦和 Cobicistat 组分）（其他组分见恩曲他滨和替诺福韦）			
埃替拉韦	制酸药	A 水平下降	++
Cobicistat	抗心律失常药，地高辛	B 水平升高	++
Cobicistat	克拉霉素、泰利霉素	B 水平升高	++
Cobicistat & 埃替拉韦	卡马西平、苯巴比妥、苯妥英	A 水平下降－避免	++
Cobicistat	SSRIs、TCAs、曲拉唑酮、抗抑郁药	A 水平下降－避免	++
Cobicistat	伊曲康唑、酮康唑、伏立康唑	B 水平升高	++
Cobicistat	秋水仙碱	B 水平升高－减量	++
埃替拉韦 & Cobicistat	利福布丁、利福喷丁	A 水平下降－避免	++
Cobicistat	β 受体阻滞剂	B 水平升高	++
Cobicistat	钙拮抗剂	B 水平升高	++
Cobicistat & 埃替拉韦	地塞米松	A 水平下降	++
Cobicistat	波生坦	B 水平升高	++
Cobicistat	HMG－CoA 还原酶抑制剂、西罗莫司	B 水平升高	++
Cobicistat	环孢霉素、他克莫司	B 水平升高	++
Cobicistat	精神抑制药	B 水平升高	++
Cobicistat	PDE5 抑制剂，例如：西地那非、伐地那非、他达拉非	B 水平升高－避免	++
Cobicistat	苯二氮䓬类	B 水平升高	++
Cobicistat	麦角碱	B 水平升高－避免	++
Cobicistat	西沙必利	B 水平升高－避免	++
Cobicistat & 埃替拉韦	圣约翰麦芽汁	B 水平升高－避免	++

表 22A（7） 抗感染药物的药物相互作用

抗感染药物（A）	其他药物（B）	作　用	重要性
磺胺类	β 阻滞剂	B 水平升高	++
	环孢菌素	环孢菌素水平降低	+
	甲氨蝶呤	叶酸拮抗剂活性增强	+
	口服抗凝剂	凝血酶原时间延长；出血	+
	苯巴比妥，利福平	A 水平下降	+
	苯妥英	B 水平升高；眼球震颤，共济失调	+
	磺脲类	降血糖作用增强	+
泰利霉素（Ketek）	乙胺嗪（海群生）	A 水平下降	++
	地高辛	B 水平升高 – 监测地高辛水平	++
	麦角碱	**B 水平升高 – 避免使用**	++
	伊曲康唑，酮康唑	A 水平升高；无需改变剂量	+
	美托洛尔	B 水平升高	++
	咪达唑仑	B 水平升高	++
	口服抗凝剂	凝血酶原时间延长	+
	苯巴比妥/苯妥英	A 水平下降	++
	匹莫齐特	**B 水平升高；Q – T 延长 – 避免使用**	++
	利福平	**A 水平下降 – 避免使用**	++
	辛伐他汀和其他“他汀”类	B 水平升高（肌病危险增加）	++
	索他洛尔	B 水平下降	++
	茶碱	B 水平升高	++
替诺福韦	阿扎那韦	B 水平下降，加利托那韦	++
	去羟肌苷（ddl）	**B 水平升高（减少剂量）**	++
特比奈芬	西咪替丁	A 水平升高	+
	苯巴比妥，利福平	A 水平下降	+
四环素类	见多西环素，附加：		
	阿托伐醌	B 水平下降	+
	地高辛	B 毒性增强（10% 的患者可能持续几个月）	++
	甲氧氟烷	毒性增强；多尿，肾功能衰竭	+
	硫糖铝	A 吸收减少（相隔 2h 以上服用）	+
噻苯达唑	茶碱	茶碱血浓度升高，恶心	+
替加环素	口服避孕药	B 水平下降	++

抗感染药物（A）	其他药物（B）	作　用	重要性
替硝唑（Tindamax）	见：甲硝唑—特性相同，预期相互作用也相似		
妥布霉素	见氨基糖苷类		
甲氧苄啶	金刚烷胺，氨苯砜，地高辛，甲氨蝶呤，普鲁卡因酰胺，齐多夫定	B 血清水平升高	++
	保钾利尿剂	血清钾离子升高	++
	瑞格列奈	B 水平升高（低血糖）	++
	噻嗪类利尿剂	血清钠离子降低	+
甲氧苄啶－磺胺甲噁唑（TMP－SMX）	血管紧张素转换酶抑制剂	血清 K^+ 升高	++
	金刚烷胺	B 水平上升（毒性）	++
	硫唑嘌呤	有白细胞减少的报道	+
	环孢菌素	B 水平下降，血清肌酐升高	+
	洛哌丁胺	B 水平升高	+
	甲氨蝶呤	增强骨髓抑制	++
	口服避孕药，匹莫齐特和 6－巯基嘌呤	B 作用降低	+
	苯妥英	B 水平升高	+
	利福平	B 水平升高	+
	华法林	B 活性增强	+
缬更昔洛韦（Valcyte）	见更昔洛韦		
万古霉素	氨基糖苷类	肾毒性发生频率增加	++
扎西他滨（ddC）（HIVID）	丙戊酸，喷他咪（Ⅳ），乙醇，拉米夫定	胰腺炎风险增高	+
	顺铂，异烟肼，甲硝唑，长春新碱，呋喃妥因，2，3－双脱氢－3－脱氧胸腺嘧啶（d4T），氨苯砜	周围神经病的风险增高	+
齐多夫定（ZDV）（Retrovir）	阿托伐醌，氟康唑，美沙酮	A 水平升高	+
	克拉霉素	A 水平下降	±
	吲哚美辛	齐多夫定毒性代谢产物水平升高	+
	奈非那韦	A 水平降低	++
	丙磺舒，TMP－SMX	A 水平升高	+
	利福平/利福布丁	A 水平下降	++
	司坦夫定	相互作用，勿联合应用	++
	丙戊酸	A 水平升高	++

表 22B　非核苷酸类抗反转录酶抑制剂（NNRTIS）和蛋白酶抑制剂之间的相互作用
（摘自 HIV 感染成人和青少年中抗反转录病毒药物使用指南；见 www. aidsinfo. nih. gov）

药物名称（缩写，商品名）	阿扎那韦（ATV，Reyataz）	达仑那韦（DRV，Prezista）	福沙那韦（FOS－APV，Lexiva）	茚地那韦（IDV，Crixivan）	洛匹那韦/利托那韦（LP/R，Kaletra）	奈非那韦（NFV，Viracept）	沙奎那韦（SQV，Invirase）	替拉那韦（TPV）
地拉韦定（DLV，Rescriptor）	无数据	无数据	**不推荐联合应用**	IDV 水平升高 40%。剂量：IDV 600 mg q8h，DLV 标准剂量	除 LP 水平升高外，无剂量资料	NFV 水平升高 2 倍；DLV 水平下降 50%，无剂量资料	SQV 水平升高 5 倍。剂量：SQV 800 mg q8h。DLV 标准剂量	无数据
依非韦仑（EFZ，Sustiva）	ATV AUC 下降 74%。剂量：EFZ 标准剂量；ATV/RTV 300/100mg qd 与食物同时服用	两药均为标准剂量	FOS－APV 水平下降。剂量：EFZ 标准剂量；FOS－APV 1400 mg＋RTV 300mg qd 或 700mg FOS－APV＋100mg RTV q12h	水平：IDV 下降 31%剂量：IDV 1000mg q8h；EFV 标准剂量	LP 水平下降 40%。剂量：LP/R 533/133mg q12h，EFZ 标准剂量	标准剂量	水平：SQV 下降 62%。剂量：SQV 400mg＋RTV 400 mg q12h	无需调整剂量
依曲韦林（ETR，英特来）	ATV 和 ETR 水平均升高	两药均为标准剂量	FDS-APV 水平升高	IDV 水平下降	ETR 水平升高，LP/R 水平下降	NFV 水平升高	ETR 水平下降 33%，SQV 无变化。两药均为标准剂量	ETR 水平下降，TPV 和 RTV 水平升高。**避免合用**

药物名称（缩写，商品名）	阿扎那韦（ATV，Reyataz）	达仑那韦（DRV，Prezista）	福沙那韦（FOS－APV,Lexiva）	茚地那韦（IDV，Crixivan）	洛匹那韦/利托那韦（LP/R，Kaletra）	奈非那韦（NFV，Viracept）	沙奎那韦（SQV，Invirase）	替拉那韦（TPV）
奈韦拉平（NVP，Viramune）	避免合用，ATV升高NVP水平>25%；NVP降低ATV AUC 42%	两药均为标准剂量	合用需谨慎，NVP AUC升高14%（700/100 FOS/rit）；NVP ADC升高29%（FOS 1400mg Bid）	IDV水平下降28% 剂量：IDV 1000mg q8h或与RTV联合应用，NVP标准剂量	LP水平下降53% 剂量：LP/R 533/133mg q12h，NVP标准剂量	标准剂量	剂量：SQV＋RTV 400/400mg，均为q12h	标准剂量

表 23（1）　药物通用名和常用商品名列表

通用药名：商品名	通用药名：商品名	通用药名：商品名
阿巴卡韦 Abacavir：Ziagen	头孢哌酮 Cefoperazone – sulbactam：Sulperazon^{NUS}	依非韦仑 Efavirenz：Sustiva
阿巴卡韦 + 拉米夫定：Epzicom	头孢噻肟 Cefotaxime：Claforan	依非韦仑/恩曲他滨/替诺福韦 Efavirenz/Emtricitabiue/Tenofovir：Atripla
阿巴卡韦 + 拉米夫定 + 齐多夫定：Trizivir	头孢替坦 Cefotetan：Cefotan	Elvitegravir + Cobicistat + Emtricitabine + Tenofovir：Stribild
阿昔洛韦 Acyclovir：Zovirax	头孢西丁 Cefoxitin：Mefoxin	恩曲他滨 Emtricitabine：Emtriva
阿德福韦 Adefovir：Hepsera	头孢泊肟酯 Cefpodoxime proxetil：Vantin	恩曲他滨 + 替诺福韦 emtricitabine + tenofovir：Truvada
阿苯达唑 Albendazole：Albenza	头孢丙烯 Cefprozil：Cefzil	Emtricitabine + tenofovir + rilpivirine：Complera
金刚烷胺 Amantadine：Symmetrel	头孢洛林 Ceftaroline：Teflaro	恩夫韦地 Enfuvirtide（T –20）：Fuzeon
阿米卡星 Amikacin：Amikin	头孢他啶 Ceftazidime：Fortaz，Tazicef，Tazidime	恩替卡韦 Entecavir：Baraclude
阿莫西林 Amoxicillin：Amoxil，Polymox	头孢布烯 Ceftibuten：Cedax	厄他培南 Ertapenem：Invanz
阿莫西林缓释片：Moxatag	头孢唑肟 Ceftizoxime：Cefizox	依曲青林 Etravirine：Intelence
阿莫西林/克拉维酸 Amox./clav.：Augmentin，Augmentin ES –600；Augmentin XR	头孢比普 Ceftobiprole：Zeftera	红霉素（类）Erythromycin（s）：Ilotycin
两性霉素 B Amphotericin B：Fungizone	头孢曲松 Ceftriaxone：Rocephin	琥乙红霉素 Ethyl succinate：Pediamycin
脂质体两性霉素 B Ampho B – liposomal：AmBisome	头孢呋辛 Cefuroxime：Zinacef，Ceftin	葡萄糖酸盐 Glucoheptonate：Erythrocin
两性霉素 B – 脂质复合体 Ampho B – lipid complex：Abelcet	头孢氨苄 Cephalexin：Keflex	依托红霉素 Estolate：Ilosone
氨苄西林 Ampicillin：Omnipen，Polycillin	头孢拉定 Cephradine：Anspor，Velosef	红霉素/磺胺异噁唑 Erythro/sulfisoxazole：Pediazole
氨苄西林/舒巴坦 Ampicillin/sulbactam：Unasyn	氯喹 Chloroquine：Aralen	乙胺丁醇 Ethambutol：Myambutol
蒿甲醚 – 苯芴醇（复方）Artemether – Lumefantrine：Coartem	西多福韦 Cidofovir：Vistide	乙硫异烟胺 Ethionamide：Trecator
阿扎那韦 Atazanavir：Reyataz	环丙沙星 Ciprofloxacin：Cipro，Cipro XR	依曲韦林 Etravirine：Intelence
阿托伐醌 Atovaquone：Mepron	克拉霉素 Clarithromycin：Biaxin，Biaxin XL	泛昔洛韦 Famciclovir：Famvir
阿托伐醌 + 氯胍 Atovaquone + proguanil：Malarone	克林霉素 Clindamycin：Cleocin	非达霉素 Fidaxomicin：Dificid
阿奇霉素 Azithromycin：Zithromax	氯法齐明 Clofazimine：Lamprene	氟康唑 Fluconazole：Diflucan
阿奇霉素缓释制剂/Azithromycin ER：Zmax	克霉唑 Clotrimazole：Lotrimin，Mycelex	氟胞嘧啶 Flucytosine：Ancobon
氨曲南 Aztreonam：Azactam，Cayston	氯唑西林 Cloxacillin：Tegopen	福沙那韦 Fosamprenavir：lexiva
贝达喹啉 Bedaquiline：Sirturo	多黏菌素甲磺酸钠 Colistimethate：Coly – Mycin M	膦甲酸 Foscarnet：Foscavir
博赛泼维：Boceprevir：Victrelis	环丝氨酸 Cycloserine：Seromycin	磷霉素 Fosfomycin：Monurol
卡泊芬净：Caspofungin：Cancidas	达托霉素 Daptomycin：Cubicin	梭链孢酸 Fusidic acid：Taksta
头孢克洛 Cefaclor：Ceclor，Ceclor CD	达仑那韦 Darunavir：Prezista	更昔洛韦 Ganciclovir：Cytovene
头孢羟氨苄 Cefadroxil：Duricef	地拉夫定 Delavirdine：Rescriptor	加替沙星 Gatifloxacin：Tequin
头孢唑啉 Cefazolin：Ancef. Kefzol	双氯西林 Dicloxacillin：Dynapen	吉米沙星 Gemifloxacin：Factive
头孢地尼 Cefdinir：Omnicef	去羟肌苷 Didanosine：Videx	庆大霉素 Gentamicin：Garamycin
头孢托仑酯 Cefditoren pivoxil：Spectracef	乙胺嗪 Diethylcarbamazine：Hetrazan	灰黄霉素 Griseofulvin：Fulvicin
头孢吡肟 Cefepime：Maxipime	糠酰胺 Diloxanide furoate：Furamide	卤泛曲林 Halofantrine：Halfan
头孢克肟 Cefixime^{NUS}：Suprax	多尼培南 Doripenem：Doribax	
	多西环素 Doxycycline：Vibramycin	

通用药名：商品名
碘苷 Idoxuridine：Dendrid，Stoxil
异烟肼 + 利福平 INH + RIF：Rifamate
异烟肼 + 利福平 + 吡嗪酰胺 INH + RIF + PZA：Rifater
干扰素 α Interferon alfa：Intron A
聚乙二醇干扰素 Interferon，pegylated：PEG – Intron，Pegasys
干扰素 + 利巴韦林 Interferon + ribavirin ：Rebetron
亚胺培南 + 西司他丁 Imipenem + cilastatin：Primaxin，Tienam
咪喹莫特 Imiquimod：Aldara
茚地那韦 Indinavir：Crixivan
伊曲康唑 Itraconazole：Sporanox
双碘喹啉 Iodoquinol：Yodoxin
依维菌素 Ivermectin：Stromectol
卡那霉素 Kanamycin：Kantrex
酮康唑 Ketoconazole：Nizoral
拉米夫定 Lamivudine：Epivir，Epivir – HBV
拉米夫定 + 阿巴卡韦 Lamivudine + Abacavir：Epzicom
左氧氟沙星 Levofloxacin：Levaquin
利奈唑胺 Linezolid：Zyvox
洛美沙星 Lomefloxacin：Maxaquin
洛匹那韦/利托那韦 Lopinavir/ritonavir：Kaletra
氯碳头孢 Loracarbef：Lorabid
磺胺米隆 Mafenide：Sulfamylon
马拉维若 Maraviroc：Selzentry
甲苯达唑 Mebendazole：Vermox
甲氟喹 Mefloquine：Lariam
美罗培南 Meropenem：Merrem
美沙拉嗪 Mesalamine：Asacol，Pentasa
乌洛托品 Methenamine：Hiprex，Mandelamine
甲硝唑 Metronidazole：Flagyl
米卡芬净 Micafungin：Mycamine
米诺环素 Minocycline：Minocin
莫西沙星 Moxifloxacin：Avelox
莫匹罗星 Mupirocin：Bactroban
奈夫西林 Nafcillin：Unipen
奈非那韦 Nelfinavir：Viracept
奈韦拉平 Nevirapine：Viramune
硝唑尼特 Nitazoxanide：Alinia
呋喃妥因 Nitrofurantoin：Macrobid，Macrobantin
制霉菌素 Nystatin：Mycostatin
氧氟沙星 Ofloxacin：Floxin
奥斯他韦 Oseltamivir：Tamiflu
苯唑西林 Oxacillin：Prostaphlin
帕利珠单抗 Palivizumab：Synagis
巴龙霉素 Paromomycin：Humatin
喷他脒 Pentamidine：NebuPent，Pentam 300
哌拉西林 Piperacillin：Pipracil
哌拉西林/他唑巴坦 Piperacillin/tazobactam：Zosyn，Tazocin
哌嗪 Piperazine：Antepar
鬼臼毒素 Podophyllotoxin：Condylox
多黏菌素 B Polymyxin B：Poly – Rx
泊沙康唑 Posaconazole：Noxafil
吡喹酮 Praziquantel：Biltricide
伯氨喹 Primaquine：Primachine
氯胍 Proguanil：Paludrine
（双羟萘酸）噻嘧啶 Pyrantel pamoate：Antiminth
乙胺嘧啶 Pyrimethamine：Daraprim
乙胺嘧啶/周效磺胺 Pyrimethamine/sulfadoxine：Fansidar
奎奴普丁/达福普汀 Quinupristin/dalfopristin：Synercid
拉替拉韦 Raltegravir：Isentress
瑞他莫林 Retapamulin：Altabax
利巴韦林 Ribavirin：Virazole，Rebetol
利福布丁 Rifabutin：Mycobutin
利福平 Rifampin：Rifadin，Rimactane
利福喷丁 Rifapentine：Priftin
利福昔明 Rifaximin：Xifaxan
金刚乙胺 Rimantadine：Flumadine
利托那韦 Ritonavir：Norvir
沙奎那韦 Saquinavir：Invirase
大观霉素 Spectinomycin：Trobicin
司坦夫定 Stavudine：Zerit
葡萄糖酸锑 Stibogluconate：Pentostam
磺胺嘧啶银 Silver sulfadiazine：Silvadene
磺胺甲噁唑 Sulfamethoxazole：Gantanol
柳氮磺胺吡啶 Sulfasalazine：Azulfidine
磺胺异噁唑 Sulfisoxazole：Gantrisin
替比夫定 Telbivudine：Tyzeka
特拉万星 Telavancin：Vibativ
泰利霉素 Telithromycin：Ketek
替莫西林 Temocillin：Negaban，Temopen
替诺福韦 Tenofovir：Viread
特比萘芬 Terbinafine：Lamisil
沙利度胺 Thalidomide：Thalomid
噻苯达唑 Thiabendazole：Mintezol
替卡西林 Ticarcillin：Ticar
替加环素 Tigecycline：Tygacil
替硝唑 Tinidazole：Tindamax
替拉那韦 Tipranavir：Aptivus
妥布霉素 Tobramycin：Nebcin
维 A 酸 Tretinoin：Retin A
曲氟尿苷 Trifluridine：Viroptic
甲氧苄啶 Trimethoprim：Primsol
甲氧苄啶/磺胺甲噁唑 Trimethoprim/sulfamethoxazole：Bactrim，Septra
伐昔洛韦 Valacyclovir：Valtrex
缬更昔洛韦 Valganciclovir：Valcyte
万古霉素 Vancomycin：Vancocin
伏立康唑 Voriconazole：Vfend
扎西他滨 Zalcitabine：HIVID
扎那米韦 Zanamivir：Relenza
齐多夫定 Zidovudine（ZDV）：Retrovir
齐多夫定 + 拉米夫定 Zidovudine + 3TC：Combivir
齐多夫定 + 拉米夫定 + 阿巴卡韦 Zidovudine + 3TC + Abacavir：Trizivir

表 23（2） 常用商品药名和通用药名

商品名：通用药名	商品名：通用药名	商品名：通用药名
Abelcet：两性霉素 B－脂质复合体 Ampho B－lipid complex	Ceftin：头孢呋辛酯 Cefuroxime axetil	Gantrisin：磺胺异噁唑 Sulfisoxazole
Albenza：阿苯达唑 Albendazole	Cefzil：头孢丙烯 Cefprozil	Garamycin：庆大霉素 Gentamicin
Aldara：咪奎莫特 Imiquimod	Cipro，Cipro XR：环丙沙星和缓释剂 Ciprofloxacin & extendedrelease	Halfan：卤泛曲林 Halofantrine
Alinia：硝唑特尼 Nitazoxanide	Claforan：头孢噻肟 Cefotaxime	Hepsera：阿德福韦 Adefovir
Altabax：瑞他莫林 Retapamulin	Coartem：蒿甲醚－苯芴醇 Artemether－Lumefantrine	Herplex：碘苷 Idoxuridine
AmBisome：脂质体两性霉素 B Ampho B－liposomal	Coly－Mycin M：多黏菌素甲磺酸钠 Colistimethate	Hiprex：马尿酸乌洛托品 Methenamine hippurate
Amikin：阿米卡星 Amikacin	Combivir：齐多夫定＋拉米夫定 ZDV＋3TC	HIVID：扎西他滨 Zalcitabine
Amoxil：阿莫西林 Amoxicillin	Complera：恩曲他滨＋替诺福韦＋利匹韦林 Emtricitabine＋tenofovir＋rilpivirine	Humatin：巴龙霉素 Paromomycin
Ancef：头孢唑啉 Cefazolin	Crixivan：茚地那韦 Indinavir	Ilosone：依托红霉素 Erythromycin estolate
Ancobon：氟胞嘧啶 Flucytosine	Cubicin：达托霉素 Daptomycin	Ilotycin：红霉素 Erythromycin
Anspor：头孢拉定 Cephradine	Cytovene：更昔洛韦 Ganciclovir	Incivek：特拉匹韦 Telaprevir
Antepar：哌嗪 Piperazine	Daraprim：乙胺嘧啶 Pyrimethamine	Intelence：依曲韦林 Etravirine
Antiminth：双羟萘酸噻嘧啶 Pyrantel pamoate	Dificid：非达霉素 Fidaxomicin	Intron A：干扰素 α Interferon alfa
Aptivus：替拉那韦 tipranavir	Diflucan：氟康唑 Fluconazole	Invanz：厄他培南 Ertapenem
Aralen：氯喹 Chloroquine	Doribax：多尼培南 Doripenem	Invirase：沙奎那韦 Saquinavir
Asacol：美沙拉嗪 Mesalamine	Duricef：头孢羟氨苄 Cefadroxil	Isentress：雷特格韦 Raltegravir
Atripla：依非韦仑/恩曲他滨/替诺福韦 Efavirenz/Emtricitabine/Tenofovir	Dynapen：双氯西林 Dicloxacillin	Kantrex：卡那霉素 Kanamycin
Augmentin，Augmentin ES－600	Edurant：利匹韦林 Rilpivirine	Kaletra：洛匹那韦/利托那韦 Lopinavir/ritonavir
Augmentin XR：阿莫西林/克拉维酸 Amox./clav.	Emtriva：恩曲他滨 Emtricitabine	Keflex：头孢氨苄 Cephalexin
Avelox：莫西沙星 Moxifloxacin	Epivir，Epivir－HBV：拉米夫定 Lamivudine	Ketek：泰利霉素 Telithromycin
Azactam：氨曲南 Aztreonam	Epzicom：拉米夫定＋阿巴卡韦 Lamivudine＋Abacavir	Lamisil：特比萘芬 Terbinafine
Azulfidine：柳氮磺胺吡啶 Sulfasalazine	Factive：吉米沙星 Gemifloxacin	Lamprene：氯法齐明 Clofazimine
Bactroban：莫匹罗星 Mupirocin	Famvir：泛昔洛韦 famciclovir	Lariam：甲氟喹 Mefloquine
Bactrim：甲氧苄啶/磺胺甲噁唑 Trimethoprim/Sulfamethoxazole	Fansidar：乙胺嘧啶＋周效磺胺 Pyrimethamine＋sulfadoxine	Levaquin：左氧氟沙星 Levofloxacin
Baraclude：恩替卡韦 Entecavir	Flagyl：甲硝唑 Metronidazole	Lexiva：福沙那韦 Fosamprenavir
Biaxin，Biaxin XL：克拉霉素 Clarithromycin	Floxin：氧氟沙星 Ofloxacin	Lorabid：氯碳头孢 Loracarbef
Biltricide：吡喹酮 Praziquantel	Flumadine：金刚乙胺 Rimantadine	Macrodantin，Macrobid：呋喃妥因 Nitrofurantoin
Cancidas：卡泊芬净 Caspofungin	Foscavir：膦甲酸钠 Foocarnet	Malarone：阿托伐醌＋氯胍 Atovaquone＋proguanil
Cayston：氨曲南吸入剂 Aztreonam（inhaled）	Fortaz：头孢他啶 Ceftazidime	Mandelamin：孟德立酸乌洛托品 Methenamine mandel
Ceclor，Ceclor CD：头孢克洛 Cefaclor	Fulvicin：灰黄霉素 Griseofulvin	Maxaquin：洛美沙星 Lomefloxacin
Cedax：头孢布烯 Ceftibuten	Fungizone：两性霉素 B Amphotericin B	Maxipime：头孢吡肟 Cefepime
Cefizox：头孢唑肟 Ceftizoxime	Furadantin：呋喃妥因 Nitrofurantoin	Mefoxin：头孢西丁 Cefoxitin
Cefotan：头孢替坦 Cefotetan	Fuzeon：恩夫韦地 Enfuvirtide（T－20）	Mepron：阿托伐醌 Atovaquone
	Gantanol：磺胺甲噁唑 Sulfamethoxazole	Merrem：美罗培南 Meropenem
		Minocin：米诺环素 Minocycline
		Mintezol：噻苯达唑 Thiabendazole

商品名：通用药名

Monocid：头孢尼西 Cefonicid
Monurol：磷霉素 Fosfomycin
Moxatag：阿莫西林缓释片 Amoxicillin extended release
Myambutol：乙胺丁醇 Ethambutol
Mycamine：米卡芬净 Micafungin
Mycobutin：利福布丁 Rifabutin
Mycostatin：制霉菌素 Nystatin
Nafcil：萘夫西林 Nafcillin
Nebcin：妥布霉素 Tobramycin
NebuPent：喷他脒 Pentamidine
Nizoral：酮康唑 Ketoconazole
Norvir：利托那韦 Ritonavir
Noxafil：泊沙康唑 Posaconazole
Omnicef：头孢地尼 Cefdinir
Omnipen：氨苄西林 Ampicillin
Pediamycin：琥乙红霉素 Erythro. ethyl succinate
Pediazole：琥乙红霉素/磺胺异噁唑 Erythro. ethyl succinate + sulfisoxazole
Pegasys，PEG – Intron；聚乙二醇化干扰素 Interferon，pegylated
Pentam 300：喷他脒 Pentamidin
Pentasa：美沙拉嗪 Mesalamine
Pipracil：哌拉西林 Piperacillin
Polycillin：氨苄西林 Ampicillin
Polymox：阿莫西林 Amoxicillin
Poly – Rx：多黏菌素 B Polymyxin B
Prezista：达仑那韦 Darunavir
Priftin 利福喷丁 Rifapentine
Primaxin：亚胺培南 + 西司他丁 Imipenem + cilastatin
Primsol：甲氧苄氨嘧啶 Trimethoprim
Prostaphlin：苯唑西林 Oxacillin
Rebetol：利巴韦林 Ribavirin
Rebetron：干扰素 + 利巴韦林 Interferon + ribavirin
Relenza：扎那米韦 Zanamivir
Rescriptor 地拉夫定 Delavirdine
Retin A：维 A 酸 Tretinoin
Retrovir：齐多夫定 Zidovudine （ZDV）

商品名：通用药名

Reyataz：阿扎那韦 Atazanavir
Rifadin：利福平 Rifampin
Rifamate：异烟肼 + 利福平 INH + RIF
Rifater：异烟肼 + 利福平 + 吡嗪酰胺 INH + RIF + PZA
Rimactane：利福平 Rifampin
Rocephin：头孢曲松 Ceftriaxone
Selzentry：马拉维若 Maraviroc
Septra：甲氧苄啶/磺胺甲噁唑 Trimethoprim/sulfa
Seromycin：环丝氨酸 Cycloserine
Silvadene：磺胺嘧啶银 Silver Sulfadiazine
Sirturo：贝达喹啉 Bedaquiline
Sklice：伊佛霉素洗剂 Ivermectin lotion
Spectracef：头孢托仑酯 Cefditoren pivoxil
Sporanox：依曲康唑 Itraconazole
Stoxil：碘苷 Idoxuridine
Stribild：埃替拉韦 + Cobicistat + 恩曲他滨 + 替诺福韦 Elvitagravir + Cobicistat + Emtricitabine + Tenofovir
Stromectol：依维菌素 Ivermectin
Sulfamylon：磺胺米隆 Mafenide
Sulperazon[NUS]：头孢哌酮 – 舒巴坦 Cefoperazone sulbactam
Suprax：头孢克肟 Cefixime[NUS]
Sustiva：依非韦仑 Efavirenz
Symmetrel：金刚烷胺 Amantadine
Synagis：帕利珠单抗：Palivizumab
Synercid：奎奴普丁/达福普汀 Quinupristin/dalfopristin
Taksta：夫西地酸 Fusidic acid
Tamiflu：奥司他韦 Oseltamivir
Tazicef：头孢他啶 Ceftazidime
Teflaro：头孢洛林 Ceftaroline
Tegopen：氯唑西林 Cloxacillin
Tequin：加替沙星 Gatifloxacin
Thalomid：沙利度胺 Thalidomide
Ticar：替卡西林 Ticarcillin
Tienam：亚胺培南 Imipenem
Timentin：替卡西林 – 克拉维酸 Ticarcillin-clavulanic acid
Tinactin：托萘酯 Tolnaftate

商品名：通用药名

Tindamax：替哨唑 Tinidazole
Trecator SC：乙硫异烟胺 Ethionamide
Trizivir：阿巴卡韦 + 齐多夫定 + 拉夫米定 Abacavir + ZDV + 3TC
Trobicin：大观霉素 Spectinomycin
Truvada：恩曲他滨 + 替诺福韦 emtricitabine + tenofovir
Tygacil：替加环素 Tigecycline
Tyzeka：替比夫定 Telbivudine
Unasyn：氨苄西林/舒巴坦 Ampicillin/sulbactam
Unipen 奈夫西林 Nafcillin
Valcyte：缬更昔洛韦 Valganciclovir
Valtrex：伐昔洛韦 Valacyclovir
Vancocin：万古霉素 Vancomycin
Vantin：头孢泊肟酯 Cefpodoxime proxetil
Velosef：头孢拉啶 Cephradine
Vermox：甲苯达唑 Mebendazole
Vfend：伏立康唑 Voriconazole
Vibativ：特拉万星 Telavancin
Vibramycin：多西环素 Doxycycline
Victrelis：博赛泼韦 Boceprevir
Videx：去羟肌苷 Didanosine
Viracept：奈非那韦 Nelfinavir
Viramune：奈韦拉平 Nevirapine
Virazole：利巴韦林 Ribavirin
Viread：替诺福韦 Tenofovir
Vistide：西多福韦 Cidofovir
Xifaxan：利福昔明 Rifaximin
Yodoxin：双碘喹啉 Iodoquinol
Zerit：司坦夫定 Stavudine
Zeftera：头孢吡普 Ceftobiprole
Ziagen：阿巴卡韦 Abacavir
Zinacef：头孢呋辛 Cefuroxime
Zithromax：阿奇霉素 Azithromycin
Zmax：阿奇霉素缓释制剂 Azithromycin ER
Zovirax：阿昔洛韦 Acyclovir
Zosyn：哌拉西林/他唑巴坦 Piperacillin/tazobactam
Zyvox：利奈唑胺 Linezolid

英 文 索 引

黑体字为重点内容。抗生素选择需因地制宜并考虑替代药物。

中 文 索 引

黑体字为重点内容。抗生素选择需因地制宜并考虑替代药物。